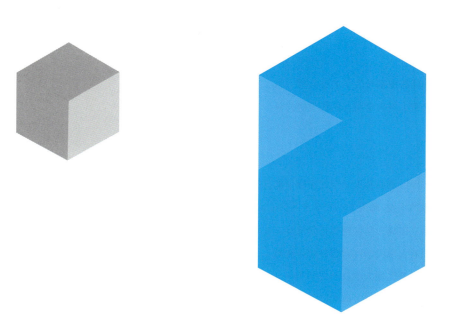

言語治療
Handbook for Speech-Language Therapy
ハンドブック

伊藤元信・吉畑博代 編

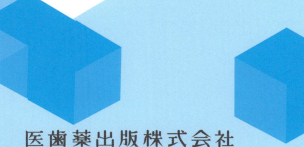

▌編者

伊藤　元信（いとう　もとのぶ）　国際医療福祉大学名誉教授

吉畑　博代（よしはた　ひろよ）　上智大学大学院言語科学研究科

▌著者

畦上　恭彦（あぜがみ　やすひこ）　国際医療福祉大学保健医療学部言語聴覚学科

山口　浩明（やまぐち　ひろあき）　専門学校 柳川リハビリテーション学院言語聴覚学科

玉井　ふみ（たまい　ふみ）　県立広島大学保健福祉学部コミュニケーション障害学科

原　惠子（はら　けいこ）　上智大学大学院言語科学研究科

今井　智子（いまい　さとこ）　北海道医療大学リハビリテーション科学部言語聴覚療法学科

西脇　惠子（にしわき　けいこ）　日本歯科大学附属病院言語聴覚士室

椎名　英貴（しいな　ひでたか）　森之宮病院リハビリテーション部

坂田　善政（さかた　よしまさ）　国立障害者リハビリテーションセンター学院言語聴覚学科

進藤美津子（しんどう　みつこ）　上智大学外国語学部名誉教授

小渕　千絵（おぶち　ちえ）　国際医療福祉大学保健医療学部言語聴覚学科

城間　将江（しろま　まさえ）　国際医療福祉大学成田保健医療学部言語聴覚学科

阿部　晶子（あべ　まさこ）　国際医療福祉大学保健医療学部言語聴覚学科

植田　恵（うえだ　めぐみ）　帝京平成大学健康メディカル学部言語聴覚学科

飯干紀代子（いいぼし　きよこ）　志學館大学人間関係学部心理臨床学科

小澤　由嗣（おざわ　よしあき）　県立広島大学保健福祉学部コミュニケーション障害学科

中山　剛志（なかやま　たけし）　日本福祉教育専門学校言語聴覚療法学科

田村　文誉（たむら　ふみよ）　日本歯科大学口腔リハビリテーション多摩クリニック口腔リハビリテーション科

稲本　陽子（いなもと　ようこ）　藤田医科大学医療科学部リハビリテーション学科

（執筆順）

This book was originally published in Japanese
under the title of :

GENGO CHIRYOU HANDOBUKKU
(Handbook for Speech-Language Therapy)

Editors

ITOH, Motonobu
　Professor Emeritus, International University of Health and Welfare

YOSHIHATA, Hiroyo
　Professor, Sophia University
　Graduate School of Languages and Linguistics

ⓒ 2017　1st ed.

ISHIYAKU PUBLISHERS, INC.
　7-10, Honkomagome 1 chome, Bunkyo-ku,
　Tokyo 113-8612, Japan

序

　本書は，医療・教育・福祉等の臨床現場の言語聴覚士ならびに言語聴覚士養成校の学生の皆様に，活用していただくことを目的としました．

　近年の言語聴覚障害学領域の進歩により，新しい検査法や訓練・指導法が開発されてきました．本書では，このような新しい流れを取り入れながら，各章が障害別になるように組み立てました．また，読みやすくするために，各障害の説明にあたっては，大きく「検査・評価」と「訓練・指導・支援」の二部構成にすること，その上でさらに細かい項目立てを行うこと，理解しやすくするために図・写真・イラストを多用することを基本方針としました．

　各章には，言語聴覚士の活動の核となる検査・評価，訓練・指導・支援について，具体的かつ詳細に記されています．障害の特性等に応じて，臨床の流れ，評価の視点・枠組み，訓練の適否の判断・根拠等が適宜記載されており，支援プログラムの適応事例も紹介されています．また，家族への介入ができるように，具体例を示した章もあります．

　実際の臨床現場でコミュニケーション障害児者に関わる際は，本書に書かれている内容を基本としながら，さらに対象者ごとに，適切な訓練法を工夫する必要があります．若い言語聴覚士や学生は，訓練法に関するフローチャートのようなものがあると便利だと思うかもしれません．しかし，実際の臨床場面では，評価結果に応じて，自動的に，訓練法が導かれるわけではありません．本書から得た知識をもとにして，対象者を総合的に理解・把握すること，さらに対象者の症状や問題に適した訓練が行えるように，柔軟な応用力や工夫できる力を身につけてもらいたいと思います．

　WHO（世界保健機関）のICF（International Classification of Functioning, Disability and Health, 2001）の考え方に沿うと，コミュニケーション障害児者を取り巻く家族や友人，保健などの専門職も，人的な「環境因子」として，大きな影響を及ぼします．そのため，家族および他職種と情報交換を行い，コミュニケーション障害児者のコミュニケーション能力の向上や生活のしやすさにつながる支援を行うことが大切です．そのような支援を考える時の一助として，本書がお役に立てば幸いです．

　執筆は，わが国の言語聴覚障害学領域で指導的な役割を果たしており，かつ教育・臨床・研究現場で，若い学生や言語聴覚士に日々接している第一線の教育者や臨床家にお願いしました．教育者として，また臨床家として，温かい気持ちと鋭敏な目をもってご執筆いただきましたことに，感謝いたします．

　本書が，多くの読者の支持を得て，皆様方の日々の臨床や勉強に，真に役立つことを願っております．

　末尾になりましたが，刊行に関してご尽力いただきました医歯薬出版の編集担当者に御礼申し上げます．

2017 年 2 月

編者　伊藤元信

吉畑博代

目次 **言語治療ハンドブック**
Handbook for Speech-Language Therapy

序 …… iii

第1章 言語発達遅滞（知的障害を中心に） 1

A. 言語発達遅滞 （畦上恭彦・山口浩明） 1

1. 定型発達と言語発達 …………………………………………………… 1
2. 前言語期の言語発達 …………………………………………………… 1
3. 語彙・構文の発達 ……………………………………………………… 2
4. 音韻意識の発達 ………………………………………………………… 2
5. 構音の発達 ……………………………………………………………… 3
6. 言語発達遅滞とは ……………………………………………………… 3

B. 知的障害 （山口浩明・畦上恭彦） 4

1. はじめに ………………………………………………………………… 4
2. 評価 ……………………………………………………………………… 4
  1）評価の基礎 …………………………………………………………… 4
  2）評価の目的と方法 …………………………………………………… 5
  3）評価の視点 …………………………………………………………… 6
  4）言語評価の方法 ……………………………………………………… 7
3. 指導・支援 ……………………………………………………………… 15
  1）指導・支援の流れ …………………………………………………… 15
  2）具体的なアプローチ ………………………………………………… 17

第2章 自閉症スペクトラム障害 （玉井ふみ） 27

1. はじめに ………………………………………………………………… 27
  1）障害概念の変遷 ……………………………………………………… 27
  2）認知特性 ……………………………………………………………… 27
  3）言語・コミュニケーションの特徴 ………………………………… 28
2. 評価 ……………………………………………………………………… 28
  1）目的と留意点 ………………………………………………………… 28
  2）検査 …………………………………………………………………… 29
3. 指導・支援 ……………………………………………………………… 35
  1）理解すること（受容性）への支援 ………………………………… 36
  2）表現すること（自発性）への支援 ………………………………… 38
  3）やりとりすること（相互性）への支援 …………………………… 41

第3章 学習障害・特異的言語発達障害 （原　惠子）45

A. 学習障害（LD）　45

1. はじめに　45
   1）定義　45
   2）頻度　46
   3）読みの神経学的基盤と障害像　46
   4）読みの音韻的基盤　47
   5）音の粒・音の単位　47
   6）読みの2つのレベル　48
2. 評価　48
   1）知的レベルの確認　48
   2）学習の遅れの有無の判定　49
   3）掘り下げ検査　50
3. 指導　53
   1）指導開始にあたって　53
   2）読みの指導　53
   3）機器の活用　59
   4）学校での支援　61
   5）家族支援　61
4. まとめ　62

B. 特異的言語発達障害（SLI）　63

1. はじめに　63
   1）特異的言語発達障害とは　63
   2）英語圏での臨床像　63
   3）医学的診断と診断基準　64
2. 評価　65
   1）言語の各側面の評価　65
   2）各時期の様子と評価　66
3. 指導　69
   1）間接的な指導の重要性　69
   2）子どもに対する直接的な指導　69
4. まとめ　72

第4章 小児の機能性構音障害 （今井智子）75

1. はじめに　75
2. 検査・評価　75
   1）情報収集　75
   2）構音の評価　75

v

3）構音器官の形態と機能検査 ········· 81
　　　4）語音弁別検査 ··························· 84
　　　5）音韻認識検査 ························· 84
　　　6）言語検査・知能検査 ················· 85
　　3. 訓練・治療・指導 ····················· 85
　　　1）構音訓練の適応 ····················· 85
　　　2）構音訓練 ··························· 86
　　　3）語音弁別訓練 ······················· 89
　　　4）音節分解・抽出・同定訓練 ··········· 89
　　　5）他の問題を合併している場合 ········· 90
　　　6）構音訓練を成功させるために ········· 90

第5章　小児の器質性構音障害

（西脇恵子）91

　　1. 概観 ································· 91
　　2. 原因疾患 ··························· 91
　　　1）口蓋裂 ··························· 91
　　　2）先天性鼻咽腔閉鎖不全症 ············· 91
　　　3）舌小帯短縮症 ······················· 92
　　　4）巨舌症 ··························· 92
　　　5）不正咬合 ························· 92
　　3. 口蓋裂 ··························· 92
　　　1）評価 ··························· 92
　　　2）治療・訓練 ······················· 95
　　4. 先天性鼻咽腔閉鎖不全症 ··············· 97
　　5. 舌小帯短縮症 ······················· 97
　　　1）評価 ··························· 97
　　　2）治療・訓練 ······················· 99
　　6. 巨舌症 ··························· 100
　　7. 不正咬合 ························· 100

第6章　脳性麻痺

（椎名英貴）101

　　1. 定義 ··························· 101
　　2. 分類 ··························· 101
　　3. コミュニケーション障害 ··············· 101
　　　1）脳性麻痺によるコミュニケーション障害の枠組み ········· 101
　　　2）コミュニケーション障害の評価 ········· 102
　　　3）コミュニケーション障害への介入 ······· 107
　　4. 摂食嚥下障害 ····················· 115
　　　1）脳性麻痺による摂食嚥下障害の枠組み ··· 115
　　　2）摂食嚥下障害の評価 ················· 116
　　　3）摂食嚥下障害への介入 ··············· 117

第7章 吃音 （坂田善政）121

1. はじめに 121
2. 評価 121
   1）鑑別診断 121
   2）基本情報 124
   3）評価の枠組み 124
   4）各側面の評価 125
3. 訓練・支援 131
   1）訓練・支援の基本 131
   2）幼児 131
   3）学童 134
   4）中高生以上 135
   5）その他のアプローチ 135

第8章 聴覚障害 139

A. 聴覚臨床の基礎 （進藤美津子）139

1. はじめに 139
2. 検査・評価 139
   1）聴覚検査 139
   2）聴覚検査バッテリーの組み合わせ方 152
   3）聴覚障害児の言語および知的機能の評価 153
3. 訓練・支援 154
   1）失聴時期の違いによる聴覚障害の特徴と留意点
   　（主として両側性感音難聴の場合） 154
   2）聴覚障害児者の各発達期の課題と言語支援のポイント 157

B. 補聴器 （小渕千絵）161

1. 補聴器の構造と機能 161
   1）補聴器の構造 161
   2）補聴器の種類，形状 161
   3）耳型採取 162
   4）補聴援助システム 162
   5）補聴器の特性と機能 163
2. 成人における補聴器適合と評価・訓練 163
   1）補聴器適否の判断のための評価 163
   2）装用耳の決定と補聴器の選択 164
   3）補聴器の調整 165
   4）補聴器特性の測定 166
   5）補聴器の装用効果の評価 166
   6）補聴器の装用指導 166
   7）聴能訓練 167

3. 小児における補聴器適合と評価・訓練 ·········· 167
   1）小児の聴力推定と補聴器適合 ·········· 167
   2）補聴器の装用時期 ·········· 168
   3）装用耳の検討と補聴器の選択 ·········· 168
   4）補聴器の調整 ·········· 169
   5）補聴器の装用効果の評価 ·········· 169
   6）補聴器の装用指導 ·········· 169
   7）聴覚学習，聴覚活用の指導 ·········· 170

C. 人工聴覚器（人工内耳を中心に） （城間将江）171

1. 多様化する人工聴覚器 ·········· 171
   1）伝音難聴・混合難聴 ·········· 171
   2）感音難聴 ·········· 172
2. 人工内耳 ·········· 172
   1）人工内耳の種類 ·········· 172
   2）人工内耳の構造 ·········· 172
   3）人工内耳の適応ガイドライン ·········· 173
   4）両側人工内耳 ·········· 173
   5）マッピング（mapping） ·········· 174
   6）成人の人工内耳装用 ·········· 175
   7）小児の人工内耳装用 ·········· 175

第9章　失語症 （阿部晶子）181

1. はじめに ·········· 181
   1）失語症の基本的な考え方 ·········· 181
   2）失語症の治療の過程 ·········· 181
   3）失語症の評価・訓練の流れ ·········· 182
2. 評価 ·········· 182
   1）インテーク面接（初回面接） ·········· 182
   2）スクリーニング検査 ·········· 182
   3）失語症鑑別診断検査 ·········· 182
   4）掘り下げ検査（Deep Test） ·········· 183
   5）障害像の把握と訓練計画立案 ·········· 188
3. 訓練 ·········· 188
   1）機能回復訓練の理論 ·········· 188
   2）語彙訓練 ·········· 194
   3）構文訓練 ·········· 196
   4）コミュニケーション能力向上訓練の理論と実際 ·········· 197
   5）発語失行の訓練 ·········· 199
4. 各種支援 ·········· 199
   1）心理的支援 ·········· 199
   2）生活・社会面の支援 ·········· 201

第10章　高次脳機能障害

（植田　恵）203

- 1. はじめに ……… 203
- 2. 評価 ……… 204
  - 1）急性期の評価 ……… 204
  - 2）各種障害の症状とその評価 ……… 204
- 3. リハビリテーション ……… 217
  - 1）基本的な考え方 ……… 217
  - 2）急性期の対応 ……… 218
  - 3）各種障害に対する機能訓練 ……… 218
  - 4）就労支援と社会資源の活用 ……… 224

第11章　認知症

（飯干紀代子）227

- 1. 認知症の背景疾患の把握 ……… 227
- 2. 認知症に対する言語聴覚士の役割 ……… 227
- 3. 評価 ……… 228
  - 1）評価の目的とポイント ……… 228
  - 2）コミュニケーションの基本機能の評価 ……… 228
- 4. 訓練・支援・助言 ……… 235
  - 1）認知症患者に対する言語聴覚士の訓練・支援・助言の
    基本原則 ……… 235
  - 2）個人介入 ……… 235
  - 3）集団での介入 ……… 237
  - 4）重度患者への対応 ……… 238
  - 5）コミュニケーションに適した環境調整 ……… 238
  - 6）家族，介護者に対する助言 ……… 238

第12章　成人の構音障害と発語失行

241

A. 運動障害性構音障害

（小澤由嗣）241

- 1. 運動障害性構音障害とその鑑別 ……… 241
- 2. 検査・評価 ……… 242
  - 1）主訴の把握，対象者のコミュニケーションの状態，
    思いの理解 ……… 242
  - 2）検査 ……… 243
- 3. 支援 ……… 246
  - 1）支援目標の設定 ……… 246
  - 2）支援方法 ……… 246

B. 口腔がんおよび中咽頭がんの構音障害

（西脇恵子）255

- 1. 構音障害の特徴 ……… 255

2. がんの治療法について		255
3. 手術部位による構音への影響		255
4. 放射線療法・化学療法による構音への影響		255
5. 評価		256
1）構音器官の形態・運動・感覚の評価		256
2）構音・音声の評価		256
6. リハビリテーション		256
1）治療前からの関わり		256
2）構音器官の運動機能のリハビリテーション		257
3）歯科補綴装置を使用したリハビリテーション		257
4）代償的な発話行動のリハビリテーション		258
5）経過の観察		258
7. 心理的支持		258
8. ターミナル期の患者への言語聴覚士の関わり		259

C. 発語失行 259

1. 発語失行とその鑑別	（小澤由嗣）	259
2. 検査・評価	（小澤由嗣）	260
1）発語失行症検査		260
2）発声発語器官の検査		261
3. 訓練	（阿部晶子）	262
1）訓練の原則		262
2）訓練の実際		262

第13章　音声障害（発声障害） （中山剛志）265

1. はじめに		265
2. 評価		265
1）音声障害の分類		265
2）臨床の流れ		266
3）評価の実際		266
3. 治療		274
1）治療方針の決定		274
2）治療法		275
4. 無喉頭音声		281
1）無喉頭音声のリハビリテーションの流れ		281
2）無喉頭音声の種類とその選択		281
3）無喉頭音声の種類と訓練		282
5. 気管切開		286
1）気管切開とは		286
2）気管切開チューブ（気管カニューレ）		286
3）音声確保の方法		287
4）気管切開患者に対する音声確保のポイント		288

第14章 小児の摂食嚥下障害
（田村文誉）291

1. はじめに 291
2. 評価 292
   1）医療面接（問診） 292
   2）摂食嚥下障害のスクリーニング 295
   3）精密検査 302
3. 指導 303
   1）発達の原則 303
   2）摂食指導の3本柱 304
   3）目標設定の考え方 311

第15章 成人の摂食嚥下障害
（稲本陽子）313

1. はじめに 313
2. 検査・評価 314
   1）診察と評価の流れ 314
   2）重症度判定 323
3. 訓練・指導 324
   A：間接訓練 324
   1）目的・前提 324
   2）全般 325
   3）口腔期 326
   4）咽頭期 327
   5）気道防御のための訓練 328
   B：直接訓練 330
   1）目的・前提 330
   2）促通：嚥下反射を誘発させるための手段 330
   3）嚥下手技 331
   4）姿勢調整 333
   5）食形態・量 336
   6）環境設定 337
   7）介護者への指導 338

索引 342

第1章 言語発達遅滞（知的障害を中心に）

Childhood Language Impairments (Focusing on Intellectual Disabilities)

A. 言語発達遅滞

 定型発達と言語発達

通常，子どもは1歳前後から単語が出始め，単語が50～100語程度言えるようになると2語文が出てくるといわれている．その頃になると身体部位についての理解や大小の比較なども徐々に可能となり，現前場面のことを話題に簡単な会話も可能となる．このような言語発達と同様に，運動発達，遊び，社会性，生活習慣などの発達もみられ，これらの発達と言語発達を合わせて考えていくことが大切である．表1に乳幼児期早期の発達の諸側面についてまとめる．これらの発達の諸側面全体の理解を深めておくことが重要である．

言語発達を支える基盤には，「認知発達的基盤」「生物学的基盤」「社会的相互作用基盤」がある．認知発達と言語発達は密接な関係があり，言語発達が独立して起こるというわけではない．日常生活の中で物をどのように扱っていくのか，人とどう関わっていくのかということが大切になる．生物学的基盤についてみると，言語発達は生得的な脳機能の働きと環境との相互作用によって達成される．環境要因のみで言語発達に何かしら障害が起こるわけではない．新生児の脳の重量は約300gであるが，6か月頃までには2倍程度になる．身長についても約50cmであったものが1年後には1.5倍の約75cmに，体重は約3kgから1年後には3倍の約9kgとなる．このように生後1年間の成長は著しい．そして，社会的相互作用基盤では，乳児期早期からの声のやりとりや，共同注意などの母子相互交渉の経験が，1歳以降の言語的なやりとりにつながっていく．この3つの基盤が言語発達については重要である．

 前言語期の言語発達

乳幼児期の言語発達では，コミュニケーション機能や，社会的相互作用の果たす役割が大きい．言語は乳児期から人と人との相互作用（コミュニケーション）の中で獲得されるからである．1歳前の前言語期では，生理的な不快な状況（お腹が空く，眠い，オムツが汚れるなど）を泣いて訴えていた状況から，要求や報告を伝えるためには人に働きかければよいことがわかる．はじめは声や視線で訴えているが，次第に指さしのような慣習化された手段を用い始める（生後9～10か月頃）．そして，ことばの音声をまねて言えるようになると，ことばの意味と音声とを結びつけた，ことばの使用が始まる（1歳頃）．

また，言語の獲得は認知発達と深い関係がある．前言語期は，感覚運動期とも重なり，物の永続性（見えなくても存在することの理解）の発達，手段―目的関係（ある目的を達成するために物を使用する）の発達，象徴機能（機能的模倣，見立て遊び）との関連が強いことがわかっている．

語彙・構文の発達

一歳前後に初語が獲得された後，1歳後半となると「語彙の加速度的増加」（ボキャブラリー・スパート：vocabulary spurt）と呼ばれる時期があり，急速に表出語彙が増加する．2歳で200語，3歳で1,000語，4歳で1,500語，5歳で2,000語，6歳で2,500〜3,000語前後の語彙を使用する．これに伴って2歳までに2語連鎖が，2歳過ぎには3語以上の語の連鎖がみられる．

初語から半年ぐらいには，「拡張」「縮小」「取り違い」の間違いが生じることが多い．「拡張」とは語を実際の対象より広い範囲で使う間違い，「縮小」とは語彙を実際の対象よりも狭い範囲で使う間違い，「取り違い」とは語を誤った対象に適用する間違いである．話し始めて1年を過ぎると間違いも減ってくるが，語の理解が成人と同じものになるにはしばらく時間がかかる．

3歳後半になると格助詞を手がかりとした「名詞＋が（を）＋動詞」の文の理解が可能となる．「ウサギをネコが追いかけた」のような文では，文頭のウサギを主語と考え，「ウサギが追いかける」と理解する．助詞を手がかりに文を正しく理解できるのは，4歳後半以降である．

音韻意識の発達

4歳頃には文を組み合わせて，系列にそって事柄を伝えることができ，相手に合わせて会話が始

表1　前言語期から単語獲得期における発達の指標[1)]

月齢	コミュニケーション段階	社会的相互作用	認知・象徴機能	表出手段	運動発達
0〜7, 8か月		人への志向性 ・じっと見る人の声の方を見る ・あやされると笑う ・人に笑いかける	知覚的基礎 ・刺激の受容 追視 音源定位	反射的表出 ・舌の突き出しの模倣 ・叫喚音 ・非叫喚音	定頸
	聞き手効果段階 （大人が子どもの意図を推測）			笑いの分節化 ・足の蹴りと笑いの同期 ・リズミカルな手の動きと笑い	
	直接的好悪を求める （泣くことで抱っこを要求）	人見知り 共同注意	物の永続性	喃語の出現 ・過渡的喃語 ・規準喃語 呼気の断続的反復	座位
9か月〜	意図的伝達段階 （視線や表情・身振りなどによって，物の要求を伝えたり，物を示して大人の注目を得る） ・原命令（要求） ・原平叙（報告）	三項関係 指さし 社会的参照	認知的基礎 ・刺激と指示対象の関係 事物のカテゴリー化 手段―目的関係 ことばの理解	模倣発話（抑揚・発声）の増加 初語	四つ這い つかまり立ち つたい歩き
12か月〜	命題伝達段階 （身振りや音声に変わって，ことばで伝達を始める）		象徴機能 ・機能的模倣 ・見立て遊び	遅延模倣	一人立ち 一人歩き
18か月〜	文と会話期段階		ままごと	2語文 語彙の加速度的増加	

まる．5歳前後になるとメタ言語の能力が高まる．メタ言語能力とは，ことばでことばを考えることができる力である．「りんご」ということばを聴いた場合，「り・ん・ご」という3つの音からできていることがわかる音韻分解能力，最初の音は「り」であり，最後は「ご」であるということがわかる音韻抽出能力である．このことが文字と音との対応の理解となり，文字学習のレディネス（準備性）となる．学童期になると，言語の構造や機能について理解し，比喩のような字句通りでない意味の理解も可能となる．現在の場所・時間を離れた話しことばや書きことばを獲得する時期である．そして，言語は書きことばによる表現や理解を通して，思考機能を担う道具として大きな役割を果たすようになる．

5　構音の発達

話し始めの子どものことばは，聞き取りにくく，ことばの音形が正確にとられていない．ある語の中では正しく発音されていた音が，別の語では省略されたり，別の音に置き換わっていたり，同じ語でも正しく発音できる時とできない時があるなど浮動的である．4歳代までには音形も確実となり，いくつかの音を除いては，安定して正しく使用されるようになる．すべての音が正しく構音されるようになるのは5～6歳とされている．

6　言語発達遅滞とは

上記のような生活年齢に期待される言語発達水準に達しておらず，日常生活に支障をきたしている状態を「言語発達遅滞」という．わが国においては，「ことばの遅れ」を「言語発達遅滞」と呼んでいる．言語発達遅滞の原因としては，様々な要因が考えられる．

一般的に言語の習得に必要な機能として，聴覚機能，発声発語器官の運動機能，知的機能，高次脳機能，対人関係維持機能などが挙げられる．このどこかに問題がみられると，言語発達に問題が生じる．言語発達に問題を生じさせる要因としては，次のものがある．

聴覚障害：子どもは聴覚経由で話しことばを学習していく．聴覚を活用できないことにより，構音や言語発達に全般的な影響が及ぶ．聴覚障害が重度なほど，言語発達の遅れも大きくなるといえる．

脳性麻痺：脳性麻痺では聴覚機能，視覚機能，知的機能などの障害を合併することが多く，これらが原因でことばの獲得に遅れが生じる．また運動障害が加わることによって，感覚，知覚，認知，情緒や行動に問題が生じ，さらに年齢の要因も絡みながら複雑な障害像となる．

知的障害：知的障害では，言語獲得を支える認知機能に問題が生じる．様々な認知機能の障害により言語発達に影響が及ぶ．原因不明の知的障害が多いが，ダウン症候群では対人関係は良好でも言語発達や発話に障害が出現する．また，ウィリアムズ症候群では，軽度から中等度の知的障害が認められるが，言語能力や社会性は高いにもかかわらず，視空間認知の能力の障害が著しいというアンバランスさを示す．

特異的言語発達障害：脳の器質的な異常，発声発語器官の異常をはじめ聴覚障害，知的機能障害が多いが，対人関係障害は認められない．しかし，言語発達のみが特異的に遅れる．英語圏では7％という有病率であるが，日本語話者においては，それほど高くないといわれている．

学習障害（LD）：知的発達には問題はないが，聞く，話す，読み書き，計算や推論などの特定の能力の習得と使用に著しい困難が生じ，様々な障害を示す．中枢神経系に何らかの機能障害あると推定される．

文献
1) 畦上恭彦：言語発達障害学　第2版（玉井ふみ，深浦順一編），医学書院，2015, p60.

（畦上恭彦・山口浩明）

B. 知的障害

 はじめに

わが国の法制度では長く「精神薄弱」という用語が用いられてきたが，1999年4月に法律が改められ「知的障害」という用語が使われるようになった．国際的診断基準であるDSM-Ⅳ-TR[1])の診断基準では，「あきらかに平均以下の知的機能：個別施行による知能検査でおよそ70またはそれ以下のIQ」であることと「現在の適応機能の欠陥または不全が次の領域の2つ以上の中で存在する」とされてきた．そして，適応機能の領域として，コミュニケーション，自己管理，家庭生活，社会的・対人技能，地域社会資源の利用，自律性，発揮される学習能力，仕事，余暇，健康，安全が挙げられた．これは知的障害を知能指数に基づくだけでなく，コミュニケーション能力や家庭生活，仕事，学習能力などの社会生活の適応という側面を含めて診断するというものであった．しかし，IQの目安が記載されていたため，田中ビネー知能検査やWPPSIやWISC-Ⅳで得られた「知能指数」によって操作的・機械的に定義されていた．概ね"IQ 70〜75以下の児童"が知的障害と診断され，「軽度：52〜75，中等度：36〜51，重度：20〜35，最重度：20未満」といった数字上の大まかな重症度の診断基準が設定されていた．その結果，多くの現場ではIQのみを指標として知的障害の診断を行ったり，処遇の判定（例：療育手帳の交付）を行ってきた．

しかし，2013年に示されたDSM-5[2])では，IQ値の目安が示されなくなり，発達期に発症し，「概念」「社会」「実用」の3つの領域における知的機能と適応機能の両面の問題を含む障害であるとされた．

DSM-5[2])では操作的・機械的な「知能指数」のみによる知的障害の診断基準を大幅に見直し，『相対的な知的能力の高低』よりも『実際な生活適応能力の高低』が重視されるようになっている．3つの領域[表2]において実際にどれくらいのレベルで適応できているのか，具体的な学習課題・生活状況・人間関係に対してどのように対処しているのかを判定するようになっている．

知的障害児者の言語の特徴は，全般に，同じ精神年齢の定型発達児より文の長さが短く，複雑な文の使用が少ない．そして，経験したことを要領よく詳細に報告したり，説明したりすることが苦手である．しかし，助動詞や格助詞などの文法形態素の習得順序は定型発達児と同じである．語彙は具体的なものの使用が多く，比喩の表現や形容詞や動詞は少ないが，定型発達児の同じ意味概念を獲得することができる．そして，語用面やコミュニケーション技能の問題が少なく，話題の開始，役割交替，話題の維持などの会話スタイルは，精神年齢に合わせて行うことが可能である．しかし構音は不明瞭であることが多く，誤りに一貫性がない．

 評価

1）評価の基礎

言語臨床では，①評価・言語障害学的診断，②訓練・指導，③再評価という一連の流れで進む[図1][3])．

まず，保護者との面接を通して，主訴について傾聴することが大切である．このことが，本人や

表2　適応機能の3領域

概 念	言語発達，読み書き能力，金銭管理能力，計画性など
社 会	対人関係，自己コントロール，対人的リスク対応など
実 用	日常生活動作，健康管理，余暇活動，職業スキルなど

家族とのラポール形成につながり，その後の言語臨床にも影響を与える．そして，問題がどのような状況のもとに起こり，どのような経過を経て現在に至ったかについて，生育歴，現病歴，言語発達歴，発達歴，既往歴，教育・指導歴，家族歴などを聴取する．このような情報は訓練・指導を計画する際の種々のヒントを提供してくれることになる．

次に，言語機能と関わり合いをもつ種々の疾患の有無や医学的診断名や理学療法，作業療法などからの情報，知的発達，学習能力，行動特徴，適応状態などに関する情報，さらには療育施設・保育園・幼稚園などの集団生活における情報も重要な判断材料となる．

さらに，評価・言語障害学的診断段階での中心的な活動である子どもの行動の観察にあたって，重要な役割を果たすのは各種の検査である．発達段階によっては，机上での検査は難しくなるため，遊びを通した行動観察や質問紙などを用いる．

分析・統合過程では，収集した情報をもとに，言語発達障害の有無，あるとすればその種類と重症度の判定，成長・発達の見通しを立てる．

訓練・指導の開始後，一定の期間をおいて再評価を行う．一般的には用いた検査を同一条件下で実施し，その結果をもとに，現状と当初の指導目標を比較検討する．期待する発達が得られていない場合にはその理由がどこにあるかを検討する．再評価の結果に基づいて指導方針を修正する．そして，新たに修正された方針に則り，再び指導計画を立案し実施する．

2）評価の目的と方法

言語発達遅滞の評価を行うには，個々の子どもについて，①何のために行うか（評価の目的），②どのような側面・領域を評価するか（評価の対象・評価の領域），③どのような方法を用いるか（評価の方法），などを明らかにしておく必要がある．

(1) 評価の目的

①言語発達遅滞の有無や程度を知る（定型発達との比較，言語検査）

②言語発達遅滞の様相を知る（理解・表出，言語性・動作性，起因障害との比較）

③言語発達遅延の関連要因・背景を知る（生育歴，聴力検査，発達・知能検査，関連する専門的情報）

(2) 評価の対象

聞こえ，発語器官の形態・機能，前言語能力，音声言語・身ぶり・文字言語などの理解と表現，言語学習の基礎的な能力，全般的発達・知能など多岐にわたる．

(3) 評価の領域

言語獲得前後で異なり，言語未獲得児の場合は，概念形成や非音声的な手段など前言語的行動についての記述が必要である．また，言語獲得児の場合は，言語の3領域（形式・内容・使用）についての評価が求められる．形式は構音や文法と関係しており，音韻論的側面・統語論的側面である．内容は語彙の発達と関係しており，意味論的側面である．使用はコミュニケーション意図や会話と関係しており，語用論的側面である．

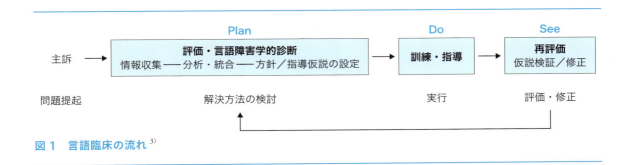

図1　言語臨床の流れ[3]

(4) 評価の方法

後に詳述するが，①直接的に情報を得る方法(道具を用いて子どもから反応を引き出す検査，検査室内外の子どもの行動観察)，②間接的に情報を得る方法（保護者への面接や質問紙調査）がある．

大伴[4]は，言語発達に関する専門家に求められる要件として表3にある4つのことを指摘している．2番目の「標準的な言語発達の理解」に加えて，「定型発達児の全体的な発達に関する知識」は，言語発達の評価にとって不可欠なものである．

3) 評価の視点

評価は，言語発達遅滞の有無や程度の判定だけでなく，子どもへの支援の目標や手段の決定のためにも行われる．言語聴覚士（ST）は評価を通して，子どもの今後の発達についての見通しを持ちながら，子どもの特性に配慮した適切な支援を行わなければならない．以下，評価を行う際の視点について述べる．

①子どもの言語発達の遅れを明らかにする

定型の言語発達と比較することで，ことばの遅れの有無と程度が明らかになり，子どもの発達のレベルをある程度予測することができる．このことは予後の判断や支援の手がかりとなる．

②言語機能のどの側面に問題があるかについて評価する

言語発達初期は全体的な発達の遅れはとらえられるものの，言語機能の質的分析はやや困難である．ある程度言語が発達した幼児期後期や学童期になると，言語の3領域（形式・内容・使用）について分析的に評価することが可能となる．

③全体発達に問題がないかどうかを明らかにする

言語発達は，認知発達，社会的相互交渉などと互いに関連しながら発達する．例えば，象徴機能の発達が遅れるとき，言語の獲得も遅れる．また，社会的相互交渉の発達に問題があれば，ことばは獲得しても語用論的な側面のコミュニケーションの発達が影響を受ける．言語発達と関係する他の領域の発達（知能，社会的相互交渉）を，定型発達と比較して遅れの有無を明らかにする．

④前言語期の非言語的コミュニケーションのレベルを明らかにする

「ことばがでない」ことが主訴の場合，どの程度のレベルであるかを対象児の観察や保護者からの情報により推測する．その際，規準喃語の有無，自閉症児によくみられるハンドリング（クレーン現象）の有無，共同注意の有無，指さしの有無，模倣（動作・音声）の有無，遊びのレベル（感覚遊び，関わり遊び，フォーマット遊びなど），愛着の成立（人見知りの有無），要求表現などの状況を把握し，子どものコミュニケーション段階（聞き手効果段階，意図伝達段階，命題伝達段階など）を明らかにすることが大切である．これにより，効果的なことばかけや遊びの指導の手がかりが得られる．

⑤言語発達の遅れの背景にある障害を把握する

言語発達の遅れの要因として，知的障害，自閉症スペクトラム障害，注意欠如・多動性障害（ADHD），学習障害などの障害が存在することが多い．これらの障害は子どもの言語発達に影響を与え，指導の方法および予後に関係してくる．これらの要因が子どもの言語発達にどのように影響しているかを観察することが大切である．そのためには，これらの障害についての正確な知識やその特徴を理

表3　言語発達に関する専門家に求められる要件[4]

①子どもから最も望ましい反応を引き出すことができる接し方を身につけていること
②標準的な言語発達の道筋を十分理解していること
③指導において働きかけの方略をもっていること
④保護者とのコミュニケーションがとれること

解しておく必要がある.

⑥子どもの発達の良好な面（strength）を明らかにする

このことは，指導方略や対象児への関わり方への有用な示唆となる．例えば，音声言語の聴覚的処理に比べて，非言語的な視覚情報の処理に優れている場合，指導場面や家庭・幼稚園・保育園・学校場面で絵や写真などの視覚的手がかりを用いることにより，聴覚的理解を助けることができる.

⑦子どもを取り巻く環境要因に問題がないか明らかにする

子どものことばは，生まれつき備わっている生得的な力と環境との相互作用で発達する．備わっている力が弱いほど，子どもは環境からの刺激を自分の力で取り込むことができない．発達が遅れた子どもは，定型発達児以上に環境が大切になるため，環境としての大人の関わりが重要である．保護者や保育者が子どもの関心や興味を共有し，子どもとの関わりを楽しんでいるか否か，保護者のことばかけや関わり方（反応的か指示的か，適切なことばかけか）を観察することで，子どもへの関わり方の支援の方法もみえてくる.

上記①〜⑦の視点をもって，子どもの言語発達の遅れの程度を総合的に判断することが望まれる.

4）言語評価の方法

(1) 生育歴に関する情報収集

主訴：ことばの遅れの場合は，保護者が子どものことばの発達について問題を感じて来談する．保護者の訴えをできるだけことば通りに記載する．また，面接を通じて，保護者が何を問題に感じているのか，STに何を望んでいるのかを確認する.

現病歴：臨床機関を訪れるきっかけとなったことばの問題（主訴）について，いつ頃気づき，どう変化してきたか．さらに，その問題に対してどのような支援がなされたかなどについて聴取する.

言語発達歴：現在のことばの状況（ことばの有無，初語や2語文の時期と具体例，語彙・文レベルの理解と表出），非言語的コミュニケーションの状況（喃語の有無，指さし，要求の際のコミュ

ニケーション手段）など，特に言語コミュニケーションの発達状況を詳しく聴取する.

発達歴：運動発達（粗大・微細），遊び方を含めた認知発達，他者・他児との関わり方（社会性），生活リズム，家庭での保護者の関わり，家庭での遊び（絵本の読み聞かせ，ままごと道具での遊びの状況），テレビなどのメディアの視聴状況などについて聴取する．また，低出生体重児（特に1,500g未満）の場合は，正期産健常児に比べて，有意にことばの発達が遅れるといわれている[5]．出生時の体重，出産の状況〔NICU（Neonatal Intensive Care Unit：新生児特定集中治療室）入院の有無〕なども重要な情報である.

既往歴：相談時までに経験した病気や服薬の状況などを聴取する.

教育・訓練歴：現在通っている保育・教育機関（幼稚園・保育園・学校）での様子や，これまでの指導の経緯や医療・訓練機関での様子について聴取する.

家族歴：家族構成や兄弟の有無，親子・兄弟関係など．また，発達障害は家族集積性の割合も高いので，親・兄弟に同様の問題がないかについても聴取する.

(2) 保護者との面接において配慮すべき点

保護者は，子どもの発達について不安を感じ，相談したいと思って来談しているので，できるだけ，その不安を受容して共感する態度を忘れてはならない．中川[6]は，家族支援のポイントとして「『雨だったのによくいらしてくださいましたね』『下のお子さんも連れて大変だったでしょう』など，来所（院）に感謝し，ねぎらいのことばで出迎えるのがマナーであろう」と述べている．保護者の中には，不安がいっぱいで緊張して表情の険しい人もいる．そんな場合は，まず来談した子どもとSTが楽しく遊ぶコミュニケーション場面をつくり，楽しい雰囲気でフリートークをしながら親子に関わることから，面接を進めていくことも必要である.

また，人に接するときの姿勢や態度について「カウンセリングマインド」が大切であるといわれる.

B．知的障害　7

これは，来談者中心療法の創始者であるRogersの理論が背景になっている．その中でも，「無条件の肯定的受容」と「共感的理解」は，われわれSTにも必要な態度である．以下に，面接における配慮点を列挙する．

ⅰ）相手から一方的に聞き出すのではなく，相手を心から理解しようとする態度で接する．
ⅱ）質問はゆったりとくつろいだ雰囲気で行う．
ⅲ）質問が機械的にならないようにする．
ⅳ）できるだけ保護者自身のことばで述べてもらえるように，「はい」「いいえ」で答えられる質問の仕方は避ける．
ⅴ）質問は円滑に行い，話の内容を急に変えないようにする．
ⅵ）質問は少しずつ掘り下げて行う．
ⅶ）記録はできるだけ敏速に行う．
ⅷ）面接によって得られた情報は，報告書にまとめておく．

(3) 行動観察

ことばがでていない子どもや既存の検査が適用しにくい場合は，子どもの自然な遊び場面や対人場面を行動観察することによって，子どものもっているコミュニケーション能力を評価する必要がある．また，遊具を用いた子どもの遊び方によってもある程度認知発達を評価できる．最近では，STが自治体の実施している乳幼児健診や発達相談などの地域支援に関わる機会も増えており，短時間での行動観察が要求される．以下に，行動観察に有用な発達段階の評価方法や行動観察項目を紹介する．

① Batesの発達段階に基づく評価

Batesは，初期のコミュニケーション行動を4つの段階に分けている．

ⅰ）聞き手効果段階（10か月頃まで）
　子どもの意図は聞き手である保護者によって解釈され，子どもにはまだコミュニケーション意図はない段階．

ⅱ）意図伝達段階（10か月～1歳頃に始まる）
　子どものコミュニケーションに意図（原命令，原平叙）が生まれる段階．子どもは指さし＋音声などで，大人に要求や叙述の意図の前言語的コミュニケーションをとることができる．

ⅲ）命題伝達段階（1歳頃～1歳6か月頃）
　1語文期の段階である．この時期は，指さしなども併用しながら単語で大人に伝達することができる．

ⅳ）文と会話段階（1歳6か月～2歳頃に始まる）
　語彙の加速度的増加が始まり2語文がでてきて，簡単な会話が始まる段階．

以上の段階をことばの有無・指さしの有無・共同注意の有無などによって分類するフローチャートを図2に示す．例えば，指さしはないが共同注

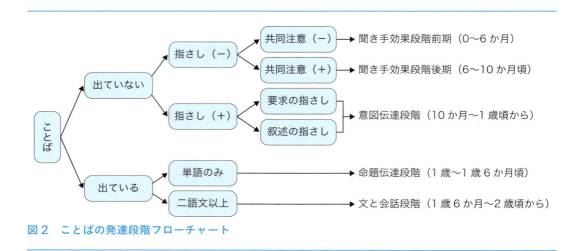

図2　ことばの発達段階フローチャート

意がみられる子どもは,「聞き手効果段階後期」(6〜10か月頃のレベル)である.また,指さしでのコミュニケーションのみられる子どもは,「意図伝達段階」(10か月〜1歳頃のレベル)である.このフローチャートにより,ことばの出ない子どもでも行動観察を通して,おおよその発達段階を推定できる.さらに,共同注意がなかなかみられない子どもや,要求の指さしのみの子どもは,発達障害(自閉症スペクトラム障害など)が疑われる.

また,里見[7]は,Batesの発達段階に応じた遊び(感覚遊び→やりとり遊び→物を使わない遊び→物を使った遊び→象徴遊び→スクリプトに添ったふり遊びなど)を示しており,これは,子どもの発達段階に応じた遊びの保護者への指導に活用できる.

なお,コミュニケーションの発達段階と遊びとの関係について表4に示す.

②インリアル・アプローチによる評価

インリアル・アプローチは,語用論や発話行為理論を背景にした相互作用重視のアプローチであり,子どもと大人の相互のコミュニケーションの向上を目指すものである.特に,大人の関わり方の基本姿勢(SOUL)や言語心理学的技法〔ミラリング,モニタリング,パラレルトーク,セルフトーク,リフレクティング,エキスパンション,モデリング(19頁参照)〕は,子どもに関わるSTにとって基本の接し方である.

インリアル・アプローチでは,指導に先立って,保護者と子どもの自由な遊び場面を分析することで,それぞれのコミュニケーションの質を評価する.大人と子どものビデオ分析によってマクロ分析とミクロ分析を行う.ここでは,里見[8]によるマクロ分析の視点について述べる.大人のフィードバック項目として,4つの項目を評価する.①基本姿

表4　コミュニケーションの発達段階と遊び

コミュニケーションの発達段階（Bates）	発達段階に応じた遊び
聞き手効果段階前期	感覚遊び
・クーイング ・生理的微笑（自発的微笑） ・3か月微笑（社会的微笑） ・過渡的喃語（3か月頃）	・高い高い ・トランポリン ・シーツブランコ
聞き手効果段階後期	やりとり遊び
・規準喃語（6か月頃） ・アタッチメントの成立（8か月不安） ・二項関係 ・共同注意（joint attention） ・三項関係（9か月頃〜）	・いないいないばあ
	物を使わない遊び
	・手遊び
意図伝達段階	物を使った遊び
・要求の指さし（10か月頃〜） ・叙述の指さし（11か月頃〜）	・積み木倒し ・ボールや車のやりとり
命題伝達段階	象徴遊び
・一定の語の理解（1歳前後） ・社会的参照行動（1歳前後） ・初語（1歳前後） ・1語文（1歳〜1歳6か月前後）	・ままごと ・ごっこ遊び ・見立て遊び
文と会話段階	スクリプトに添ったふり遊び
・語彙の加速度的増加（1歳後半） ・表出語彙の目安　1歳6か月　20〜30語 　　　　　　　　　2歳　300前後 　　　　　　　　　3歳　1,000前後 ・2語連鎖（1歳6か月〜2歳頃） 　※表出語彙数が50〜100語で出現 ・多語文（2歳頃〜）	・お店屋さんごっこ

勢（大人は子どもに反応的に関わっているか），②子どもとの遊び（大人は子どもと遊びを共有し，楽しんでいるか），③ことばかけ（子どものレベルに合ったことばかけをしているか），④ことばの周辺（楽しそうな雰囲気を提供しているか）．次に，子どものコミュニケーション能力の評価の視点として，6つの項目を評価する．①運動・認知・社会性の発達の状態，②コミュニケーション能力の発達段階（聞き手効果段階，意図伝達段階，命題伝達段階，文と会話段階），③コミュニケーション手段，④伝達機能（要求機能，注意喚起機能，叙述機能など），⑤やりとりの開始と反応，⑥ことばの使い方（語彙数，文での表現力など）．

③ことばの発達の行動観察記録表（試案）

中川[9]は，子どもと遊びながら行動観察する際の「観察記録」の視点を「ことばの発達の行動観察記録表（試案）」としてまとめている．この行動観察記録表は，「①行動的特徴，②外界への興味や注意，③感情・要求の表現・コミュニケーション行動，④遊び方，⑤指さし，⑥音や話しかけへの反応，⑦ことばの理解，⑧ことばや動作の表現，⑨発声，⑩発声発語器官と発音，⑪お母さんのようす，子どもとの関わり」の11の分野から構成されている．

チェック項目には，発達障害を早期にチェックできる項目も多数含まれている．発達障害者支援法第5条（児童の発達障害の早期発見等）の第1項に「市町村は，…健康診査を行うに当たり，発達障害の早期発見に十分留意しなければならない」と規定されているが，この行動観察記録表は，乳幼児健康診査において，STが行動観察・発達相談を行う際に参考になる．

(4) 発達検査

①乳幼児精神発達診断法（津守式）[10, 11]

◎**目的**　母親（または，主な保護者）に乳幼児の発達状況をたずね，その結果を整理することにより精神発達の診断を行う．

◎**適応**　0歳〜7歳

◎**概要**　保護者へ質問し検査者が記載する．0〜1歳，1〜3歳，3〜7歳の3つの冊子から構成されている．検査領域は，①運動，②探索・操作，③社会，④食事・排泄・生活習慣，⑤理解・言語の5領域に分かれている．各領域および全領域の発達年齢（DA）と，発達輪郭表が得られる．所用時間は20分程度である．

②KIDS乳幼児発達スケール[12]

◎**目的**　母親（または，主な保護者）に乳幼児の発達状況を記入してもらい，乳幼児の自然な行動全般から発達を捉える．

◎**適応**　0歳1か月〜6歳11か月

◎**概要**　質問紙による発達スケールである．質問項目は，運動領域，操作領域，理解言語領域，表出言語領域，概念領域，対成人社会性領域，対子ども社会性領域，しつけ領域，食事領域の9領域で構成されている．検査用紙は，年齢により3タイプ〔Aタイプ（0歳1か月〜11か月），Bタイプ（1歳0か月〜2歳11か月），Cタイプ（3歳0か月〜6歳11か月）〕に分かれている．発達遅滞児向きのTタイプ（0〜6歳児）がある．所要時間は10〜15分程度である．発達プロフィール，発達年齢，発達指数が得られる．

③遠城寺式乳幼児分析的発達検査法[13]

◎**目的**　発達の傾向を全般的に分析し，発達の特性を見出す．

◎**適応**　0歳〜4歳7か月

◎**概要**　保護者からの聴取と子どもの観察で評価する．実施時間が15分と短時間．スクリーニングとして利用可能．運動（移動運動，手の運動），社会性（基本的習慣，対人関係），言語（表出，言語理解）の3領域（6項目）に分かれている．それぞれの領域の発達年齢を知ることができる．60〜70%の通過率で問題を配列している．

④新版K式発達検査2001[14]

◎**目的**　乳幼児や児童の発達の状態を，精神活動の諸側面にわたって評価する．

◎**適応**　0歳〜成人

◎**概要**　検査者が直接子どもに働きかけ，その反応をもとに評価する．発達を3領域（姿勢・運動，認知・適応，言語・社会）に分け，それぞれの領域の発達段階を知ることができる．用紙は第1

葉〜第6葉までである．50％の通過率で問題を配列．発達年齢（DA），発達指数（DQ），発達プロフィールから，発達水準や領域間の発達の偏りを把握できる．3〜4歳程度までの検査項目は積み木の構成や図形模写など非言語的な課題が多く，ことばに遅れのある子どもでも非言語的な側面を評価できる．

⑤日本版ミラー幼児発達スクリーニング検査（JMAP）[15]

◎**目的**　評価領域を，行動，認知，運動といった幅広い分野に広げ，小児の全般的発達を捉える．

◎**適応**　2歳9か月〜6歳2か月

◎**概要**　感覚運動，言語，非言語的認知能力など，発達全般にわたる全26項目の評価項目によりなる就学前幼児（2歳9か月〜6歳2か月）を対象とした発達スクリーニング検査である．対象年齢を低年齢層にしぼり，障害をもつ可能性の高い子どもの早期発見を通して，早期の適切な治療的介入への道を開くことを目的としている．検査試行，結果の整理が簡便で，作業療法士のみならず，保育士，心理師，医師，理学療法士，STなど多種多様な職種の人々が容易に使用できる．

⑥DENVER II　デンバー発達判定法[16]

◎**目的**　子どもの発達の遅れを早期に発見する（一次スクリーニング）．

◎**適応**　0歳〜6歳

◎**概要**　乳幼児の発達について「個人－社会」「微細運動－適応」「言語」「粗大運動」の4領域，104項目から全体的に捉え，発達を評価する．それぞれの検査項目は，障害のない子どもの25％，50％，75％，90％が可能になる時期を示す年月齢尺度のところに個人差の幅で記入されており，通過していない項目数によって正常か疑いかを判定する．

(5) 知能検査

①田中ビネー知能検査V [17]

◎**目的**　年齢尺度により子どもの知能を捉える．

◎**適応**　2歳〜成人

◎**概要**　精神年齢と生活年齢の比によってあらわされる知能指数（比率IQ）を算出できる知能検

査である．13歳級までは，年齢尺度の問題構成になっている．14歳以上では，「結晶性領域」「流動性領域」「記憶領域」「論理的推理領域」の4領域を分析的に測定できる．また，1歳級以下の発達をとらえる指標もあり，1歳級の問題において著しく不合格が目立った子どもに対して実施する．2〜13歳までの被検者については知能指数（IQ），および精神年齢（MA）を算出し，14歳以上は原則として偏差知能指数（DIQ）を算出し，精神年齢は算出しない．実施時間は，30〜60分程度である．

②グッドイナフ人物画知能検査（Goodenough draw-a-man intelligence test：DAM）[18]

◎**目的**　人物画のみによって幼児の知能発達水準を測定する．

◎**適応**　3歳〜10歳

◎**概要**　描かれた人物画によって，非言語性の知能発達水準を測定することができる検査であり，IQを算出することができる．他の知能検査の補助検査として使用されることが多い．10歳までが対象であるが，MAは11歳6か月まで算出できる．

③日本版レーヴン色彩マトリックス検査（RCPM）[19]

◎**目的**　非言語性課題により知的能力を測定する．

◎**適応**　45歳以上（5歳以上から行えるように標準化されており，わが国でも，小学生への適応が検討されている[20]）

◎**概要**　標準図案の欠如部に合致するものを6つの選択図案の中から1つだけ被検者に選ばせる検査で，従来45歳以上を対象にした非言語性知能のスクリーニング検査である．問題数が36問と少なく，被検者に負担をかけることなく推理能力（知的能力）を測定できる．実施時間は，10〜15分程度である．

④WPPSI知能診断検査[21]

◎**目的**　幼児の知的能力を測定する．

◎**適応**　3歳10か月〜7歳1か月

◎**概要**　言語性検査と動作性検査からなり，VIQ，PIQ，FIQを算出できる（2014年3月に

販売終了となっており，今後 WPPSI-Ⅲ が刊行される予定）．

⑤ WISC-Ⅳ知能検査 [22]

◎**目的**　児童・生徒の知的能力を測定する．

◎**適応**　5歳〜16歳11か月

◎**概要**　2010年にWISC-Ⅲから改定され，3つの下位検査が削除され，新しい下位検査が5つ取り入れられるなど，検査の構成が大きく変わった．検査に使用する用具は，積木9個，問題冊子2冊，ワークブック2冊からなり，非常に簡素化された．WISC-Ⅳでは，10の基本検査から全検査IQと4つの指標得点の算出（合成得点）が可能となり，言語性IQと動作性IQは廃止された．4つの指標と下位検査は以下のとおりである．①言語理解（VCI）：類似，単語，理解，（知識，語の推理），②ワーキングメモリー（WMI）：数唱，語音整列，（算数），③知覚推理（PRI）：積木模様，絵の概念，行列推理，（絵の完成），④処理速度（PSI）：符号，記号探し，（絵の抹消）．

　　＊（　）内は補助検査

　　＊下線は新たな5つの下位検査

⑥KABC-Ⅱ心理・教育アセスメントバッテリー [23]

◎**目的**　子どもの知的活動を総合的に評価し，教育・指導に直結させる．

◎**適応**　2歳6か月〜18歳11か月

◎**概要**　Kaufmanらにより作成された知能検査である．情報処理過程（情報をひとつずつ順番に処理する継次処理過程と，一度に提示された多くの情報をひとつの全体的なまとまりとして処理する同時処理過程など）の個人内差を知ることができる．Luria理論を背景にしたKaufmanモデルとCHC理論に依拠しており，それぞれの観点から結果を解釈できる．検査は，認知尺度（継次尺度，同時尺度，計画尺度，学習尺度）と，習得尺度（語い尺度，読み尺度，書き尺度，算数尺度）に分けて能力を測定する．対象児の認知能力や学力の特性をとらえ，指導法の検討のために有効な情報を得ることができる．

⑦ DN-CAS 認知評価システム [24]

◎**目的**　4つの認知機能（プランニング，注意，同時処理，継次処理）を評価し，支援に活かす．

◎**適応**　5歳〜17歳11か月

◎**概要**　Dasらによる知能のPASS理論を用いて認知機能を評価する検査である．知能のPASS理論はLuriaの脳モデルを基盤にして作られた理論である．認知機能をPASS理論の4つの側面（プランニング，注意，同時処理，継次処理）から評価する．評価尺度（下位検査）として，プランニング尺度（数の対探し，文字の変換，系列つなぎ），注意尺度（表出の制御，数字探し，形と名前），同時処理尺度（図形の推理，関係の理解，図形の記憶），継次処理尺度（単語の記憶，文の記憶，発語の速度［5〜7歳］または統語の理解［8〜17歳］）がある．個人内の認知処理の強い面と弱い面を知ることができるとともに，読みなどの学習領域の力を予測することもできる．注意欠如・多動性障害や学習障害の認知処理特性を評価できる．

(6) 言語検査

①乳幼児のコミュニケーション発達アセスメント（ASC）[25]

◎**目的**　発達に遅れをもつ乳幼児のコミュニケーション・ことばの力を評価し，その発達段階に応じた指導プログラムを設定・実施する．

◎**適応**　0歳〜2歳（発達年齢）

◎**概要**　乳幼児期および発達年齢で2歳程度までの発達に遅れをもつ子どもを対象とし，前言語期から初期の言語獲得期（二語文の使用前後）まで評価できる．基底的伝達構造（要求伝達系，相互伝達系）と記号的伝達構造（音声言語理解，音声言語表出）の4つの側面から分析的に評価し発達プロフィールを表示できる．発達レベルに合わせた指導シートが用意されており，具体的な保護者支援のツールとして使用できる（2015年販売終了）．

②国リハ式＜S-S法＞言語発達遅滞検査 [26]

◎**目的**　記号形式－指示内容関係の発達段階に基づいた包括的プログラムによるアプローチのための言語検査である．

◎**適応**　0歳〜6歳

◎**概要**　S-Sとは，記号形式―指示内容関係のこ

とである．S-S法は言語行動を3側面（言語の構造的側面，記号形式―指示内容関係を支える基礎学習能力，言語の機能的側面）から捉え，検査も3部構成となっており，①記号形式―指示内容関係，②基礎的プロセス，③コミュニケーション態度と大きく分けられる．有意味語が出現する前の評価が可能となっていること，評価が指導につながることが特徴である．

S-S法では，記号形式―指示内容を5段階に分けている．段階1「事物事態の理解困難」，段階2「事物の基礎概念（2-1：機能的操作，2-2：ふるい分け，2-3：選択）」，段階3「事物の記号（3-1：身振り記号，3-2：音声記号）」，段階4「語連鎖・要素（4-1：2語連鎖，4-2：3語連鎖）」，段階5「語連鎖・統語方略（5-1：語順，5-2：助詞）」．

症状に応じて，Ⅰ群（コミュニケーション態度良好）とⅡ群（コミュニケーション態度非良好）に大別し，さらに，A群（音声受信未修得），T群（音声発信未修得），B群（音声発信困難），C群（生活年齢に比し遅れ）に分けられる．

③言語・コミュニケーション発達スケール（LCスケール）[図3][27)]

◎**目的** 乳幼児期の言語・コミュニケーションレベルの発達を評価する．

◎**適応** 0歳～6歳

◎**概要** 0歳～6歳の乳幼児の言語コミュニケーション発達を基盤にしてつくられた検査法である．言語発達を2つの側面，「量的変化」（語彙のレパートリーの広がり）と「質的変化」（表現手段の変化：1語文～語連鎖など）からとらえ，発達レベルを5段階（「ことばの芽生え期」「1語文期」「語連鎖移行期」「語操作期」「発展期」）として捉え，さらに細かい下位領域（「語彙」「語連鎖」「談話・語操作」「音韻意識」）に分けて評価する．LC年齢（言語コミュニケーション年齢）とLC指数（言語コミュニケーション指数），下位領域である「言

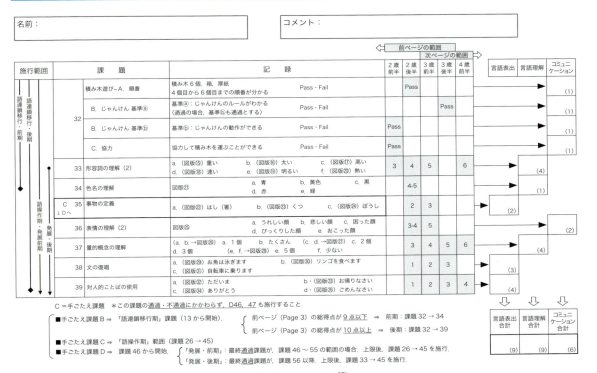

図3 言語・コミュニケーション発達スケール（LCスケール）[27)]

語表出」「言語理解」「コミュニケーション」のそれぞれにおける LC 年齢・LC 指数を求めることができ，発達に遅れのある子どもの言語発達支援プログラムの立案に役立つ．

④学齢版　言語・コミュニケーション発達スケール（LCSA）[28]

◎目的　学齢期の言語・コミュニケーションレベルの発達を評価する．

◎適応　小学 1 ～ 4 年生

◎概要　学齢期（小学 1 年～ 4 年生）の言語スキルを評価する検査である．「文や文章の聴覚的理解」「語彙や定型句の知識」「発話表現」「柔軟性」「リテラシー」の 5 領域（10 の下位検査で構成）の課題からなる．全下位検査の成績を統合した「LCSA 指数」と，文章の読みや仮名文字の習得に関するスキルを評価する「リテラシー指数」を算出することができる支援の方向性を示す評価法である．

⑤絵画語い発達検査（PVT-R）[29]

◎目的　語彙の理解力を評価する．

◎適応　3 歳～ 12 歳 3 か月

◎概要　4 枚の絵の中から検査者の言う単語に最もふさわしい絵を選択させる．語彙年齢（VA）を算出できる．

⑥ITPA 言語学習能力診断検査[30]

◎目的　言語学習能力の個人内差の評価を重視した検査．

◎適応　3 歳～ 9 歳 11 か月

◎概要　Kirk らにより作成された個人内差を重視した検査である．Osgood のコミュニケーションモデルに基づいて，言語学習能力を次の 3 次元構造〔回路（聴覚－音声回路，視覚－運動回路），過程（受容過程，連合過程，表出過程），水準（表象水準，自動水準）〕として捉えた．検査結果から，PLA（言語学習年齢），SS（評価点），PLQ（言語学習指数）が得られる（2012 年 3 月検査用具販売終了）．

⑦質問―応答関係検査[31]

◎目的　就学前水準の子どものコミュニケーション能力を語用論的な観点から捉える．

◎適応　2 歳～ 6 歳

◎概要　子どもの会話やナラティブ（過去の個人的体験を物語る）能力を評価する検査である．質問－応答関係の段階を，無反応・現前事象の段階（2 歳前半），自己経験・連想（2 歳後半～ 3 歳前半），意味ネットワーク（3 歳後半～ 4 歳），メタコミュニケーション（自分の知識や聞き手の知識，新情報と旧情報など会話全体の状況に関して，評価し制御するコミュニケーション能力：5 歳～ 6 歳）に分けて評価する．下位項目は，Ⅰ.日常的質問，Ⅱ.なぞなぞ，Ⅲ.仮定，Ⅳ.類概念，Ⅴ.語義説明，Ⅵ.理由，Ⅶ.説明，Ⅷ.系列絵，Ⅸ.物語の説明，Ⅹ.文章の聴理解からなる．

⑧ことばのテストえほん（新訂版　言語障害児の選別検査法）[32]

◎目的　言語障害児の選別検査である．

◎適応　幼児～ 1 年生

◎概要　単語や動詞などの理解やささやき声による理解，発音，絵を見ての自由表現の観察などからなる．就学前のスクリーニングとして使用できる．所要時間は 5 分程度．

⑨日本語マッカーサー乳幼児言語発達質問紙（JCDIs）[33]

◎目的　乳児期の前言語コミュニケーション発達から幼児期の文法発達までを評価することを目的とした標準化されたスクリーニング検査である．

◎適応　8 か月～ 3 歳

◎概要　保護者からの報告に基づいて評価する．8 か月～ 18 か月の子どもを対象とする「語と身振り」版，16 か月～ 3 歳の子どもを対象とする「語と文法」版の 2 つがある．「語と身振り」版では，語の理解と表出と初期のコミュニケーション行動や象徴機能の発達について評価できる．「語と文法」では，表出語彙の発達と文法（助詞，助動詞，語結合，最大文長など）の発達を評価できる．最終結果は，各領域の得点合計を出し，パーセンタイル順位を算出する．

⑩J.COSS 日本語理解テスト[34]

◎目的　口頭もしくは書記で提示される語彙や文法項目を含んだ文章をどれくらい理解できるかを

評価する.

◎**適応**　3歳以上

◎**概要**　日本語における幼児期からの文法理解の発達水準を評価することができる. 4つの絵の中から問題文に該当する絵を選ぶ課題からなる. 語彙の理解（名詞27問, 動詞8問, 形容詞5問）と文の理解（20項目）から構成されている. 6つの発達水準〔第一水準（1語文理解レベル）, 第二水準（3歳～4歳レベル）, 第三水準（5歳～6歳レベル）, 第四水準（6歳～7歳前半レベル）, 第五水準（6歳～7歳後半レベル）, 第六水準（8歳以上レベル）〕を設けている. 通過項目数と水準通過状況から, 日本語理解の発達水準を正常, 遅れ, 特殊な発達の3段階で推定する.

⑪**新版 構文検査－小児版－（STC）**［図4］[35)]

◎**目的**　小児の統語機能の発達レベルを客観的に把握し, 指導・訓練の手掛かりを得る.

◎**適応**　幼児～小学校低学年

◎**概要**　統語機能の評価法として利用されてきた失語症構文検査の小児版である. 今回の改定では検査項目を再編成し, 図版と検査用紙をリニューアルされている. 文の理解・産生レベルを客観的

に把握でき, 統語機能の訓練・指導の手掛かりを得ることができる. さらに, 構文訓練の教材が用意されており, 有効な訓練・指導が実施できる.

発達・知能・言語検査リスト（領域・年齢別）を**表5**に示す.

③ 指導・支援

言語・コミュニケーション発達の支援を目的として, 子どもと障害を取り巻く周囲の環境や関係要因に対して働きかけ行う.

1）指導・支援の流れ

（1）指導方針・指導仮説の設定

言語コミュニケーション機能の発達と合わせて, 生活リズムや集団参加などの生活環境面との相互作用を検討して, 指導方針と指導仮説を設定する.

（2）指導目標

指導においては, 半年程度の短期の目標と就園, 就学, 進学, 就労などを見通した長期目標（個別

聴覚的理解

「これから言う絵を指差しましょう.
"魚が泳いでいる" はどれですか.」

1又は0

練習1　魚が泳いでいる	○	

レベルⅠ（全員実施）　　　　　　　　○は正答位置

1　男の子が歩いている			○	
2　お父さんが座っている		○		
3　男の子が座っている	○			

レベルⅡ（レベルⅠが6点以下の場合は中止）

「これからは絵が少し変わります. このボールはこちらの方に,
このボールはこちらの方にいきます. これからはこのように
反対の絵があります. まず練習しましょう.」

練習2　男の子がお母さんにボールを投げている			○	

9　お父さんが女の子をたたいている			○	
⑩　お母さんが男の子にりんごをあげている			○	
11　女の子がお父さんを押している			○	

図4　新版 構文検査－小児版－[35)]
（文献35より一部抜粋）

表5 発達・知能・言語検査リスト（領域・年齢別）

区分	検査名	適応年齢
発達検査	新版 K 式発達検査 2001	0 歳〜成人
	乳幼児精神発達診断法（津守式）	0 歳〜7 歳
	KIDS 乳幼児発達スケール	0 歳 1 か月〜6 歳 11 か月
	遠城寺式乳幼児分析的発達検査法	0 歳〜4 歳 7 か月
	乳幼児のコミュニケーション発達アセスメント（ASC）	0 歳〜2 歳（発達年齢）
	日本版ミラー幼児発達スクリーニング検査（JMAP）	2 歳 9 か月〜6 歳 2 か月
	DENVER II デンバー発達判定法	0 歳〜6 歳
知能検査	田中ビネー知能検査 V	2 歳〜成人
	KABC–II 心理・教育アセスメントバッテリー	2 歳 6 か月〜18 歳 11 か月
	レーヴン色彩マトリックス検査（RCPM）	3 歳〜6 年生, 成人 (45 歳以上)
	グッドイナフ人物画知能検査（DAM）	3 歳〜10 歳
	WPPSI 知能診断検査	3 歳 10 か月〜7 歳 1 か月
	DN–CAS 認知評価システム	5 歳〜17 歳 11 か月
	WISC–IV 知能検査	5 歳〜16 歳 11 か月
言語検査	言語・コミュニケーション発達スケール（LC スケール）	0 歳〜6 歳
	国リハ式＜S−S 法＞言語発達遅滞検査	0 歳〜6 歳
	日本語マッカーサー乳幼児言語発達質問紙（JCDIs）	8 か月〜3 歳
	質問−応答関係検査	2 歳〜6 歳
	J.COSS 日本語理解テスト	3 歳以上
	ITPA 言語学習能力診断検査	3 歳〜9 歳 11 か月
	絵画語い発達検査（PVT−R）	3 歳〜12 歳 3 か月
	学齢版 言語・コミュニケーション発達スケール（LCSA）	小学 1 年生〜4 年生

第1章 言語発達遅滞（知的障害を中心に）

の教育支援計画）を検討する．その際には，STのみではなく関係する医師，作業療法士，理学療法士，臨床心理士，幼稚園教諭，保育士，指導員，学校教諭とのチームアプローチが重要である．

(3) インフォームド・コンセント

保護者に対して評価・診断結果を説明しインフォームド・コンセントを得ることが重要である．保護者に言語コミュニケーション発達，指導・支援法に関する情報をわかりやすく提供して，今後の方針を説明し，同意を得たうえで指導内容を決定する．

(4) 指導・支援

決定した目標と方針に基づき，具体的な指導計画を立案し実施する．計画の作成にあたっては，指導目標を達成するために必要な具体的な方法（例えば，指導に用いる教材や，1回の指導時間の長さや回数など）を検討する．

実際の指導を考える際には，①子どもに対する直接的指導，②環境面への働きかけの2つの側面を考慮する．

①子どもに対する直接的指導

子どもの発達を包括的に捉えて，指導を行う．言語聴覚療法では，発語がない，発音がおかしい，聞こえが悪いといった問題に対応するだけでなく，それに伴って生じる心理・社会的な問題を含めて全人的な対応が求められる．言語聴覚障害では機能性構音障害など一部の障害を除き，機能の完全回復や獲得は困難である．そこで，訓練・指導では機能障害の最大限の回復・獲得を促すと同時に，言語・コミュニケーション発達の問題があっても，現在の能力で効果的にコミュニケーションをとり，その子らしく集団生活や学習ができるように支援していくことが重要である．

②環境面への働きかけ

子どもと密接な関係をもつ家族，保育士，幼稚園教諭，小学校教諭を対象として，障害の正しい理解に役立つ種々の情報を提供するとともに，より効果的なコミュニケーションを行うための具体的な方法について助言を行う．例えば，幼児の場合，保護者に対して子どもとの関わり方，就寝前の絵本の読み聞かせや，早寝早起きなどの生活習慣を整えることなどについて助言する．このような生活環境面への働きかけは，子どもの成長発達を促すことにもつながり，重要な環境整備になる．

2) 具体的なアプローチ

支援を考えるにあたって，Vygotskyの「発達の最近接領域」を考えることが重要である．大人のことばかけ，働きかけは子どもの発達水準に合わせて調整され，子どもの発達レベル少し上の段階で行われる必要がある．そのためには，言語発達についての知識や質問紙などに示されている子どもの各領域の発達（例えば，運動，認知，社会性，生活習慣，言語）についての里程標にまとめ，理解を深めておく必要がある．質問紙に示されている項目は，その年齢段階で全員が通過しているのではなく，5～7割の通過率が採用されている点に留意する．デンバー発達判定法は，個人－社会，微細運動－適応，言語，粗大運動の4領域について判定するが，各項目とも図5のような形式で示されており，各年齢段階での通過率がわかる．左から25％，50％，75％，90％となっており，その項目ごとの発達の状況が把握しやすくなっている．

大伴[36)]は言語指導アプローチを環境調整型と課題設定型アプローチに分類している [図6]．環境調整型アプローチは，日常的な文脈を活用した語用論的な自然な関わりを優先した言語発達支援である．一方，課題設定型アプローチは，子どもが取り組むべき課題を限定し，達成目標をより明確にすることにより，特定のスキルを効率的な習得を目指すものである．しかし，大伴によれば，これらは二者択一的ではなく，それぞれの要素は融合しうるものである．

なお，大伴は環境調整型のアプローチの利点と

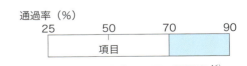

図5 デンバー発達判定法の項目の通過率[16)]

B. 知的障害 17

して，次の点を挙げている．

- ・自然な文脈であるほど発話の自発性が高い．
- ・子どもからの発話に大人が応じること自体が表出行動への強化となる．
- ・日常生活に起こりがちな予期せぬ妨害や，子どもの期待に反した相手の行動が，自発的な自己修正の機会になる．

さらに，環境調整型の関わり方の姿勢は，どのような場面においてもできると述べている．

以下に，環境調整型アプローチとして，インリアル（Inter Reactive Learning：INREAL）・アプローチとマカトン法，生活環境への取り組みについて詳しく紹介する．

A 環境調整型アプローチ

(1) インリアル（INREAL）・アプローチ

①定義とその内容

インリアル（INREAL）は，1974年に米国のコロラド大学のWeissらによって開発されたもので，ことばの遅れた子どもを対象にしたコミュニケーション・アプローチである．当初のINREALは，IN-class Reactive Languageの略であった．INREALは，それまで米国で主流であった学習理論に基づく課題指向的な言語訓練に代わり，子どもの自発性を尊重しつつ，遊びを通してことばの学習を援助しようとする言語指導法の1つとして開発された．その後，1980年代に入りコミュニケーションを基礎に置く言語促進法として，広義のコミュニケーションや学習の問題を扱うようになった．そして，1984年にINREALは，Inter Reactive Learningと改められた．良いコミュニケーションの成立や発展がことばのみならず，すべての学習を促すという考えを基本に据えたものである．子どもと大人が相互に（inter）より良く反応しあう（reactive）ための有効で適切な方法を見出していくために，指導場面の録画ビデオを分析するプロセスを充実させた．

環境調整型

a 聴覚的入力の調整
静穏な環境，単純な言語構造，ゆっくりした発話速度

b 言語的マッピングと高頻度提示
子どもの行為や注意の対象についてことばかけ，目標語彙の高頻度提示

c 自発話へのフィードバック
拡張模倣やリキャストによるフィードバック

d 応用行動分析的手法の援用
マンド・モデル法や時間遅延法などを用いたコミュニケーション行動の習得

e 親支援
親の行動の変容を通して家庭における言語環境の改善

課題設定型

a 自発的要求表現の誘発
自発表現の起こりやすい遊具・課題の設定，選択肢の提示，要求の充足

b 語意理解指導
目標語の設定，やり取り文脈を通した語彙使用の経験，具体物から抽象語へ

c 語連鎖形成指導
目標構文の設定，やりとり文脈を通した文使用の経験

d メタ言語的指導
語の意味や文構造などについての意識化を促す

e 談話表現指導
一貫性のある文脈の展開，不足のない内容

補助・代替コミュニケーション（AAC）
サインやシンボルの使用を含めて表出行動の促進をはかる．視覚・運動回路の活用

小集団活動
少人数の集団場面を活用，順番やルールの理解

図6 言語指導アプローチの例 [36]

INREAL の特徴は，以下の通りである．

①遊びという具体的な体験の場を通じて，子どもとのコミュニケーションを図る．②前言語的伝達手段や表情，声の調子などを含めたノンバーバル・コミュニケーションに注目する．③関わり手である大人の役割に注目し，そのトレーニング法（コミュニケーション分析）をもつ．④関わり方の具体的手がかりとして，大人のとるべき基本姿勢である SOUL や，ことばかけのモデルとなる言語心理学的技法を設けている．⑤学習に関する 8 つの基本理念にも基づいている（社会的相互作用，長所に基づく支援，Plan-Do-See など）．

②方法・内容

◎ **SOUL**　INREAL では，良いコミュニケーションを行うことがすべての学習につながると考え，大人が子どもにとってのより良きコミュニケーション・パートナーとなることを目指し，その基本姿勢を，SOUL と呼ぶ．SOUL とは，Silence（静かに見守る），Observation（よく観察する），Understanding（深く理解する），Listening（傾聴する）の頭文字である．SOUL とは，関わる側が子どもとの関わりを始める前に，子どもを理解するための時間であり，子どもにとってはその場を理解し，考えをもち，それを何らかの方法で表現するための時間である．それは関わる側にとっては，子どもの興味・関心を理解し，応じるための待ち時間となる．

◎**言語心理学的技法**　子どものコミュニケーション能力のレベルに合わせて，大人が子どもとコミュニケーションするために用いる．

ⅰ）ミラリング（mirroring）

子どもの行動をまねることであり，前言語期の子どもに有効である．子ども自身の表現がそして受け入れられたことを知らせる．これは役割交替を教えることになる．

ⅱ）セルフトーク（self talk）

大人の気持ちや行動を言語化することであり，遊びの文脈の中でその表現の関係について示す方法である．

ⅲ）パラレルトーク（parallel talk）

子どもの気持ちや行動を言語化することであ

る．

ⅳ）モニタリング（monitoring）

子どもの声やことばをまねることであり，子ども自身が人とのコミュニケーションをしたことを気づかせたり，話題を持続させる時に有効である．

ⅴ）リフレクティング（reflecting）

子どものことばを言い直して聞かせることであり，単語獲得期以降の発音や，統語や意味または語用に間違いのある子どもに用いられる．

ⅵ）エクスパンション（expansion）

子どものことばを広げて返すことであり，単語獲得期以降の子どもに用いられる．

ⅶ）モデリング（modeling）

子どもに会話のモデルを示すものであり，子ども自身の遊びを変化させたり，広げたり，話題を維持したり，役割交代のモデルを示すものである．

これらの技法は単語獲得期から前期構文獲得期にある幼児に対して，特に有効なことばかけである．

◎**コミュニケーション分析**　指導場面を録画し，分析する．分析にあたっては，ITEM（INREAL Training Evaluation Model）と呼ばれるシートを用い，子どもと大人が自由に遊ぶまたは会話している場面をビデオ録画し，コミュニケーションがうまく成立している場面を再生しながら，大人と子どものコミュニケーションの評価をする．また，お互いの長所はどのような点かをまとめ，指導における目標と具体的な計画を立てる．また，Grice のいう「協調の原理」を応用した『会話の原則』[表 6]を導入し，子どもとの会話や遊びおいては，大人がとるべき誠実さや協調性，そして語用論的な側面の気づきを重視している．

③アプローチの重要性

このアプローチの対象は，言語発達の問題をもつ知的障害，自閉症スペクトラム障害，脳性麻痺（重症心身障害を含む），聴覚障害の子どもであるが，これらの障害をもつ子どもの言語・コミュニケーション指導として用いられている INREAL の

SOULや言語心理学的技法は，療育や教育に携わる者すべてにとって不可欠なものである．これらを用いて子どもと向き合うことで，言語発達の問題に対する深い洞察と子どもの心への共感が得られる．

(2) マカトン法

①定義とその内容

マカトン法とは，ことばの発達に遅れのある人のために，英国で開発された拡大・代替コミュニケーション（AAC）を用いたコミュニケーションと言語の指導法である．この方法では核語彙と呼ばれる約330語を，サイン（手指を使った動作）とシンボル（線画）と話しことば（スピーチ）で同時に提示する方法を基本としており，コミュニケーション手段として用いられるだけでなく，言語発達を促進しようとするものである．1972年にWalkerらにより，知的障害があり聴覚障害を併せもつ成人の言語指導法として考案された．

このように当初マカトン法は重複障害者のための言語指導法であったが，聴覚情報処理の苦手な言語発達に遅れのある子どもにとっても，視覚情報であるサインやシンボルは，話しことばに比べて持続性があり，注意を引きやすく，記憶しやすいという利点があるため，子どもの言語指導法として用いられるようになった．サインを話しことばと同時に使うことは，サインをする人をよく見

ることにつながり，それがよく聞くという態度を促し，コミュニケーションの基礎を作るうえで役立つ．ことばやサインの表出が困難な場合にシンボルを選択することで，表出手段として使用することができるだけでなく，読み書きの前段階の指導や構文指導にも有効である．

②マカトン法の特徴

言語指導法としてのマカトン法には，必要最小限の語彙を，やさしく，わかりやすいサインで表現し，話しことことばとサインを同時に提示しながら，確立した手順で指導していくという特徴がある．

◎**核語彙とステージ**　核語彙は日常生活で高頻度に使用されることばの中から，ことばの発達を考慮して選択された少数の語彙である．語彙の選択にあたっては，日常生活での要求行動や感情表現の多くを確実に伝達できることや，語彙を組み合わせることによって，容易に文章化できることに配慮されている．

生活の中で最も必要な最小限の語彙を330語選びだし，それを子どもの発達や生活の広がりにあわせて9ステージに分けている．核語彙それぞれには，手指による動作表現，すなわち，サインが付与されている．これらのサインをマカトンサインと呼び，原則として1語1サインに限定されている．マカトンサインは抽象化を避け，自

表6　INREAL 会話の原則

①誠意をもってコミュニケーションしようとする
②相手にとって意味のある（非言語や言語）行動を示す
③会話の話題を提供する
④相手の言わんとすることに耳を傾け，非言語，あるいは言語行動で伝達し役割交替をする
⑤相手の言ったことにコメントし，相手も聞いていることを示したり，コメントする
⑥相手が話し終えたと思えたり，話題を変えても良いかと尋ねるのでない限り，会話の話題を維持する
⑦本当と自分が思うことを相手に伝える
⑧相手に理解してもらうのに必要だと思われることだけを話す
⑨誤解が生じた場合は，よくわかってもらえるよう努力する
⑩もし，相手の言っていることがわからなければ，もっと情報をくれるように頼む
⑪言語レベルのみならず，非言語レベルの情報にも耳を傾けていることを示し，反応する
⑫相手が反応したり，話し終えるのをまつ
⑬これまで知らなかったことを学ぶ

然な身振りに近く，日常生活の中で意味的に理解されやすく，細かな指の動きも少ないように工夫されている．

核語彙が9ステージに分けられているのは，身辺生活に関わる基本的な語彙からより複雑な語彙，さらには抽象的な概念へと，系統的に指導するためである．基本的には，ステージ1から指導を開始し，ステージ内のサインの習得がある程度確実になってから次のステージ学習に進む．上位のステージであっても，学習者の生活状況からコミュニケーションに必要な語彙があれば，優先して指導に加えてもよい．さらにマカトンシンボルは，慣れれば誰でもすぐに描けるような簡単な線画で表されている．

◎**同時提示法**　ことばを話す際には，それに対応したサインまたはシンボルを同時に提示し，黙ってサインだけを提示することはしない．話しことばの理解や表出を最終目標とする．

◎**キーワード法**　話すことばすべてにサインをつけるのでなく，一番伝えたい語彙，強調したい語彙，すなわちキーワードとなる語彙にサインやシンボルをつける．学習者の発達や障害程度により，徐々にサインやシンボルを増やしていく．また，ことばや文字が獲得されていく過程に入った段階で，サインやシンボルは徐々に減らしていく．

◎**指導形態**　マカトン法の指導には，「日常場面での指導」と「指導場面での指導」の2つの形態がある．

「日常場面での指導」は，系統化された言語指導プログラムの枠から離れ，サインと話しことばの同時提示という基本を守りながら，日常生活の中でコミュニケーションの機会を捉え，自由に行われる指導である．

「指導場面での指導」は，言語指導プログラムに沿って行う系統的な指導で，個人または4〜5人の小グループを対象として行われる．基本指導は絵カードやミニチュアの用具を用いて，ステージ1から始め，核語彙の言語概念の理解，サインで表出する仕方などをまず学習していく．

日常場面と指導場面の双方の充実と，学習者に

接する多くの人がマカトン法を理解し，使いあえる環境作りが般化につながる．

③**支援の実際**[37]

マカトン法は，コミュニケーションに何らかの障害をもつ子どもから成人までのすべての人を対象とする．話しことばがない，話しことばがあっても不明瞭でわかりにくい，気管切開などで発声が困難な場合などに有効である．サインの模倣や表出が困難な場合にも，周囲がサインを使うことで他者への関心や理解力を向上させ，シンボルの指さしなどによる表出ができるよう指導する．

指導開始は，ダウン症候群のように発見が早い場合は，生後数か月から話しかけるときにサインもして見せるなど，早期から使うのがよい．逆に，遅すぎるということもなく，いつからでも指導できるが，生活年齢や発達程度によって指導目的や方法を適切に設定する必要がある．例えば，重度の知的障害や自閉症児者では，コミュニケーションの基礎である人への関心や疎通性を促進することをまず目標とし，日常の高頻度語に限って使い続けることで共同注意や人への志向性を高め，次の段階としてサイン・シンボル，話しことばなどから学習者にとって適切な手段の獲得をめざす．

◎**日常生活場面での指導**　ステージ1は，最も日常的で生活にすぐに必要な語彙が中心となっている[表7]．子どもの年齢や理解度が低い場合，ステージ1の学習は「日常場面」を中心に行う．語彙は，生活の中で身近にあるものが多く，実物を示しながら，サインと合わせて使っていくことが大切である（例：「ごはん食べるよ」「これはお水だね」など）．日常的な指示や質問にサインを提示しながら，自然に導入していく．

日常生活で用いる具体的なサインの例を図7に示す．ここで示されているように，伝えたい内容について，マカトンをサインと音声（同時提示法）で示していく．

子どもはこれまでサインを示されることがなかったため，まずサインに慣れること，サインへの注目のタイミングなどを学ぶ必要がある．その後，指導場面に入る．

B．知的障害　21

表8に指導時の基本的な注意事項を示した.

◎指導場面での指導　指導場面（基本指導）では，基本的にマカトン協会出版の指導用絵カードを使用する．各ステージの学習を始める際は，原則としてまず絵カードを利用した「基本指導」を行う．名詞の指導は，基本指導で行えるが，動詞や形容詞などの指導では絵カードだけでは困難である．応用場面や日常場面を利用しながら指導を行っていくことが大切である．

基本指導（表出練習①）では，指導用絵カード，指導する語彙の実物やミニチュア，指導する語彙の多く入った絵本，紙芝居などを準備する．

まず，提示されたサインを，子どもがどのくらい模倣できるかをまず把握したうえで，以下の行動達成を目的に指導を行う．

　ⅰ）サイン／カードをよく見る．
　ⅱ）サインの「形」を覚える．
　ⅲ）語彙／サイン／カードを連合して覚える．

指導方法は，以下のような手順で進めていく．

　ⅰ）子どもにことばをよく聞かせながら，そのサインとカードをよく見て，模倣することを丁寧に説明する．
　ⅱ）カードを1枚1枚机の上（またはカード立て）に置き，指導者がその語彙をゆっくりと発音しながら，同時にサインを示す（同時提示法）．
　　　例：コップのサインを出しながら，「これは，『コップ』ね」
　ⅲ）子どもに模倣を促す．
　ⅳ）指導者は，サインの形，位置などを確認して修正する．介助が必要な時は，指導者が手をそえて，サインを直す．
　ⅴ）正しい反応や子どもの取り組みを，サインを示しながらタイミングよく励ます．
　　　例：「じょうずね」（『よい』のサインで）
　ⅵ）カードに慣れてきて，表出がある程度可能となってきたら，ミニチュアや実物，絵本などに変えてみる．

表出練習①に続き，理解練習を行い，子どもがこれまでに指導された語彙／サインをどの程度理解しているかを確認する．その後，表出練習②では，子どもが指導者のサインを見ずに，カードや実物などの提示で，自らサインが出せるかどうかを観察する．

(3) 生活環境面への取り組み[38]

子どもの成長・発達を支えるうえで，家庭環境が重要な基盤であることは言うまでもない．療育に関わる専門職として，言語発達においても，家庭環境を整えていくことが同様に大切である．乳幼児期の発達環境としての家庭の役割は，一般的

表7　指導する語彙／サイン（ステージ1）

お父さん／パパ	飲む	おいしい
お母さん／ママ	食べ物／お菓子など	よい／できた／上手
わたし	食べる	悪い／できない／だめ（禁止）
あなた	食事／ごはん（を食べる）	はい（肯定）
お兄さん／弟	寝る	いいえ（否定）／～（では）ない
お姉さん／妹	見る	ありがとう
トイレ（排泄）	立つ	やって／して（依頼）
椅子	座る	おはよう／今日は（m）*
テーブル／机	行く	さようなら／バイバイ
家（うち）	来る	ここ
車／うち	ちょうだい／もらう／ください	そこ／あっち
車／バス／トラック	あげる	なに
飲み物／ジュース／お水など	ふろ（に入る）（m）*	どこ
コップ	洗う（m）*	

（m）*はマイム（日常的な動作）

に①生理的欲求の充足と生命維持の保障，②家族との情緒的な結びつき，③基本的生活環境の形成と社会的な規範や価値観の伝達と考えられている．

ところが，療育機関にことばの遅れや人との関係の取りにくさを主訴に来所する子どもの生活状況は，多くの場合，決して良い状況ではない．

筆者が勤務する地域の保健師と行っている乳幼児母子保健事業の一つに，乳児をもつ保護者を対象にした「すくすく教室」という取り組みがあり，2005年から月1回のペースで行っている．その中では，「早起き早寝，朝ごはんを，そしてあいさつ，絵本の読み聞かせ」をテーマに生活リズムを整え，食事をとること，あいさつを行うことが何故重要であるかを説明している．現在，この当たり前とも思われるテーマが，多くの家庭で実現することが難しくなってきている．

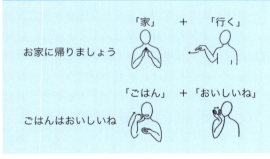

図7　日常場面での使用例

①早起き早寝

子どもの身体の成長・発達に睡眠が欠かせないが，0～4歳の子どもを対象とした睡眠の調査[39]では，約5割の子どもが10時過ぎに就寝しているという結果であった．子どもの成長に欠かせないホルモンが，「成長ホルモン」である．このホルモンは子どもの骨や筋肉，そして大脳を守り育てる役割をしている．就寝してすぐのノンレム睡眠時にこのメラトニンが分泌され，就寝時間が遅くなると，その分泌量は減少してしまう．睡眠を誘うホルモンの中で，特に睡眠と関わりが深いホルモンが「メラトニン」である．夜暗くなるとメラトニンは分泌され始め，体温や脈拍，血圧が下がり，身体が睡眠のモードになる．ところが，明るい状態では「メラトニン」は分泌されにくく，良い眠りに入ることができにくくなる．そして，明け方の日の出の時刻になると分泌を始めるのが「コルチゾール」である．このホルモンは目覚めの気分を良くし，朝からしっかりと活動ができるようにする．就寝時刻が遅くなり，起床時刻も遅くなるとすっきりと起きることができず，朝食をとれず，午前中からしっかりと活動することが難しくなる．

②朝ごはん

文部科学省「平成20年度全国学力・学習状況調査」[40]で，小学校6年生約116万人，中学校3年生約108万を対象に学力と朝食の関係を調べたところ，毎日朝食をとる児童・生徒はどの教科

表8　マカトン指導を行う際の注意事項

①サインはことばを同時に提示し，ことばはできるだけ明瞭にゆっくり発音する．サインをきれいに示しても，ことばが不明瞭だったり，良く聞きとれなかったりすることないようにする
②学習者の興味ある話題を引き出し，その中に指導語彙を入れて，落ち着いた状況で会話をしながら学習を進める
③指導中は，できるだけサインを使うようにする．例えば，あいさつや簡単な指示（「いすを持ってきてください」「そこに座りましょう」「お母さんはどこ？」など）もできるだけサインを用いる
④小集団で指導をする場合，グループの人数はあまり多くなく，5～6人を限度とする
⑤指導時間は，学習者の年齢，障害の重さ，学習態度の形成具合などで異なるが，通常30分～1時間程度．1回の指導時間を長くし，指導回数を減らすよりは，短いセッションをできるだけ多くする
⑥「指導場面」の指導では，学習者に合わせたレベルの指導目標を立て，記録を取り，目標の達成と評価をしながら指導を継続する
⑦次のステージの指導に進む時期については，原則として学習者がステージ内の指導語彙の約3分の2程度の語彙／サインの理解・表出が可能となった時期である

においても平均点を上回っており，「必ずとる」「大抵とる」「とらないことが多い」「全くとらない」という朝食をとる頻度順に点数が低くなっていくという結果であった．規則正しい生活を送り，朝食をとることによって，脳細胞が活動する際のエネルギーとなるグルコース（ブドウ糖）が供給されるためである．また，食事の際の噛むというリズミカルな運動は，イライラの気分を落ち着ける神経伝達物質の「セロトニン」の分泌と密接に関係しており，食事の時には，良く噛んで食べることがとても重要である．さらに，「セロトニン」は就寝時の「メラトニン」の分泌も促す作用もある．

③あいさつ

家庭であいさつことばを使用することが，子どもにとっては，コミュニケーションを学ぶ重要な機会になっている．コミュニケーションはことばのキャッチボールに例えられる．ピッチャー（話し手）の役割，キャッチャー（聞き手）の役割をあいさつことばを通じて学ぶことができる．食事の際の「いただきます」―「召しあがれ」，出かける際の「行ってきます」―「行ってらっしゃい」，帰宅時の「ただいま」―「お帰りなさい」という大人のやりとりを聞いて学ぶことにより，子どもは自分がどの立場で発言しなければならないのかについて学習していくと考えられる．子どもにあいさつを無理強いするのではなく，日常的にあいさつをすること，あいさつが当たり前であるという環境を整えることが重要である．

④読みきかせ

Shaevitz[41]は，読みのテスト結果と読書時間の関係についての研究結果を報告している．読みのテスト結果が高い子どもは一日20分以上読書しており，低い子どもは一日1分以下という結果であった．また，一日1分以下の読書時間では一年間に読む単語は8,000語に留まるが，4.6分では28万語，20分では180万語となり，1年間でこれほどの差が生じるとShaevitzは述べている．なお，『おおきなかぶ』『はらぺこあおむし』のような物語絵本は，繰り返しの中で新たな語彙やその使用について学ぶことができる．また，これらの絵本は起承転結になっていることが特徴である．このような家庭での絵本の読み聞かせを通して，子どもたちは早期から，絵や活字を追うことだけでなく，物語の展開に注意して本を読む経験を積むことになる[42]．

⑤まとめ

単に遅寝や朝食抜きが子どもの発達に悪い影響を与えるから改善するのではなく，その理由を保護者，保育士，幼稚園教諭などに具体的に説明しながら，家庭環境を整える取り組みを協働して行う必要がある．

B 課題設定型アプローチ

課題設定型アプローチとして，大伴[36]は5つのアプローチを挙げている．

(1) 自発的な要求表現の誘発

ダウン症候群などの知的障害の子どもは，比較的対人関係が良好な場合が多い．自閉症スペクトラム障害の子どもと違って，人との関わりも比較的保たれている．しかし，発語面の遅れがあるため，適切に要求を表現することは困難な場合も多い．まず，子どもの好きな遊具などを用い，自発的な表現ができる場面を多く設定しながらやり取りを行い，指導者側は指さしや身振り，ことばのモデルをできるだけ示していくことが重要である．その際に，INREALの言語心理学的技法がことばかけの参考となる．子どもは自分の発声，身振り，ことばなどによって，自分の要求に他者に応じてもらう経験を通して，人との信頼関係を築いていくことになる．この経験は，自分の行為が人を動かすことができるという発話の力を学ぶことにもなり，適切な表現方法を身につけていくことになる．

(2) 語意理解指導

事物名称の理解を育てるために，分類や見本合わせなどの指導が良く行われる．例えば，色による分類課題では，同じ形（丸や四角など）で色の異なるものを2つの容器に分けて入れる．同形でスムーズに分類できるようになったら，様々な形の物から色という情報で分類する課題に移行する．さらに，ミニチュアや形に切り抜いた絵カー

ドなどを用いて，自分の分類課題を実施していく．形の異なる事物でもスムーズに分類できれば，その物の概念も習得したといえる．この段階となるといわれたものを選択する言語理解の指導も行えるようになる．

遊びのなかで人形を用いながら，あらかじめ選択した物品から「○○ちょうだい」といって，物を選択させ，その人形に「○○食べさせて」と促し，物と名称の理解を促進していく．いくつかの語の概念が，ミニチュアや切り抜きの絵カードで習得できたら，四角い台紙に絵を描いた絵カードで同じように，呼称，分類，選択などの課題を行い，語彙を増やしていく．また，絵カードを「乗り物」「動物」などの上位概念で分類させ，カテゴリー化をはかる．課題のなかで習得した語彙は，絵本や歌，日常生活でも使用し，定着を促していく．ままごとやお店屋さんごっごなどを積極的に行っていくことが大切である．

基本的な事物名称の理解が習得された段階では，位置を表す語（「上，下」など）や形容詞なども対象となる．形容詞の習得では，子どもが日常生活のなかで経験する頻度の高い「大きい－小さい」の獲得が早く，その後「長い－短い」「高い－低い」といった順番がある．語彙習得の順序性を理解して，指導を行うことも重要である．

(3) 語連鎖形成指導

一般に定型発達児が2語連鎖を表出できるようになるのは，表出語彙数が50語前後になったときである．言語発達に遅れのある子どもでは，もう少し表出語彙が増えてからである．語の連鎖では，名詞だけは成立しないので，前の語意理解指導においても名詞以外の語の指導に留意する必要がある．

特定の動詞（例：「食べる」）や形容詞（例：「おいしい」）が習得されると，次のステップとして，その語を使った語連鎖の形成を目指す（「みかん食べる」「りんご食べる」「バナナ食べる」「おいしいみかん」「おいしいりんご」「おいしいバナナ」など）．例えば，動詞（食べる）を使っての2語連鎖の指導を考えてみる．語連鎖形成を促進する

ため「対象物＋行為」のような意味関係に焦点を当て，文を構成する語要素（「みかん」と「食べる」）ごとに絵カードやシンボル，身振りなどの視覚的ヒントを用いて，2語の連続性を意識させる方法などを行っていく．絵カードの絵の状況（子どもがみかんを食べている絵）を示す文を構成させ（「みかん」の絵カードと「食べる」のシンボルを並べる），並べた絵カードとシンボルをみながら，表出させる．次に，絵カードとシンボルを隠して，状況絵カードをだけで発話を促すように段階的に指導を行う．

(4) メタ言語的指導

メタ言語的指導とは，言語を対象化し，ことばで定義づけするアプローチである．一定の言語理解・表現力のある子どもでは，「語の意味を定義づける」「関連する語を連想する」「反対語を考える」などの課題を通して，新規語の習得を促す．「語の意味を定義づける」課題では，「バナナとはどんなもの？」という質問に対して，「黄色くて細長いくだもの」であると定義づけする．このためには，知っている語彙を使い，意味概念を表現する力が必要である．「語の定義から語を想起する」課題では，「赤くて丸いくだものはなに？」と聞いて，「りんご」と答える．このためには，ことばを聞いて頭の中に語のイメージを想起しなければならない．これ以外にも，反対語をみつける課題（「寝るの反対はなに？」）や語の音韻構造（拍数，語頭・語尾音など）を意識させる課題（例：しりとり）も語彙の獲得には有効である．保育園や幼稚園の年長児になると行われるこれらの課題は，ことば遊びとして盛んに行われる．この活動はその後の文字学習のための基盤作りとなる．

(5) 談話表現指導

2つ以上の文をつなげることができる子どもの場合，内容に一貫性が求められる．一貫性を学んでいくためには，ストーリーの絵図版を視覚的に提示したり，子どもの発話をキーワードで書きとめておき，内容を振り返らせることなどが有効である．学童期になるとより複雑な文の理解が求められる．学齢期の談話には説明文と物語文がある．

市販されている読解のドリルなどを用いた指導も可能となるが，事実を客観的に順を追って述べる説明文の方が理解しやすい．物語文は直接述べられていない背景や登場人物の心情などを推し量ったり，時間が前後して話が進むのを理解しなければならない．

　言語発達遅滞児の言語指導では，定型発達児が習得していく順序性を踏まえて，スモールステップで指導を行うことが重要である．指導の際には，Vygotsky の「発達の最近接領域」の考え，指導を行う子どもの発達段階を評価し，現在できている能力の少し上の課題を設定して，指導を行っていくことが大切である．いうまでもないことであるが，指導者と子どもの信頼関係，保護者との協力関係が築けていること，指導が子どもにとって楽しく，達成感をもてるものであることが必要である．

文献

1) 高橋三郎・他訳：DSM-IV-TR 精神疾患の分類と診断の手引, 医学書院，2003.
2) 森　則夫・他編著：臨床家のための DSM-5 虎の巻，日本評論社，2014.
3) 畦上恭彦：保健医療福祉のための臨床推論（北島政樹総編集，丸山仁司・他編集），朝倉書店，2016.
4) 大伴　潔：言語聴覚障害学　基礎・臨床（石合純夫編著）．新興医学出版，2001，pp278-279.
5) 大伴　潔・他：低出生体重児および正期産健常児における言語発達—言語能力発達質問紙による12, 24, 36 ヵ月時での比較検討—．音声言語医学，**43**：160-172，2002.
6) 中川信子：言語聴覚士のための言語発達障害学　第 2 版（石田宏代，大石敬子編）．医歯薬出版，2016，p251.
7) 里見恵子：実践インリアル・アプローチ事例集（竹田契一監修）．日本文化科学社，2005，p26.
8) 里見恵子：実践インリアル・アプローチ事例集（竹田契一監修）．日本文化科学社，2005，pp14-15.
9) 中川信子：健診とことばの相談　1 歳 6 か月健診と 3 歳児健診を中心に．ぶどう社，1998，pp45-72.
10) 津守　真，稲毛教子：増補乳幼児精神発達診断法 0 〜3 才まで．大日本図書，1992.
11) 津守　真，磯部景子：乳幼児精神発達診断法 3 〜7 才まで．大日本図書，1965.
12) 大村政男・他：KIDS 乳幼児発達スケール＜手引き＞（三宅和夫監修）．発達科学研究教育センター，1991.
13) 遠城寺宗徳：遠城寺式乳幼児分析的発達検査法　九州大学小児科改定新装版．慶應義塾大学出版会，2009.
14) 生澤雅夫・他編著：新版 K 式発達検査 2001，京都国際社会福祉センター，2002.
15) Miller LJ（原著），日本感覚統合学会（日本版）：日本版ミラー幼児発達スクリーニング検査（JMAP）．パシフィックサプライ，2003.
16) Frankenburg WK，日本小児保健協会：DENVER II デンバー発達判定法．日本小児保健協会，2003.
17) 田中教育研究所：田中ビネー知能検査 V．田研出版，2003.
18) 小林重雄：グッドイナフ人物画知能検査ハンドブック．三京房，1977.
19) 杉下守弘，山崎久美子：日本版レーヴン色彩マトリックス検査．日本文化科学社，1993.
20) 宇野　彰・他：健常児におけるレーヴン色彩マトリックス検査—学習障害児や小児失語症スクリーニングのためにー．音声言語医学，**46**：185-189，2005.
21) Wechsler D（原著），日本心理的性研究所（日本版）：WPPSI 知能診断検査．日本文化科学社，1969.
22) Wechsler D（原著），日本版 WISC- IV刊行委員会（日本版）：WISC- IV知能検査．日本文化科学社，2011.
23) Kaufman AS，Kaufman NL（原著），日本版 KABC- II制作委員会（日本版）：KABC- II心理・教育アセスメントバッテリー．丸善出版，2013.
24) Naglieri JA，Das JP（原著），前川久男・他（日本版）：DN-CAS 認知評価システム．日本文化科学社，2007.
25) 長崎　勤，小野里美帆：コミュニケーションの発達と指導プログラム—発達に遅れをもつ乳幼児のためにー．日本文化科学社，1996.
26) 小寺富子・他：国リハ式＜ S-S 法＞言語発達遅滞検査．エスコアール，1998.
27) 大伴　潔・他：LC スケール　増補版　言語・コミュニケーション発達スケール．学苑社，2013.
28) 大伴　潔・他：LCSA　学齢版　言語・コミュニケーション発達スケール．学苑社，2012.
29) 上野一彦・他：PVT-R 絵画語い発達検査．日本文化科学社，2008.
30) 上野一彦・他：ITPA 言語学習能力診断検査．日本文化科学社，1992.
31) 佐竹恒夫・他：質問—応答関係検査．エスコアール，1997.
32) 田口恒夫，小川口宏：ことばのテストえほん．日本文化科学社，1987.
33) 小椋たみ子，綿巻　徹：日本語マッカーサー乳幼児言語発達質問紙（JCDIs），京都国際社会福祉センター，2004.
34) 中川桂子・他：J.COSS 日本語理解テスト．風間書房，2010.
35) 藤田郁代，三宅孝子：新版　構文検査—小児版ー．千葉テストセンター，2016.
36) 大伴　潔：第 5 章　言語機能の障害．標準言語聴覚障害学言語聴覚障害学概論（藤田郁代編），医学書院，2010.
37) 津田　望・他：日本版マカトン法　指導プログラム，日本マカトン協会，1993.
38) 畦上恭彦：家庭での配慮．特別支援教育における言語・コミュニケーション・読み書きに困難がある子どもの理解と支援（大伴　潔，大井　学編著），学苑社，2011，pp96-99.
39) P&G パンパース赤ちゃん研究所：赤ちゃんが寝る時間の国際比較．赤ちゃん通信プレリリース，2004.
40) 内閣府：食育白書＜平成 21 年版＞，日経印刷，2009.
41) Shaevitz S：読み書き障害（ディスレクシア）のすべて（藤田あきよ訳），PHP 研究所，2006.
42) 足立幸子：国際学術誌における読み聞かせ研究レビュー．国語科教育，**55**：52-59，2004.

（山口浩明・畦上恭彦）

第 2 章

自閉症スペクトラム障害
Autism Spectrum Disorder

1 はじめに

　自閉症スペクトラム障害とは，発達早期から，社会性の障害，コミュニケーションの質的障害，想像力の障害に関連する反復的行動と興味の限定がみられる，脳の機能障害を基盤とする発達障害である．

1) 障害概念の変遷

　1943年に米国の児童精神科医Kannerが，共通の特徴を有する11人の子どもについて報告したのが自閉症の最初の報告である[1]．他者との情緒的な関わりがもてず，同一性保持への強い欲求，物への強い関心，ことばがないかあってもコミュニケーションのために使えないという特徴をもち，「早期乳幼児自閉症」と名づけた．翌年の1944年に，オーストリアの小児科医Aspergerが「小児期の自閉的精神病質」として，言語の遅れは目立たないが大人びた話し方をする，他者との不適切な関わり，限られた興味に没頭するなどの症状を示す4人の子どもについて報告した[2]が，ドイツ語で発表されたためほとんど注目されなかった．1960年代頃までは養育の問題による心因性の情緒障害とされたが，英国の児童精神科医Rutterが言語認知障害説を唱え，遺伝的な要因による先天性の障害と考えられるようになった[3]．1981年には，英国の児童精神科医Wingが，Aspergerの報告例に類似した症例を報告し[4]，カナー型自閉症，アスペルガー症候群に共通する障害である「三つ組」，①社会性の障害，②コミュニケーションの質的な障害，③想像力と行動・思考の柔軟性に障害をもつスペクトラム（連続体）として捉えることを提唱した[5]．

　1980年以降，DSM-ⅢやDSM-Ⅳ，ICD-10[6]などの国際的診断基準において，自閉症および自閉症に近似した特徴を示す「広汎性発達障害」の下位カテゴリーとして位置づけられた．2013年に改訂されたDSM-5では，下位カテゴリーをもたない「自閉スペクトラム症／自閉症スペクトラム障害」として，中核症状が2領域（①社会的コミュニケーションおよび対人的相互反応の障害，②限局された反復する行動や興味または活動）に統合され，反復常同の領域に感覚の問題（感覚刺激への過敏さ／鈍感さ）が追加された[7]．重症度は，2つの領域における支援ニーズによって評定される．また，注意欠如・多動性障害など，他の障害との併存が認められた．

2) 認知特性

　社会的コミュニケーション障害の背景にあると考えられる認知特性として，心の理論の障害，弱い中枢性統合，実行機能の障害などの仮説がある．心の理論の障害では，他者の考えや感情などを理解する社会的認知の発達が遅れる[8]．中枢性統合の弱さがあると，部分的な情報の細部に注目し，

27

全体を統合的に把握することが難しい[9]．実行機能障害は，自ら目標を設定し，計画を立て，行動を効果的に行うことが困難になる．注意の切り替えの困難さや柔軟性を欠く反復行動との関連性が考えられる[10]．1つの仮説ですべての障害特性や症状を説明できるわけではないが，脳機能のメカニズムとの関連について脳科学による知見が集積されつつある．

3) 言語・コミュニケーションの特徴

　言語的コミュニケーションだけでなく，視線，表情，身振りなど非言語的コミュニケーションによる対人的相互反応に困難を伴う．言語発達は，語彙や統語などの形式は知的発達や社会性の発達の程度と関連して様々であるが，社会的な場面における意味の理解や適切な言語の使用が困難な点で共通している．理解面では，状況・文脈の理解の問題を背景として，言語理解の遅れ，ことばを字義通りに解釈したり，比喩の理解が難しく，冗談や皮肉がわかりにくいなどの特徴がある．表出面では，語彙の偏りや，相手の発話を繰り返す即時性反響言語（エコラリア）や遅延性反響言語がみられることがある．知的障害を伴わず，言語発達が比較的良好な場合でも，文脈に適切なことばが使用できなかったり，質問への応答や会話など語用面の障害が顕著である．また，声の高さや大きさ，プロソディ（発話速度や抑揚）など，話しことばに不自然さがみられたり，構音障害を伴うこともある．

2 評価

1) 目的と留意点

　全体的な発達水準，社会性，言語・コミュニケーションの発達，認知特性，行動特性，感覚機能，併存する障害などについて，①スクリーニング，②評価・診断，③指導・支援の方針の検討，目標の設定，方法の選択などを目的として評価を行う．

知的発達や言語発達のレベルと社会的コミュニケーションの障害を総合的に評価する．

　フォーマルな検査の結果や検査場面に加え，遊びや自由会話など自然な相互交渉場面の行動観察を行い，家庭や集団など日常生活場面における言語・コミュニケーション行動について保護者や関係領域から情報収集する．自閉症スペクトラム障害では，関わる人や場面によって行動が大きく異なったり，通常予想される関わる人との親密度による違いがみられなかったりするため，多様な場面や対人関係における情報に基づいて総合的に評価することが重要である．対人関係については，親子関係，大人（身近な人，身近でない人）との関係，子ども同士（きょうだい，療育的な小集団，保育所・幼稚園・学校などの所属集団）の関係における反応や関わり方を知ることも必要である．

　実際には，1セッションの流れの中で，あいさつ，指導室への移動，指導室への入室，導入，子どもへの介入をしていない場面，子どもに直接介入する場面，セッションの終了など各場面で子どもの行動を観察する．初回面接では，まず保護者との面接を行い，その間は自由に行動できるようにすると場面に慣れて緊張が高まらないことが多い．その際，保護者への注目や自発的な働きかけがあるかどうかについても観察する．また，毎回同じ流れで行動するほうが安心できるため，指導の前に待合室で本をみる時間をとってからあいさつしたり，セッションの終わりに子どもが期待すること〔例えば，言語聴覚士（ST）がエレベーターに乗り，子どもが見送るなど〕に応じることが必要な場合もある．

　直接行動観察を行ったり，日常生活での様子を聴取したりする際の評価項目を領域ごとに示す．自閉症スペクトラム障害児では，興味の限定や偏りがみられ，遊びや活動の内容によってコミュニケーションへの意欲が異なるため，興味・関心の対象を知り，指導に活かすことが有益である．

(1) 言語発達

　言語発達段階，聞く（理解）・話す（表出）・読む・書く，語彙・構文・音韻など形式面，内容（意

味），文脈に適切な言語の使用，談話や会話などの語用面を評価する．即時性反響言語，遅延性反響言語，造語，奇異な発話，非典型的な声の高さや抑揚などがみられるかについても観察する．

(2) コミュニケーション

コミュニケーションの目的は，情報を受信・発信して交換することにより，注意，情動，意図，経験を共有したり協同したりすることである．自閉症スペクトラム障害では，これらを共有すること（相互性）に困難を示すため，対人行動，言語・非言語を含む相互的なコミュニケーションの質と量（頻度）を評価する．相互的なコミュニケーション行動は，応答性，自発性，相互性の各側面に分けて評価する．また，自己と他者の二項関係，自己と物との二項関係，さらに定型発達では生後9か月頃から可能になる物を介して他者と関わる三項関係が成立するかどうかがコミュニケーションの質に影響する．

①**注意の共有**：他者への意識・関心，アイコンタクト，共同注意（子どもが他者の視線を追い同じ物をみるか，指さしの方向をみるか，注意喚起のために指さしをするか，物を渡したりみせたりするか，人と物を交互にみるか）．

②**情動の共有**：他者の感情の理解，感情表現，共感性，共感を求めて人をみるか．

③**意図の共有**：他者の意図の理解，意図的な意思伝達，やりとり・会話．

④**話題の共有**：話題の内容・幅，話題の提供，話題の維持・発展．

⑤**経験の共有**：状況・文脈の理解，模倣，協同活動．

⑥**コミュニケーション機能**：要求，注意喚起，拒否，情報提供，情報請求など．

⑦**コミュニケーションの形態**：発声，視線，表情，姿勢や身体の動き，指さし，身振り，手話やマカトン法などのサイン言語，音声言語，実物，ミニチュア，写真，絵，図形シンボル，文字など，複数の形態（手段）を組み合わせて使用するか（物をみて指さししながら声を出すなど）．

コミュニケーションの評価は，CARS[11]，ADOS-2[12]，PEP-3[13]など行動観察による検査のほかに，言語発達検査である言語・コミュニケーション発達スケール（LCスケール）の「コミュニケーション」領域，国リハ式＜S-S法＞言語発達遅滞検査の「コミュニケーション態度」や「コミュニケーション機能チェックリスト」，言語発達検査施行時のコミュニケーション行動を観察するFOSCOM[14]なども利用できる．

(3) 認知

聴覚的情報処理と視覚的情報処理，情報の同時処理と継次処理，記憶やワーキングメモリなどに偏りや問題があるかを評価する．

(4) 行動

不注意，多動，衝動性，こだわり，切り替えの困難さ，かんしゃく，自傷行為などがみられるかを評価する．

(5) 感覚機能

聴覚，視覚，触覚，味覚，嗅覚などの感覚の過敏さまたは鈍麻さがみられるかを評価する．

2）検査

評価・診断のための検査も含め，質問紙や検査のみで診断することはできないことに留意する．また，検査の結果だけでなく，検査場面における教示の理解や，コミュニケーション・行動面の評価なども重要な情報である．検査に応じにくい場合には，実施手順が柔軟な検査では子どもが取り組みやすい動作性課題から始めたり，課題の提示や回答の方法を構造化してわかりやすくするなどの工夫をする．実施手順が決まっている検査では，課題の順序（項目番号のリストなど）を視覚的に示し，終了するごとにチェックするなど，終了までの見通しを立てやすくする．環境は，原則的には刺激が少ないあまり広くない場所が適切である．しかし，提示された課題への注目が少ない，多動のため集中しにくい子どもに対しては，ある程度自由な行動を認めたほうが，難易度の低い課題や関心のある検査用具が提示された時に，検査に応じる場合がある．

（1）スクリーニングのための検査

日本語版 M-CHAT[15]，親面接式自閉スペクトラム症評定尺度テキスト改訂版（PARS-TR）[16]，対人コミュニケーション質問紙日本語版（SCQ）[17]，アスペルガー症候群豪州版スケール[18] などを用いて，自閉症スペクトラム障害のスクリーニングや発達経過の評価を行う．

（2）評価・診断のための検査

①CARS（Childhood Autism Rating Scale：小児自閉症評定尺度）[11]

◎**目的**　自閉症スペクトラム障害と自閉症スペクトラム障害以外の発達障害を鑑別する．また，軽中度と中重度の自閉症を分類するための情報を得る．

◎**適応**　自閉症スペクトラム障害の疑いのある幼児～成人．

◎**概要**　15 領域の行動特性を観察して評定する尺度である．15 領域は，①人との関係，②模倣，③情緒反応，④身体の使い方，⑤物の扱い方，⑥変化への適応，⑦視覚による反応，⑧聴覚による反応，⑨味覚・嗅覚・触覚反応とその使い方，⑩恐れや不安，⑪言語性のコミュニケーション，⑫非言語性のコミュニケーション，⑬活動水準，⑭知的機能の水準とバランス，⑮全体的な印象である．検査を実施している間や教室内での行動の観察のほか，保護者からの報告やケース記録からも評定できる．各項目について 1 ～ 4 点（1 点：正常範囲，2 点：軽度の異常，3 点：中度の異常，4 点：重度の異常）までの範囲で，0.5 点刻みで評定を行う．カットオフ値は 30 点で，合計が 30 ～ 36.5 点が軽・中度自閉症，37 ～ 60 点では重度自閉症とされる．小児あるいは知的障害を伴う自閉症スペクトラム障害を対象として開発されたため，知的障害を伴わない高機能自閉症ではカットオフ値を超えない場合があることに留意する．高機能自閉症の 6 歳～成人にも対応する CARS2 が開発されているが，日本語版は市販されていない．

②ADI-R 日本語版（Autism Diagnostic Interview-Revised：自閉症診断面接 改訂版）[19]

◎**目的**　自閉症スペクトラム障害の診断を行うための情報を得る．

◎**適応**　自閉症スペクトラム障害の疑いのある精神年齢 2 歳～成人．

◎**概要**　保護者に対して半構造化面接を行う．93 項目からなり，現在または今までの行動様式について情報収集する．面接プロトコルの基準表に基づいて得点化する．自閉症スペクトラム障害の診断に対して特異性の高い 42 項目の得点を「診断アルゴリズム」に転記する．自閉症スペクトラム障害の症状である「対人相互性の質的障害」「意思伝達の質的障害」「行動や興味の制限と反復的・常同的行動様式」に加え，「3 歳以前の発症」の 4 領域から構成されている．4 領域ごとの得点がいずれもカットオフ値を超えた場合，自閉症スペクトラム障害である可能性が高いと診断される．

③ADOS-2（Autism Diagnostic Observation Schedule Second Edition：自閉症診断観察検査日本語版）[12]

◎**目的**　自閉症スペクトラム障害の診断・評価を行う．

◎**適応**　自閉症スペクトラム障害の疑いのある 1 歳～成人．

◎**概要**　直接観察および半構造化面接による検査である．年齢と表出性言語水準によって 5 つのモジュールに分けられる．①乳幼児モジュール：モジュール T（無言語～二語文レベル，12 ～ 30 か月），②モジュール 1（無言語～二語文レベル，31 か月以上），③モジュール 2（三語文で話すレベル，年齢を問わない），④モジュール 3（流暢に話すレベル，子ども・青年前期），⑤モジュール 4（流暢に話すレベル，青年後期・成人）である．

5 領域（言語と意思伝達，相互的対人関係，想像力／創造性（遊び），常同行動と限定的興味，他の異常行動）について検査場面で観察された行動の評定を行う．また，モジュール T ～モジュール 3 では，対人的感情（意思伝達，相互的対人関係），限定的・反復的行動に関する項目，モジュール 4 では，意思伝達，相互的対人関係，想像力／創造性，常同行動と限定的興味に関する項目を抽出したアルゴリズム（計算法）を用いて，DSM-5[7] の診断

基準に準拠した診断が可能である.

(3) 指導・支援のための検査

①発達検査・知能検査・言語発達検査・適応機能検査

知的機能,言語発達,適応機能の評価により,指導目標の設定,支援計画立案のための情報収集を行う.適応機能は,日本版 Vineland-II 適応行動尺度[20] などを用いて評価することができる.発達レベルや知能水準と発達のプロフィールを明らかにし,強みを活用して弱い面を補う支援につなげることが有効である.詳しくは,「第1章 言語発達遅滞(知的障害を中心に)」(1頁),「第3章 学習障害・特異的言語発達障害」(45頁)を参照されたい.

② PEP-3 (Psychoeducational Profile Third Edition：心理教育プロフィール3訂版)[13]

◎**目的** 自閉症スペクトラム障害の診断を助け,教育プログラムを作成する.

◎**適応** 発達年齢が2～7歳程度の自閉症スペクトラム障害の疑いのある子ども.

◎**概要** 領域別検査,養育者レポートから構成されている.領域別検査は,10の下位検査からなる.認知/前言語,表出言語,理解言語,微細運動,粗大運動,視覚-運動模倣,感情表出,対人的相互性,運動面の特徴,言語面の特徴である.領域別評価は,3つの合計標準得点(コミュニケーション,運動,特異行動),パーセンタイル順位,発達/適応レベル,発達年齢により示される.養育者レポートは,養育者が各領域における子どもの発達レベル,複数の診断カテゴリーの問題の程度を評価し,さらに,3つの下位検査(気になる行動,身辺自立,適応行動)が含まれる.

特徴は以下の4点である.①発達年齢のプロフィールから領域間の強みと弱みを知ることができる.②合格,不合格だけでなく,「芽生え反応」という評価基準を用い,子どもが課題を達成できるための支援方法を明らかにすることができる.③自閉症スペクトラム障害児が興味をもって取り組みやすい非言語的な課題が多い.④実施手続きを子どもに合わせて柔軟にすることができる.

評価に基づき,強い能力を活用して弱いところを補い,子どもが課題を達成できるために効果的な支援方法を検討するなど,支援計画の立案に活用できる.

③ TTAP (TEACCH Transition Assessment Profile：自閉症スペクトラムの移行アセスメントプロフィール)[21]

◎**目的** 学校卒業後,成人期に職業,日常的居住,余暇など,家庭や地域社会で適応的に自立した生活を送るために必要なスキルを評価し,適応や自立を支援するために必要な環境調整(構造化)の方法を明らかにする.

◎**適応** 知的障害を伴う自閉症スペクトラム障害の児童～成人.

◎**概要** ①フォーマル・アセスメントでは,3つの環境条件(直接観察,家庭,学校/事業所)において,6つの機能領域(職業スキル,職業行動,自立機能,余暇スキル,機能的コミュニケーション,対人行動)の評価を行う.②インフォーマル・アセスメントは,いくつかの実習現場において,スキルの累積記録,地域でのアセスメントワークシート,地域でのスキルチェックリスト,地域行動チェックリスト,毎日の達成チャートなどの基礎資料を用いて,スキル獲得のための教育プログラムや実習先・就労先の選定が検討される.合格-芽生え反応-不合格の評価基準を用いるなど PEP-3 との連続性がある.獲得したスキルと効果的であった支援方法の情報を組み合わせることによって,自立を支援する教育を継続するために必要な情報が得られる.

(4) 言語・コミュニケーションの検査

① FOSCOM (Format of Observation for Social Communication：対人コミュニケーション行動観察フォーマット)[14]

◎**目的** 個別検査場面(主に国リハ式<S-S法>言語発達遅滞検査などの言語発達検査)で観察される子どもの対人コミュニケーション行動を具体的に記述し,支援するための情報として活用する.

◎**適応** 主に就学前の幼児.

◎**概要** ①対人コミュニケーション行動の相互性

とプロセス（応答性，意思表示，継続性），②他者への注目・距離・表情変化，③特徴的なコミュニケーション行動の3領域から構成されている．観察された対人コミュニケーション行動を通常期待される反応からの逸脱の程度に応じて評点化し，各領域について，所見少ない，所見あり，所見多いの3段階（総得点は5段階）に分類する．

②自閉症児の社会的能力とコミュニケーション能力の評価（Assessment of Social and Communication Skills for Children with Autism）[22]

◎**目的**　日常の自然な場面における社会的行動およびコミュニケーション行動のプロフィールを得ることにより，指導目標の選定や発達経過の評価を行う．

◎**適応**　自閉症スペクトラム障害児全般．

◎**概要**　検査用具は市販されていないが，Quill[22]に記録シートが掲載されている．また，一部抜粋された日本語訳（Ⅳ.コミュニケーション能力のチェックリスト）が飯塚らにより紹介されている[23]．

Ⅰ.社会的行動およびコミュニケーション行動のリスト，Ⅱ.核となる能力のチェックリスト，Ⅲ.社会的能力のチェックリスト，Ⅳ.コミュニケーション能力のチェックリスト，Ⅴ.評価サマリーシートから構成されている．

問診，観察，直接的なサンプリングにより情報を収集する．表1に，Ⅳ.コミュニケーション能力のチェックリスト（「A 基礎的なコミュニケーション機能：要求，他者からの働きかけへの反応，叙述，情報請求」「B 社会−情緒的能力：感情表現，向社会的なことば」「C 基礎的な会話能力：言語性，非言語性」）の「C 基礎的な会話能力」の項目を示した．「スキル」の欄には，その行動が手がかりや促しなしにみられれば「はい」，みられなければ「いいえ」に○をつける．「般化」の欄には，その行動が多くの相手や場面に般化してみられるかどうかにより同様に回答する．そのスキルが指導目標になる場合には，各項目につき3個までを「3つの達成目標」の欄に記入する．

表1 自閉症児の社会的能力とコミュニケーション能力の評価 [22]

		コミュニケーション能力のチェックリストの項目例 C 基礎的な会話能力	スキル はい / いいえ		般化 はい / いいえ		3つの達成目標
言語性	1	相手の注目を引いて／名前を呼んでやりとりを開始する	Y	N	Y	N	
	2	段取りの決まったやりとりであれば会話を終わらせることができる	Y	N	Y	N	
	3	段取りの決まったやりとりであれば情報を共有して会話を維持することができる	Y	N	Y	N	
	4	同じことばを繰り返して自分の主張を明確にしたり訴えることができる	Y	N	Y	N	
	5	パートナーがやりとりを構造化すれば会話を維持することができる	Y	N	Y	N	
	6	段取りが決まったやりとりであれば会話を自分から始めることができる	Y	N	Y	N	
	7	フィードバックをして会話を維持することができる （「そうだね」「うん」「わかった」）	Y	N	Y	N	
	8	新しい文脈でも会話を維持することができる	Y	N	Y	N	
	9	適切な話題を用いて会話を維持することができる	Y	N	Y	N	
非言語性	1	話し手に注目する／話し手の方をみる	Y	N	Y	N	
	2	話し手との適切な距離を保つことができる	Y	N	Y	N	
	3	会話をしている時に相手に触れてもよい場合と触れるのは不適切である場合を区別できる	Y	N	Y	N	
	4	場面に合わせて声の大きさを調整することができる	Y	N	Y	N	
	5	聞き手の承認（うなずき，微笑）を確認して／待ってから話を続ける	Y	N	Y	N	

（文献22より一部抜粋）

③日常的な場面におけるコミュニケーション行動の評価

◎**目的**　グループ指導やクラス場面などにおけるコミュニケーション行動を評価し，支援につながる情報を得る．

◎**適応**　知的障害を伴う自閉症スペクトラム障害児．

◎**概要**　検査用具は市販されていないが，Watsonら[24]にコミュニケーション・サンプル記録用紙[表2]が掲載されている．子どもの自発的なコミュニケーション行動を観察し，表現コミュニケーションの4つの側面（コミュニケーションの内容，機能，文脈，形態）を記録する．①内容は，物，動作，人，場所など何について伝えようとしたかを示す．②機能には，要求，注意喚起，拒否，コメント，情報提供，情報請求などがある．③文脈は，人がコミュニケーションを行う様々な状況である．自閉症スペクトラム障害児は，学習したことを別の場面に般化することに困難を伴うため，文脈に関する手がかりを綿密に観察・統制する必要がある．④形態は，動作，表情，発声，視線，実物，絵・写真，指さし，身振り，文字，音声言語など，様々なコミュニケーション手段の様式である．

④ MSST（Metaphor and Sarcasm Scenario Test：比喩・皮肉文テスト）[25]

◎**目的**　文脈の中でことばの裏側にある真意を理解できるかどうか，比喩や皮肉の理解，状況認知の理解を評価する．

◎**適応**　文章の読解が可能な児童．

◎**概要**　市販されていないが安立ら[25]に掲載されている．比喩文5問，皮肉文5問から構成されている．文章を黙読し，5つの選択肢から1つ選ばせる．高機能自閉症やアスペルガー症候群では，皮肉文の理解が不正確で，皮肉られたことを褒められたと勘違いすることが示された．比喩文，皮肉文の例を**表3**に示す．

(5) 社会的認知の検査

①「心の理論」の検査

「心の理論」は，人の行動の背景にある，信念，願望，意図，想像，感情など心的状態を推測する能力である．他者の視点に立って他者の誤った信念を理解できるかどうか誤信念課題を用いて評価することが多い．

ここでは「サリーとアン」の課題[8]を中心に述べる．

◎**目的**　他者の誤った考え（誤信念）を理解できるかどうかを調べる．

◎**適応**　言語理解が4歳レベル以上．

◎**概要**　人形，かご，箱のおもちゃを用いて実施する．実施手順を示す．人物の名前，場面設定，用いる物は適宜変更してよい．

1. 人物A（サリー）が場所x（かご）に物α（ビー玉）を置き，立ち去る．
2. 人物B（アン）が物α（ビー玉）を場所y（箱）に移す．

表2　コミュニケーション・サンプル記録用紙[24]

氏名　　　　　　年　月　日 記録者： 開始時間： 終了時間：		機能						文脈		形態										内容
		要求	注意喚起	拒否	コメント	情報提供	情報請求	その他	どこで	誰に	動作	表情	発声	視線	実物	絵・写真	指さし	身振り	文字	音声言語	
文脈（場面）	子どもの言動																				

（文献24より一部改変）

3. 「A（サリー）は α（ビー玉）がどこにある
　と思っていますか」と被検児に尋ねる.
　「α（ビー玉）は x（かご）にある」という
　人物A（サリー）の誤信念が理解できるか
　どうかを問う.

①名前に関する質問：主人公の名前がわかっ
　ていることを確認する.
②信念に関する質問：サリーはビー玉をみつ
　けるためにどこを探しますか？
③理由に関する質問：どうしてそこをみるの
　ですか？
④事実に関する質問：ビー玉は実際にはどこ
　にありますか？
⑤記憶に関する質問：ビー玉は最初はどこに
　ありましたか？
⑥サリーはアンがビー玉を箱に入れるところ
　をみていましたか？
⑦サリーはビー玉がアンの箱に入っているこ
　とを知っていますか？

一次の誤信念課題「Aさんがこう考えていると
私は理解する」について，自閉症スペクトラム障
害児は，事実に関する質問，記憶に関する質問に
正しく答えるにもかかわらず，信念に関する質問
には誤答する傾向がみられる．Happe[28]は，定

表3　比喩・皮肉文テストの文例 [25]

①**比喩文の例**：隣のお姉さんは，いつもきれいにお化粧をして出かけます．それをみた私の弟は，「お姉さんはお化粧で化けることができるんだね」といいました.

弟は隣のお姉さんのことを
　ア）お化けになったと思いました
　イ）たぬきに化けたと思いました
　ウ）嫌いになりました
　エ）別人のようになったと思いました
　オ）わかりません

②**皮肉文の例**：お母さんが家に帰ってみると，脱ぎすてられた次郎の洋服が部屋中に散らばっていました．それをみてお母さんは「次郎はいつもきちんとしているわ」といいました.

お母さんは次郎のことを
　ア）きちんとしている子どもだと思っています
　イ）だらしないと思っています
　ウ）男の子だと思っています
　エ）お風呂に入ったと思っています
　オ）わかりません

（文献25より一部抜粋）

型発達児は言語精神年齢4歳で50％以上が通過
するのに対し，自閉症スペクトラム障害児は言語
精神年齢9歳2か月で50％以上通過することを
明らかにした．「心の理論」課題に通過する幼児
もいるが，日常場面で人の心の状態や動きを察知
して対応することには困難を示すことが多い.
「サリーとアン」の課題およびその他の課題を含
む，TOM 心の理論課題検査[26]，アニメーショ
ン版 心の理論課題 ver.2（CD）[27]が市販されて
いる.

②ストレンジストーリー

◎**目的**　日常的なコミュニケーションで用いられ
る比喩的表現や，冗談，嘘，皮肉といった字義通
りではない言外の意味を理解できるかどうか調べ
る．中枢性統合の弱さ（文脈の情報を統合させて
意味を読みとることの障害）との関連を検討する.
◎**適応**　言語理解が6～7歳レベル以上.
◎**概要**　検査用具は市販されていないが，Happe[29]
にストーリーの例が掲載されている．また，アニ
メーション版 心の理論課題 ver.2[27]に一部収録さ
れている．イラストと短いストーリー（ふり，冗
談，嘘，方便の嘘，誤解，説得，みかけと現実，
比喩的言い回し，皮肉，2重のだまし，反対の感
情，失念）を読み聞かせ，以下の質問をする.

1. それは本当のことでしたか？　Aは何といっ
　たのですか？
2. Aはなぜそういったのですか？

自閉症スペクトラム障害では，1の質問には正
答できても，2で文脈に不適切な理由を説明する
ことが多くみられる.

③社会的状況の認知と対応に関する知識

◎**目的**　社会的状況の認知とふさわしい行動をど
のように理解しているかを知り，支援のための情
報を得る.
◎**適応**　文章理解力，説明能力のある児童～青年.
◎**概要**　指導用教材として市販されているソー
シャルスキルトレーニング絵カード[30]などを利
用する．検査ではないため，手順や評価基準は定
まっていない．社会で経験する様々な社会的状況
が描かれている情景画や系列絵をみて，重要な意

味をもつ情報に注目し，他の情報と関連付けて，できごとの意味を読みとることができるか，登場人物の行動についてどう思うか，状況にふさわしい行動は何かなどについて，説明させたり，会話をしたりする．

3 指導・支援

指導・支援のあり方を考えるにあたり，定型発達児の発達やコミュニケーションを基本的な枠組みとして参考にするが，目標にするわけではない．子どもと関わる人が，自閉症スペクトラム障害の認知特性や個々の子どもの発達・行動特性を理解し，子どもが家庭や地域で安心して生活を楽しむこと，自己肯定感をもち，その人らしく充実した生き方ができることを目標としたい．子どもを理解し支援するために次のような点に配慮する．

(1) 子どもの行動を受けとめ理解する支援

子どもの行動の背景には，好きなことや関心のあることをしたい，いつもと同じことをすることで安心したい，場面に応じた適切な行動がわからない，相手の気持ちがわからない，困っていても助けを求められない，嫌でも断れない，刺激に過敏なため耐えられないなど，様々な理由や意味が考えられる．子どもの視点に立って支援ニーズを考える手がかりとする．

(2) コミュニケーションの楽しさを経験できる支援

注意，意図，感情，話題の共有など，子どもが苦手な面を大人が支えることで実現し，コミュニケーションの成立と楽しさを経験できるような支援を行う．まず，子どものしたいことや気持ちに寄り添いながら応答的に関わることから始める．過度に働きかけて子どものストレスの原因にならないよう配慮する．

(3) 子どもにとって意味のある支援

子どもが他者の意図や文脈の意味を理解しやすいように視覚的な支援や環境を構造化する支援を行うが，これは大人が子どもの行動をコントロールするための支援ではない．子どもが安心して新しいことに挑戦する，自己決定をして自立する，何らかの方法により思いを伝えることで生活の質が向上することを目的とする．

(4) 子どもの個性に応じた個別的な支援

自閉症スペクトラム障害は，社会的コミュニケーション障害の程度や特徴など臨床像は多彩である．Wingは，社会性の障害のタイプに，孤立型，受動型，積極・奇異型などがあると述べている[5]．また，知的障害，注意欠如・多動性障害，発達性協調運動障害など，他の障害が併存することも多く，その種類や程度に応じて言語発達のレベルや症状も様々である．構音障害や吃音などの言語指導が必要な場合も少なくない．個別的な目標の設定や指導方法の検討が必要である．また，子どもの特性を問題点として捉えるだけでなく，個性や良好な面として評価し，支援につなげることも重要である．

(5) 地域連携と家族支援

家族は，子どもの心情や行動の理解が難しく，子育てに悩んだり，障害を受容しきれない気持ちを抱え，子どもの発達や将来に不安を感じていることが多い．日頃の子どもの行動や発達的変化に関する情報を共有しながら，背景にある問題に応じた対応についてともに考え，助言する．言語・コミュニケーションの発達の視点から子どもの行動の意味を伝えることで，行動の変化を前向きに捉えられるような支援を行う．また，保育所・幼稚園・学校など日常的な所属集団や教育機関，医療機関，児童発達支援・放課後等デイサービス，市区町村の保健福祉事業など，子どもに関わる機関や職種は多岐にわたっている．家族を中心に子どもに関する共通理解をはかり，役割分担しながら連携することが重要である．保護者の了解のもとに文書による情報交換や，地域の療育・支援システムの構築に貢献し，必要に応じて一人の子どもに関わる支援者が参集して支援会議をもつことも有益である．

ここからは，一人ひとり違った個性をもつ子どもたちへのコミュニケーション支援について，①

理解すること（受容性），②表現すること（自発性），③やりとりすること（相互性）の視点から考えたい．

1）理解すること（受容性）への支援

　自閉症スペクトラム障害では，人や社会が作り上げる様々な文脈から意味を柔軟に引き出せないために，社会性の発達が妨げられる[9]．そのため，文脈・状況の理解，他者の意図・感情の理解，文脈に応じた言語理解に困難を伴う．柔軟性のある理解が難しいため見通しがもちにくく，強い不安や変化への抵抗感を示す．子どもの発達段階や認知特性に合わせて文脈の意味や他者からの働きかけの意図をわかりやすくする支援が重要である．

（1）人への意識や関心を高める

◎目的　人への意識や関心を高めることによって人の行為が作り出す文脈・状況の理解につなげる．

◎概要　対人的な二項関係における身体運動感覚などを楽しむ協同活動を通して人との信頼関係を形成し，人への関心を高める．子どもの周りで起きているできごと（文脈）の一部の情報にしか注意が向けられない状態から，他者認知を含むできごと全体の表象が可能になるように働きかける．

◎事例　Aくん（5歳）は，呼名などへの反応が乏しく，人への要求も少ない．物の操作の仕方を変化させることによって生じる視覚的な変化を楽しむ遊び（物との二項関係）に集中することが多い．療育機関でグループ指導を受けており，トランポリン，ブランコ，手遊び歌，くすぐりっこ，おいかけっこなど，対人的な二項関係による遊びも楽しめるようになった．餅つきの行事で，以前は粉や水のみに関心が向けられていたが，最近では順番を待って餅をついたり，丸めたりする作業にも参加できるようになった．人と一緒に楽しむことができる活動を通して，他者に注目して人が作る文脈・状況を認知し，他者の行動を模倣して自分の行動に取り込むことができるようになったと考えられる．

（2）ことばの理解力を高める

◎目的　子どもの興味・関心に沿った遊びや活動を通して言語理解をはかる．

◎概要　子どもの行動に沿ってことばかけをしても，関心の高い内容でないと，子どもにとって意味のある情報として入力されない．保護者から日常の具体的なエピソードを聞いて子どもの興味・関心の対象を知り，遊びや活動の場面を設定する．音声言語と，実物，絵，写真，図形シンボルなどの視覚情報を組み合わせて，ことばの意味が理解しやすいようにする．子どものニーズや生活に役立つ語彙や構文を選択して言語指導を行うことが重要である．

◎事例　Aくんは，「はたらくくるま」の歌に関心を示し，歌詞と同じ順序で車の切り抜き絵を並べる遊びをするようになった．また，母親に歌うことを要求し，歌詞と対応させながら並べる行動がみられたため，言語情報と視覚情報の対応（意味）を学習する機会となった．このような遊びを通して事物の名称や動作語の理解をはかる．決まった順序で物を並べる遊びは同一性保持やこだわりとも考えられるが，自発的に繰り返し行うため，子どもの興味・関心に沿った学習やコミュニケーション場面の設定に活用することができる．

（3）わかりやすく明確に伝える

◎目的　情報提供の仕方を工夫することにより，文脈，他者の意図，ことばの意味がわかりやすいようにする．

◎概要　言語発達が比較的良好な子どもであっても，音声言語のみで，ことばの意味や話し手の意図を理解し，記憶したり，応じたりすることに負担感や困難を伴うことが多い．子どもの認知特性や言語理解力に応じた情報提供の仕方に配慮する．実物，絵，文字などの視覚的な手がかりを示し，簡潔に，具体的に，明示的に伝える．

　例えば，「ちょっと待って」というような曖昧な言語指示は，意図がわかりにくく，子どもの不安や混乱を招く．「時計の長い針が12のところに行ったら○○して」など，いつ何をしてほしいか具体的に伝える．また，話し手の意図，すなわち文脈の中のどのような情報に焦点を当ててほしいと期待しているかについて，定型発達児では，話

し手の表情や話し方など様々な情報を総合して直感的に理解できることが多い．自閉症スペクトラム障害児では，このような直感的な理解や情報の統合が難しいため，視覚的な手がかりと言語を組み合わせて明示的に伝わるように配慮する．図1は遊びのルールを18枚の続き絵で示したものの一部である．遊び方の手順に加えて，「やくそく」や「がんばりポイント」を明記し強化することにより，複雑な文脈の中でも子どもが何を期待されているのか理解しやすくなる．

(4) 環境を構造化する

文脈の意味をわかりやすくするために，TEACCH[31]の支援の基本原則である「構造化」が広く用いられている．構造化とは，自閉症スペクトラム障害の認知特性に配慮し，環境の意味や自分に期待されていることが理解しやすいように環境を再構成する手法である．TEACCH自閉症プログラムは，米国のノースカロライナ州全体で，自閉症スペクトラム障害者の生活全般を支援する包括的なプログラムである．日常生活や集団療育の場面だけでなく言語の個別指導にも有効である[32]．

①物理的構造化（空間の構造化）

◎目的　場所と活動の対応を明確にし，そこで何をすればよいかわかりやすくする視覚支援により，学習や活動への自発的な参加や安定した生活ができるようにする．

◎概要　家具，ついたて，シートなどを用いて，空間的な区画を視覚的に明らかにし，活動内容と場所・エリアを一対一対応させる．教室にも，学習や作業の課題に取り組むための場所（ワーク・エリア）や，遊びや休息のために過ごす場所（プレイ・エリア）などを区別して設ける．また，感覚過敏や注意がそれやすいなど個別的なニーズに応じて，仕切りや囲いなどにより，視覚刺激や聴覚刺激を最小限にできるようにする．個別指導においても，課題学習する場所と遊ぶ場所を分けることにより，活動の切り替えや注意の持続を促進することができる．

②スケジュール（時間の構造化）

◎目的　活動の内容と順序を視覚的に示すことにより，見通しをもって安心して行動できるようにする．

◎概要　個別的な特性やニーズに応じて，スケジュールの形態（実物，写真，絵，図形シンボル，文字など），長さ，自発的・自立的な活用の方法などを工夫し，指導する．例えば，移動式（1つの活動を示すスケジュールカードをとって，その活動が行われる場所に行き，カードを所定の場所に置いてその活動を開始する），リスト式（活動の順序がリストアップされているスケジュールをみて次の活動を開始したり，終了した活動に印をつけるなど，スケジュールの進行状況や終了を明確にする）など，個々の子どもが使用しやすい形式や方法で用いる．

③ワーク・システム

◎目的　指示をしなくても，課題の意味，手順，量などを理解し，自発的・自立的に活動できるようにする．

◎概要　①何をするのか（内容），②どれくらいするのか（時間や量），③いつ，どうなったら終

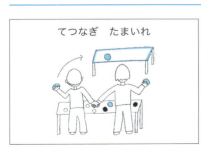
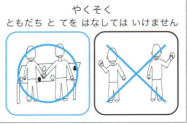
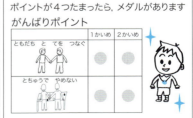

図1　遊びのルール（一部抜粋）
（広島市西部こども療育センター奥田晶史氏の提供による）

わるのか（終了），④終わった後は何をするのか
を視覚的，系統的に知らせる．活動や遊びを終わ
らせるなど，行動の切り替えが難しい子どもが見
通しをもって行動することができる．例えば，学
習や作業などの課題を1種類ずつ分けて入れる
ケース（かごや引出しなど）に番号や色などを付
けて並べる．課題を終了するごとにケースを所定
の置き場（収納ラックや棚など）に片付ける．課
題のケースがすべて収納されたら学習や作業が終
了する．

④視覚的構造化

◎**目的**　課題や活動をどのように行うか視覚的手
がかりを用いてわかりやすく提示する．

◎**概要**　見本や手順書などにより，何をどのよう
にするかを視覚的に明示する．容器やコンテナを
用いて視覚的な組織化を示す．色やラベルなどを
用いて，順序や関連性，重要性などが目立つよう
に明瞭に示す．

(5) 社会生活や対人関係のルールの理解をはかる

①ソーシャルストーリー

◎**目的**　社会生活や対人関係において，通常暗黙
のうちに了解されている約束事やルールなどにつ
いて説明し，一般的な対応の仕方の理解をはかる．

◎**概要**　状況を理解したうえで，そこでのふるま
い方，人とのつきあい方，考え方などを特別に規
定されたスタイルと書式によって書かれた文章で
説明する．Grayは，ソーシャルストーリーをつ
くるうえでの判定基準と，適用する際のガイドラ
インを提案している[33]．

2) 表現すること（自発性）への支援

(1) 伝達意図を育てる

◎**目的**　Bates[34]は，コミュニケーションの発達
段階を，①聞き手効果段階（0〜9か月頃）：子
どもの快・不快の情動反応を大人が伝達意図のあ
るものとして反応することでコミュニケーション
が成立する，②意図的伝達段階（9〜12か月頃）：
要求や注意喚起など発声や身振りなどによって意
図的に伝達する，③命題伝達段階（12か月〜）：

ことばで伝達し始めるとした．自閉症スペクトラ
ム障害児は，人に対して何かを意図的に伝えるコ
ミュニケーション行動が育ちにくい．ことばの表
出がみられる場合にも，コミュニケーションの手
段として適切に用いることは困難である．人に対
して何かを伝えようとする伝達意図を引き出す働
きかけを行う．

◎**概要**　子どもが要求などを伝えるコミュニケー
ション行動や伝達意図が生じやすいような状況を
設定する．①子どもの好きな遊び（協同活動）を
中断する，②子どもの好きな物や必要な物を手の
届かないところに置く，③子どもが好きでない物
や違う物を渡す，④日常生活や指導場面において，
したい遊び，食べたいおやつ，行きたい場所など，
選択場面を設けるようにするなどである．子ども
の自発的な行動や反応を待ち，一貫して応答的に
関わることが重要である．

◎**事例**　Bくん（7歳）は，トランポリン遊びを
好むが，トランポリン遊びは一人で身体運動感覚
を楽しめるため，人への要求の意図が生じにくい．
トランポリンの上に，Bくんの好きなバランスボー
ルを乗せて座らせ，大人の支えや動きがないと座
位が不安定になったり，十分な揺れの感覚が得ら
れないようにする．遊びが中断された時も，初め
は笑顔がなくなる，ちらっと大人をみる，身体を
動かして自分で揺れようとするなど，伝達意図が
明確でない反応が多いが，子どもの表情や行動を
観察し，少しでも変化がみられた時に即座に大き
く揺らすなどの働きかけで応じるようにする．そ
の際，「もっと」「もう1回」などのことばや身
振りで要求行動のモデルを示す．この段階の子ど
もは，理解語彙が少ないため，ことばの理解につ
なげることもできる．

(2) コミュニケーション機能を広げる

　コミュニケーションには，要求，注意喚起，拒
否，情報提供，情報請求，社会的慣習（あいさつ
など）など，様々な機能がある．自閉症スペクト
ラム障害では，比較的みられることが多い要求，
拒否などから始め，徐々に多様な機能を引き出し
ていく．

①要求

◎**目的**　子どもが可能な表現手段を用いて要求を伝える.

◎**概要**　伝達意図を引き出すコミュニケーション場面の設定を工夫し, 指導場面や日常のコミュニケーションの機会を捉え, 子どもが伝えたいことが相手に伝わり, 子どもがしたいことが実現できる経験を積んでいく. もっとも自発的な要求行動が生じやすい状況は, 子どもが楽しいと感じる遊びや活動である. そのような活動を通して自発的なコミュニケーション行動を増やすために, 子どもの発達段階や認知特性に合わせた表現手段を見極めること, 子どもが表現手段を使用しやすいように準備しておくこと, 身近な大人が子どもの要求表現に一貫して応じていくことが必要である.

◎**事例**　Bくんは, 自転車に乗れるようになり, 父親と自転車で遊ぶため, 公園に行きたい時にヘルメットをもってくるなど, 要求の内容に関連する物の提示による要求行動がみられるようになった. Cくん（5歳）は, 知的発達やことばの遅れはないが, 初めての人や場所に緊張が高く慣れにくい. 指導開始当初は, 自分のペースで遊ぶことを好み, 他者が介入しようとするとその場を離れることが多かった. Cくんが指導場面で好んでする遊びに使うおもちゃや教材を1つの容器に入れておき, 子どもが遊びたいものを選択できるようにした. 子どもが選択したものに対して, 大人が言語化したり, 遊びに応じたりすることにより, ことばを用いた要求表現につなげることができる.

②情報提供

◎**目的**　要求や拒否が伝えられるようになってきたら, 子どもの関心の高い活動や場面において質問への応答, 経験の報告, 説明など, 情報提供ができるようにする.

◎**概要**　自閉症スペクトラム障害では, 質問の意図を理解して, 適切に応答することが困難なことが多い. 何を聞かれているかがわかりやすいように質問の仕方を工夫したり, 選択肢を提示して応答しやすくする. 「だれが」「いつ」「どこで」「何を」「どのようにして」「なぜ」など, 疑問詞に応

じて応答の仕方を練習することも有効である. 読み書きが可能な場合は, 経験したことを絵や写真で示し, 文字言語で表現させて音読させるなど語彙や構文指導を兼ねて行う. また, アルバムを作る, 絵日記を書く（描画, 写真を貼る, 文章を書く, 子どもの発話を大人が書くなど）など, 現前事象でなくても経験を想起しやすいような手がかりを示し, 叙述したり, 説明したりする活動を行う.

③援助の要請

◎**目的**　困り感を表明したり, 援助を求めることができるようにする.

◎**概要**　自閉症スペクトラム障害児は, 不快な思いをしたり, 困難な状況において, 助けを求めることが難しい. 泣く, かんしゃくを起こすなどの情動反応や, その場を離れるなどの回避行動などがみられることも多い. まず, 身近な大人との信頼関係を形成することにより, 困った時には, その人を頼りにできることが大切である. さらに, 嫌なことを拒否する, 困難であることを表明する, 援助を求めるなど何らかのコミュニケーション行動をとることによって問題解決できる経験をすることが, 子どもが困り感を自覚したり, 伝達意図をもって表現をすることにつながる.

例えば, 偏食などがあって給食が食べられない時に, 食器を投げる, パニックを起こすというような不適応行動が表現手段になっている場合がある. 「いりません」「半分にしてください」などの意味で食器を手渡す, 図形シンボルや文字カードを示すなどのコミュニケーション行動をとることができるように指導する. 同様に, 子どもの気持ちや状況に応じて, 「手伝ってください」「教えてください」「ヒントをください」などを伝えられるようにする. 「できない」「わからない」などを表明したがらない子どももいるため, 個々の子どもが使いやすい語彙を検討する. 音声模倣や文字の音読により, ことばの表出を促進することも可能になる.

(3) 伝達内容を広げる

①自分の感情や身体の状態

◎**目的**　自分の感情や身体の状態などに気づいて

伝える.

◎**概要**　感情を表す絵や図形シンボルを指さすなどして伝えやすくしたり，伝えたことで相手に理解してもらえる経験を積めるようにする．また，スケジュールに各活動の時にどのような気持ちだったか，気持ちを表すシンボルを選んで貼る，「うれしい」「疲れた」などがどの程度だったか，色や点数で評定する「気持ちメーター」を用いて表現させるなどである．

②他者の状況，考えや感情

◎**目的**　他者の状況や考え・気持ちを理解し，適切な対応を考える．

◎**概要**　自閉症スペクトラム障害では，「心の理論」の発達が遅れる傾向がある．また，言語理解力が高く，誤信念課題に通過する子どもでも，実際の場面では，相手の気持ちに気づいたり思いやることが難しい．絵本や漫画などのストーリーの中で登場人物の置かれた状況と気持ちに注目させ，どのように対応したらよいと思うかを考えて説明してもらう．説明が難しい場合は，登場人物の台詞を考えてロールプレイを行う．子どもと会話しながら状況や人の気持ちに応じた対応の仕方を助言する．

◎**事例**　Dちゃん（6歳）に漫画（のび太がジャイアンにいじめられて家に帰る）を提示し，「のび太くんに励ましのお手紙を書こう」と提案した．はじめは，「病気になったふりしてお見舞いに来させる」と書いたが，のび太が泣いていることに注目させると，のび太がホームランを打っている絵を描き，「元気を出して．野球を練習して勝てばジャイアンにたたかれないよ」と手紙を書き直した．主人公の気持ちの推測や自分が同情する気持ちの表現は十分ではなかったが，主人公を励ます文章を書くことができた．

(4) AACを活用する

①記号の選択と併用

◎**目的**　音声言語だけでなく，子どもが理解・表現しやすい記号を用いてコミュニケーション能力を高める．

◎**概要**　拡大・代替コミュニケーション（Augmentative and Alternative Communication：AAC）は，発声，視線，表情，姿勢や身体の動き，身振り，手話などのサイン言語，音声言語，実物，ミニチュア，写真，絵，図形シンボル，文字など，多様なコミュニケーション手段を用いる支援アプローチである[35]．個々の子どもが使用しやすい記号を見極め，複数の記号を組み合わせて用いることも有効である．

②エイドの活用

◎**目的**　エイドの活用により，多様な形態を用いた表現をしやすくする．

◎**概要**　視覚的な記号を掲載したコミュニケーション・カード，コミュニケーション・ボード，コミュニケーション・ブック，文字盤，VOCA（音声出力装置）など，コミュニケーションのための道具や機器を用いる．また，一般的に日常で用いられる物品，絵本，パンフレット，カタログ，カレンダー，携帯電話，タブレット，パソコン，描画，書字などをコミュニケーション・ツールとして活用する．子どもが伝えたい時にすぐ利用できるように取りやすく決まった場所にエイドを置いておくとよい．また，必ずしも伝達意図が明確でない場合にも，携帯電話などに保存した写真や動画などの映像を注視する，選択する，インターネットで検索するなどの行動を観察することにより，子どもの関心や要求を推察することができる．

◎**事例**　Eくん（8歳）は，2〜3語文で話すことができるが，質問に対してことばで応答したり，自己主張したりすることが難しい．旅行のガイドブックを利用して恐竜博物館に行きたいことを伝え，家族旅行のプランに取り入れてもらうことができた．言語指導の際にパンフレットなどを持参して経験の報告にも活用できる．

③指導方法

　絵カード交換式コミュニケーションシステム（PECS）[36]などが参考になる．

◎**目的**　絵カード，コミュニケーション・ブックを用いて，要求を伝えたり応答したりする．

◎**概要**　1〜6段階の手続きで応用行動分析に基づいた指導を行う．

1. **コミュニケーションの自発**：1枚の絵カードを手渡し，ほしいものと交換する．
2. **絵カード使用の拡大**：子どもと相手の距離，子どもと絵カードの距離を離していく．
3. **メッセージの選択**：2枚以上の絵カードから選択して要求に用いる．
4. **文構成の導入**：絵カードやシンボルを並べて文をつくる．
5. **簡単な質問への応答**：「何がほしい？」という質問に，絵カードを選択して答える．
6. **コメント**：様々な質問「何をもっている？」「何がみえる？」「何が聞こえる？」などに答える．

3）やりとりすること（相互性）への支援

(1) 社会的コミュニケーションの発達を支える

子どもの社会的コミュニケーションの発達段階に合わせて，経験やそれに伴う感情を相互に共有できるようにすることを目的として，基礎理論や発達段階のモデル，指導技法などが異なる支援プログラムが提案されている．例えば，アーリー・スタート・デンバー・モデル（ESDM）[37]，DIR治療プログラム／フロアタイム[38]，SCERTSモデル[39]などである．また，社会性・対人関係を含む認知発達に重点をおいた太田ステージによる認知発達治療[40]が開発されている．基本的には定型発達をモデルとしたアセスメントに基づいて社会的コミュニケーションの発達段階を評価する．指導場面だけでなく，家庭，学校，子ども同士の交流など，より自然で日常的な場面において，子どもの行動，発声，発語に周囲の人がきめ細かく反応することによって相互的なコミュニケーションの発達促進をはかる．

長崎らは，自閉症児のための初期社会性発達支援プログラム（E-SPA）[41]を提案している．

①自閉症児のための初期社会性発達支援プログラム（Early Social Program for Autism：E-SPA）[41]

◎**目的**　子どもの現在の社会性の発達水準を見極めて，それよりも少し難しく，大人の援助があれ

ばできる課題を考え，社会性の発達促進のための支援を行う．社会的な活動，協同活動をすることが「楽しい」と感じられることを大切にし，うまくいかない時に失敗に気づき，自分でやり方を変更する調整力を身につける．

◎**適応**　社会性の発達水準が6か月～2歳の範囲にある子ども．

◎**概要**　Tomaselloら[42]の社会的認知発達の研究に基づく初期社会性発達アセスメントにより，発達レベルを決定し，1つ上のレベルを発達支援レベルとする．レベルごとに初期社会性発達支援課題を選定する．課題は3つのレベルからなり，各レベルは3つの活動ステップで構成されている [表4]．

レベルⅠ：行動と情動の共有

二項関係による遊びの中で，大人への関心を高め，子どもが「楽しい（心地よい）」と感じながら大人と情動を共有することが目標である．

レベルⅡ：目標と知覚の共有

互いに同じ物を介して関わるという三項関係の中で，活動の目標を理解し，楽しく参加しながら大人と情動を共有することが目標である．

レベルⅢ：意図と注意の共有

活動における目標の共有に加え，自分と他者の役割や意図を理解しながら，相手に合わせて行動することが目標である．

レベルⅠでは，ステップA：子どもの好きな遊びに大人が「入れてもらう」ことで場を共有し，快情動に合わせることで情動を共有する，ステップB：大人の誘いかけた身体遊びの型（身体フォーマット）に子どもが参加し活動と情動を共有する，ステップC：身体フォーマットを自分から要求し，快情動を共有する段階がある．

◎**事例**　Bくんは，レベルⅠのステップA～Cが可能である．しかし，大人と一緒に遊んだ方がより心地よい感覚の得られる身体フォーマットによる遊びに限定されている．人の行動や働きかけそのものへの注意，関心は低く，今後も人と活動や情動を共有できる遊びを広げていく必要がある．Aくんは，物との二項関係の遊びは，自分で工夫

して発展させることができるが，それを人と共感しながら共有して遊ぶことには関心を示さない．レベルⅡのステップAで，Aくんの好む「物を介した遊びや活動」に大人が合わせることによって共同注意を促す働きかけが必要である．例えば，Aくんが坂の上からいろいろな物を落として速さや距離の違いを楽しむ遊びでは，Aくんの行為を大人が模倣する．Aくんが注目している視覚的変化に注目し，身ぶりやことばを用いて共感を示すなどである．子ども自身が達成感を感じている時に，共感を示したり，ほめたりすると，大人の応答的な関わりに気づいて注目したり，期待したりすることがみられる．

(2) やりとりや会話を支援する

①遊びのテーマや話題の共有（自発性）

◎**目的**　大人が子どもに共感することにより遊びのテーマや話題を共有する．

◎**概要**　子どもが主導する遊びを通して，子どもがのびのびと自己実現や表現ができるようにする．大人がこれに共感を示しながら，きめ細かく応じることによって，やりとりの成立と展開をはかり，会話につなげる．

◎**事例**　Cくんは，個別指導場面でテレビやゲームなどの視覚的なイメージに影響を受けたと思われる遊びを考案して遊ぶようになった．例えば，ピタゴラスイッチに見立てておもちゃを並べるドミノ倒し，ゲームのキャラクターやストーリーを演じるごっこ遊びなどである．子どもが遊びを主導し，大人が子どものイメージを共有して言語化しながら応答的に関わると，いきいきとした表情で役を演じてみせたり，大人にしてほしいことや役割を指示するなど，積極的に関わろうとするようになった．このような遊びを通して，子どもの関心の高い話題であれば，詳しく説明したり，質問に応答するなど，会話におけるやりとりができるようになった．また，小集団で子どもと関わって遊べるようになった．

②遊びのテーマや話題の共有（応答性）

◎**目的**　子どもが他者から提案された遊びや話題に応じられるようにする．

◎**概要**　自閉症スペクトラム障害児は，他者から提案された遊びや話題には応じにくい．子どもにわかりやすい情報提供を工夫したうえで，簡単なルールのある遊びやゲームを利用することが有効である．例えば，なぞなぞや質問に答えられたらサイコロを振って駒を進めることができる「すごろく」で，問題に答える，問題を出す，ヒントを出すなどである．出題者と回答者の交替など，やりとりの形式が決まっていることや，早くゴールしたいという動機づけから，特定の話題でなくて

表4　初期社会性発達支援課題（TES）の概要[41]

レベル／ステップ	Ⅰ．行動と情動の共有	Ⅱ．目標と知覚の共有	Ⅲ．意図と注意の共有
A	□子どもの好む遊びへの参加 ・子どもの好む遊びの中で大人が子どもの快情動に合わせる	□支えられた共同注意 ・子どもの好む「物を介した遊びや活動」に大人が合わせることによって共同注意を促す	□役割理解と交替を含む社会的ゲームへの参加 ・遊びのフォーマットやゲームルーティンの中で，役割を理解したり，交替したりしながら意図と注意を共有する
B	□身体フォーマットへの受動的参加と情動の共有 ・大人の誘いかけた身体フォーマットに参加し，快情動を共有する	□物を介したフォーマットでの受動的な共同注意と行為の模倣 ・大人が誘いかけた遊びのフォーマットの中で，活動の目標を共有し，大人の行為を模倣する	□協同活動 ・ルーティン活動の中で，他者の意図（plan）を理解し，他者と協同で問題解決を行う
C	□身体フォーマットへの能動的な参加と情動の共有 ・自分から身体フォーマットを誘いかけ，快の情動を共有する	□表象の共有 ・イメージやルールを介したフォーマットやスクリプトの中で，活動の目標を共有し，大人の行為を模倣する	□能動的な共同注意 ・ルーティン活動の中で，自発的に注意を共有しようとする

も応じることができる．しりとり，ことば当てクイズ，ビンゴゲーム，形式化されたやりとりを含むごっこ遊び，複数の人がやりとりしながら物語を構築するロールプレイングゲームなど，遊びの枠組みの中に質問−応答などの言語活動を組み込む．子どもの興味や発達段階に応じて遊びや言語活動の内容を検討する．

③遊びのルールや会話の視覚化

◎**目的**　遊びや会話の内容やルールを図や文字など視覚的な手がかりを用いて明確にすることによって，今行われているコミュニケーションをわかりやすくする．

◎**概要**　Gray によるコミック会話[43]では，基本的な会話スキルを表現するために線画やシンボルの組み合わせ（一度に皆が話す，聞く，割り込み，人がいったことば，思いなど）を用いて，人はどう思っているのかに注目できるようにする．さらに色も使って，発言の感情的な内容・思い・疑問などを明確にする．

④会話の構造化

◎**目的**　大人が繰り返しのある構造と適切な文脈からなる枠組みを提示することにより，子どもが会話しやすいようにする．

◎**概要**　話題の内容や相手の受け答えなど自由度の高い会話では，自閉症スペクトラム障害児は予測できない質問に応答したり，自分から話題を発展させたりすることが難しい．Quill は，新しい情報やことば，社会的行動が最も容易に獲得されるのは，やりとりの型が決まっていて大人の話すことばが少しずつ変えられている場合であると述

べている［表1］．社会的コミュニケーションを促進する大人の働きかけ方として，動機づけの高い自然な場面で起こる活動において，行為や手順が予測できる，筋書きを組み上げる，役割を共有する，繰り返しがあるなどが挙げられる[44]．

◎**事例**　Eくんと母親との会話の例を**表5**に示した．子どもが母親に飼い猫の数を増やしたいことを伝えるが，やりとりの結果，現状通り1匹の方がよいという結論に至る会話である．なぜ猫が増えると困るのかの理由について，子どもが食べ物を挙げ，猫が食べてしまうので困るというやりとりが繰り返される．この会話では，子どもが愛着をもつ飼い猫を話題にし，母親が決まった筋書きを会話の構造として提示することにより，子どもは何を聞かれるか見通しをもつことができる．また，全く同じやりとりの繰り返しではなく，子どもが自分の好きな食べ物や猫の数を変化させて伝えることができる．飼い猫を増やすことを要求するというよりも，母親とのやりとりそのものを楽しんでおり，自然に日常会話の支援になっていると考えられる．

文献

1) Kanner L : Autistic disturbances of affective contact. *Nervous Child*, **2**, : 217-250, 1943.
2) Asperger H : Die 'Autistischen psychopathen' im kindesalter. *Arch Psychiatr Nervenk*, **117**:76-136, 1944（ウタ・フリス編著，冨田真紀訳：自閉症とアスペルガー症候群, 東京書籍，1996）.
3) Rutter M : Concepts of autism : A review of research. *J Child Psychol Psychiatry*, **9** : 1-25, 1968.
4) Wing L : Asperger's syndrome : a clinical account.

表5　Eくんと母親の会話の例

子：うちには猫がおらんねー	母：何匹ほしいの？
3匹です	なんで3匹飼えないの？
わかりません	夜ごはんが全部食べられます
魚とか何？	ハンバーグとか
オムレツ	何？
カラアゲ	どうなるの？
猫が食べちゃうね	
10匹の猫は？	猫屋敷
9匹の猫は？	
9匹の猫いたら何？	○○ちゃん（飼猫の名前）怒るよ
怒ったら何？	うるさい猫は1匹で十分

Psychol Med, **11**：115-129, 1981.

5) Wing L：The Autistic Spectrum：a Guide for Parents and Professionals. Constable, London, 1996.（久保紘章他監訳：自閉症スペクトル―親と専門家のためのガイドブック，東京書籍，1998）

6) World Health Organization：The ICD-10 Classification of Mental and Behavioral Disorders Diagnostic criteria for research.（中根允文・他訳監訳：ICD-10 精神および行動の障害 -DCR 研究用診断基準，新訂版，2008）

7) American Psychiatric Association：Diagnostic and Statistical Manual of Mental Disorders, Fifth Edition. American Psychiatric Publishing, Washington, D.C., 2013.（髙橋三郎，大野　裕監訳：DSM-5 精神疾患の診断・統計マニュアル，医学書院，2014）

8) Baron-Cohen S,et al.："Does the autistic child have a "theory of mind?". *Cognition*, **21**：37-46, 1985.

9) Frith, U：Autism：Explaining the Enigma (Cognitive Development) 2nd ed, Oxford, Wiley-Blackwell, 2003.（冨田真紀・他訳：新訂　自閉症の謎を解き明かす，東京書籍，2009）

10) Ozonoff S,et al.：Executive function deficits in high-functioning autistic individuals：Relationship to theory of mind. *J Child Psychol Psychiatry*, **32**：1081-1105, 1991.

11) ショプラー E, et al.（佐々木正美監訳）：新装版 CARS 小児自閉症評定尺度，岩崎学術出版社，2008.

12) Lord C, et al.（黒田美保，稲尾尚子監修）：ADOS-2 日本語版　自閉症診断観察検査，第 2 版，金子書房，2015.

13) ショプラー E，茨木俊夫：自閉児発達障害児　教育診断検査　心理教育プロフィール（PEP-3）の実際，3 訂版，川島書店，2007.

14) 東川　健・他：対人コミュニケーション行動観察フォーマット（FOSCOM），エスコアール，2013.

15) 神尾陽子：日本語版 M-CHAT．http://www.ncnp.go.jp/nimh/jidou/aboutus/mchat-j.pdf（2016 年 3 月現在）

16) 一般社団法人発達障害支援のための評価研究会：親面接式自閉スペクトラム症評定尺度テキスト改訂版，金子書房，2018.

17) Rutter M, et al.（黒田美保ほか監訳）：SCQ Social Communication Questionnaire 日本語版対人コミュニケーション質問紙，金子書房，2013.

18) Attwood T（冨田真紀・他訳）：ガイドブック　アスペルガー症候群　親と専門家のために，東京書籍，1999.

19) Rutter M, et al.（土屋賢治・他監修）：ADI-R 日本語版 Autism Diagnostic Interview-Revised 自閉症診断面接，改訂版，金子書房，2013.

20) Sparrow SS, et al.（辻井正次，村上　隆監修）：日本版 Vineland-II 適応行動尺度，日本文化科学社，2014.

21) ゲーリー・メジボブ，et al.（梅永雄二監修）：自閉症スペクトラムの移行アセスメントプロフィール　TTAP の実際，川島書店，2010.

22) Quill KA：Assessment of Social and Communication Skills for Children with Autism. Do-Watch-Listen-Say：Social and Communication Intervention for Children with Autism, Paul.H.Brookes, 2000.

23) 飯塚直美，大石敬子：自閉症・学習障害．新編　言語治療マニュアル（伊藤元信，笹沼澄子編），医歯薬出版，2002.

24) ワトソン LR, et al.（佐々木正美・他監訳）：自閉症のコミュニケーション指導法　評価・指導手続きと発達の確認，岩崎学術出版社，1995.

25) 安立多恵子・他：比喩・皮肉文テスト（MSST）を用いた注意欠陥 / 多動性障害（AD/HD），Asperger 障害，高機能自閉症の状況認知に関する研究．脳と発達，**38**：177-181，2006.

26) 森永良子・他：TOM 心の理論課題検査，文教資料協会，2001.

27) 藤野　博：アニメーション版　心の理論課題，ver.2，DIK 教育出版，2005.

28) Happe FGE：The role of age and verbal-ability in the theory of mind task- performance of subjects with autism. *Child Development*, **66**（3）：843-855, 1995.

29) 高木隆郎・他：心の理論の高次テスト．自閉症と発達障害研究の進歩　1997/Vol.1，日本文化科学社，1996.

30) ことばと発達の学習室 M：SST 絵カード　状況の認知絵カード 1 ～ 4，状況の認知絵カード中高生版 1 ～ 2，エスコアール，2001 ～ 2006.

31) 佐々木正美：自閉症児のための TEACCH ハンドブック，学研プラス，2008.

32) 藤岡紀子：TEACCH 自閉症プログラム．標準言語聴覚障害学　言語発達障害学（玉井ふみ，深浦順一編），第 2 版，医学書院，2015.

33) キャロル・グレイ（服巻智子訳）：お母さんと先生が書くソーシャルストーリー™　新しい判定基準とガイドライン，クリエイツかもがわ，2005.

34) Bates E, et al.：The emergence of symbols：Cognition and communication in infancy, Academic Press, 1979.

35) リンダ・A・ホジダン（門眞一郎・他訳）：自閉症スペクトラムとコミュニケーション―理解コミュニケーションの視覚的支援―，星和書店，2012.

36) アンディ・ボンディ，ロリ・フロスト（園山繁樹・他訳）：自閉症児と絵カードでコミュニケーション　PECS と AAC，二瓶社，2006.

37) Rogers SJ, Dawson G：The Early Start Denver Model：Promoting language, learning, and engagement, New York, Springer Science, 2010.

38) S．グリーンスパン，S．ウィーダー（広瀬宏之訳）：自閉症の DIR 治療プログラム　フロアタイムによる発達の促し，創元社，2009.

39) バリー・M・プリザント，et al.（長崎　勤・他訳）：SCERTS モデル　自閉症スペクトラム障害の子どもたちのための包括的教育アプローチ，1 巻・2 巻，日本文化科学社，2010.

40) 太田昌孝，永井洋子編著：認知発達治療の実践マニュアル，日本文化科学社，1992

41) 長崎　勤・他：自閉症児のための社会性発達支援プログラム　意図と情動の共有による共同行為，日本文化科学社，2009.

42) Tomasello M, et al.：Understanding and sharing intentions：The origins of cultural congnition. *Behav Brain Sci*, **28**：675-691, 2005.

43) キャロル・グレイ（門眞一郎訳）：コミック会話　自閉症など発達障害のある子どものためのコミュニケーション支援法，明石書店，2005.

44) Quill KA（安達　潤・他訳）：子どもの社会コミュニケーション的やりとりを高める．社会性とコミュニケーションを育てる自閉症療育，松柏社，1999.

（玉井ふみ）

第 3 章

学習障害・特異的言語発達障害
Learning Disabilities / Specific Language Impairment

A. 学習障害（LD）

1 はじめに

19世紀にヨーロッパで，医師たちより，知的能力，視力，聴力，教育環境，音声言語能力などには問題がないのに，文字が読めない成人・小児の症例が報告され，医学会で注目を集めた．こうした"話せるのに読めない"という能力の偏りは，現在，学習障害（Learning Disabilities：LD）として教育界に広まり，その支援は教育行政の中心的課題の一つである．この概念が，大きな社会的関心を呼び，研究への機運が高まったのは，20世紀の米国の教育界での動きからである．Samuel Kirk が1960年代初頭に，重篤な知的な遅れはないが，学習に困難をもつ子どもたちの問題を総称するものとして Learning Disabilities という語を用いて，彼らへの支援の必要性を訴えたことを契機とする．

1）定義

わが国では1980年代から学校教育，教育行政でこの概念が広がりはじめた．文部省（現在の文部科学省）は，全米LD合同委員会（National Joint Committee on Learning Disabilities：NJCLD）によって1988年に採用された学習障害の定義を踏襲し，1999年，わが国での定義を以下のように示した[1]．

「学習障害とは，基本的には全般的な知的発達には遅れはないが，聞く，話す，読む，書く，計算するまたは推論する能力のうち特定のものの習得と使用に著しい困難を示す様々な状態を指すものである．学習障害は，その原因として，中枢神経系に何らかの機能障害があると推定されるが，視覚障害，聴覚障害，知的障害，情緒障害などの障害や，環境的な要因が直接の原因となるものではない．」[1]

2007年に始まった特別支援教育は，教育行政において，従来の特殊教育から，すべての児童生徒一人ひとりの教育ニーズを重視する方向への大きな転換である．この動きの背景には，通常学級における，知的な遅れはないが，特別な教育的支援を必要とする児童生徒への気づきがある．学習障害は，そうした特別な支援を必要とする発達障害の中で，自閉症スペクトラム障害，注意欠如・多動性障害とならんで，中核的な障害である．

医学界では，特異な学習の障害は disorder という表現で扱われている．WHOの『国際疾病分類第10版』（ICD-10）[2]では，「心理的発達の障害」

A. 学習障害（LD） 45

の項目のもとに「学力の特異的発達障害（Specific developmental disorders of scholastic skills)」が位置付けられ，下位の分類項目として「特異的読字障害」「特異的綴字（書字）障害」「特異的算数能力障害（算数能力の特異的障害)」「学力の混合性障害」「他の学力の発達障害」「学力の発達障害，特定不能のもの」が列記されている．米国精神医学会の『精神疾患の診断・統計マニュアル　第5版』（DSM-5)[3] では「限局性学習症／限局性学習障害（Specific Learning Disorder)」のサブタイプとして，「読字の障害を伴う」「書字表出の障害を伴う」「算数の障害を伴う」が挙げられている．

医学界と教育界の学習障害の概念は，算数・計算の困難さを含む点で共通しているが，医学界の概念には，文字言語の「読む」「書く」の障害が含まれるが，音声言語の「聞く」「話す」の障害が含まれていない点で異なっている．

医学界・教育界の定義に共通する学習障害の概念は以下のようにまとめられる．①全般的知能は正常，②学習の特定の領域が，知的レベル，年齢相当レベルより大きく落ち込む（文部科学省では，低学年では1年，高学年では2年以上の差としている)，③家庭環境，教育環境および視覚・聴覚などの感覚障害の問題ではない，④中枢神経系の問題が原因として推測される．

なお，本書は言語聴覚士（ST）を対象としたものであるため，われわれが対応することが極めてまれな算数障害を除く，言語性の「聞く」「話す」「読む」「書く」の障害に焦点をあてる．そのうち，音声言語の「聞く」「話す」の障害については，本章の「B. 特異的言語発達障害（SLI)」（63頁）の中で述べ，本項では，学習障害の中核といわれる「読む」「書く」の障害を扱うこととする．

2) 頻度

わが国の学校現場での「学習障害」に相当する児童生徒の割合について，文部科学省の調査結果がある．文部科学省が行った小学校・中学校の通常学級の担任に対して学習障害の徴候にあてはまる生徒の有無を尋ねた調査によると，知的発達に遅れはないものの「聞く」または「話す」に著しい困難を示すものが1.7％,「読む」または「書く」に著しい困難を示すものが2.4％,「計算する」または「推論する」に著しい困難を示すものが2.3％，全体として学習面で著しい困難を示すものが4.5％と報告されている[4]．

3) 読みの神経学的基盤と障害像

読めなければ書けない．読むことには何の問題もないが書けないということは極めて稀である．以下は読みの障害を中心として，その障害の背景について述べる．本章は基本的に読み障害を中心に述べているが，読めなければ書けないので，読み書き障害という用語も用いている．

読み障害の原因として，中枢神経系の機能障害が推定されている．健常者では読みに関与する領域として3つの領域が活性化される．それらは，左半球の2つの後方領域,すなわち頭頂側頭部（縁上回・下頭頂小葉を中心とする）と後頭側頭部，および前方の下前頭回を中心とするブローカ野である．この3つの領域はそれぞれ異なる処理を行うと推定されている．2つの後方領域のうち，頭頂側頭部は提示された単語を分析して，文字と音を関係づける音韻処理に関わると考えられている．一方，後頭側頭部は単語を一つひとつの文字に分析せずに，全体の形態から自動的に単語を特定する処理に関わると考えられており，瞬時の迅速な処理を行う．頭頂側頭部は初心者が行う逐字読みのルートで，後頭側頭部は習熟した読みのルートと考えられる．単語が分析的な読みのルートで繰り返し処理されると，後頭側頭部で単語単位の迅速な処理が可能になる．これら2つの後方領域が読みの主たるルートで，前方領域は，音韻処理に補助的に関わると考えられている [図 1]．

読み障害のある人と健常者では，読んでいる時の脳の活性化が異なることが報告されている[5]．健常者では，読んでいる時に，後方領域に強い活性化が認められるが，読み障害があると，後方領域の活性化が弱く，前方領域の活性化が強まり，さらには，右半球にも活性化がみられるという．読み

障害のある人は，音韻処理（後述する）に関わる部分（頭頂側頭部）の機能に問題があり，流暢な読み（後頭側頭部を用いた）が習得できず，その代わりに，通常は補助的役割にすぎない前頭部や右半球を代償的に用いて読みを行っていると考えられている [図2]．

日本語は音を表す仮名文字と語を表す漢字の文字体系をもち，アルファベット圏の文字体系とは異なる特色を有する．漢字・仮名それぞれ1文字が表す音の大きさ，文字と音の対応関係が，アルファベットの言語とは異なる．しかし，発達的観点からの日本語の仮名・漢字の読みの神経学的研究は十分とはいえない．今後，研究が進み，その成果が支援に活かされることが望まれる．

4）読みの音韻的基盤

文字は目にみえない音声を目にみえる形で記録するために考案された記号である．音声は，連続したほとんど切れ目のない空気の振動である．音声を文字で表すために，音声の連鎖を何らかの単位で区切り，単位ごとに記号をあてはめることが考え出された．それが文字である．したがって，話しことばの中から何らかの単位，例えば，単語の単位や，単語内により小さな音の単位を見出すことが，文字の学習には必要である．話しことばの中に，小さな音の粒があることに気づき，それらの音の粒を操作できる能力を音韻意識という．子どもたちがよく行うしりとりや，「"○○"を逆さまからいうと？」という逆さまことばは，音韻意識の発達をベースに行われる音韻を操作する遊びである．文字習得が始まる前に，ある程度の音韻意識が形成されていることが必要である．音韻意識の発達に遅れがみられると読みの発達にも遅れが生じることや，読み障害のある子どもには音韻意識の弱さがあることが明らかになっている．

5）音の粒・音の単位

日本語での文字学習は，仮名文字から始まる．仮名1文字は，ごく少数の例外を除いて，1つの

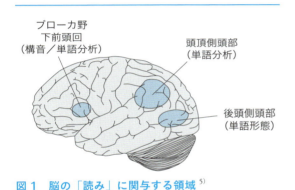

図1　脳の「読み」に関与する領域[5]

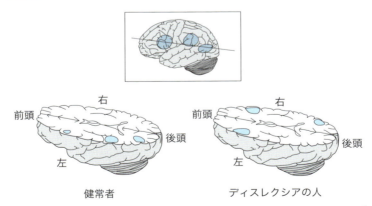

図2　読み書き障害のある人が補完的な神経回路を利用している様子[5]
　　　左図は健常者のものであり，主に脳の左半球を活性化させている．右図はディスレクシアの人のものであり，右半球および左半球の前部を活性化させている．

A．学習障害（LD）　47

母音，あるいは子音＋母音を表す．文字と音の対応は，非常に規則的である．わずかな例外は文字2つで1つの音を表す拗音（きゃ，きゅ，きょなど）や，子音1つが1文字に対応する「ん」などである．仮名1文字に対応する音の単位をモーラという．話しことばをモーラの単位で区切ることができ，一つひとつのモーラを同定できる能力が，読みの習得の始まる前に，形成されていることが必要である［図3］．モーラの単位は，「うさぎ」や「いぬ」のような単語では気づきやすい．しかし，「切手」のようにごく短い無音の区間が含まれて，つまって聞こえることばや，「おばあさん」のように一つの音が引き延ばされていることばは，音韻意識に弱さがあるとモーラの単位がみつけにくくなり，小さな「っ」や長音を表す文字〔例えば，「(おば) あ (さん)」の「あ」〕を抜かして書くなどということが起こる．

6）読みの2つのレベル

読みは低次レベルと高次レベルの大きく2つのレベルに分けることができる．低次レベルは，文字・音変換（ディコーディング）であり，高次レベルは，理解（読解）である．ディコーディングは，文字・単語を音に換えることをいう．音読だけでなく，黙読している時にも，脳内ではディコーディングが行われている．ディコーディングに関しては，正確さと流暢性が重要とされる．単語を正確にすらすらと流暢に，単語にふさわしい抑揚をつけて読めることが，読解に必須であるとされている．ディコーディングでのつまずきは，読解に影響する．読解は，ディコーディングを基盤として，語彙，統語，文脈の理解，背景の事柄に関する一般知識，短期記憶など，様々な機能が関わる複雑な精神活動である．

2 評価

学習障害は知的な問題がないのに，ある特定の領域に落ち込みがみられる障害であるため，検査は知的レベルの確認から始まる3つの段階で行われる．ここまで読みを中心に述べてきた．学業においては読み書きともに重要であるので，評価については読み書きについて記す．

1）知的レベルの確認

検査の第一歩は，知的発達の遅れの有無を確認することである．WISC-Ⅲ・Ⅳ[6, 7]，あるいはKABC-Ⅱ[8]，K-ABC[9]を用いる．ただし，学習障害のある子どもは，特定の領域に特異的な落ち込みがあるという特性をもつため，検査の指標間（WISC-Ⅳ），群指数間（WISC-Ⅲ），尺度間（KABC-Ⅱ，K-ABC），あるいは下位検査間のばらつきが大きいことが少なくない．そのため，全般的認知レベ

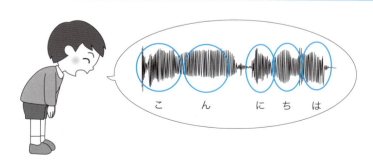

図3 単語の中の音の粒
「こんにちは」と発話した時の，音声の周波数を時間軸上に示したもの（サウンドスペクトログラム）．音声は一続きの連続した空気の振動（音波）であるが，日本語の母語話者の耳には「こ」「ん」「に」「ち」「は」の5つの音があるように聞こえる．

ルを表す指数（WISC-ⅣのFSIQ，WISC-Ⅲの FIQ，KABC-Ⅱの認知総合尺度，K-ABCの認 知処理尺度）がやや低く出ることもある．これら の全般的認知レベルを表す数値が平均よりやや低 くても，群指数，指標，尺度のいずれかが平均以 上である場合には，知的レベルはある側面に関し て一定以上の水準にあると捉えることが，子ども の実態をより正確に把握することになる．認知発 達レベルだけでなく，領域間の凹凸に注目するこ と，得意・不得意な面をおさえることは，問題の 背景を考え，支援を考えるうえで大切である．

知的な遅れはない（IQ 70以上）と判断されれ ば，第2段階である学習の遅れの有無と遅れの 領域を明らかにする検査を行う．

IQ 70〜85のボーダーラインの場合には，定 義上は精神遅滞とは判断されないが，知的な問題 が全くないと考えることはできない．IQが健常 範囲（IQ 85〜）にある場合より，一層丁寧な指 導が必要で，指導の効果はゆっくり少しずつであ る．健常範囲であってもIQ 85〜100は幅が広く， 下限付近と100前後の場合では，学習の進展に 違いが生じることが多く，個々に応じて，指導目 標や指導ペースをきめ細かく設定する配慮が求め られる．

2）学習の遅れの有無の判定

知的障害がないことが確認されたら，次は，学 習障害の有無，学習の遅れの有無を明らかにする． 学習の困難さの訴えの中には，学年，年齢からみ て高い要求水準を設定して，その達成を求めてお り，学習障害とはいえない場合もある．学習の遅 れの判断は，学年，認知レベルの標準値からの差 の有無でなされる．前述した通り，文部科学省の 基準では，学習成績が，学年に比して2学年の 差（低学年では1学年の差）があれば学習障害 と判断される．「読む」「書く」領域で，ディコー ディングと読解の2つのレベルを考慮した標準 化された検査は少ない．国語の学力テストは，漢 字単語の読み書き，語彙知識，文法知識，読解な ど，国語の広範な内容が網羅されており，国語の

得意・不得意はわかるものの，その背景を分析し て検討するには適さない．

（1）文字・単語の「読み」能力の評価

ディコーディングの流暢性の評価は，『特異的 発達障害診断・治療のための実践ガイドライン』[12] の「単音連続読み検査」「単語速読検査」「単文音 読検査」を用いることができる．学齢版 言語・ コミュニケーション発達スケール（LCSA）[13]（対 象年齢：小学校1〜4年生）には「音読」とし て文章の音読課題が含まれており，読みの正確さ と音読時間で流暢性を評価する．ディコーディン グの評価には，文脈の影響を受けない単文字・単 語を用いる．文章の音読課題は文脈の影響を受け るため，ディコーディングの評価とは若干異なる と考えられるが，大まかな目安を得ることはでき る．

ディコーディングの正確さの評価としては，K- ABC，KABC-Ⅱの「ことばの読み」，教研式 全国 標準 Reading-Test 読書力診断検査[10]の「読字力」， 小学生の読み書きスクリーニング検査（STRAW）[11] を活用することができる．

（2）文字・単語の「書き」能力の評価

前節で読みの2つのレベルについて述べた．書 きも単文字・単語を書く低次のレベルと，作文の ように複数の文章で表現する高次のレベルに分け て考えられる．

単文字・単語レベルの評価には，KABC-Ⅱの 「ことばの書き」，小学生の読み書きスクリーニン グ検査（STRAW）が活用できる．

（3）読解能力の評価

K-ABC，KABC-Ⅱの「文の理解」，教研式 全 国標準 Reading-Test 読書力診断検査の「読解力」， LCSAの「文章の理解」を活用することができる． 読解課題は，課題文のジャンル（説明文，物語文 など）で結果が異なることがあるので，それぞれ の検査の特徴を把握して，結果を解釈することが 大切である．

（4）文章の書き・作文能力の評価

KABC-Ⅱの「文の構成」は文法的に正しい文 章を書く能力の評価（統語）である．談話レベル

A．学習障害（LD）　49

の文章の書き（作文）に関する標準化された検査はないので，教科書や学習指導要領などを参照し，各学年にどの程度の書き能力が求められているのかを把握して，それをもとに評価する．

前述した検査のほとんどは標準化されており，年齢・学年の基準値と比較することができる．読み書きがディコーディングや読解において，学年より落ち込んでいると確認された場合には，第3段階の掘り下げ検査を行う．

3）掘り下げ検査

掘り下げ検査は，第2段階で確認された読み書きの落ち込みの背景を探り，指導の方針を立てるために行う．

文字の学習は，文字と音の対連合学習である．その学習が順調に進むためには，文字の形を処理する視覚情報処理能力，ことばの音を処理する音韻情報処理能力，対連合学習能力の3つの側面の基盤が整っていることが必要である．読み書きの落ち込みの原因がどの側面にあるかを明らかにし，指導の方向性を考える．

（1）視覚情報処理能力の評価

文字は複数の線で構成された記号である．類似した形を見分ける能力，形を記憶する能力，形を部分に分解する能力，部分を合成して全体を作る能力などが読み書きに関わる．WISC-Ⅲ・Ⅳの「積木」「組合せ」の結果は形の分解・合成能力，「記号」の結果は形の異同弁別能力の評価として活用することができる．K-ABC，KABC-Ⅱの「模様の構成」も，WISC-Ⅲ・Ⅳの「積木」と同様に，形の分解・合成能力の評価として参考にすることができる．DN-CAS認知評価システム[14]の「図形の認知」は，形の中の特定のパーツを同定する能力を評価するものである．漢字の偏と旁などの構成要素の意識が弱いようなら，この課題で確認することができる．形を記憶する能力，形の再生能力の評価としては，ベンダー・ゲシュタルト・テスト[15]やRey複雑図形検査[16-18]を用いることができる．視知覚の評価にはDTVPフロス

ティッグ視知覚発達検査[19]があるが，適用年齢が7歳11か月までと限られている．

（2）音韻情報処理能力の評価

音の側面に関しては，ことばの音の単位（モーラ）の一つひとつが正確に聞き分けられ，その順序が把握できること，そして，音を操作できる音韻意識，音を記憶する力，呼称などが読み能力に関係する．

音韻意識の評価は，読み障害の判断に不可欠である．音韻意識に弱さがあると，幼児によくみられる「エレベーター」を「エベレーター」というような単語内の音が入れ替わった言い誤りが学齢児になっても頻繁にみられたり，他者の発話の聞き誤りや聞き返しが多いことがある．このような点について，保護者から生活の中での様子を聴取することが大切である．標準化された検査にLCSAの「音韻意識」課題がある．大まかな判定には有効であるが，軽度な問題の検出などにはより詳細な評価が望ましい．しかし，音韻意識の標準化された検査はない．

音韻意識の評価の参考になる小学生229名から得られたデータを紹介する．音韻意識の評価の課題として，モーラ削除や単語逆唱を用いている．

モーラ削除課題とは，「"かめら"から"め"をとったら？」という問いかけるもので（正答は"から"），提示された単語・非語から指定されたモーラを削除して，残りの音列を答えるものである．3・4・5モーラの有意味語と無意味語（非語）を用いて，正答数と反応時間を測定する．課題の説明を例示して行い，その後，3モーラの単語で課題理解が成立していることを確認してから，本課題を実施する．「"あたま"から"た"をとって」と出題し，課題を言い終わるのと同時にストップウォッチを押し，子どもが答えを言い終わるまでの反応時間を計測する（例えば，検査者は「～とって」の「て」と同時にストップウォッチを押して，子どもが「あま」の「ま」を言い終えるまでを計測する）．単語逆唱は，「"かめら"を逆さまからいうと？」という問いかけに対して言語反応を求めるもので（正答は"らめか"），これも正答数と

反応時間を測定する．モーラ削除課題と同様に，例題を用いて課題説明を行い，その後，練習課題で課題理解の確認をしてから本課題を行う．課題語を言い終わるのと同時にストップウォッチを押し，子どもが答えを言い終わるまでの反応時間を計測する（例えば，検査者は「あたま」の「ま」と同時にストップウォッチを押して，子どもが「あたま，ま，まあた」の「た」を言い終えるまでを計測する）．

いずれの課題も，頭の中で行う内的な音韻の操作の速さと正確さを評価するもので，子どもが指を折ったり，空書したり，机を指で叩くなど，外的な手段を用いて答えた場合は，音韻の操作が未熟であると判断されるので，課題の成否や反応時間だけでなく，反応方法を観察することも大切である．

定型発達児における音韻意識の発達を表1に，学齢児向けの音韻課題と定型発達児の結果を表2，

3に示す．

音韻情報処理能力の弱さは，呼称の問題として表れることがある．読み障害のある子どもは，適切な語彙がすぐに出てこずに，「あれ，これ」などの指示語を多く使ったり，ジェスチャーで示そうとしたり，あるいは「あれ，あれ，えーっと，赤くて，長くて，にょろにょろしていて，フォークで食べるやつ」（スパゲッティ）というような迂回表現が頻繁にみられる．このようなことがないか，家族に尋ねることで，貴重な情報を得るこ

表1 定型発達児における音韻意識の発達

4歳後半	音韻分解，語頭音抽出，語尾音抽出
5歳前半	語中音抽出
5歳後半	直音節によるしりとり，逆唱 2モーラ語
6歳前半	モーラ削除 2・3モーラ語
6歳後半	モーラ削除 4・5モーラ語
7歳前半	逆唱 4モーラ

表2 モーラ削除課題と定型発達児の結果

	3モーラ		4モーラ		5モーラ	
	有意味語 4語	非語 6語	有意味語 4語	非語 6語	有意味語 4語	非語 6語
課題語（太字，下線は削除対象モーラ）						
	あした せ**な**か みど**り** た**い**こ	**れ**くの く**せ**か てに**ど** い**でり** けみ**ろ** **が**もせ	**ね**くたい **た**まねぎ あさが**お** ひま**わり**	**な**おのし いそ**れ**す よ**で**すち なゆか**た** ぶと**み**ご の**せ**くめ	ゆき**だ**るま あまのが**わ** はな**し**あい **め**だまやき	いさみき**れ** そ**ど**ゆこて めち**た**にこ **わ**くれみし ねぼ**から**ま きど**ご**めす
正答数（ ）内は標準偏差						
小1	3.7 (0.6)	4.5 (1.4)	3.5 (0.7)	4.2 (1.2)	3.1 (1,1)	3.2 (1.4)
小2	3.9 (0.3)	5.5 (0.7)	3.7 (0.6)	5.0 (1.1)	3.7 (0.7)	3.8 (1.5)
小3	3.9 (0.4)	5.5 (0.8)	3.8 (0.6)	4.9 (1.3)	3.6 (0.7)	4.5 (1.4)
小4	3.9 (0.4)	5.6 (0.8)	3.8 (0.5)	5.2 (1.0)	3.7 (0.5)	4.7 (1.1)
小5	3.9 (0.7)	5.7 (0.4)	3.9 (0.3)	5.4 (0.9)	3.8 (0.5)	4.8 (1.0)
小6	4.0 (0.2)	5.7 (0.5)	4.0 (0.2)	5.6 (0.6)	3.9 (0.3)	5.2 (0.8）
反応時間（正答1語あたりの平均反応時間　単位：秒）（ ）内は標準偏差						
小1	2.5 (1.7)	2.8 (2.0)	4.2 (1.9)	5.4 (2.6)	5.5 (2.8)	6.0 (3.4)
小2	1.6 (1.2)	2.0 (1.0)	3.3 (2.2)	4.4 (2.7)	4.0 (2.3)	4.0 (1.9)
小3	1.1 (0.5)	1.4 (0.7)	2.6 (1.7)	2.9 (1.7)	3.3 (2.0)	3.4 (2.0)
小4	1.1 (0.5)	1.4 (0.9)	2.0 (1.2)	2.6 (1.3)	2.5 (1.4)	2.9 (1.2)
小5	0.8 (0.4)	0.9 (0.4)	1.5 (0.8)	2.0 (1.1)	2.1 (0.9)	2.6 (1.4)
小6	0.9 (0.3)	0.9 (0.3)	1.4 (0.5)	1.6 (0.6)	1.8 (0.6)	1.9 (0.6)

A．学習障害（LD）

とができる．呼称能力の評価（呼称のスピードの評価）に Rapid Automatized Naming（RAN）がある [図4]．これは，いくつかの数字，あるいは，物品絵などがランダムな順番で数行にわたって示され，それを端から順に呼称し，その速度を計測するものである．視覚情報から，その音韻情報を素早く想起できるかを評価するものであるが，日本語での標準化されたものは出版されていない．

音韻の短期記憶の評価には，WISC-Ⅲ・Ⅳの「数唱」，WISC-Ⅳの「語音整列」，K-ABC，KABC-Ⅱの「数唱」が活用できる．

(3) 対連合学習能力の評価

文字の学習は文字と音との対連合学習である．文字と音の間には，必然的なつながりはない．文

表3　逆唱課題と定型発達児の結果

	2モーラ		3モーラ		4モーラ	
	有意味語 4語	非語 6語	有意味語 4語	非語 6語	有意味語 4語	非語 6語
課題語						
	うま ありがむ つき	かのすせ ねどにけ ばみなさ	あたま かめめら たまご つくえ	みしけ たぐめ かこき まかた たちの せとく	かいもの くつした にわとり なわとび	おりのし そよこも たとてつ さごめす ねびぐの るはたの
正答数（　）内は標準偏差						
小1	3.9 (0.3)	5.7 (0.5)	3.1 (1.1)	4.1 (1.6)	2.2 (1,6)	1.6 (1.5)
小2	3.9 (0.3)	5.8 (0.4)	3.7 (0.7)	4.7 (1.3)	2.8 (1.3)	2.5 (1.8)
小3		5.6 (0.5)	3.3 (0.9)	4.6 (1.3)	2.0 (1.1)	2.6 (1.5)
小4		5.7 (0.6)	3.5 (0.8)	5.0 (1.4)	3.1 (1.3)	3.0 (2.0)
小5		5.9 (0.4)	3.6 (0.6)	5.0 (1.1)	3.5 (1.9)	3.4 (1.7)
小6		5.9 (0.3)	3.8 (0.5)	5.1 (1.0)	3.3 (0.8)	3.5 (1.6)
反応時間（正答1語あたりの平均反応時間　単位：秒）（　）内は標準偏差						
小1	1.9 (0.8)	2.1 (0.7)	5.8 (3.1)	6.2 (3.0)	12.0 (6.9)	12.9 (7.9)
小2	1.7 (0.8)	2.0 (0.8)	5.5 (4.0)	7.0 (4.2)	9.4 (5.3)	9.9 (4.4)
小3		1.6 (0.5)	3.4 (1.7)	4.0 (2.0)	7.0 (4.0)	7.1 (3.6)
小4		1.6 (0.4)	3.7 (2.0)	4.4 (2.4)	7.1 (4.2)	6.9 (2.8)
小5		1.3 (0.3)	2.8 (1.1)	3.5 (1.3)	5.7 (2.3)	6.8 (2.8)
小6		1.3 (0.3)	2.5 (0.9)	2.9 (1.4)	4.1 (1.7)	5.5 (3.6)

図4　RANの例 [22]

字を学ぶことは，この必然性のない関係にある文字と音の対応を理屈抜きで丸覚えすることである．こうした恣意的な対応関係は文字・音だけでなく，物に音の形の名称を対応させることにも当てはまり，言語の基本的な特質である．物と音との対応関係の学習能力の評価として，KABC-Ⅱの「語の学習」を活用することができる．「語の学習」は架空の魚・草・貝の絵に対して，音声で名称が与えられ，それを学習する課題である．即時再生と遅延再生の2つの課題が用意されているが，即時再生だけを施行しても，能力の落ち込みは見出せる．WISC-Ⅲ・Ⅳの「符号」は，処理速度指標の下位検査で，無意味図形と数字の視覚刺激同士の対応関係の処理の課題である．読み障害のある子どもの多くに，この検査での落ち込みがみられる．落ち込みの背景には，処理の遅さに加えて，対応学習の弱さがある可能性が考えられるので，WISCの結果をみる時に，「符号」の結果に注意するとよい．

(4) その他の評価（語彙検査など）

読み書きは広範な言語能力を土台に発達するので，全般的な言語能力の把握も重要である．特に語彙はディコーディングや読解と密接に関わるので，学習障害の評価に，語彙検査をルーティーンとして実施することを勧める．語彙力の検査は絵画語い発達検査（PVT-R）[20]を用いて行う．小学校4年生までなら，LCSAの「語彙や定型句の知識」の検査を活用することもできる．標準抽象語理解力検査[21]は，20〜60歳代を対象として標準化されているが，小学校2年生〜中学生の参考データが掲載されている．教研式 全国標準 Reading-Test 読書力診断検査を施行していれば「語彙力」の下位検査結果，KABC-Ⅱの数値があれば「表現語彙」と「理解語彙」の結果を参考にすることもできる．

聴覚的な理解力は，LCSAの「文や文章の聴覚的理解」の下位検査，KABC-Ⅱの「なぞなぞ」が標準化された結果が得られ，参考になる．

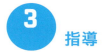

3 指導

1）指導開始にあたって

指導開始にあたって，子どもの全体像を捉えることが大切である．子どもの全体像とは，学年，全般的な知的能力，能力の偏りの有無，強い能力と弱い能力，読み書きの困難さの程度，読み書き以外の言語の力（語彙力，言語理解力，聴覚的な記憶力，新しいことばを学習する能力），興味・関心，将来の希望，問題の自覚の有無，子どもの問題に対する家族の捉え方，子どもへの接し方，学級担任の理解の程度，クラスメートとの関係，学校での支援態勢，利用できるリソースなどである．指導者は，子どもが使っている教科書を読み，学習内容や学習で求められることを知ることも必要である．子どもの興味・関心，さらには将来の希望がわかれば，教材に活用して，学習へのモチベーションを高めることができる．学校での子どもの姿，特に授業中の様子などから，子ども自らは語らない思いを推測できる．子ども自身が自己の読みの問題をどう捉えているのか，子どもの思いに共感しながら，自尊心を尊重して接することが望まれる．学業以外で得意なことに関しての情報を積極的に集め，子どもの支援に活かすために，家庭・学校と共有できるように努める．家族が子どもの問題をどう捉えているのか，何を願っているのか，家族が子どもを支える力がどの程度期待できるのかを知ることも大切である．読みの指導は，長期間にわたることが多い．

2）読みの指導

読み障害のある子どもは，知的発達には問題がなく，理解力には問題がない．これが彼らの強みであり，指導の手がかりとして重要な役割をはたすものである．

読み習得の究極的な目的は，社会生活を営むうえで必要な読解力を養い，文字での表現力を身につけること，すなわち，高次レベルの読み書き活

動ができることである．前述したように，読解・文章表現を支えるのは，語彙・統語などの言語のすべての側面の能力の他に知識や推論を含む多彩な能力である．言語の指導ではこのことを念頭におき，常に言語の能力全般を刺激するよう心がける．低学年では，単文字の指導から始まることが少なくない．単文字・単語の指導であっても，色々な形で指導対象の単語を用いた口頭でのやりとりで語連鎖や文の形を提示したり，関連語を想起させるなどの広がりをもたせるよう配慮する．

指導の目標は，学年によって異なる．低学年では，ディコーディングの改善，特に正確に読めることが目標となる．高学年では，教科書自体の文章量が増えるばかりでなく，社会や理科での新聞作りなど，教科書以外の資料を読んでまとめる作業が増え，学業のどの科目でも書きことばの比重が加速度的に大きくなる．読み障害のある子どもの読みの力，特に読みのスピードの発達は緩やかで，学習で求められる読みの力と，子ども自身の力との差が，学年の上昇とともにかなり広がりがちである．その場合，読みの力そのものの向上を目ざすよりも，代替手段を習得（タブレットや読み上げソフトの活用方法の習得など）して，情報入手が確実にできるよう指導の力点をシフトさせる．

障害の重篤度によっても，指導の介入時期が異なる．読み障害が重篤な場合には，低学年で平仮名単文字の学習でつまずくので，単文字の学習から始めることもあるし，障害が軽い場合には，高学年になって漢字の学習のつまずきで障害に気づき，漢字の熟語の指導と文章の読みから指導を開始するケースもある．

(1) 平仮名の指導

①単文字の文字・音対応の指導

低学年で障害が重篤な場合には，平仮名単文字の学習が困難となるので，文字・音の対応の指導から開始する．

定型発達児はいともたやすく「あ」という文字が /a/ という音をもつことを覚える．読み障害のある子どもは，この関係がなかなか覚えられずに，「これ，なんて読むんだっけ？」と1文字の読みにつまずく．「あ」という文字と /a/ という音には，何の必然的な関係もない結びつきである．この関係が学習しにくい場合には，何らかの意味を媒介として両者の結びつきを覚えやすくする．媒介となるものは子どもによって異なるので，何が有効であるか，試して探し出すことになる．

ⅰ）キーワード法

意味を媒介として文字と音の対応の学習を定着させる方法である．

子どもに指導対象とする文字の音から連想する単語を考えさせ，それをキーワードとする．例えば，子どもに「"あ"のつくことばは？」と尋ねて，子どもが「あひる」と答えれば，「あひる」が「あ」の学習にとってのキーワードになる．音韻意識が未熟であっても，単語の語頭音がわかる段階にあれば，何らかの単語を想起することはできる．指導者が単語を選ぶのではなく，子ども自身が考えた単語を用いることがポイントである．子どもが考え出した単語が，文字から音，また，音から文字のルート上で，変換の妨げとなっている扉を開く鍵となるのである．

「あ」に対して「あひる」，「い」に対して「いす」などとキーワードが決まれば，それぞれ文字と絵を用意し，絵をみて「あひるのあ」と呼称し，文字「あ」と対応させる．子ども自身が絵を描いたり，色を塗るなど作業をすれば，より印象に残って効果的である〔作業をすることで，視覚・聴覚以外に，身体運動感覚・触覚・嗅覚など複数の感覚に刺激が入力され，多くの感覚（多感覚，マルチセンサリー）を活用することになる．読み障害の指導では，多感覚の活用が有効であるといわれている〕．その後，絵に対して「あひるの」までを心の中でつぶやき，語頭音「あ」を声に出して，文字「あ」と対応させる．このことを繰り返すことで，「あ」の文字と音 /a/ が「あひる」を媒介として結びついて学習が成立する．

ⅱ）身体運動感覚の活用

身体運動感覚・触覚・聴覚・視覚などの多感

覚を用いて，文字の形を明確に，しっかりと覚えさせて，音との対応を学習させることを目的とした方法である．

様々なバリエーションが考えられるが，その一つにリズムのよい唱え文句に合わせて書字動作を行うものがある．例えば，「あ」の指導において，「（横画を書きながら）あっと（縦画を書きながら）いっぴき（曲線を書きながら），あひるさん，あ」などと，書字の動作とともに口調のよい文句を唱えながら覚える方法がある．ⅰ）のキーワード法で述べたキーワードを用いた唱え文句が作成できると，なおよい．紙いっぱいに一文字を大きく書く，筆を使って腕を大きく動かして書く，ざらざらしたサンドペーパーのようなものに指あるいは手掌全体で書く，身体全体を大きく動かして両手で空書するなど，対象児に合わせた方法を選択する．

ⅲ）視覚的な位置の活用

視覚空間的な記憶に優れている場合，50音表の活用も提唱されている．文字の50音表の空間内での位置と音の系列を対応させる方法である．例えば，「く」の場合には，50音表の右寄りで，真ん中あたりという記憶から，文字列を横に「あ，か」と追ってから，次に縦に「か，き，く」という具合にたどって，音と対応させる．50音表の規則性のある音の配列は，定型発達児なら苦もなく容易に覚えることができる．しかし，音韻意識と聴覚的な記憶力の弱さがあると，音の配列を覚えること自体が難しい場合が少なくないので，この方法の適用には慎重な判断が求められる．

②**単語，文の指導**

定型発達児では文字習得の土台が形成されていて，読める文字が20文字以上になると単語の読みができるようになり，その後，語連鎖・文の読みへと一気に発達する[23]．しかし，障害が重篤であると，平仮名単文字は読めるようになっても，2文字が組み合わされた単語が読めないということが起こる．2文字の単語を読むということは，一文字ずつ変換されて得られた2つの音を総合し

て，その単語にふさわしい特定の抑揚をつけた音のまとまりを得ることであり，1文字の読みとは大きく質的に異なる．1＋1は，ばらばらな2となるのではなく，新たな1つ（単語）のまとまりを生み出すのである．読みの拙い子どもが，同じ単語をポツリポツリと逐字読みを繰り返しているうちに，なめらかさが増し，「か．．．．さ．．．．，か．．さ．．，か．さ．，あっ，かさだ」と，自分の知っていることばであることに気づく姿がみられる．適切な抑揚をつけて読んだ時に，はじめて意味に結びついて単語認識が成立したと考えられる．この段階でつまずく時は，単語の指導を丁寧に行うことが必要である．

単語の読み指導は，語頭音を同じくする2文字の単語から始める．「あ」を語頭にもつ単語には，「あお，あか，あき，あさ，あし」などがあるが，その中で子どもがよく知っている単語を指導に用いて，1枚のカードに1語ずつ記したものを読ませる．例えば，10語を指導する場合，「あか，しろ，くま，うし，いす…」などの語頭音も語尾音もバラエティーに富むものより，「あお，あか，あき，あさ，あし…」など語頭音が同一の10語の方が読み（ディコーディング）の負担は軽くなる．カードをみて，その単語にふさわしい抑揚をつけて読めるようになることが目標である．

2文字の単語の練習を通して，どの文字が語頭にきても即座に読めるようになったら，3文字単語の練習に進める．1つのレベル（例えば，2文字単語）に十分習熟させることが大切である．2文字単語がいくつか読めたら，3文字単語，4文字単語へと縦方向への指導を急ぐことはせず，一つひとつのレベルでの習熟，横方向の広がりを充実させることが大切である．音の総合という処理は，単語・文章の読みの基盤になるものなので，特に初期段階ではこの処理に習熟するよう，丁寧に進めることに留意する．

単語を繰り返して読ませる（ディコーディング）だけでなく，語彙，統語などを視野に入れ，指導に広がりをもたせる．例えば，2文字単語「あか」の指導では，「赤いものといえば？」「赤の他に知っ

A．学習障害（LD）　55

ている色は？」など，「あか」をテーマにしたやりとりを通して，ことばを広げる．このやりとりの中で，子どもから出てきたことばを用いて，「いちごのいろ」など，簡単ななぞなぞの問題を作成することもできる．また，複数のなぞなぞの問題文カードと答えの単語カードの両方を裏返しに並べて，神経衰弱ゲームの中で読み練習を行うこともできる．勝敗がかかると，モチベーションが高まるので効果的である．単語レベルの指導で，複数の単語が記された問題カードを読むことは，子どもにとって負担が大きく，指導者の援助が必要になる場合もあるが，子ども自身が表出したことばは，子どもにとって読みやすいことが多い．練習課題以外のものを読めたことが自信になり，学習に取り組む意欲につながる．

単語の指導が進んできたら，語連鎖への橋渡しとして，すでに学習した単語を接続詞「と」でつなげて「〜と〜」を読んだり，既習語を用いて色々な2語文を作る活動を取り入れる．「あかい」のカードを置き，複数のカードから「あかい」に適する「いえ」「いろ」「くつ」「はな」などを選んで語連鎖を作らせる．このように，ターゲットレベルの指導の中に，時々少し先のレベルを取り入れて，次の段階への移行の時期を探り，語連鎖・文の読みに進める．

③語連鎖・文の指導

語連鎖・単文レベル以降は，読む分量が徐々に多くなり，正確に読み（ディコーディングの正確さ），読んだものを理解すること（読解）が重要になる．その子どもの読みの力に合わせて，学年を下げた国語の教材で読解問題の指導をすればよいと思われがちだがそうではない．読み障害のある子どもは，知的発達は学年相当であるので，学年相当の内容は理解できる．しかし，読み（ディコーディング）の問題があるので，教材を読むことが困難なのである．そのことをふまえて，彼らが読みやすい形式で，教材を提示する工夫が大切である．教科書など読みの教材に手を加えて，漢字に読み仮名をふる，文節ごとに斜線を入れるなどの補助や，3行だけみえるように厚紙をくりぬ

いたものをあてて，行をとばして読まないようにする工夫なども提案されている．

初めての教材は，まず大人が読み聞かせる．そうすると，子どもは大まかな内容を理解することができる．内容のイメージがあると，読みやすくなる．

読み教材の提示形態を変えることで，読みやすくすることができる．読み障害のある子どもは読むことが苦手で，読むことを避けたいと思っている．びっしりと文字で埋まっている紙面は，見ただけで拒否感がわいて，取り組めない．彼らが一目みて，これなら取り組めそう，これなら読んでみようと思わせる形で，テキストを提示するとよい．1ページに提示する分量，分かち書きの程度，文字の大きさ，行数，行間の広さ，一行の長さ，フォントの種類など，いろいろ試みて，その子どもにとって読みやすい形式を選択すれば，学年相当の内容の教材に取り組むことができる（ただし，読むスピードは遅いので，全体の分量の調整は必要である）．国語の教科書は，小学校2年生の後半からは，分かち書きでない表記になる．定型発達児では，学年が上がると分かち書きは読みにくいと感じるが，読み障害のある子どもにとっては，高学年になっても読みやすくするために有効である [図5]．

読みの指導と同時に語彙の指導に力を入れることが重要である．ディコーディング，読解の双方の発達において，語彙は重要な役割を果たす．語彙が豊富であれば，文字列の中に知っている単語を見出すことが容易になり，読んだものが理解できる．また，読むことを通して新たな語彙の知識を得ることができるし，語彙が増えることが読みを支え，両者は相互に関連しあいながら発達する．

新しい語彙が増えるということは，語の意味とともに語の音の明確なイメージが心的辞書に収納されること（貯蔵されること）である．したがって，指導では，語の辞書的な意味を教えるだけでなく，子どもがその語彙を用いて例文を作成できること，文脈にあった適切な語（音のイメージ）を貯蔵庫からすぐに取り出せて，使えることを目

標とする.

(2) 漢字の指導

　仮名文字は 71 文字の文字とその組み合わせで約 110 の音を表すが, 漢字は, はるかに数が多い. 小学校 1 年生で学ぶべき漢字は 80 文字で, 小学校の 6 年間では 1,000 文字以上を学ぶことになっている. 数の多さに加えて, 漢字は文字と音の対応が, 仮名文字より複雑である. 一文字が複数の読み方をもつものがほとんどである. 漢字は一文字が語を表し, 他の漢字と組み合わさって熟語になると, 新たな意味をもった語が形成される. 熟語は, 抽象的な意味をもつものが少なくない. 漢字は, 形態的にも仮名文字より多くの画数から構成されるものが多く, 複雑である.

　以上のような理由から, 読み障害のある子どもにとって, 漢字の学習は仮名文字以上に困難である. 漢字熟語になると難しさは一層つのる. 読むことが困難であると書くことも困難になる. 読み書きの双方の指導が必要であるが, 子どものエネルギーと時間には限りがある. 読み書きを同じ比重で指導するのではなく, 読みの指導により多くの比重を置いて指導する. 正確に書くためには, 一画一画が正確に再生できなければならないし,

筆記具を用いる手指のコントロールなど, 読む時には必要とされない能力が必要とされる. 書くことは, 読むことより一層負荷の高い作業である. 読めなければ書けないし, 日々の生活の中での必要性を考慮すると, 正確に書ける漢字を増やすことより, 読める漢字・熟語を増やすことが優先される.

　学校でよく使用されている漢字ドリルは, 何度も繰り返して漢字・漢字熟語を書かせたり, 振り仮名をつけさせ, 最後に, 例文を書かせる形式のものが多い. このような単なる繰り返しの学習は, 読み書き障害のある子どもには適さない. また, 熟語を個々の漢字に分割して教えることも読み書き障害のある子どもには適さない. 定型発達児では, 「回転」「運動」が読める場合, 「運転」という語を初めて目にしても,「回転」の「転(テン)」と「運動」の「運(ウン)」だから,「運転」は「ウンテン」というように, 読みを推測することができる. しかし, 単語を分解して構成音の単位をみつけたり, 操作することの弱さ(音韻意識の弱さ)があると, 「カイテン」という音列を分割し, 文字"回"と"転"に対応させ, 同様に音列「ウンドウ」を分割し, 文字"運"と"動"に対応させてから, 運＋転＝ウン＋テン＝ウンテンを導くことは, とても難しいことである. 読み障害のある子どもが,「小学校」と「名作」が読めるのに,「校名」が読めないというようなことは, しばしばみられる.

　読み障害のある子どもに必要なのは, 意味が活性化される繰り返しである. 彼らの漢字の指導には, 意味理解のよさを活かして, 文脈の意味情報を活用することが有効である. 具体的には, 漢字・熟語を文の中に埋め込んで学習させる方法である. 低学年の漢字は「雨」「火」「花」など, 単語の意味も音もすでに子どもの心的辞書の中に, 明確な形で貯蔵されている. 音と意味に, 文字を対応させることを学習するのである. 中学年以上になると, 「印象」「観察」(いずれも小学校 4 年生配当漢字)など, 初めて耳にする熟語を学ぶことになる. 低学年での漢字の学習と異なり, 音・意味・

池に　こおりが　はって
いました. とてもいいにおいがしました.

生活の　時間に　校ていの　かんさつをしました.
池に　こおりが　はって　いました. 白い　うめの　花が　さいて　いました. とても　いい　においが　しました.

生活の　時間に　校ていの　かんさつをしました.
池に　こおりが　はって　いました.
白い　うめの　花が　さいて　いました.
とても　いい　においが　しました.

図 5　提示方法のバリエーション

A．学習障害（LD）　57

文字の三者をまとめて一度に学習することが求められる．音と文字の対応だけでは，学習しにくいので，指導においては，意味を媒介として，3者をしっかり結びつけることを考えるのである[24]．「発言」（小学校3年生および2年生配当漢字）の指導例を図6に示す．短文の中で，漢字・熟語を学習させることで意味が活性化され，学習しやすくなる．文字として漢字を教えるというより，語彙を教えるという観点で臨むことが重要である．

◎**事例** モエちゃんは小学校6年生の女の子．漢字が苦手．担任の先生が，モエちゃんに放課後に30分指導した後に復習すると，たった今勉強したにもかかわらず，その漢字を読むことも書くこともできないということを目のあたりにして，驚いて専門機関を紹介した．モエちゃんは，「みんな，反対の"反（ハン）"と出発の"発（パツ）"を合わせて"反発（ハンパツ）"みたいに，教えてくれるけど，それを聞いてると頭がごちゃごちゃになって，何だかかえってわからなくなっちゃう．その漢字だけ繰り返して勉強する方がいい」といっていた．しかし，単なる繰り返しでは効果がないことは，担任の先生からすでに報告されていた．そこで「おかあさんの　意見に　反発した．わがままな行動は　反発をかいますよ．」のように文の中にターゲットの熟語を埋め込んで読み書きの指導

```
だれも発言しないで，だまっていた。
発言したい人は，手を　上げてください。
山田くんの発言に，さんせいです。
発言は、大きな声でしてください。
```

図6　漢字熟語指導例

を行い，モエちゃんに例文を作らせた．このように，単に文字と音の対応だけでなく，意味とも結びつけて語彙として学習することを促したところ，熟語の学習の定着がみられた．

①漢字の書字指導

本章では，読み障害とその指導を中心に述べてきた．前述〔「（2）漢字の指導」〕したように，書字には，読む時には必要とされない様々な認知処理が関わる．しかし，教育の場では，漢字が書けないという訴えが多く，その対応が求められている．ここでは，漢字の書字指導として提案されているものをいくつか紹介する．

i）「言語化」の利用

読み障害のある子どもの言語理解のよさに着目して，「言語化」を活用した様々な方法が提唱されている．

例えば，文字「親」に対して「木の上に立って見るのが親」というように，漢字の構成要素を唱え歌のようにして覚えるものがある．

また，漢字の形態を，左・中央・右の3つのパーツに分かれるもの，四角い囲みと内部のパーツ，三方向の囲み（「□や⌐」，「□など）と内部など，大まかな形態的特徴を意識させて，各構成要素を言語化させる方法もある．例えば，「明」に対しては，左右の2つのブロックから構成されていることに注目させて，「左はおひ様，右は月，2つ一緒に明るいな」と各構成要素を唱えさせる．「雲」は，上下のパーツで構成されていることに気づかせて，「雨の下にニ，ムで雲」，「草」は上中下の3つのパーツに対して，「"くさ"に"おひ様"が"じゅう"とあたる」などと唱えさせる．

いずれの方法も聴覚的な記憶力が求められる．読み書き障害のある子どもは，聴覚的な記憶力が低下していることが少なくないので，適応には子どもの特性を見極める必要がある．

ii）漢字の形態の意識化

漢字は平仮名より画数が多く，形態的に複雑である．しかし，複雑にみえる漢字の形態には大まかな構成の法則がある．同じ部分（偏，旁，

冠など）を共有するものがあり，パーツの位置関係で分類することもできる．例えば，2つのパーツが左右，上下に並ぶもの，3つのパーツが左中右，上中下と並ぶもの，あるいは，3つのパーツが左と右の上下に位置するものなどである．複雑な形を要素のパーツに分割でき，それぞれのパーツを同定できることが漢字の形態の学習には重要である．パーツを意識化させる指導として試みられているものを紹介する．

漢字の構成要素である偏・旁・冠などに着目させる方法がある．水に関係するものが「さんずい」，植物に関係するものが「くさかんむり」，口やことばに関係するものが「ごんべん」などそれぞれの意味を教える．それらを共有する漢字のグループに気づかせ，各グループに属する漢字を学ばせる方法である．「さんずい」なら水に関係する「海」「流」「洋」「泳」「汽」「湯」，「ごんべん」ならことばに関係するものとして「語」「話」「談」などがある．偏・旁・冠のカードなどを用意し，どんな組み合わせができるかをゲーム形式で考えさせることもできる．より多くの構成要素からなる複雑な漢字は，パーツを透明なシートに書き（色分けするとなおよい），それらを組み合わせて漢字を作り，パーツの意識を高める．漢字の足し算として（日＋月＝明，言＋舌＝話，十＋日＋十＋月＝朝など）漢字のパーツとその位置関係を意識化させ，学習させようとする方法もある．こうした課題によって，初めてみる形態的に複雑な漢字でも，小さな基本パーツに分解しようとする態度が養われ，漢字を書く際に役立つと考えられる．

上記は，漢字のパーツに着目させる方法であるが，視覚的に漢字の意味と形態を結びつけて学習を促進しようとする方法もある．漢字の背景に，意味を表す絵を描いたものをみて，漢字の意味と文字全体の視覚形態のイメージを学習させるものである［図7］．

iii）多感覚の利用

漢字を手で大きく一画ずつ空書したり，上半身を動かして両手で書くのは，視覚，聴覚に加えて，身体運動感覚を活用する方法である．粘土で文字を作る，手でなでてみる，特にサンドペーパーのようなざらざらしたものの上で書いて練習させるのは，触覚を刺激する方法である．

以上，漢字の書字指導法をいくつか紹介した．子どもの特性を見極めて，適切なものを選んで指導を行う．しかし，6年間で1,000文字以上を学習しなければならない漢字をこのように覚えることは，相当時間がかかることである．覚えても次々に新たに学ぶべき漢字が出てくる中で，書字の学習意欲を支えるのは難しい．

子どもの重症度，学年を考慮して，文章を書く際にPCなどの機器を活用を導入することも重要な選択肢である．読める漢字・熟語が増えれば，変換候補から選択することで，漢字を使用した文章を書くことができ，表現する意欲を支えることができる．

3）機器の活用

前項で書字の問題，特に漢字書字の改善の難しさについて述べた．文章を文字で表現することは，言語力の発達だけでなく，自分の思考の過程を客観的に眺め，整理し深めることができ，子どもの内面の成長を支える重要な精神作業である．読み書き障害のある子どもは，書くことが苦手なため，長い文章を書くことを避けがちである．書字の負担を軽減して，文字で表現する機会を与えるため

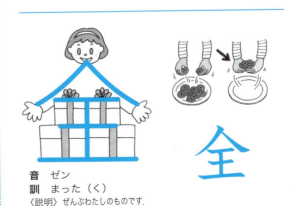

図7 漢字指導例 視覚的イメージの活用[25, 26]

に，PCは有力な手段である．

PCのほかにも，活用できる機器が数多くある．前述したように学年が上がるにつれ，学業で求められる読み書きの分量は加速的に増大する．指導を受け，本人の努力により，ディコーディングの正確さは向上するが，スピードが学年相当にまで達することは困難である．読んで情報を得ることが目的ならば，他者に読み上げてもらう，あるいは読み上げソフトを用いることは，情報補償の上で有効な手段である．読み上げソフトには様々なものがあるが，教科書の読み上げに関して，以下の3つのソフトが用意されている．それぞれ3種の教科書のサンプルが都道府県が設置する教科書センターに配布され，視聴できるようになっている．3つのソフトとは，マルチメディアデイジー教材（公益財団法人日本障害者リハビリテーション協会），DOCX及びEPUB形式による音声教材（東京大学先端科学技術研究センター），音声教材BEAM（特定非営利活動法人エッジ）である．

読み書き障害のある子どもが学校で大きな困難を感じることの一つは，黒板の板書の書き写しである．板書の視写では，黒板とノートに視線を往復させて，読んで，書く，読んで，書く作業を繰り返すが，読むことが遅く，書くことはさらに困難で，人一倍時間がかかる．まして，教師の説明を聞きながら，書き写すなど，一度に複数のことをこなすことは到底できない．読み書き障害のある子どもは聞いて理解することには問題がないので，授業の内容理解のためには，聞くことに集中できるようにすることが大きな支援になる．そのためには，タブレット端末やデジカメで板書の写真をとることによって，視写の負担を軽減することが有効な支援となる．

単語の意味，漢字の変換や読みを調べるには，電子辞書，PC・スマートフォンの変換機能が利用できる．音声認識のあるものを使えば一層効率的に調べることができる．紙の辞書は50音順に項目が並べられているので，音韻の力の弱い彼らには使いこなすことは難しい．

2014年に「障害者権利条約」が日本で効力を発生したことに伴い，条約に定められているインクルーシブ教育システムの確保と個人に必要とされる合理的配慮が，現在，教育界の大きな課題となっており，"合理的配慮"の手段として，IT，ICT機器の活用に大きな関心が寄せられている．

教育におけるICTの活用に関しては，文部科学省から『発達障害のある子供たちのためのICT活用ハンドブック　特別支援学級編（委託先：兵庫教育大学）／通常の学級編（委託先：筑波大学）／通級指導教室編（委託先：宮城教育大学）』（http://jouhouka.mext.go.jp/school/developmental_disorder_ict_katsuyo/）が出されている．

PCやタブレット端末には障害者の利便性のための各種アクセシビリティ機能が備わっている（例えば，マイクロソフトアクセシビリティ：学習の困難のある子どものPC・タブレット活用．https://www.microsoft.com/ja-jp/enable/study.aspx）．

◎**事例**　ショウちゃんは小学校6年生の男の子．板書をノートに写すのが遅く，いつも書き終わらないうちに消されてしまい，ノートは中途半端なままだった．しかもよく理解できないまま，ただ書きなぐっているため，判読しにくく，意味不明な箇所が多くて困っていた．担任と相談して，板書はすべてタブレット端末で撮影することにしたところ，授業を聞くことに集中できて，「授業がわかるようになった」と報告してくれた．板書を家で読むことが復習になり，漢字が読めない時は，手書き入力で検索できるアプリを使って，読み方と意味を調べた．こうした方法を通じて学習内容の理解が進み，また，語彙も増えて成績が向上した．

子どもの年齢，特性，ニーズを考慮し，機器を活用することによって，学習面だけでなく，自分の知りたいことが調べられる，伝えたいことが表現できるなど，様々の"できる"体験を重ねることができれば，子どもが自己有能感を感じ，将来の目的を見出し，意欲的に取り組む姿勢を支えることになるだろう．

4）学校での支援

　学習障害は学習の困難さであるので，子どもが自分の問題に直面する場は学校である．読み書き障害のある子どもは，通常学級に在籍することがほとんどであり，学級は子どもが長時間過ごす大切な生活の場である．読み書きの困難さがあっても，学級という生活の場の中に，子どもが安心していられる場があり，読み書きと関係のない子どもの別の面のよさを認めてもらい，自尊感情が支えられることは，子どもの人格形成に影響する重要なことである．

　学級での支援のキーパーソンは，学級担任である．学習障害のある子どもの支援に携わる者は，担任が障害のことを正しく理解し，適切な対応を考えるうえで，ともに考えるよきパートナーとなれるよう，学校と良好な連携を築くことが望ましい．

　学級内で考えられる支援としては，以下のようなことが挙げられる．まず，担任が読み書き障害について正しい理解を深め，読み書き障害のある子どもの心情を理解することである．真面目に取り組んでいるのに成果がでない，常に周囲の子どもより遅れるなど，できない経験ばかりでは学習に向かう意欲を損なう．できないことを恥ずかしく思い，できないことをクラスメートには知られたくないという子どもの心情を理解して，できないことが明瞭になる場面（例えば，初めての教材の学習でいきなりあてて，読ませることなど）を作らないようにする．また，子どものよい面を積極的に認め，自尊感情を支えることも大切な配慮である．宿題の量や出し方を調整することが必要な場合もある．授業設計に配慮して，教員が説明している時は，生徒は聞くことに集中し，板書を書く時は，書くことに専念できるようにし，さらに，書く時間を十分にとり，黒板の板書のどこを写せばよいのか，その都度明確に示すことは，読み書き障害のある子どもだけでなく，すべての子どもにもわかりやすく，取り組みやすい授業となる．板書を写す負担を軽減するために，ワークシート形式にして，書く分量を減らしたり，必要なら学級で機器を使用し，写真にとったり，文字検索を認めることは，大きな支援となる．こうした支援が学級内で実現するには，クラス全体に，一人ひとり異なる個性があり，得意なこと不得意なことにも違いがあること，とても不得意で難しいことがあれば，誰でも必要な補助手段を使うことができること，それは不公平なことではなく，むしろ真の公平性をもたらすものであるという認識が確立していることが必要である．

5）家族支援

　家族との連携は支援において極めて重要な役割を果たす．家族支援にあたっては，子どもの読み書き障害に，いつ誰が気づき，どのように対応したか，読み書き障害と診断された時の保護者の気持ち，障害についての思い，家族構成などの情報を得るとともに，家族が子どもの障害に対してどのようなサポートができるかを見極めることが必要である．

◎**事例**　ソウちゃんは小学校3年生の男の子．ソウちゃんのお母さんは，どの科目でも新しい単元に入る時はいつも，ソウちゃんに教科書を読み聞かせた．ソウちゃんは，おおまかな内容が理解できているので，落ち着いて授業に臨めた．先生が新しいことばを板書しても，聞いたことがある，何となく意味がわかると感じ，全く知らないことばを書き写すより，やりやすく感じるとのことであった．教科書に直接読み仮名をつけたところ，ソウちゃんは友だちに見られるのを嫌がったので，家庭ではお母さんが教科書を拡大コピーして，漢字に読み仮名をつけたものを使用した．コピーしたものに，単語を丸で囲んだり，長いところは文節で線を入れたりして，読みやすくなるよう工夫した．しかし，こうしたことには手間がかかり，すべての保護者が同様の支援ができるわけではない．家庭の協力に関しては，各家庭の事情を考慮することが必要である．

まとめ

本節では言語性の学習障害の中で，読み障害を取り上げ，その障害の背景を概観し，評価方法，および指導方法について述べた．読み障害は，改善はするが治癒することはなく，困難さは一生続く．現代のわが国において，文字を使用するスキルは，独立した社会生活を送るうえで不可欠のものである．学童期に学習の困難さとして顕在化した読み書きの困難さは，長ずるにつれ，社会生活の様々な面での高い壁となる．学習障害について，教育界では理解が進み，義務教育である小学校・中学校での支援の充実が図られ，高校・大学での支援の取り組みも広がりつつある．大学入試での配慮もなされるようになってきた．

しかし，一般社会での学習障害に対する認識は広まっているとはいえない．何の支援も受けられず，人知れぬ苦闘を続けている人が多くいる[27-30]．安定就労が困難な背景に読み書き計算などの基礎的学習スキルの問題があるという報告もある[31]．

学習障害に対する社会の認識が広まり，対応策の検討が進められることが願われる．言語臨床に携わるものにとって，学齢児の読み書きのより効果的な支援を考えるとともに，学習障害のある成人の支援を考えることが，今後の課題である．

文献

1) 文部科学省：学習障害児に対する指導について（報告），1999.
2) WHO：The ICD-10 Classification of Mental and Behavioural Disorders, Diagnostic criteria for research, 1993.（融 道男・他：ICD-10 精神および行動の障害—臨床記述と診断ガイドライン，新訂版，医学書院，2005）
3) American Psychiatric Aassociation. Diagnostic and Statistical Manual of Mental Disorders 5th edition, American Psychiatric Association Publishing, 2013.（日本精神神経学会（日本語版用語監修），髙橋三郎，大野 裕（監訳）：DSM-5 精神疾患の診断・統計マニュアル，医学書院，2014）
4) 文部科学省：通常の学級に在籍する発達障害の可能性のある特別な教育的支援を必要とする児童生徒に関する調査結果について，2012.
5) Shaywitz S：Overcoming Dyslexia. Vintage, 2005.〔藤田あきよ訳：読み書き障害（ディスレクシア）のすべて—頭はいいのに，本が読めない，PHP 研究所，2006〕
6) David Wechsler（日本版 WISC-Ⅲ 刊行委員会訳編）：日本版 WISC-Ⅲ 知能検査，日本文化科学社，1998.
7) David Wechsler（日本版 WISC-Ⅳ 刊行委員会訳編）：日本版 WISC-Ⅳ 知能検査，日本文化科学社，2010.
8) Kaufman AS, Kaufman NL（日本版 KABC-Ⅱ 製作委員会編）：日本版 KABC-Ⅱ，丸善出版，2013.
9) Kaufman AS, Kaufman NL（松原達哉・他訳）：K-ABC 心理・教育アセスメントバッテリー，丸善出版，1993.
10) 福澤周亮，平山祐一郎：教研式全国標準 Reading-Test 読書力診断検査（小学 1・2 年／小学 3・4 年／小学 5・6 年／中学生），図書文化社，2009.
11) 宇野 彰・他：小学生の読み書きスクリーニング検査：発達性読み書き障害（発達性 Dyslexia）検出のために，インテルナ出版，2006.
12) 稲垣真澄編集代表：特異的発達障害診断・治療のための実践ガイドライン—わかりやすい診断手順と支援の実際，診断と治療社，2010.
13) 大伴 潔・他編：LCSA 学童版 言語・コミュニケーション発達スケール，学苑社，2012.
14) Jack A Naglieri, JP Das（前川久男・他訳編）：DN-CAS 認知評価システム，日本文化科学社，2007.
15) 高橋省己：ベンダー・ゲシュタルト・テスト，三京房，1968.
16) Rey A：L'examen psychologique dans les cas d'encphalopathie traumatique（Les problmes）. *Archives de Psychologie*, **28**：285-340, 1941.
17) Osterrieth PA：Le test de copie d'une figure complex：Contribution à létude de la perception et la mémorie. *Archives de Psychologie*, **30**：206-356, 1944.
18) 服部淳子・他：日本の小学生の視覚認知能力の発達評価に対する Rey-Osterrieth Complex Figure Test の妥当性について，愛知県立看護大学紀要，**6**：19-25, 2000.
19) Frostig M（日本語版 飯鉢和子・他）：DTVP フロスティッグ視知覚発達検査，日本文化科学社，1977.
20) 上野一彦・他：PVT-R 絵画語い発達検査，日本文化科学社，2008.
21) 春原則子・他：標準抽象語理解力検査，インテルナ出版，2002.
22) Wagner RK, et al.：CTOPP-2：Comprehensive Test of Phonological Processing, Second Edition, Pro-Ed, 2013.
23) 天野 清：子どものかな文字の習得過程，秋山書店，1985.
24) 大石敬子：読み障害児 3 例における読みの障害機構の検討—話し言葉の問題を通して—．LD（学習障害）—研究と実践—，**6**（1）：31-44, 1997.
25) 佐竹真次・他：漢字の読み書きに困難のある子のスーパーイラスト漢字小学校 3 年編，明治図書出版，2011.
26) 山田 充：意味からおぼえる漢字イラストカード 3 年生上，かもがわ出版，2009.
27) 井上 智，井上賞子：読めなくても，書けなくても，勉強したい—ディスレクシアのオレなりの読み書き，ぶどう社，2012.
28) 品川裕香：怠けてなんかない！セカンドシーズンあきらめない—読む・書く・記憶するのが苦手な LD の人たちの学び方・働き方，2010, 岩崎書店．
29) 品川裕香：怠けてなんかない！ディスレクシア—読む書く記憶するのが困難な LD の子どもたち，2003, 岩崎書店．
30) 南雲明彦：僕は，字が読めない．読字障害（ディスレクシア）と戦いつづけた南雲明彦の 24 年，集英社，2009.
31) 厚生労働省：ニートの状態にある若年者の実態及び支援策に関する調査研究報告書（平成 19 年 3 月）．

（原 惠子）

B. 特異的言語発達障害（SLI）

はじめに

1）特異的言語発達障害とは

　定型発達児では，おおむね1歳の誕生日前後に有意味語の表出がみられ，1歳6か月～2歳頃に単語を連ねた2語発話がみられる．その後，語彙の急激な増加の時期を経て，3歳頃には多語文での表出をするようになり，就学前までに日本語の母語話者としての基本的な知識を獲得するといわれる．こうした言語発達は正常な視聴覚機能や発声発語機能などの生理学的基盤，保護者をはじめ周囲の人とのやりとりを中心とする社会相互交渉の基盤，物・事に対する認識や象徴機能などの認知的基盤の上に達成されると考えられている．

　このような言語発達の基盤に問題がなく，脳に大きな損傷を与える怪我や病気の既往歴がないにもかかわらず，言語の発達が遅れる子どもの存在は以前から気づかれており，言語発達遅滞，特発性遅滞，あるいは発達性失語と呼ばれてきた．その言語の問題は，言語理解と表出の両面に現れるが，特に表出面の問題が顕著であることが多い．

　1980年代以降，欧米でそのような言語能力に特異的な落ち込みのある子どもを特異的言語発達障害（Specific Language Impairment：SLI）としてくくり，その言語特徴を明らかにする研究がなされ，英語圏でのSLIの臨床像が明らかになってきた．

　英語圏でのSLIの臨床像が，言語体系の異なる日本語児でどのような姿として現れるかについて議論されており，今後の研究の成果が待たれる．

　本節では，まず欧米でのSLIの知見を概説し，発達初期（2～3歳），幼児期（4～6歳），学童期での言語発達の様相とその評価法を述べ，指導法を考えることにしたい．

　なお，本節では，以下SLIの表記を用いる．

2）英語圏での臨床像

　SLIの発現率は，米国の5歳児6,000名を対象とした調査において，5歳児の約7%（男子8%，女子6%）と報告されている[1]．また，英国のマンチェスターにおける7～16歳のSLI児242名の追跡調査から，SLIは言語の習得メカニズムに何らかの問題があることが原因と考えられ，成長とともに治るものではなく，青年期には言語の問題が他の領域の問題（リテラシー，学力，友人関係，精神衛生）に影響し，言語障害以上にそれら他の領域の問題が深刻になる可能性があると報告されている[2]．

　SLIの言語の問題は，主に文法面に現れるといわれている．2～3歳では言語の遅れとして現れ，4～6歳で言語での表出が伸びてきた頃に，文法の問題が顕在化する．文法の問題とは，規則性のある三人称単数現在を示す"s"（Tom goes to work. というべきなのに，Tom go to work. という）や，動詞の過去時制を示す"ed"（Tom walked to the station yesterday. というべきなのに，Tom walk to the station yesterday. という）などの動詞の形態素の習得の困難さが特徴的である．その他に，進行形のbe動詞の脱落，代名詞の誤用などの問題も指摘されている．また，SLI児にはノンワードの復唱の弱さが認められ，文法形態素の習得の困難さと音韻記憶の障害がSLIを特徴づける2つの臨床マーカーであるとされている[3]．

　SLIの文法の問題が顕在化し，診断されるのは，多くは4歳過ぎからであるが，SLI児の一部にはそれ以前にことばの遅れがみられることがある．1歳6か月～2歳6か月の子どもで，言語理解がよく，遊びの様子や身体運動，認知面，対人面に特に問題がないのに，言語表出が遅れている場合には，late talker（LT）と呼ばれることがある．LTの発現率は，2歳児の約13%（3：1の比率で男子が多い）と報告されている[4]．LTのうち

6〜17％が，通常は文レベルでの発話が盛んにみられるようになる4歳になって，前述した文法形態素の習得や音韻記憶の問題が明らかになり，SLIと診断されるという．すなわち，LTの多くは2歳後半から急激に言語が発達し，3〜4歳までに定型発達のレベルに追いつくのである．その一方で，発達初期には言語発達の遅れが認められず，LTとみなされていなかったのに，文レベルでの発話の段階になって，初めて文法の問題が明らかになる子どもが見出されている．発達初期にLTであった子どもの方が，そうでない子どもよりも，SLIの発現率が6倍高いといわれている．中には構音の問題を併発する子どももいる．

前述した言語の問題は就学前の音声言語の発達過程でみられるものである．話しことばでの問題が就学前に改善しない場合，その後，問題は治ることなく長期にわたって持続し，読みの問題を併発しやすいといわれる[5]．

このようなことをふまえると，臨床の場では，1歳6か月健診時にことばの遅れのために要観察となりフォローを受け，3歳児健診時に問題が軽減あるいは解消したかにみえても，4〜5歳頃までは注意深くその経過を追う必要があることが示唆される．

3）医学的診断と診断基準

SLIは主として言語発達障害の研究や臨床の分野で用いられる用語である．医学の分野でも言語発達を妨げる要因が認められないにもかかわらず言語発達のみが遅れる障害があることが認識されており，ICD-10[6]では，「会話および言語の特異的発達障害」（specific developmental disorders of speech and language）の項目のもとに位置付けられている．ICD-10では，症状が言語の理解面にあるのか，表出面にあるのかという観点から，「表出性言語障害」と「受容性言語障害」に分類されている．ICD-10とならぶ診断基準であるDSM-5[7]では，発達期に発症する一群の疾患をまとめて「神経発達症群／神経発達障害群」とし，その大項目のもとに，「知的能力障害（知的発達症／知的発達障害）」「自閉スペクトラム症／自閉症スペクトラム障害」「注意欠如・多動症／注意欠如・多動性障害」「運動症群／運動障害群」「限局性学習症／限局性学習障害」とならんで「コミュニケーション症群／コミュニケーション障害群」の項目を立てている．「コミュニケーション症群／コミュニケーション障害群」には，言語，会話，コミュニケーションの欠陥を特徴とする「言語症／言語障害」「語音症／語音障害」「社会的（語用論的）コミュニケーション症／社会的(語用論的)コミュニケーション障害」「小児期発症流暢症（吃音）／小児期発症流暢障害（吃音）」が下位分類項目として立てられている．SLIはこの中の「言語症／言語障害」に相当すると思われる．DSM-5では，ICD-10と異なり，言語理解・表出という分類はなされていない．DSM-5の「言語症／言語障害」の診断基準は，「A．複数の様式の（すなわち，話す，書く，手話，あるいはその他）言語の習得および使用における持続的な困難さで，以下のような言語理解または言語産出の欠陥によるもの」とし，（1）少ない語彙，（2）限定された構文，（3）話法の問題を指摘している．診断の基準としては「B．言語能力は年齢において期待されるものより本質的かつ量的に低く，効果的なコミュニケーション，社会参加，学業成績，または職業的能力の1つまたは複数において，機能的な制限をもたらしている」と記載されているだけで，具体的な遅れの基準は明記されていない．

英語圏でよく用いられているSLIの具体的診断基準としては，聴力・聴覚器官（滲出性中耳炎）の問題がないこと，中枢神経系の異常を示す脳損傷・てんかん・脳性麻痺などがないこと，発声・発語・嚥下に関する器官の形態や機能に異常がないこと，対人関係に問題がないこと，知的遅れがないこと（動作性IQは85以上）という除外診断基準を満たすこと，そして，言語能力の遅れに関して，標準化された言語テストで平均より−1.25SD以下という判定基準が示されている[8]．日本では，言語能力の標準化された検査が確立しているとはいえず，評価診断が難しいのが現状である．

評価

　前述したように，2歳頃の発話の遅れはいったん改善したようにみえても，その後，文法の障害が認められることがあるので，発達初期の言語の遅れは，4～5歳頃まで経過を観察する必要がある．

　SLIの評価は，言語以外の問題がないことを確認するために，まず，視聴覚，発声・発語・嚥下に関係する器官の形態・機能の異常の有無を確認する．

　次に，知的障害との鑑別のために，知能検査を実施する．SLIは言語の問題であるので，言語性の知能は低いことが予想され，それに影響されて，全般的な知能も平均より低くなる可能性があるので，非言語性あるいは動作性の知能が保たれているかどうかを確認する．なお，WISC-Ⅲ[9)]の言語性IQやWISC-Ⅳ[10)]の言語理解指数は，言語能力の一部分に関する評価であって，言語能力全般を示すものと解釈することは適切ではない．STは対象児者の言語力について，音韻，意味，統語，語用，あるいは，形式（音韻，形態素，統語），内容，使用など，複数の側面に関して評価し，それらをまとめて全般的言語力を捉えようとするが，WISC検査では言語をそうした観点では捉えていない．

　SLIは，文法形態素の習得の困難さと音韻記憶（特に音韻的短期記憶・ワーキングメモリ）問題が特徴であるといわれているので，評価の際には，その点に関する評価は特に丁寧に行う．しかし，文法の発達は，音韻や語彙など，言語の他の側面と密接に関連しているので，言語全般の評価が必要である．言語全般の評価は，知的発達に伴う言語の遅れなど，他の章の言語障害で扱われる評価・検査などと重複するため，ここでは簡単に紹介するにとどめ，次項で発達の各時期でみられるSLI児の姿を紹介し，その時期に必要な評価を述べる．なお，以下に紹介する検査は，それぞれ適用年齢が異なるので，子どもの年齢を考慮して，適切な検査・課題を選択してほしい．

1）言語の各側面の評価

（1）音韻面の評価

　構音の評価には，新版 構音検査[11)]を用いる．音の誤りに浮動性が認められ，誤りに一貫性がなく，音韻の問題が疑われる場合は，音韻情報処理能力の評価〔本章の「A．（2）音韻情報処理能力の評価」（50頁）参照〕を行う．

（2）意味（語彙）レベルの評価

　語彙の評価では，理解面と表出面を区別して評価すること，語彙の数だけでなく，名詞・動詞・形容詞などの語の品詞にも留意することが大切である．

　3歳以前に，語彙を詳細に把握するには，保護者が記入する日本語マッカーサー乳幼児言語発達質問紙[12)]，ASC（乳幼児のコミュニケーション発達アセスメント）[13)]の付表の100語の基本語彙チェックリスト，国リハ式＜S-S法＞言語発達遅滞検査（対象年齢：0～6歳）[14, 15)]を活用することができる．田中ビネー知能検査Ⅴ[16)]や新版K式発達検査[17)]の語彙関連項目の結果も参考になる．発達の初期には，既存の検査だけでなく，やりとりの中で，ことばかけへの反応や，相手や事物に対する子どもの働きかけの様子などの観察も大切である．

　3歳以降は，絵画語い発達検査（PVT-R）[18)]が理解語彙の検査として一般的である．理解語彙と表出を比較するには，KABC-Ⅱ[19)]の「表現語彙」と「理解語彙」を用いることもできる．言語・コミュニケーション発達スケール（LCスケール）（対象年齢：0～6歳）[20)]の「言語表出」「言語理解」の単語部分も参考になる．J.COSS日本語理解テスト（対象年齢：3歳以上）[21)]の語彙理解（第一水準；一語文理解レベル）もある．

　学童期には，標準抽象語理解力検査[22)]，学齢版言語コミュニケーション発達スケール（LCSA）[23)]の「語彙知識」「慣用句・心的語彙」を用いることもできる．

（3）語連鎖・統語の評価

　単語レベルから語連鎖という発達の過程を軸として言語能力を評価するものとしては，LCスケール，国リハ式＜S-S法＞言語発達遅滞検査，J. COSS日本語理解テスト，新版 構文検査−小児版−（対象年齢：幼児〜小学校低学年）[24]がある．

（4）談話レベルの評価

　談話レベルの評価には，質問—応答関係検査[25]（対象年齢：おおむね2〜6歳），LCSAを用いることができる．絵本を見ての語りを聞いて再生させてナラティブを評価する方法も提案されている[26]．

（5）読み書きの評価（学童期）

　学童期には，読みの問題を生じることがあるので，音声言語だけでなく読み書きの評価を含めて行う．学齢期の言語全般の評価としてLCSAがある．読み書きの評価は，本章の「A. 2. 評価」（48頁）を参照．KABC-Ⅱの習得度尺度も参考になる．

（6）音韻的短期記憶・ワーキングメモリの評価

　欧米でのSLIの研究から，SLIの問題は文法形態素の問題と音韻記憶，特に音韻的短期記憶・ワーキングメモリの問題が中核症状であるといわれている．その評価には，ITPA言語学習能力診断検査[27]の「数の記憶」（対象年齢：3歳〜），KABC-Ⅱの「数唱」（対象年齢：2歳6か月〜）「語の配列」（対象年齢：3歳〜），WISC-Ⅳの「数唱」「語音整列」が活用できる．上記の中で，KABC-Ⅱの「語の配列」の問題B（問題Aを通過した後に施行するので，学童児であると推定される）やWISC-Ⅳの「語音整列」は，ワーキングメモリの負荷が高い課題である．また，WISC-Ⅳの「数唱」は，順唱と逆唱の復唱可能スパンを比較することができる．逆唱の方がよりワーキングメモリの負荷が高いと考えられる．なお，音韻記憶と視覚記憶との差をみるにはITPA言語学習能力診断検査では，「数の記憶」と「形の記憶」の比較，KABC-Ⅱでは，「数唱」「語の配列」と「手の動作」（対象年齢：2歳6か月〜）の比較が参考になる．

（7）構音の評価

　新版 構音検査を用いる．SLI児では，機能性構音障害と異なり，誤りに浮動性が高く，一貫性のない誤りがみられることが多いので，会話などでもよく観察し，誤反応の様子を把握することが大切である．構音検査が行えない時は，家庭での会話の様子や摂食の様子などを聴取する．

2）各時期の様子と評価

（1）2〜3歳頃

①SLI児の様子：単語表出の遅れ

　言語発達の問題に気づかれるのは2歳過ぎからが多い．定型発達児では，2歳代には身の回りの事物の名称の理解や基本的な動作語の理解が成立し，"大きい"などの形容詞や色名の理解が成立し，2語連鎖の理解・表出ができる時期である．

　この時期には「ことばが出ない」「声は出るけれど，意味あることばを話さない」という訴えが多い．「お外に行こう」ということばを聞いて，一人で先に玄関に行って，靴を履いて待っているなど，ことばの理解はできているような姿がみられるにもかかわらず，有意味語を話さないという訴えが多い．「飛行機ちょうだい」といわれて，複数の絵カードから正しく絵を選んで渡すことができるのに，「これ何？」に対しては名称を答えることができない，あるいは，赤，青，黄，緑の4色の積み木を正確に分類し，「赤いのちょうだい」といわれて，相手に手渡すことができるのに，「これ何色？」という問いには答えることができない．こうした姿はLTとも称される．コミュニケーション態度はよく，自分の興味ある物を次々ともってきてみせたり，指さしして相手の注意を求め，話題を共有しようとし，表情が豊かで，気持ちが伝わりやすい．

②単語表出の遅れがみられる時期の評価

　知的レベルの確認が必要であるが，子どもに対して直接知能検査の実施が困難な時は，発達質問紙などを用いて間接的に保護者から情報を得る．子どもの遊びの様子や他者からの働きかけに対する応じ方を観察し，おもちゃ・遊具・教具への関

心の示し方，扱い方，遊びの中でみられる形・色・大小の弁別や簡単な操作の理解などから視覚認知面を中心とした，知的発達の様子をみる．

この時期の言語に関する評価は，単語レベルの言語理解と表出が主になる．前述〔「(2) 意味（語彙）レベルの評価」〕の検査が活用できる時はそれを活用する．新版Ｋ式発達検査や田中ビネー知能検査Ｖなどのデータがあれば，それらの言語に関する項目の結果が参考になる．保護者が「ことばは理解している」と述べても，生活の中には，言語以外の理解の手助けになる情報があるので，厳密に言語理解に基づいた行動かどうかあいまいになりやすい．観察場面で，観察者や保護者のことばかけに対する子どもの反応をよくみて，言語理解の様子を把握するように努める．

単語の表出がみられない場合には，笑い声の様子，発声をコミュニケーションに用いるか，発声のバリエーションはあるかなど，音声の用い方の様子，流涎の有無，表情の変化などから口腔顔面領域の感覚運動の様子，対人コミュニケーションのとり方，手段を観察する．

(2) 3～4歳頃
① SLI児の様子：語連鎖の発達の遅れ

定型発達児では助詞と語連鎖の理解が進み，自ら「～してから，～するね」などの接続詞を用いたり，「もし，～したら，～」など簡単な推論に基づいた発話がみられる時期である．ストーリーのある話が理解でき，絵本の読み聞かせを楽しみ，統語的にはよく使われる受動態の理解が成立する．

この時期の主訴は「ことばは出ているが，つながらない（語連鎖にならない）」「何か話してはいるが，ことばがバラバラで何を言いたいのかよくわからない」という訴えが多くなる．大小の丸・三角・四角の6つの選択肢から，「大きい丸ちょうだい」に応じて，形や大小の区別がつき正しいものを選んで渡すことができるが，指導者が「これは大きい丸．では，これは何？（小さい丸を指さして）」と尋ねても答えることができない．複数の絵カードから，動作語が含まれた「お母さんがバナナを食べている」「アンパンマンがりんご

を食べている」などの文を聞いて，正しい絵を選ぶことができるが，「お母さんは何をしているの？」「お母さんは何を食べているの？」と尋ねても答えられない．答える場合は，「ママ」だけ，あるいは「ママ　バナナ」などのように動詞が出にくく，助詞が脱落した，短い言語反応になる．語想起の問題がある場合も多く，浮動的に明瞭に「スプーン」といえることもあれば，適切な語彙がすぐに出てこず，食べる仕草をして「モグモグ」と擬態語で表現することもある．擬態語・擬音語や幼児語での表現は，定型発達児では，成長に伴って，4歳頃から成人語に置き換わるが，SLI児では，それらの使用が続いたり，ジェスチャーでの表現が多く使われる．

②語連鎖の発達の遅れがみられる時期の評価

この時期の評価は，語連鎖の理解と表出が中心になる．前述した検査の中から適切なもの（LCスケール，国リハ式＜S-S法＞言語発達遅滞検査，J. COSS日本語理解テスト，新版 構文検査－小児版－など）を用いることができる．既存の検査だけでなく，絵本や写真を用いた自然なやりとりの中で，子どもの言語の様子を観察することからも情報を得られる．観察では，言語の理解面と表出面をみるが，表出面では，復唱と自発での表出の様子を比較できるとよい．

発話の不明瞭さがあれば，構音検査を行う．また，構音類似運動で口腔運動機能を評価する．会話の中で，前後の文脈による単語の構音の浮動性の有無，誤りの一貫性の様子などを観察する．

(3) 4～6歳頃
① SLI児の様子：談話レベルのつまずき

定型発達児は，3歳後半頃から，文をつなげて，複数の事柄を組み合わせた内容のことを話すようになる．5歳後半頃には，話す内容や技法が質的に大きく転換し，物語の技法を用いた話（現実的なできごとから夢や想像のファンタジーの世界に移行し，再び現実に戻ったり，問題―解決の枠組みを取り入れるなど）が展開できるようになる．

SLI児はこの時期，単語を複数連ねた表出が増え，保育園や幼稚園で経験したことを伝えようと

する．しかし，できごとをうまく順序立てて話すことができなかったり，「ケンチャン　アキチャン　ブッテ　ナイタ」のように助詞が抜けた表現や，「タクチャント　ダイチャント　ゴハント　タベタ」のような，助詞の誤りが目立ち，文意がわかりにくいことが多い．「誰とご飯食べたの？」と尋ねると，「ゴハン　タベタ．ゼンブ　タベタ」のように質問の一部のことばに反応して，ややずれた応答をすることもある．「何」「どこ」「だれ」「いつ」「どうやって」「どうして」「なぜ」の入った疑問文には答えられないが，はい－いいえを求める質問の形にしたり，選択肢を示せば答えられることもある．

②談話レベルのつまずきがみられる時期の評価

この時期の評価は，談話レベルの評価が中心になる．既存の検査だけでなく数枚の連続絵を用いたり，簡単な紙芝居や絵本を用いて子どもの発話の様子をみることもよい．その際，一発話の長さ（平均発話長，Mean Length of Utterance：MLU），助詞の使用の有無，接続詞の使用の有無，構文の複雑さなどの文法面だけでなく，語る内容の起承転結など全体の構成の様子をみることが大切である．

定型発達児ではこの頃，エマージェントリテラシーといわれる文字への関心を示す行動がみられるが，SLI児の一部には，学齢期に読みの問題をもつことがあるので，文字への興味・関心の様子としりとりや「～の反対何だ」というような文字学習の先駆的なことば遊びの様子などにも留意することも必要である．また，子どもの構音に，一貫性のない浮動的な誤りがみられる時は，音韻の問題が背景にあって，学童期になると読みの問題をもつ可能性が高い場合が多い．したがって，就学を控えた時期では，構音の問題の有無の確認が重要である．

(4) 学童期

①SLI児の様子：読み書きの問題

通常は，就学前までに日本語の母語話者としての基本的な言語力を獲得するといわれている．しかし，それで言語発達は完成するわけではない．

就学前は周囲の人とのコミュニケーションを目的とした言語が発達するが，学齢期は，学習の手段，知識を得る手段として，また，思考の道具としての言語が発達する．文字言語の読み書きの比重が大きくなり，文字言語の読み書きを通して習得したことと，口頭言語でのやりとりとが相互に関連しあいながら，言語力全体が発達する．学童期以降は，特に四字熟語のような抽象的な語彙，字義通りの意味を超えた意味の広がりを示す比喩や慣用句，言い方で意味が異なる皮肉や冗談など，語彙・意味の側面，受動態・使役文をはじめとする複雑な文法の側面，さらには，人間関係の広がりとともに，状況や相手に応じて適切に言語を用いる語用の側面というように，言語のすべての側面で大きな発達が認められる．

この時期のSLI児は，日常生活での簡単なやりとりでは，本人も周囲も大きな不便を感じることはあまりない．しかし，長い文での指示や教科の説明などを聞いて即座に理解することは難しい．また，相手が質問によって内容を明確化してくれたり，ことばを補ってくれれば，1つのトピックをめぐって会話を続けることができるが，自力で事柄を順序立ててわかりやすく説明することは苦手である．すぐに適切な表現が思い浮かばず，ウィットに富んだ当意即妙なやりとりも難しく，口下手，口数が少ないという印象を与えることが多い．

読み書きに困難をもつことも少なくない．学習面に問題が生じ，言語性学習障害（Language-based Learning Disabilities：LLD）と診断されることも多い．

②読み書きの問題がみられる時期の評価

学童期の評価には，読み書きを含めた言語能力の評価だけでなく，学業全般の習得の度合いの把握も大切である．

学童期は口頭言語も文字言語も，ともに談話レベルの言語能力が重要となり，特に作文能力が重視される．話しことばと異なり，書きことばでは，非言語情報を活用することができず，すべてを言語で表現しなくてはならないので，語彙知識はも

とより，助詞，接続詞などの正確な文法の知識が求められる．語彙に関しては，特に，学習で求められる抽象度の高い語彙の検査が必要である．

学童期のSLI児の問題は，読解と作文の苦手さにみられることが多い．作文能力を評価する標準化された検査はない．作文は，観察記録，読書感想文，経験した学校行事について書くなど，内容によって求められる能力が異なる．観察記録のような時系列にそって書く内容のものと，全体の構成を考えて取り組む自由作文を比較検討することが望ましい．作文を評価する時は，文字表記（仮名文字の特殊音節表記，漢字の使用頻度や正確さなど）のほかに，接続詞の使用，構文の複雑さ，全体の構成などに留意する．それらの諸点について適切に判断するために，指導者は，教科書を読んで，各学年に求められる言語能力を把握しておくことが必要である．

保護者や担任から，学級でのコミュニケーションの様子についての情報（授業での発表で聞き手にわかりやすく説明できるか，友人とのトラブルにおいて事の経緯をうまく説明できるかなど）を得られれば，日常生活での談話を判断する貴重な情報となる．

 指導

指導は子どもの年齢，言語能力の程度によって方法を考える．指導の大きな目標は言語能力（言語理解，言語表出）の向上である．SLI児の指導は，基本的には定型の言語発達の道筋にそって進める．保護者の主訴は，ことばが遅い，単語の表出がない，ことばがつながらないといった表出面に注目しがちである．しかし，すぐに表出面にアプローチするのではなく，理解面に遅れがある場合は，まず言語理解を育てることから始める．

1) 間接的な指導の重要性

SLI児は知的問題がないにもかかわらず，言語能力に問題があるので，その子どもなりの思いや要求はあるが，それをうまく言語で表現できないことが多い．子ども集団の中での適応に助力が必要なことが少なくない．子どもへの直接の指導とともに，保護者や子どもの所属する集団（幼稚園，保育園，学校）と連携して，子どもの問題に対する理解を促し，対応を助言することも大切である．

2) 子どもに対する直接的な指導

(1) 単語の表出の遅れに対する指導

単語の表出が遅れることが主訴となるのは2〜3歳代が多い．この年齢の子どもでは，指導は子どもの興味のある遊びや活動をともにし，楽しさを共有する中で，言語刺激を与えることが中心となる．自然なやりとりの中で，子どもの言語・コミュニケーション能力の発達を援助するために開発されたインリアル・アプローチ（Inter Reactive Learning and Communication：INREAL）がある．INREALの心理言語学技法が参考になる．INREALの技法には，子どもの動作を言語化するパラレルトーク（例：子どもがミニチュアの青い車を動かしている時に，指導者が「青い車」「車走ります」などと声掛けする），指導者が自分の行っていることを言語で表現するセルフトーク（例：ままごとで，指導者がりんごを切りながら「りんごを切る」，食べる真似をしながら「りんごを食べます」などと言って遊ぶ）などがある．ことばかけは，子どもの言語能力に合わせて，ことばの種類とことばの数を考え，ゆっくりはっきり子どもに伝わるように心掛ける．子どもが模倣しやすい幼児語やオノマトペを用いることもよい．

表出の遅れが顕著な場合，子どもなりの思いがあっても，その表現手段が限られてしまう．音声言語でなくとも，子どもが伝えたい内容を何らかの方法で表現できることは，言語発達にとって望ましいことである．マカトン法を用いた関わりで，サインによるコミュニケーションを促すことができる．マカトン法は英国で開発された言語・コミュニケーションに問題のある子どもの言語指導法で，わかりやすく工夫されたサイン・シンボルを音声と同時に提示し，多感覚を活用して，コミュニケー

ションを図ろうとするものである.

型はめやパズル,色別の円輪さし,大小の円柱さしなどの視覚運動系の教材に楽しく集中して取り組めるなら,その後の指導において課題に向かう姿勢の基礎作りとなる.

◎**事例** ケンちゃんは2歳7か月の男の子.パズルが得意で,よく色や絵柄を見比べて考えながら行う様子からは,大きな知的な遅れはないと思われた.要求は「あっ,あっ,あっ」という声とともに,ほしいものを指さしてお母さんの顔をみて伝え,動作,発声,視線,表情などを駆使して豊かな表現力で気持ちを伝えていた.しかし,時にはケンちゃんの思いがうまく伝わらないことがあり,泣いて癇癪を起こし,母親を困惑させることもあった.ケンちゃんの指導では,ケンちゃんの好きなパズルをしながら,「パッチーン」「ぴったり」「線路できた」など声掛けをした.そのうちに,パズルをはめる時に自分で「パ」「ピ」「たー」といって,上手にはまったことを拍手して喜ぶようになった.また,ままごとをしながら,マカトンサインと一緒に,「バナナちょうだい」「りんごおいしいね」「もう,おしまい」などのことばかけを行った.それを続けているうちに,嫌なことに対しては,「おしまい」のサインを示すようになり,それに対して大人が言語で「おしまいにしようね」と応じると癇癪を起こすことがなくなった.発声を促すために,動物のペープサートを用意し,ケンちゃんが「おーい」と呼ぶと,頭やしっぽなどが少しずつみえるような遊びを行った.はじめは口型模倣をする様子がみえ,やがて,声と同期するようになった.明瞭に「おーい」が言えた時には,ケンちゃん自身が驚いた様子で,言う速さや,声の大きさを変えて,何度も繰り返していた.それ以降,イントネーションに変化がつき,母音,両唇音と音のバリエーションが増え,ワードパーシャルでの表出や,やや不明瞭ながら単語の表出がみられるようになった.

(2) 語連鎖・談話の遅れに対する指導

定型発達児は特に意識的な指導をしなくても,生活の中での自然なやり取りから語彙を広げ,文

法規則を抽出し,言語を発達させる.しかし,文法規則の習得に問題をもつSLI児には,学ぶべきこと,文法規則などを明示的に示す必要がある.とはいえ,就学前の子どもに,第二言語として英語を学ぶような,文法事項を言語で説明する形で指導することは適切ではない.子どもにとって自然な形でのやり取りの中に,指導ターゲットを埋め込ませて,何回も聞き,言う機会を設けることで,子どもの習得が促進されることが期待される.

遊びの中で,あるいは,絵本や紙芝居を読み聞かせながら,ターゲットとする表現がいろいろな形で子どもに繰り返しインプットされるよう工夫する.例えば,「〜が〜を〜する」をターゲットとするなら,『ノンタンぱっぱらぱなし』[28]の絵本をみながら,「ノンタンが本を投げてる」「ノンタンがボールを投げてる」「うさぎさんがノンタンを怒ってる」「ノンタンがベロを出してる」などと,その構文を用いて話しかける.必ずしも子どもに復唱することを求めないが,もし,子どもから,「ノンタン ポーン」や「ノンタン ホン ポーン」などの表出がみられたら,指導者は「ノンタンが本をポーンしてるね」と目標とする形(この場合は,子どもが用いた擬態語に助詞を付加した形にしている)にして,応答する.子どもが正しい形で表現できた時は,ポジティブなフィードバックを行う.主語や目的語,動詞それぞれの要素にバリエーションをもたせて行う.

次に,絵本や絵カードをみながら「誰が食べているの?」「ママは何を食べているの?」など尋ね,応答を求める.(お母さんがパンを食べているカードに対して)「ママ」「パン」あるいは「ママ,パン」などと子どもが反応した場合,「ママがパンを食べているね」と目標とする形で応答する.これも主語や目的語,動詞などの要素をいろいろ変化させて行う.様々なバリエーションで何度も経験することによって,子どもが目標とする文法の項目に注目し,文法規則や文のパターンを習得することが期待される.このような応答を,目の前の物に対して行い,次に,子どもにとって直前に経験したこと(非眼前事象)に対して行い(「誰

と来たの？」「お昼は何を食べたの？」など），文法規則の習得の定着を促す．幼稚園や保育園での行事や家庭での一コマなど，子どもが経験した写真を題材とすると，表現意欲が高まる．

談話レベルの指導では，数枚の連続絵を用いることが多い．指導者が表現するのを聞いてから，再生させる．ランダムに並べたカードを子どもに正しい順序に並べさせて，それを言語で表現させるなど，子どもの能力に応じたやり方が考えられる．子どもの言語力に応じて適切なねらいを定める〔助詞は抜けているが複数の要素が入った言語表現，助詞を正しく使用した言語表現，全体の流れ（各絵の関係性）を接続詞を用いて表現するなど〕ことが大切である．

簡単な工作やゲームなどを取り入れ，経験したことについて，手順やルールを言語化することは，モチベーションを高め，よい指導課題となる．

設定された言語指導場面だけでなく，日々の生活経験の中でも，目標表現に接する機会が多くもてれば，指導事項のより一層の定着が期待できるため，家族との連携を密にとることが望まれる．

◎事例　ヒロくんは4歳のヒーローごっこが好きな男の子．母親が「今日幼稚園で何したの？」と聞くと，いつも「楽しかった」と答え，「お弁当おいしかった？」に対しては，「おいしかった」と判で押したような同じ答えをしていた．ヒロくんに「"お母さんがりんごを食べている"のはどれ？」と問うと正しい絵を選べるが，同じ絵をみせて「お母さんは何をしているの？」と尋ねると，「食べてる」とだけ答え，「何食べてるの？」と聞けば，「りんご」と答えた．「まねっこしていってみて，"おかあさんがりんごを食べてる"」と復唱を促すと「おかあさん食べてる」と2語連鎖での復唱となり，3語連鎖での表出は難しかった．そこで，3枚の白いカードを並べて，1枚目に母親を表わすシンボル（筆者はマカトンシンボルを使用した），2枚目にりんごのシンボル，3枚目に"食べる"を示すシンボルを記し，指導者が「お母さんが，りんごを，食べている」と要素ごとにカードを1枚ずつ指さしながら聴覚的に提示し

た後，復唱を求めると，カードを1枚ずつ指さしながら「お母さんが／りんご／食べてる」と，助詞は抜けたものの3要素をいれて言うことができた．その後，りんごをバナナに替えた絵をみせて，指導者が「お母さんが」と言い始めると，ヒロくんが続けて，自分でカードを指さしながら，「お母さんが　バナナを食べてる」と言うことができた．目的語のバリエーションを増やして同様に行った．その後ヒントカードを裏返し，3枚の白紙を並べて同様のことを行うと，シンボルがなくても，1枚ずつポインティングしながら，すべての要素を入れて言うことができた．さらに，主語，目的語，動詞をいろいろ変えて練習したところ，カードなしでも3要素の表現ができるようになった．ワーキングメモリの弱さを視覚的なヒントで支え，3語連鎖を繰り返して経験することを通して，文法構造が定着したものと思われる．シンボルマークではなく，品詞ごとに異なる色のカードを用いることもできる．

（3）学童期の指導

読み書きに問題がある時は，本書の読み書き障害の指導を参照して，重症度に合わせた指導を行う〔本章の「A．3．指導」（53頁）参照〕．文の構成，助詞の使用に問題がある時は，「□が　□を　□」「□が　□に　□を　□」など，文の構造の枠組みを文字を使って視覚的に提示して，意識させる．作文は，トピックに関して口頭でやりとりをして，いくつかのキーワードを書き出し，展開の順に並べ，それらをもとに，上記の文の枠組みを用いてセンテンスを作り，つなげる．読解については，文章の内容について質問に答える形で理解を促す．「誰が」「何を」「誰に」などを問う質問文を提示し，疑問詞と助詞から各要素のセンテンス内の役割（動作主，動作対象など）を意識させる．文中から内容や助詞を手掛かりに，それぞれ動作主，動作対象などに相当する語を探させ，正しい文型で答えさせる．高学年ではこうした積み重ねによって，内容理解が成立した後，キーワードを提示して，内容を要約させることを行うとよい．

◎**事例** タカちゃんは小学校2年生の男の子．就学前の幼稚園年長の時に，発音がはっきりしないということで紹介された．理解語彙は年齢相当であったが，構音は浮動性の高い誤りが目立ち，「オトコノコ」が「オノコノコ」や「オコーコ」「オコーノコ」など，その都度異なった言い方をしていた．音韻意識が未熟で，年長児の時に音韻分解ができなかった．絵カード呼称を，手を叩きながら行うようにしたところ，構音が一気に改善した．しかし，単語の中に特定の音があるかどうかは，絵カードをみて判断することはできなかった．

就学後，文字の読み書きの問題が顕在化した．そこで，平仮名一文字をキーワード法で指導し，単語，文の読みに進めた．

言語表出はとても拙く，語連鎖での表出がみられる時もあるが，単語をなかなか想起できず，「あのさ，あのさ，描いてもいい？」と絵で表現することが多かった．言語指導では，彼が描く絵を用いて，「～が～に～を～」のように文字を使って構文の枠組みを示し，言語化した．簡単なストーリーを聞かせてから，各場面の絵を描かせたり，簡単な工作をしてその手順を絵に描かせ，それをもとに，「はじめに／次に／そして／最後に」などの時系列に関係する接続詞や，「だから／しかし」「～ので／～なのに」などの接続詞・接続助詞を示して，文を作った．

4 まとめ

SLIは，特に言語発達に影響すると思われる問題がないにもかかわらず，言語の発達が遅れ，特に言語表出の問題が顕著にみられる障害である．4歳を過ぎて，ある程度の言語表出が増えてきた時期に，文法習得の問題によって診断されることが多い．英語圏では，文法形態素の問題に関する知見が多く得られているが，それに相当するものが日本語でどのようにみられるのかについては，未だ明確ではない．

発達初期から言語の遅れを持続して示す子ども，発達初期には特に言語の遅れは認められなかったが，4歳頃に問題が顕在化する子ども，あるいは発達初期の言語の問題がいったん解消したかにみえて，その後再び問題が生じる子どもなど，いろいろな言語発達の道筋をたどる子どもがいることが知られている．

構音の問題のある子どももいるが，すぐに解消する場合もあれば，学齢期まで持続する場合もあり，構音の問題が持続する場合には，就学後に読み書きの問題が生じることが多いといわれている．構音障害の既往歴はなくても，言語の問題が持続し，読み書きの問題をもつ場合もある．

英語圏で示されているようなSLIの文法マーカーのようなものが，日本語にはあるのか，あるとするなら，どのような形で現れるのかということとともに，SLIとしてくくられる子どもの多様性を明らかにしてサブタイプに分け，多様性を生み出す背景を明らかにすることが，今後求められている．

文献

1) Tomblin JB, et al.: Prevalence of specific language impairments in kindergarten children. *Journal of Speech, Language and Hearing Research*, **40** : 1245-1260, 1997.
2) Norbury CF, et al.: Understanding developmental Language Disorders From theory to practice. Psychology Press, 2008.（田中裕美子監訳『ここまでわかった言語発達障害 - 理論から実践まで―』医歯薬出版, 2011）
3) Conti-Ramsden G, et al.: Psycholinguistic markers for specific language impairment (SLI). *Journal of Child Psychology and Psychiatry*, **42** : 741-748, 2001.
4) Zubrick SR, et al.: Late language emergence at 24 months: an epidemiological study of prevalence, predictors, and covariates. *Journal of Speech, Language, and Hearing research*. **50** (6), 2007.
5) Catts HW, et al.: A Longitudinal investigation of reading outcomes in children with language impairments. *Journal of Speech, Language and Hearing Research*, **45** : 1142-1157, 2002.
6) WHO: The ICD-10 Classification of Mental and Behavioural Disorders, Diagnostic criteria for researc, 1993.（融 道男・他：ICD-10 精神および行動の障害―臨床記述と診断ガイドライン, 新訂版, 医学書院, 2005）
7) American Psychiatric Aassociation: Diagnostic and Statistical Manual of Mental Disorders 5th edition, American Psychiatric Association Publishing, 2013.（日本精神神経学会（日本語版用語監修）, 高橋 三郎, 大野 裕（監訳）：DSM-5 精神疾患の診断・統計マニュアル, 医学書院,

2014)
8) Leonard CM, et al.：Anatomical risk factors that distinguish dyslexia from SLI predict reading skill in normal children. *Journal of Communication Disorders*, **35**：501-531, 2002.
9) Wechsler D（日本版 WISC-Ⅲ刊行委員会編）：日本版日本版 WISC-Ⅲ知能検査，日本文化科学社，1998.
10) David Wechsler（日本版 WISC-Ⅳ刊行委員会訳編）：日本版 WISC-Ⅳ知能検査，日本文化科学社，2010.
11) 日本聴能言語士協会（構音検査法委員会），日本音声言語医学会（機能的構音障害検査法委員会）：新版 構音検査，千葉テストセンター，2010.
12) Fenson L, et al.（日本版 小椋たみ子，綿巻 徹）：日本語マッカーサー乳幼児言語発達質問紙 語と身振り版，語と文法版，京都国際社会福祉センター，2004.
13) 長崎 勤，小野里美帆：乳幼児のコミュニケーション発達アセスメント（ASC）．コミュニケーションの発達と指導プログラム 発達に遅れをもつ乳幼児のために，日本文化科学社，1996.
14) 小寺富子・他編著：国リハ式＜S-S 法＞言語発達遅滞検査，改訂第 4 版，エスコアール，1995.
15) 小寺富子・他編著：国リハ式＜S-S 法＞言語発達遅滞検査マニュアル，改訂第 4 版，エスコアール，1998.
16) 一般財団法人 田中教育研究所編著：田中ビネー知能検査 V，田研出版，2003.
17) 生澤雅夫・他編著：新版 K 式発達検査 2001 実施手引書，京都国際社会福祉センター，2002.
18) 上野一彦・他：PVT-R 絵画語い発達検査，日本文化科学社，2008.
19) Kaufman AS, Kaufman NL（日本版 KABC-Ⅱ製作委員会訳編）：日本版 KABC-Ⅱ，丸善出版，2013.
20) 大伴 潔・他：LC スケール増補版 言語・コミュニケーション発達スケール，学苑社，2013.
21) 中川佳子・他：J.COSS 日本語理解テスト，風間書房，2010.
22) 宇野 彰監修：標準抽象語理解力検査（SCTAW），インテルナ出版，2002.
23) 大伴 潔・他：LCSA 学齢版 言語・コミュニケーション発達スケール，学苑社，2012.
24) 藤田郁代，三宅孝子：新版 構文検査－小児版－ Syntactic Processing Test for Children -Revised（STC），千葉テストセンター，2016.
25) 佐竹恒夫・他：質問－応答関係検査，エスコアール，1997.
26) 田中裕美子：特集Ⅰ＜小児の言語評価＞ナラティブを用いた言語評価．コミュニケーション障害学，**33**：27-33，2016.
27) Kirk SA, et al.：ITPA 言語学習能力診断検査（旭出学園教育研究所・他訳），日本文化科学社，1992.
28) キヨノサチコ：ノンタンぱっぱらぱなし，偕成社，1986.

（原　惠子）

第4章 小児の機能性構音障害

Speech Sound Disorders in Children

1 はじめに

　構音の問題は，小児の臨床において対応することが多く，また様々な障害に伴う[1]．いわゆる機能性構音障害は，構音器官の形態や機能，聴力，言語発達や知的能力に問題がなく，原因が明らかでない構音障害と定義されている[2]．そのため，機能性構音障害と診断するためには，構音の評価だけでなく，上記の問題を除外するための包括的評価が必要である．

　また，機能性構音障害は原因が特定できない構音障害であるが，適切な評価・診断と訓練により正常構音の獲得が可能な構音障害である．

2 検査・評価

　まず情報収集を行い，主たる問題である構音の誤りの有無とその特徴を明らかにするために，構音検査を実施する．構音障害の原因あるいは関連要因を探るために構音器官の形態と機能検査，随意運動発達検査，言語発達検査，知能検査，聴力検査などを実施する．これらの検査結果を総合して機能性構音障害の鑑別診断を行う．小児の評価では，対象児は言語獲得途上であるという視点をもち，構音獲得基準[2]に照らし合わせ，検査結果が正常を逸脱しているのか，構音獲得が遅れているだけなのかを診断する．構音獲得は個人差が大きいことに留意する．

1) 情報収集

　表1に示す主訴，現病歴，生育歴，発達歴，既往歴・合併症などを聴取する．

2) 構音の評価

　構音の評価には，聴覚的評価を中心にした構音検査と機器を用いて構音動態を観察する方法がある．

(1) 新版 構音検査［図1〜8］

◎**目的**　構音障害の評価・診断，構音治療の適応を判断し，構音治療の内容について具体的指針を得るための臨床検査である．

◎**概要**　対象児に直接実施する会話の観察，単語検査，音節検査，音検査，文章検査，構音類似運動検査と検査実施後に行う結果の分析とまとめから構成され，単語検査を主検査として位置づけている．3歳頃から実施可能である．

◎**実施上の基本原則**　音の正誤を音節単位で聴覚的に評価すると同時に構音操作を観察する．音の誤り方は国際音声記号（International Phonetic Alphabet：IPA）を用いて表記し，構音操作については口唇の閉鎖，舌の偏位などできるだけ詳細に記述する．必要に応じて録音・録画しておくと繰り返しの評価や他の言語聴覚士（ST）との聞き合わせができる．

①会話の観察［図1：シート1］

◎**目的・視点**　全体的な発話特徴（声，共鳴，構音，プロソディ）と会話の明瞭性をみる．

◎**方法**　家族，好きな食べ物やテレビ番組など身近な話題を提供し，簡単な会話を行う．

②単語検査［図1：シート1］

◎**目的・視点**　習慣性の構音の状態をみる．すべての語音の正誤，誤りの種類と置換・歪みの内容をみる．誤り音の構音操作の特徴をみる．音声環境や語内位置による誤りの起こり方や誤り方の一貫性をみる．

◎**方法**　絵カード（50語）を呼称させる．自発を原則とする．

③音節検査［図2：シート2］

◎**目的・視点**　音節レベルでの構音の状態をみる．誤り音の構音操作を観察する．

◎**方法**　単語検査で誤った音を音節単位で復唱させる．構音操作は，［a］を先行させて［aka, aka, aka］のように復唱させると観察しやすい．奥舌，軟口蓋に関しては，ペンライトを用いて観察するのが望ましい．

④音検査［図2：シート2］

◎**目的・視点**　音（子音）レベルでの構音，被刺激性をみる．被刺激性とは，誤り音が強力な聴覚刺激およびその他の手がかりを与えることにより，正しい音に変化するかどうかである．

◎**方法**　音節検査で誤った音について，構音操作を示したり強い刺激を与えたりして音に注意を向けた状態で，音（子音）レベルで復唱させる．

⑤文章検査［図3：シート3］

◎**目的・視点**　文レベル・連続発話での構音の状態をみる．

◎**方法**　検査文を自然な発話速度で復唱させる．

⑥構音類似運動検査［図4：シート4］

◎**目的・視点**　目的とする音の構音操作に類似する構音器官の構えや動作を随意に行うことができるかをみる．評価の対象は音ではなく構音器官の構えと動作である．

◎**方法**　音検査で誤った音について，検査者の指示とモデルの模倣により行う．

⑦結果の分析とまとめ［図5〜8：シート5〜8］

◎**目的・視点**　構音障害の診断，構音訓練の適応，構音訓練の計画立案のための具体的方針を得る．

◎**方法**　まず主検査である単語検査について分析を行い，次にその結果を他の検査結果と比較して分析とまとめを行う．最後に，各検査間の誤りの相違，発達の視点からの特徴，発話の明瞭性などを総合的に検討し，治療方針を立てる．

(2) 構音の誤りの種類

　構音の誤りは，聴覚的に**表2**に示す省略・置換・歪みに分類される．

　表3は小児にみられる特徴的な構音の誤り，

表1　情報収集の項目

項目	聴取内容
主訴	現在ことばに関して困っていることは何か 発音以外の問題はないか
現病歴	問題に気づいた時期と症状 現在までの症状の経過（変化なし・改善・増悪）
生育歴	在胎期間，出生時体重，周産期の問題など
発達歴 　運動発達 　言語発達	 定頸・始歩の時期など 初語・二語文の出現時期，文字学習の進度など
既往歴・合併症	特に構音発達に関連する疾患の罹患・合併 （例：舌小帯短縮症，滲出性中耳炎，アレルギー性鼻炎など）
受診歴・治療歴	主訴に関するこれまでの他施設の受診・治療
家族歴	両親，きょうだいなどに同様の問題をもつ人がいるか
その他	摂食の状況など

新版 構音検査

氏 名：	1．会話の観察
実 施： 　年　　月　　日 生年月日： 　年　　月　　日 年 齢： 　歳　　月 検 査 者：	① 構音の特徴 ② 声・プロソディ ③ 会話明瞭度（ 1　2　3　4　5 ） ④ その他

２．単語検査

1 paɴda	2 poketto	3 basu	4 budo:	5 mame	6 megane	7 mikaɴ	8 taiko
9 toke:	10 terebi	11 deɴwa	12 naiteru	13 neko	14 niɴdʑiɴ	15 kani	16 koppu
17 ke:ki	18 kutɕi	19 kiriɴ	20 gakko:	21 gohaɴ	22 gju:nju:	23 sakana	24 sora
25 semi	26 suika	27 tsukue	28 dʑo:	29 dzuboɴ	30 ɕiɴbuɴ	31 tɕo:tɕo	32 tɕi:sai
33 dzaɴkeɴ	34 dzu:su	35 dʑiteɴɕa	36 ɸu:seɴ	37 çiko:ki	38 happa	39 hasami	40 rappa
41 robotto	42 re:dzo:ko	43 riɴgo	44 jakju:	45 jukidaruma	46 aɕi	47 aɕiru	48 eɴpitsu
49 usagi	50 inu						

特記事項： 器質性要因　運動性要因　聴覚性要因　発達障害　知的障害

シート1

図1　新版 構音検査【シート1】[3]

３．音節検査

氏名：　　　　　　　　　（　　；　　）　実施：　　年　　月　　日

		破裂音（無声）					構音操作	破裂音（有声）					構音操作	鼻　音					構音操作
唇		pa po pe pu pi pja pjo pju						ba bo be bu bi bja bjo bju						ma mo me mu mi mja mjo mju					
舌先	歯茎	ta to te						da do de						na no ne nu ni nja njo nju					
奥舌	軟口蓋	ka ko ke ku ki kja kjo kju						ga go ge gu gi gja gjo gju											

		摩擦音（無声）				破擦音（無声）				破擦音（有声）			
舌先	歯茎	sa so se su				tsu				dza dzo dze dzu			
舌端	歯茎硬口蓋	ɕa ɕo ɕu ɕi				tɕa tɕo tɕu tɕi				dʑa dʑo dʑu dʑi			

		摩擦音（無声）				弾　音					接近音		
唇		ɸu									唇	wa	
前舌	硬口蓋	ça ço çu çi				ra ro re ru ri rja rjo rju					前舌	硬口蓋	ja jo ju
声門		ha ho he aha oho ehe uɸu içi				舌先 歯茎 ara oro ere uru iri					母　音		
										a o e u i		

４．音検査

音声見本	反　応	音声見本	反　応

シート2

図2　新版 構音検査【シート2】[3]

77

5．文章検査

① こうえん に いきました
ko:ɛn ni ikimaɕita

すべりだい と ぶらんこ で いっぱい あそびました
suberidai to buraɴko de ippai asobimaɕita

うち に かえって つめたい ジュース を のみました
utɕi ni kaette tsumetai dʑu:su o nomimaɕita

② あした は うれしい たんじょうび です
aɕita wa ureɕi: taɴdʑo:bi desu

おともだち と いっしょ に いちご の ケーキ を たべます
otomodatɕi to iɕɕo ni itɕigo no ke:ki o tabemasu

プレゼント は きいろい かさ と ながぐつ です
puredʑeɴto wa ki:roi kasa to nagagutsu desu

シート3

図3　新版 構音検査【シート3】 [3)]

6．構音類似運動検査

氏名：　　　　　　　　　（　：　）　実施：　　　年　　　月　　　日

構音器官	音		課題と実施方法	評価項目の結果	課題の判定結果 1回目	2回目
口唇	Φ	1	検者の手のひらを吹く	口唇の狭め（できる・できない）、呼気流出（できる・できない）		
	p・b	2	口唇を閉鎖して、呼気をため破裂させる	口唇閉鎖（できる・できない）、呼気ため（できる・できない）、両唇で破裂（できる・できない）		
		2-1	2ができない場合、頰をふくらませる、ふくらませた頰を自分で押して破裂させる	頰をふくらまし（できる・できない）、両唇で破裂（できる・できない）		
	m	3	口唇をとじて、そのまま声を出す（ハミング）	口唇閉鎖（できる・できない）、鼻音（できる・できない）		
舌	s・ɕ	4	上下顎前歯の間から舌を平らに出し、舌と上顎前歯の狭めを作り、呼気を正中から出す	舌挺出・舌平ら（できる・できない）、舌と上顎前歯の狭め（できる・できない）、正中からの呼気流出（できる・できない）		
		4-1	4ができない場合、上下顎前歯の間から舌を平らに出し狭めをつくる	舌挺出・舌平ら（できる・できない）、舌と上顎前歯の狭め（できる・できない）		
		4-2	4-1ができない場合、上下顎前歯の間から舌を平らにだし、維持する	舌挺出・舌平ら・維持（できる・できない）		
	t・d	5	上下顎前歯の間から舌を平らに出し、閉鎖を作り破裂させる	舌挺出・舌平ら（できる・できない）、舌と歯（茎）の破裂（できる・できない）		
		5-1	5の破裂ができない場合、上下顎前歯の間から舌を平らに出して閉鎖をつくり、下顎を連続開閉させる	舌挺出・舌平ら・維持（できる・できない）、開閉2回以上（できる・できない）		
		5-2	5-1ができない場合、上下顎前歯の間から舌を平らに出し、維持する	舌挺出・舌平ら・維持（できる・できない）		
	n	6	上下顎前歯の間から舌を平らに出し、閉鎖した状態で声を出す	舌挺出・舌平ら（できる・できない）、鼻音（できる・できない）		
	r	7	開口したまま舌先を挙上させ、舌先を上顎前歯の裏につける	開口（できる・できない）、舌先の挙上（できる・できない）		
	k・g	8	開口したままで[ンー]をいう	開口維持（できる・できない）、奥舌の挙上（できる・できない）		
喉頭	h	9	開口して「ハーッ」と強く息をはく	「ハーッ」と強く息をはく（できる・できない）		

シート4

図4　新版 構音検査【シート4】 [3)]

78　第4章　小児の機能性構音障害

単語検査まとめ1　　　氏名：　　　　　　（　：　）　実施：　　年　　月　　日

	破 裂 音 （無 声）					破 裂 音 （有 声）					鼻 音				
唇	pa	po	pe	pu	pi	ba	bo	be	bu	bi	ma	mo	me	mu	mi
	1	2				3			4		5		6		7
	38		16	48		29		30	10		45		5		25
	40					41									39
舌先 歯茎	ta	to	te			da	do	de			na	no	ne	nu	ni	nju
	8	9	10				11				12		13		14
		2	12			1	4				23		6	50	15	22
	41	35				45									
奥舌 軟口蓋	ka	ko	ke	ku	ki	kju	ga	go	ge	gu	gi	gju			
	15	16	17	18	19		20	21				22			
	7	8	2	27	17	44	6	43			49				
	23	13	9		37										
	26	20	33		45										
	37														
	42														

	摩 擦 音 （無 声）				破 擦 音 （無 声）		破 擦 音 （有 声）				
舌先 歯茎	sa	so	se	su		tsu	dza	dzo	dze	dzu	
	23	24	25	26		27	28		29		
	32		36	3		48	42				
	39		34								
	49										
舌端 歯茎硬口蓋	ɕa	ɕo		ɕu	ɕi	tɕa	tɕo		tɕu	tɕi	dʑa	dʑo		dʑu	dʑi
					30	31			32		33			34	35
	35				46	31			18						14
唇	Φu				弾 音				接 近 音		
	36				ra	ro	re	ru	ri	ja	jo	ju
前舌 硬口蓋	ça	ço		çu	çi	舌先 歯茎	40	41	42		43	前舌 硬口蓋	44		45
				37			24		10	12	19				
			47						45						
									47		wa		
声門	ha	ho	he		母 音				唇	11		
	38, 39				a	o	e	u	i			
	21				46, 47	48	49	50		-N	7	14	19	21	29	30	33	36
						27		8	26	-N~	1	11	14	30	33	35	43	48
							12	32				

シート5

図5　新版 構音検査【シート5】 [3]

単語検査まとめ2　　　氏名：　　　　　　（　：　）　実施：　　年　　月　　日

構音方法	構音位置	両唇音	歯茎音	歯茎硬口蓋音	硬口蓋音	軟口蓋音	声門音
破裂音	無声	p	t			k	
	有声	b	d			g	
摩擦音	無声	Φ	s	ɕ	ç		h
破擦音	無声		ts	tɕ			
	有声		dz	dʑ			
弾き音	有声		r				
鼻音	有声	m	n				
接近音	有声	w			j	(w)	

正：○　±：⊗　誤：×

a
i
u
e
o

列障害： なし ・ あり（ 側音化構音・鼻咽腔構音・その他 ）

シート6

図6　新版 構音検査【シート6】 [3]

79

構音検査の結果

氏名：　　　　　　　（　：　）　実施日：　　年　　月　　日

1．単語検査

1）母音：母音の誤り　なし・あり

（1）誤り音の種類（いつも誤るときは×、正しい音があるときは⊗を記入する）

（2）誤り方（誤り方が一貫していないときは手引きを参照して記入する）
　　　例　e → ɛ に近い歪み、i, u → 鼻咽腔構音

2）子音：子音の誤り　なし・あり

（1）誤り音の種類（いつも誤るときは×、正しい音があるときは⊗を記入する）

＊　⊗の場合、後続母音および語内位置の条件は誤り方の欄に記入する（記入例参照）

（2）誤り方（誤り方に一貫性がないときは後続母音、語内位置などの条件を付記する
　　　　　　正誤に一貫性のない音についても同じ手順でここに記入する）

目標音	条件	誤り方		目標音	条件	誤り方
例　k	−a, o, u	→ t				
	−e, i, j	→ 側音化構音				
g	−a, o, u	→ d				
	−e, i, j	→ 側音化構音				

（続き）　目標音　条件　誤り方　　　　　　　目標音　条件　誤り方

2．音節検査・音検査・文章検査のまとめ

実施した検査は（　）の中に√をつける

音節検査・音検査・文章検査の結果と単語検査結果を比較し、音の正誤・誤り方など
違いがあれば記入する

音節検査（　）　音検査（　）

文章検査（　）

3．構音類似運動検査結果

実施した主課題番号と最終結果を（＋・−）で記入する

例　4　（＋）
　　5　（−）

シート7

図7　新版 構音検査【シート7】[3]

総まとめ

氏名：　　　　　　　（　：　）　実施日：　　年　　月　　日

1．構音のまとめ

1）単語検査のまとめ

（1）母音の誤り　なし・あり　　子音の誤り　なし・あり

（2）誤りの一貫性　正誤　　　　　　　　誤り方

（3）誤り音に共通する誤り方の特徴、誤り音に共通する構音特徴からのまとめ
　　（構音位置・構音様式・有声・無声など…シート5、6参照）

① 省略が多い（　）置換が多い（　）歪みが多い（　）　該当する（　）に√を記入する

② 特異な構音操作の誤りと列障害の視点からのまとめ
　　特異な構音操作の誤り　なし・あり　　列障害　なし・あり
　　該当音を列挙する　例　声門破裂音 p, t, k　　鼻咽腔構音 u, ウ列音, s, ts, dz
　　　　　　　　　　　　　口蓋化構音 t, d, n　　側音化構音 i, イ列音, s, ts, dz

③ 構音位置・構音様式・有声・無声など音声学的視点からのまとめ

2）単語検査・音節検査・音検査・文章検査・構音類似運動検査の比較

3）発達の視点からの特徴
　発達途上に多い省略や置換の誤り傾向　なし・あり
　語の音の配列の誤り（音節の脱落・音位転換・音の付加・同化）　なし・あり

2．声の異常・プロソディーの異常：なし・あり

3．発話の明瞭性

会話明瞭度　1・2・3・4・5

会話にみられる構音の特徴

発話不明瞭で構音できている音が少ない場合は出ている音を列挙する

4．検査時の様子・態度など

5．関連要因：器質性要因・運動性要因・聴覚性要因・発達障害など

6．方針：経過観察・精密検査・訓練・終了など

シート8

図8　新版 構音検査【シート8】[3]

80　　第4章　小児の機能性構音障害

表4は特異な構音操作の誤り（異常構音）の種類である．これらの誤りは聴覚的評価のみでは判定が難しいことがあるので，外鼻孔閉鎖（鼻咽腔構音），鼻息鏡による呼気流出部位の確認（側音化構音，鼻咽腔構音）などの補助的手段を併用するなどして鑑別診断を行う．側音化構音は機能性構音障害の中でもっとも頻度の高い特異な構音操作の誤りである．

◎留意点　構音検査の実施手順は比較的容易であるが，瞬時に音の正誤と誤り方（音と構音操作）を判定しなければならない点が難しい点である．即時に判定できるように市販の音声サンプル[4]を繰り返し聴取し耳を鍛えておく．異常な音声が聴取された時は必ず構音操作を確認する習慣を身につけることが異常音声の判定に不可欠である．

◎結果の分析　表5の項目について分析し構音の誤りの特徴を明らかにする．

◎結果への対応　分析結果から，構音獲得途上にあるのか（誤りに正誤の一貫性がない，自発では誤っている音が聴覚・視覚刺激により正しい音に変化するという被刺激性がある），構音獲得が遅れているのか，異常な構音を習得しているのかを判断する．発達年齢などを考慮して構音訓練の適応を検討する．また，訓練を行う際は，分析結果に基づき訓練音・訓練方法を決定する．

◎構音障害と鑑別が必要な発話の誤り　音節の脱落（ひこうき→こうき），音位転換（てれび→てべり），同化（こっぷ→ぽっぷ），付加（でんわ→でんわん）は構音の誤りではなく，語の音の配列の誤り，音節構造の誤りといわれるものである．これらの誤りは音韻発達の未熟さを示すもので，言語発達とともに自然治癒する．

（3）機器を用いた構音動態の観察

目的に応じてパラトグラフィ（舌と口蓋の接触様式の観察），鼻咽腔内視鏡検査（鼻咽腔部の観察），超音波診断装置（舌の運動量の観察）などが利用できる[5]．

3）構音器官の形態と機能検査

◎目的　構音障害の原因あるいは関連要因を検討するために行い，構音の誤りと器質的問題との関係を明らかにする．「発音不明瞭」を主訴に来院

表2　構音の誤り（聴覚的分類）

構音の誤り	特徴	例
省略	音節の子音が抜けて後続の母音のみが聞こえる	[happa] → [appa]
置換	音節の子音部分が日本語の他の子音に聞こえる	[sakana] → [tatana]
歪み	省略，置換に分類されない誤り．目標音とわずかに違って聞こえるものから語音が判別できないものまで様々な程度がある．特異な構音操作の誤り（異常構音）は歪みに分類される	[sakana] 歯間化

表3　小児にみられる構音の誤り

誤りの種類	内容
発達途上の構音の誤り（未熟構音，幼児音）	獲得していない音を省略したり，構音位置・構音方法が近い音に置き換える誤り（例：[s] → [t]，[k] → [t] など）
特異な構音操作の誤り（異常構音）	日本語にはない特異な構音操作により産生される誤り［表4］．歪みに分類される
その他の誤り	上記以外の誤り（例：[t, d] → [k, g]，[s] → [f]（唇歯音化），エ列音の中性母音化など）

した場合は必須の検査である.

◎**方法** 表6に示す構音器官に関して，器質的問題の有無を検査する．同時に機能時の評価も行い，課題の通過年齢を基準に運動能力を判断する．市販の随意運動発達検査[6]を用いてもよい．運動検査と関連して，CSSB（chewing, sucking, swallowing, blowing）や摂食の状況も聴取するとよい.

◎**結果への対応**

ⅰ）**軽微な器質的問題を伴う場合**

歯列不正，咬合異常など軽微な器質的問題が

観察された時は，その問題が構音に影響しているかを精査する．特に小児で問題とされるのは舌小帯短縮症である．構音障害のある子どもが舌小帯短縮症を伴っている場合，医師から「舌小帯を切ると発音も治る」といわれて舌小帯伸展術を受けたのに構音障害が残存し，言語聴覚治療室を受診することがある．舌小帯の短縮により影響を受けるのはラ行音である．特に速度を速くすると歪みが出現する．ラ行音は獲得の遅い音であるため4歳でも獲得していない子どもは多い．ラ行音を含めた構音の誤りが獲得

表4 特異な構音操作の誤り（異常構音）

	定義・特徴	なりやすい音と聴覚印象	構音操作の特徴	鑑別診断
側音化構音	・舌が口蓋に接触した状態で舌側面と臼歯部で作られる歪み音	・イ列音，拗音，[s, ts, dz]など ・「シ」が「ヒ」，「チ」が「キ」，「ジ」が「ギ」に近い音に聞こえる	・舌・下顎・口角が側方に偏位している ・呼気は側方から流出	・鼻息鏡による呼気流出部位の確認 ・舌・口唇・下顎の偏位の有無
口蓋化構音	・歯茎音が舌背と口蓋で作られる歪み音	・歯茎音，[t, d, n, s, ts, dz, r] ・「タ」が「カ」，「ツ」が「ク」に近い音に聞こえる．「サ」は独特の歪み音	・舌先の使用がなく，舌背が挙上している ・呼気は口腔の正中から流出	・舌背の挙上を確認
鼻咽腔構音	・舌が口蓋に接触した状態で，軟口蓋と咽頭後壁で作られる歪み音	・イ列音，ウ列音，[s, ts, dz]など ・母音は「ン」，破裂音・破擦音は「クン・グン」に近い音，摩擦音は鼻音化された音に聞こえる ・鼻雑音を伴うこともある	・舌背が挙上している．呼気は鼻孔から流出 ・鼻渋面を伴うこともある	・鼻咽腔閉鎖不全による呼気鼻漏出による子音の歪みとの鑑別 ・外鼻孔閉鎖で構音できない．外鼻孔閉鎖により構音が明瞭になれば呼気鼻漏出による子音の歪み
声門破裂音	・声帯と仮声帯により作られる破裂音 ・鼻咽腔閉鎖機能不全の代償構音であるが，機能性構音障害にもみられる	・破裂音，破擦音（特に無声音）に多いが，摩擦音にも生じる ・力を入れて発声した母音のように聞こえる	・口唇・舌の動きが観察されない	・子音の省略との鑑別 ・「アカアカアカ」と音節を連続させる．ブツブツと途切れて聞こえたら声門破裂音，母音の連続に聞こえたら子音の省略
咽（喉）頭摩擦音・破擦音	・舌根部あるいは喉頭蓋と咽頭後壁で作られる摩擦音・破擦音 ・機能性構音障害では少ない	・[s, ɕ]，[ts, dz, tɕ, dʑ] ・喉を締め付けてサ行音，シャ行音を構音したように聞こえる	・舌先の動きが観察されず，舌根部が咽頭後壁に引かれる	・口蓋化構音・側音化構音との鑑別 ・舌背が挙上していたら口蓋化構音 ・呼気が側方から出ていたら側音化構音
咽（喉）頭破裂音	・舌根部あるいは喉頭蓋と咽頭後壁で作られる破裂音 ・機能性構音障害では少ない	・[k, g] ・こもったカ行音，ガ行音に聞こえる	・奥舌が挙上せず，舌根部が咽頭後壁に引かれる	・奥舌の挙上がみられないのにカ行音，ガ行音に近い音が産生されていたら咽（喉）頭破裂音

82 第4章 小児の機能性構音障害

の遅れによるものか，舌小帯短縮症によるものか慎重に判断する．舌小帯伸展術の時期はラ行音獲得後に判断しても遅くない．

表5　構音検査の結果の分析

分析項目	分析の視点
誤り音	・母音の誤りがあるか，子音の誤りがあるか
誤り方	・省略・置換・歪みのどの誤りが多いか ・音声学的特徴に基づいた共通する誤り方はあるか 　（例：軟口蓋音の歯茎音化，摩擦音の破裂音化など） ・音声環境（後続母音）による誤り方の相違があるか 　（例：[sa, so, se] は [t]，[su] は [tsu] など） ・語内位置による誤り方の相違があるか 　（例：[r] が語頭では [d]，語頭以外では省略など）
一貫性	・正誤の一貫性：いつも誤っているか，正しくできる時もあるか 　（例：[dza, dzo, dze] は [d] だが，[dzu] は OK） ・誤り方の一貫性：いつも同じ誤り方か，異なる誤り方か 　（例：[sa] が単語によって [ta] になったり [tɕa] になったりする）
被刺激性	・自発では誤っている音が，聴覚刺激あるいは視覚刺激により正しい産生が可能になるか
特異な構音操作の誤り	・特異な構音操作の誤りがあるか，種類はなにか ・子音に特異的か，母音列に特異的か，両方か
発達の視点からの特徴	・年齢相応の構音であるか ・発達途上の構音の誤りがあるか ・語の音の配列の誤り（音節の脱落，音位転換，同化）があるか
言語単位間の比較	・単語検査と音節検査・音検査・文章検査で誤り音・誤り方に相違があるか 　（例：単語検査では誤っているが，音節検査・音検査は正しいか，単語検査では正しいが，文章検査では誤っているかなど）
構音類似運動の可否	・音の産生は誤っているが，構音動作に似た動作は可能か 　（例：[p] は声門破裂音になっているが，頬に呼気をため破裂させることはできるなど）

表6　構音器官の形態と機能検査

器官	観察項目	観察内容・構音への影響
口唇	安静時：両唇の閉鎖，対称性 機能時：丸め・突出し・引く 流涎の有無	口唇が閉鎖していないと，両唇音を上歯と下唇で構音することがある
舌	安静時：偏位・萎縮 機能時：挺出・左右口角接触・舌尖挙上 舌小帯短縮症の有無 舌癖（tongue thrust）の有無	舌挺出時のハート形のくびれ，舌尖挙上の可否 歯茎音の歯間化
硬口蓋	高口蓋の有無	
軟口蓋	安静時：長さ・厚さ 機能時：[a] 発声時の動き 　　　　呼気鼻漏出の有無 口蓋垂裂の有無 口蓋咽頭間距離	口蓋垂裂がある場合，粘膜下口蓋裂の精査を行う
歯牙・歯列・咬合	歯の欠損 歯列不正 咬合異常（反対咬合・開咬など）	歯茎音の歯間化
口蓋扁桃	扁桃肥大の有無	
呼吸	口呼吸の有無	口呼吸の場合，アレルギー性鼻炎がないか精査する 歯列不正の原因となる

ii）運動の問題を伴う場合

　構音障害のある子どもの中には，年齢相当の随意運動課題を通過しても，口唇や舌の運動が不器用で巧緻性が低下している子どもが存在する．また，「あめが舐められない」「よく噛まないで飲み込んでいる」「固い物を食べるのに時間がかかる」など摂食の問題をもつ場合もある．著しく不明瞭な発話を示す，あるいは舌や口唇の運動能力が低下している子どもで，保護者から摂食に関する訴えがあった場合には，食べる機能の発達に応じたアドバイスを行う．また，[k，g] が産生できない子どもで，うがいもできない場合は，軟口蓋と奥舌を接触させる感覚をつかませるため，うがいの練習を指導する．

4）語音弁別検査

　語音弁別には外的弁別（他者弁別）と内的弁別（自己弁別）があり，対象児の録音音声を用いる場合も外的弁別検査に含まれる[7]．構音障害のある子どもは検査者の音の違いは弁別（外的弁別）できるが，自己の誤り音と目標音を弁別（内的弁別）できない場合が多い．内的弁別検査は検査手続きが複雑になるので，臨床場面では一般的に外的弁別検査（他者弁別）が行われる．

◎**目的**　正しい音と誤り音を聴覚的に弁別できるかを調べる．

◎**方法**　語音弁別検査の例を**表7**に示す．課題内容を理解しているか確認するために，既に獲得している音の対で練習課題（例：[pa] と [ma] など）を行ってから課題に入る．特異な構音操作の誤りの場合は，該当する誤りを忠実に再現して行う．

◎**結果への対応**　語音弁別能力が低下している場合は，語音弁別を促進する訓練を行う．

5）音韻認識検査

　音韻認識とは，話しことばの意味とは別に，ことばの音の面に注意を向け，音の構造を把握し，操作できる能力をいう[8]．音韻認識能力を評価する課題には，音節分解，音節抽出，音節同定，単語逆唱，モーラ削除などがある．音韻認識と構音障害との関連は明らかになっていないが，音節分解・抽出・同定が可能になると，構音訓練で単語内の目標音が同定できるようになる．音節分解，語頭音抽出および語尾音抽出が可能になるのは4歳後半，語中音抽出は5歳前半である[8]．

◎**目的**　ことばの音に注意を向け，音の構造を把握し操作できる能力が獲得されているかを評価す

表7　語音弁別検査の実施方法（[k] が [t] に置換している場合）

刺激	反応の形式
Ⅰ．正しい音と誤り音の対を音声で提示する 　①音節 　　[ka]　[ka]　正－正 　　[ka]　[ta]　正－誤 　　[ta]　[ka]　誤－正 　　[ta]　[ta]　誤－誤	検査者が提示した対の音声について「同じ」か「違う」を答えさせる
②目標音の語内位置を変えて単語で行う 　　（例：[kasa] と [tasa]（語頭），「aka」と「ata」（語尾）など）	音節と同様
Ⅱ．目標音を正しい音あるいは誤り音で聞かせる 　（例：絵カード「すいか」，音声 [suika] あるいは [suita]）	目標音に対応する絵カードを提示し，検査者の音声が「正しかった」か「間違っていた」を答えさせる．あるいは○×のカードを選択させる
Ⅲ．「かい（貝）」と「たい（鯛）」など，最小対語の絵カードを並べ，音声を提示する（絵に描けない語では検査が難しい）	該当する音声の絵カードを選択させる

る．4歳6か月以降に実施する．

◎**方法**　音節分解・抽出・同定検査の例を図9に示す．

◎**結果への対応**　年齢に比し音節分解・抽出・同定能力が低下している場合は，構音訓練を実施する中で，それらの能力を促進していく．

6）言語検査・知能検査

　発音の問題を主訴に受診する子どもには，初語や二語文の出現が遅かったり，3歳くらいで急激に話すようになったなど言語発達の遅れの既往がある子どもがいる．このような子どもたちには，現在の言語理解や表出について保護者から特に訴えがない場合も，言語発達のスクリーニング検査を行い，必要に応じて精査することが望ましい．

◎**目的**　構音障害の背景にある知的能力や言語発達について評価する．構音訓練に必要な言語発達レベルを有しているかの確認を行う．

◎**方法**　スクリーニング検査としては，絵画語い発達検査（PVT-R），国リハ式＜S-S法＞言語発達遅滞検査などを用いる．個々の検査の実施方法については「第1章のB．2．評価」（4頁）を参照．

◎**結果への対応**　知能検査や言語検査の結果を参考にして構音訓練の適応を検討する．知的能力や言語発達の遅れが認められた場合，言語発達を促す訓練を優先させる．

訓練・治療・指導

1）構音訓練の適応

　構音獲得が発達年齢に比し遅れている場合や，特異な構音操作の誤りが固定化している場合は，構音訓練の適応を下記に記す条件について検討し，個別に適切な訓練時期を判断する．

　訓練の適応がないと判断した場合は，訓練に必要な条件が整うまで，あるいは正常構音を獲得するまで3～6か月間隔で経過観察を行う．

（1）訓練開始年齢

　構音訓練は言語発達年齢が4歳6か月～5歳（年中後半～年長）で開始できる．その根拠としては，構音獲得が遅い子音を除きほとんどの子音が獲得される年齢であること，1対1での課題態勢が整ってきていること，音節分解・抽出・同定能力が育っていることなどがある．しかし，訓練開始時期は年齢だけで判断せず，誤り方の種類，被刺

①音節分解（いくつの音からなっているかな）の例　　②音節抽出（ここは何の音かな），③音節同定（どこに「か」があるかな）の例

 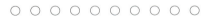 　　

 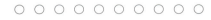 　　

 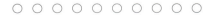 　　

図9　音節分解・抽出・同定検査

激性の有無，本人の自覚や訓練への意欲などを総合的に検討し判断する．本人に自覚がなく，訓練への準備が整っていない場合，必要以上に訓練期間が延長し，子どもや保護者の負担になることがある．就学時には正常構音を習得できるように訓練開始時期を設定する．

(2) 構音器官の器質的問題

構音器官に舌小帯短縮症などの軽微な器質的問題がある場合，その問題が構音の誤りと関連しているかを精査する．関連がないと判断した場合は，器質的問題の解決を待たずに構音訓練を開始できる．関連が疑われる時は先にその問題の解決を図る．

(3) 誤り音・誤り方の種類

発達途上にみられる構音（未熟構音）の誤りは，言語発達に伴い自然改善することが多い．5歳（年長児）まで経過観察を行い，その時点で自然治癒していない場合には訓練を開始する．誤りに浮動性（正誤の一貫性がない）や被刺激性がある場合は，自然治癒が見込まれる．置換の誤りが主体でも誤り音の数が多いと発話明瞭度が低下し，集団生活で不適応を起こす場合がある．本人の課題態勢が整っている場合は訓練時期を早めてもよい．

側音化構音や口蓋化構音は自然治癒しないことが多いので，構音訓練が必要である．鼻咽腔構音や声門破裂音は構音発達に伴い自然治癒することが多いが，[s, ts, dz, ɕ, tɕ, dʑ] に出現する鼻咽腔構音や [k] の声門破裂音は年長児まで残存し訓練が必要な場合がある．発達途上の誤りと同様，誤り音の数を考慮し，就学までに正常構音を習得できるよう訓練開始時期を決定する．

(4) 本人の自覚や訓練への意欲

本人の自覚や訓練への意欲が強い場合は，訓練の適応を検討する．自覚がなく意欲も乏しい場合は経過観察を行うが，その間周囲が意識して自覚させる必要はない．幼稚園などで「からかわれている」「誤りを指摘されている」などの二次的な問題を生じている場合には訓練の適応を検討する．

(5) 耳鼻咽喉科的問題への対応

アレルギー性鼻炎や滲出性中耳炎に罹患している場合は，構音訓練開始前に耳鼻咽喉科を受診させ，適切な医学的治療を行ってもらう．

(6) コミュニケーションや行動面の問題

言語発達や知的発達に遅れはないが，対人関係や行動面の問題を伴っている場合は，それらの問題が落ち着いてから訓練を開始するのが効果的である．構音の誤りは目立つ問題であるので，家族が早期の訓練を希望することが多いが，課題態勢が整っていない時期での訓練は本人の負担になる．

(7) 吃音を合併している場合

吃音が合併し発話明瞭度が低下している場合は，まず構音訓練を行い，発話の明瞭度の改善を図るとよい．

2) 構音訓練

◎**目的・目標**　目的は正常構音の習得で，目標は習得した音が日常会話で無意識に使用される（キャリーオーバー）ことである．

◎**訓練の形態**　訓練頻度は原則として週1回，1回の訓練時間は40分程度，個別訓練である．訓練内容や家庭学習を理解してもらうために保護者を同席させることが望ましいが，同席により集中力が低下する場合は分離で行う．

◎**家庭学習**　家庭学習は新しい反応を定着させるために必須である．訓練室で可能であった課題を家庭学習とし，訓練終了後に保護者にできるだけ具体的に指導する．課題内容をSTが実施するのをみてもらった後に，実際に保護者に同じように子どもに実施してもらい，正しい家庭学習の方法を理解しているかを確認する．

◎**方法**　産生訓練（運動）と弁別訓練（聴覚）の両側面からアプローチする．音（基本動作）→音節→単語→文→文章→会話へと段階的に進める系統的構音訓練を行う．訓練の詳細については成書を参照されたい[9]．

(1) 訓練プログラムの立案（考え方）

誤り音の種類や数，一貫性や被刺激性の有無，年齢や課題態勢などを考慮しながら，誤り方の分析結果に基づき，般化を予測した効率のよいプログラムを立案する．般化とは訓練状況下で可能に

なったことが非訓練状況下でも可能になることで，[k] が習得されると訓練を行わなくても [g] が可能になる．語頭でできるようになると語尾・語中でも可能になるなど様々な状況で生じる．

プログラム立案の考え方としては，誤り音の音声学的特徴（構音位置，構音方法）や誤り方（破裂音化，軟口蓋音化など）に基づき，訓練音をいくつかの音からなる音群に分類し，音群間で訓練順序を決定する．音群内で 1 つの音を訓練目標とし，訓練音で習得された構音特性（例：摩擦性など）が訓練音から同一音群内の非訓練音へ般化が起こるように意図する．1 つの音群を習得できたら次の音群に進み，すべての音群を訓練する．

(2) 訓練音の順序

訓練対象音が複数ある場合，どの音から訓練するかは，誤り音の種類（例：発達途上の誤りと特異な構音操作の誤りが合併している場合には，短期間で改善が望める発達途上の誤りから行う），構音発達の順序（例：構音発達の早い音から開始する），構音操作の難易度（例：破裂音から破擦音・摩擦音へ），発話明瞭度との関連，一貫性や被刺激性の有無（例：被刺激性のある音から訓練を開始し，訓練への動機づけを高める）などを考慮して決定する．

(3) 訓練プログラムの例

[k] → [t]，[g] → [d]，[s] → [t]，[ts] → [t]，[dz] → [d] に置換している場合は，[k, g] → [t, d] と [s, ts, dz] → [t, d] の 2 群に分類する．どちらの群も誤りに一貫性があり，かつ被刺激性がない場合は，構音発達の早い [k, g] の群から訓練を開始し，その群の音が習得されたら [s, ts, dz] に進む．誤りに浮動性や被刺激性がある場合は，近いうちに自然治癒が見込まれる可能性があるため，訓練しないで様子をみてもよい．

(4) 構音訓練の段階

構音訓練は，①音の習得の段階，②音をことばに移行させる段階，③日常場面への般化（キャリーオーバー）の 3 つの段階からなる[6]．次の段階に進む基準は，正反応率約 90％である．口唇や舌の筋力や巧緻性が低下している場合，構音訓練に

先立ち，口腔筋機能療法（Oral Myofunctional Therapy：MFT）を応用した運動訓練を行うことがある．

①音の習得の段階

目標音の基本操作（例：舌先と歯茎で摩擦）あるいは音（例：[s]）を誘導し，音節形（例：[su]）で安定させる段階である．産生訓練が中心で，反復訓練が必須である．単音節で可能になったら，音節数を増やしたり（「すす」→「すすす」など），ことばに移行しやすいよう無意味音節（例：語頭「すあ」，語尾「あす」，語中「あすあ」）に導入し，さらに発話速度（ゆっくりから速く），アクセント，イントネーションを変化させた訓練を行う．音の産生訓練には表8の方法がある．目標音（動作）を導く方法には複数の方法があるので，もっとも誘導しやすい方法を，子どもに合わせて選択あるいは組み合わせて用いる．一定期間訓練しても誘導できない場合は，臨機応変に他の方法を試みる．この段階で目標音を安定して産生できるようになると，次のことばに移行する段階が容易である．

◎**留意点**　新しい構音操作の学習には，正反応が得られたら反応ごとに即時に強化し，正反応が得られない場合は正反応を誘導できる，あるいは正反応に近づけるヒントを与えることが重要である．反復練習が不可欠なので，飽きさせない課題・教材，報酬などの工夫も必要である．

②音をことばに移行させる段階（単語・句・文・文章の段階）

音節形で習得した目標音をことばの中で使用できるようにする段階で，般化の段階ともいわれる．訓練は単語・句・文・文章へと段階的に進め，日常会話への般化が進むよう有意味な単位で習熟を図る．音節の段階で目標音が安定して産生できるようになっていると，ことばでの段階はスムーズに進む．[s] 音の例を示す．基本的には，発話形式は復唱から自発へ，発話速度は「ゆっくり」から「自然な」速度へと進める．

◎**単語の訓練**　子どもがよく知っている 2〜4 音節語を選択し，音の構えがとりやすい語頭→語尾→語中の順で行う．訓練音以外に他の誤り音が

含まない語が望ましい.

◎**句の訓練**　単語レベルで習得した語を利用して「すいかとあいす」「すてきないす」などの句を作り練習する．文レベルが誤りなくできるようであれば句レベルは省略してもよい.

◎**文の訓練**　単語（句）訓練で習得した語を利用して文を作り練習する．含まれる目標音の数を増やしていく（例：「あいすをたべました」→「すいかとあいすをたべました」→「おかあさんはすいかとあいすをたべました」）

◎**文章の訓練**　目標音がランダムに出現する絵本の本読みを行う．目標音に注意が向けられない場合は，目標音に○をつけて練習し，誤り音が出現しなくなったら○を消去する.

◎**留意点**　有意味課題になると，これまでの日常習慣の誤り音が出現しやすいので注意が必要である．誤り音が出現しやすい場合は，無意味音節に戻り強化する．無意味音節語（例：架空の動物の名前など）を利用してもよい.

③日常場面への般化の段階

　訓練場面（訓練室）で習得した音を日常会話に定着させる段階である．単語の段階で日常よく使われるあいさつ語（おやすみなど）などが可能に

なったら，日常生活の中で使用するよう促していく．訓練室内では課題中心の訓練から，しりとり，カルタなどゲーム的要素を取り入れる．できるだけ日常場面に近い状況を設定するために保護者やきょうだいに訓練に加わってもらうのもよい.

　また，子ども自身が自分の発話の正誤を判定する自己モニター訓練を行う．自己モニターが可能になると自己修正が可能になるので，誤った時に自己修正するよう促す．徐々に訓練室内から訓練室外へ訓練の中心を移行し，家庭でも自己モニターを行うよう指導し，自己モニターした結果を確認する.

　発達途上の誤りでは，日常場面への般化は難しくないが，側音化構音・口蓋化構音では日常場面への般化に時間がかかる場合がある．キャリーオーバーが進まない理由には，無理な構音動作をさせている（会話では舌は口腔内に引っ込んでいなければならないのに，この時期になっても訓練初期の目標である舌出しをさせている）ので会話のスピードについていけない，舌の悪習慣が除去されていない，訓練への意欲が低く家庭学習ができていない，自己モニターの不十分などがある．対象児の問題に応じて，訓練段階を戻り十分に舌

表8　音の産生訓練の方法

産生方法	具体的方法	留意点など
聴覚刺激法（模倣）Auditory Stimulation	聴覚刺激あるいは視覚刺激（その両者）を提示し模倣させる．被刺激性がある場合や音声環境により正誤が一貫していない場合（例：[su] は可能だが，[so] は [ta]）などに有効	単独では正しい音の誘導は難しい．他の方法に併用して用いる
構音位置づけ法構音器官の位置づけ法Phonetic Placement	目標音の構音位置，構音方法を具体的に教示することにより，正しい音を導く教示方法には，構音器官の図示，構音位置・構音方法の具体的説明（例：そーっと息を出して），構音操作のモデルを示すなどがある	側音化構音・口蓋化構音の場合は，舌の脱力訓練をしてから，目標音の構音位置・構音方法を教示する
漸次接近法Successive Approximation	①構音可能な音から徐々に目標音に近づける（例：[ts] → [s]，[ɕ] → [s]，[ɕi] + [a] → [ɕa] など）②可能な動作から徐々に目標動作に近づける（例：舌出しの [s] から [s]，下顎を開いた構えの [aɴ] から [ŋ] を導くなど）	目標音を意識させないことが重要である
音声環境の利用キーワードを利用する方法Contextual Utilization	目標音が産生される音声環境（語）があれば，それを利用する（例：[k] → [t] であるが，[oka：saɴ] の [ka] ができる場合など）	目標音が産生される音声環境（語）がすぐにみつかる場合に利用できる

の悪習慣を除去する，自己モニター訓練の強化，家庭学習の徹底などを行い，解決を図る．

◎**留意点**　側音化構音などの誤りでは，目標音と誤り音の違いを聴覚的に弁別できないことが多いので，訓練初期から，音以外の構音操作（舌の偏位）や呼気流出の相違を理解させることが必要である．聴覚的な違いは判定できなくても呼気流出部位の異常はわかることがある．

(5) 訓練期間

訓練期間は誤り音の種類や数などによって異なる．多田ら[10]によると，置換の誤りに比べ側音化構音では訓練期間が長い．長期間になる場合は，訓練方法，家庭学習，子どものモチベーションなど訓練が効果が上がらない原因について検討し，修正する．

(6) 構音訓練の重要なポイント

構音の誤りは，学習を通して修正されるものである．STは構音学習が速やかに進むように，学習の原理に従い，子どもに合わせた目標ステップを設定し，子どもの反応に対して適切なモニターとフィードバックを行う．

(7) 訓練方法の実際〔特異な構音操作の誤り（異常構音）の訓練〕

①側音化構音

訓練のポイントは舌の側方偏位を矯正し，口腔の側方から出ている呼気を正中に誘導することである．側音化構音では2段階の訓練が必要である．まず正しい構音操作ができるように異常な舌運動を除去し，舌の力を抜き平らにする訓練（舌の脱力訓練）[9]を行い，その後，目標音の構音位置・構音方法に応じた産生訓練を行う．イ列音が側音化構音になっている場合は母音 [i] から [s, ts, dz]，拗音が側音化構音になっている場合は [s] あるいは [ɕ] から訓練するのがよい．音の聴覚的判定だけでなく呼気が正中から流出していることを鼻息鏡で確認しながら進める．訓練の段階やステップは置換の誤りと同様である．

②口蓋化構音

側音化構音と同様にまず舌の脱力訓練を行い，その後，訓練音の構音位置・構音方法を教示する．

訓練は舌背の挙上を誘発しにくく，舌を平らに維持しやすい持続音 [s] から開始するとよい．

③声門破裂音

機能性構音障害の場合，訓練音の構音位置と構音方法を教示する，あるいは既に獲得している音を利用する方法で容易に改善することが多く，予後は良好である．

④鼻咽腔構音

鼻腔からの呼気流出を口腔に誘導するのがポイントである．舌を平らにして挺出させ外鼻孔を閉鎖すると誘導しやすい．母音列に生じている場合は母音単独から訓練すると他の音節への般化が容易である．[s, ts, dz] などの摩擦音・破擦音に出現しているものは母音列に比べると訓練に時間がかかることがあるが，同様の訓練方法で改善が得られる．

3) 語音弁別訓練

◎**目的**　訓練音と誤り音の外的弁別・内的弁別ができるようにする．外的弁別は可能な場合が多いが，できない場合に行う．産生訓練と並行して行う．

◎**方法**　外的弁別訓練は語音弁別検査に準じた方法で行う．内的弁別ができない子どもに対しては，構音訓練の中で自己の誤り音に気づかせていく．

方法としては，音の産生直後に「今のどうだった？」と聞き，正誤をフィードバックさせる．産生訓練が進むと，自己音声のモニターが可能になり，自己の誤り音に対して「今のは違っていた」「間違えた」と内的弁別が可能になり，さらに自己修正へと進む．自己モニタリングおよび自己修正が可能になると日常会話への般化が促進される．

4) 音節分解・抽出・同定訓練

◎**目的**　語を音節に分解し，語頭音を抽出したり特定の音を同定できるようにする．訓練音が同定できない場合（特に語頭以外），誤り音がなかなか修正されない場合があるので，産生訓練と並行して実施する．対象年齢は4歳6か月以降である．

◎**方法**　音節分解・抽出・同定検査に準じた方法

で行う．具体的には「『か』のつくことばを考え
てみよう」と訓練語を一緒に探し，「『すいか』に
は『か』の音が入っているかな？」，『さかな』の
産生訓練では，指を3本立て，「真ん中の指は何
の音かな？」と質問したり，しりとりを課題に取
り入れるなどがある．しりとりは5歳後半から
可能である [8]．

5）他の問題を合併している場合

自閉症スペクトラム障害，注意欠如・多動性障
害，吃音を伴う場合も，基本的な構音訓練の段階
や訓練方法は同じである．障害特性を考慮しなが
ら訓練を進めることにより会話レベルでの改善が
可能である [11]．

吃音の場合，学童や成人では構音訓練の中に流
暢性促進訓練や吃音軽減訓練を取り入れることも
可能である．構音訓練中は吃音症状の変化を注意
深くモニターし，吃音症状が悪化している場合は
速やかに対応することが重要である．構音が改善
すると発話に自信がもてるようになり，心理面の
改善にもつながる．

6）構音訓練を成功させるために

冒頭に述べたように小児の機能性構音障害は原
因が特定できないが，適切な評価と訓練を行うこ
とにより改善する可能性が高いものである．構音
訓練を成功させるポイントは以下の通りである．

①構音訓練の必要性について保護者が了解して
いること．了解していないと，側音化構音などの
歪み音の場合，訓練が中断したり家庭学習が疎か
になったりすることがある．

②日本語は音節単位であるので，音節レベルで

安定して産生できるようにすること．小児の構音
訓練も運動学習の部分があるので，反復練習が必
須であること．

③正しい反応（音や動作）を正確に評価し，即
時に強化すること．

④訓練室でできるようになった課題について，
十分な家庭学習により定着を図ること．

⑤訓練が長期にわたる時は，訓練方法を見直し
修正すること．また，モチベーションが持続する
ようなゴールを示すこと．

文献

1) 今井智子・他：小児構音障害の臨床の現状と課題—構音に問題のあるお子さんへの対応に関するアンケート調査—．言語聴覚研究，**11**：137-142，2014．

2) 今井智子：小児構音障害．言語聴覚士テキスト，（廣瀬 肇監修），第2版，医歯薬出版，2011，pp356-364．

3) 構音臨床研究会：新版 構音検査，千葉テストセンター，2010．

4) 日本音声言語医学会企画・監修：口蓋裂の構音障害，インテルナ出版，1999．

5) 道 健一・他編：言語聴覚士のための臨床歯科医学・口腔外科学—器質性構音障害—，第2版，医歯薬出版，2016．

6) 田中美郷：改訂版 随意運動発達検査．発達科学研究教育センター，1989．

7) Bernthal JE et al.：Articulation and Phonological Disorders, Speech Sound Disorders in Children, 8th ed., Pearson, 2017.

8) 原 惠子：音韻認識の発達．標準言語聴覚障害学 言語発達障害学（玉井ふみ，深浦順一編），医学書院，2011，pp77-81．

9) 阿部雅子：構音障害の臨床—基礎知識と実践マニュアル，改訂第2版，金原出版，2008．

10) 多田節子，阿部雅子：機能性構音障害99例の構音訓練．コミュニケーション障害学，**20**：137-144，2003．

11) 今井智子：構音障害を伴う自閉症スペクトラム障害．言語聴覚士のための事例で学ぶことばの発達障害（大石敬子，田中裕美子編），医歯薬出版，2014，pp61-68．

（今井智子）

第 5 章

小児の器質性構音障害

Organically based Speech Sound Disorders in Children

 概観

　構音器官の欠損や余剰などの器質的なことが原因で構音障害をきたすものを器質性構音障害という．小児の場合，先天的なものと後天的なものが原因となる．

　また，小児の場合，発達の要素を常に考える必要がある．したがって，構音器官の運動機能や構音機能の発達段階と暦年齢との対応を知らなければならない．

　さらに，器質性構音障害だけでなく，知的障害，注意欠如・多動性障害や自閉症スペクトラム障害のような発達障害，聴覚障害などの他の疾患や症状を併せもつ子どもも少なくない．対応にはその子どもの構音だけでなく全体像を捉える必要があることに注意したい．

　構音障害の治療に関しては，小児科医，形成外科医，耳鼻咽喉科医，看護師，歯科医師，歯科衛生士，臨床心理士などの医療職のほか，幼稚園教諭，保育士，学校教諭など多くの専門職種との連携が必要である．さらに，保護者の十分な理解と協力関係が必要である．家庭の事情や環境を考慮して治療の方針とプログラムを考えたい．

 原因疾患

　小児の器質性構音障害の主な原因疾患を表1に挙げる．

1) 口蓋裂

　口唇口蓋裂は約500人に1人の割合で出生する日本人に多い先天的な疾患である．口唇裂，口蓋裂，粘膜下口蓋裂，顎裂があり，これらの症状はしばしば合併する．他の疾患との併存であった場合，手足や耳の形態異常，ヘルニア，心臓の形態異常があることがある．また，鼻咽腔閉鎖機能不全があることから扁桃炎や中耳炎を二次的に起こすことがある．治療は形態を整えるための外科的手術が乳幼児期に施行され，顎の成長に伴って歯科矯正が必要になるなど，出生直後から青年期にわたり多くの専門職が関与する．哺乳・摂食障害，構音障害を生じることが多く，言語聴覚士（ST）による関わりが早期から必要である．

2) 先天性鼻咽腔閉鎖不全症

　明らかな口蓋裂がないにもかかわらず，開鼻声や声門破裂音のような症状がある疾患の総称である．口蓋に裂がないことから出生時には診断がされずに幼児期，学童期になってから異常に気づき，相談・受診につながることも少なくない．軟口蓋の運動不全がある場合，軟口蓋のサイズが不足し

91

ている場合，咽頭の深さが軟口蓋に比べて深い場合など，様々な状態がみられる．いずれにしても構音に問題があり，STの関わりが必要となる．

3) 舌小帯短縮症

舌小帯短縮症は舌小帯の短縮や位置の異常のために舌の運動が障害される．構音障害や哺乳障害などがあると報告されており[10]，舌小帯伸展術が必要になることがある．手術の適応や時期については多くの議論があるが，手術前後に言語治療が必要なことがある．

4) 巨舌症

巨舌とは舌の容量が正常よりも大きなものを指す．舌の大きさの評価は，口腔の容量との関係で大小を考えることから実はやや難しい．下顎が小さい場合，舌の大きさが相対的に大きすぎると判断することもあるからである．原因としてダウン症候群，甲状腺機能低下症，アクロメガリー，リンパ管腫などの腫瘍病変，デュシェンヌ型筋ジストロフィー，アミロイドーシスなどがあり，治療法として舌の容量の縮小術が適用されることもある．

5) 不正咬合

正常咬合とは，主に上下の歯列の配列がよく，中心で対顎との接触関係がよいことを示す．不正咬合とは正常咬合ではない状態を示し，表2に示すような分類がある．原因は遺伝的要因と環境的要因が考えられており，特定することは難しい．不正咬合が重度の場合，構音に異常があることがあり，そのような場合はSTの対応が必要である．

3 口蓋裂

1) 評価

(1) 口腔・顔面の評価

表3に示すような口腔・顔面の評価を行う．他の疾患の併存症状であった場合，その疾患の特徴的な所見が観察される［表4］．

表1　小児の器質性構音障害の原因疾患

口蓋裂（口唇裂，口蓋裂，粘膜下口蓋裂，顎裂）
先天性鼻咽腔閉鎖不全症
舌小帯短縮症
巨舌症
不正咬合

表2　主な不正咬合

上顎前突
下顎前突
上下顎前突
開咬
過蓋咬合
交叉咬合

表3　口腔・顔面評価項目

顔面	安静時の顔面全体の対称性，耳の形態異常 呼吸（鼻呼吸・口呼吸） 顔貌の特徴的な症状
鼻	安静時の形態の対称性 鼻孔の形態と位置
口唇	安静時の対称性 人中の長さ，瘻孔の有無と位置，上唇小帯の位置や長さ 運動時：閉鎖，開口，引き，丸めの可動域と力
舌	安静時の形態の対称性 舌の容量や形態の異常 舌小帯の位置や長さ 運動時：突出，側方，挙上の可動域と力
歯列	歯列の欠損，過剰 歯列の異常 萌出の異常
咬合	上顎前突，下顎前突 開咬 交叉咬合など不正咬合
硬口蓋	口蓋の高さ，形態 瘻孔の有無と位置 粘膜下口蓋裂の所見の有無
軟口蓋	安静時の軟口蓋の対称性，長さ，形態 [a] 発声時の軟口蓋の対称性，挙上量
口峡部	扁桃の位置と大きさ
咽頭壁	安静時の形態の異常 [a] 発声時の咽頭壁の運動 パッサーバン隆起の有無

（2）鼻咽腔閉鎖機能の評価

①音声言語の評価

ⅰ）構音の評価

新版 構音検査[1] によって構音障害の有無と種類を評価する. 誤っている音と異常な構音〔声門破裂音, 咽（喉）頭摩擦音, 咽（喉）頭破擦音, 咽（喉）頭破裂音, 口蓋化構音, 側音化構音, 鼻咽腔構音など〕を検出する.

ⅱ）共鳴・声の異常の評価 [表5]

開鼻声, 呼気鼻漏出による子音の歪み, 閉鼻声, 嗄声などを評価する[2]. 開鼻声は過度の鼻腔共鳴のある声のことで, 聴覚的には「ふがふがした」声に聞こえる. 日本語の母音の中では舌が低位の ［a］に比べ ［i］や ［u］の狭母音で強い開鼻声が観察される. 閉鼻声も共鳴の異常の一つであるが, 鼻腔共鳴が過少になった声のことである. アデノイドや鼻腔の狭窄などが原因となるが, スピーチエイドを装着している場合, 鼻咽腔部のバルブが大きすぎると閉鼻声になるので調節の必要がある. 風邪を引いて鼻が詰まった時のような状態になり, ［m］は ［b］に, ［n］は ［d］に近い音に聞こえる. 声の異常である嗄声は, 口蓋裂のある子どもにしばしば認められ, 鼻咽腔機能不全と関連があるといわ

表4　口蓋裂を生じる主な疾患とその特徴的な所見

名称	特徴的な所見
ピエール・ロバン症候群	舌下垂を伴う小顎症, 下顎低形成, 上気道閉塞, 軟口蓋裂
トリーチャー・コリンズ症候群	外耳・中耳・内耳の奇形, 下顎および頬部の低形成, 眼瞼裂斜下, 下眼瞼欠損, 難聴, 口蓋裂
ゴールデンハー症候群（眼耳脊椎異形成）	顔面非対称, 耳介前の付端および瘻孔を伴う片側性外耳奇形, 難聴, 小眼球, 眼球上の脂肪類皮腫, 下顎低形成を伴う巨口, 脊椎異常
口蓋心臓顔面症候群	口蓋裂, 開鼻音, 心奇形, 特徴的顔貌, 学習障害
プラダー・ウィリー症候群	筋緊張低下, 精神発達遅滞, 肥満, 性腺機能低下, アーモンド形の眼裂, 鞍鼻, 内眼角離開, 耳介低位, 小顎症, 魚様口唇, 口蓋裂
歌舞伎症候群	精神発達遅滞, 後天性小人症, 特徴的な顔貌（長い眼裂, 下眼瞼外側 1/3 の外反, への字型眉, 広く扁平な鼻尖）, 大きな耳介, 短い第5指, 口蓋裂, 高位口蓋
アペール症候群	頭蓋縫合早期融合症（眼球突出, 気道狭窄, 口蓋裂, 高い口蓋など）, 合指症, 合趾症

表5　共鳴・声の異常の評価[2]

		聴覚判定	鼻雑音		鼻渋面		呼気鼻漏出の程度		
開鼻声	[a]	0　1　2　3　検査不能	−	+	−	+	−	+	++
	[i]	0　1　2　3　検査不能	−	+	−	+	−	+	++
	短文・会話	0　1　2　3　検査不能	−	+	−	+			

		聴覚判定	鼻雑音		鼻渋面		呼気鼻漏出の程度		
呼気鼻漏出による子音の歪み	[pa]（[ba]）	0　1　2　3　検査不能	−	+	−	+	−	+	++
	[ka]	0　1　2　3　検査不能	−	+	−	+	−	+	++
	[sa]	0　1　2　3　検査不能	−	+	−	+	−	+	++
	短文・会話	0　1　2　3　検査不能	−	+	−	+			

閉鼻声	なし	あり

嗄声	なし	あり

れている．

②鼻咽腔閉鎖機能の評価

ⅰ）ブローイング検査

ブローイング検査は，コップに水を入れてストローで泡立させる方法を用いて鼻腔からの呼気流出，鼻雑音，鼻渋面を3段階で評価する．鼻息鏡［図1］を用いて呼気鼻漏出の程度や方向を測定し，図に明記する．また，呼気鼻漏出の変化がある場合はそれも記録する．歯科補綴装置を使っている時は装置の使用時，未使用時と状況を分けて検査する．ブローイングは一息に強く吹かせるハードブローイングと長く持続させるソフトブローイングがある．ソフトブローイングの場合は，上記に加えて持続時間の計測も行う．検査を行う子どもの年齢や知的能力によって特にソフトブローイングは検査が困難なこともある．

ⅱ）機器による検査

聴覚的な判断だけではなく，機器による精密な検査が必要なこともある．ブローイング検査の項で述べた鼻息鏡は安価で簡便な機器であるが，ほかに，鼻咽腔内視鏡，頭部X線規格撮影（セファログラム），嚥下造影検査（VF検査），ナゾメーターなどがある．セファログラムは多くの施設で撮影されていると思われるが，他はそれぞれ，X線では被曝の侵襲といった欠点があるほか，高価であり，どの施設においても使用可能な標準的な検査方法ではない．

ⅲ）鼻咽腔閉鎖機能の判定［表6］

検査結果から，鼻咽腔閉鎖機能の判定を行う．

(3) 発達の評価

口蓋裂のある子どもは，全体的な発達障害を伴うこともある．したがって，簡単な発達の評価を行

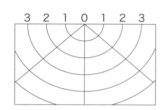

図1　鼻息鏡図

表6　鼻咽腔閉鎖機能の判定[2]

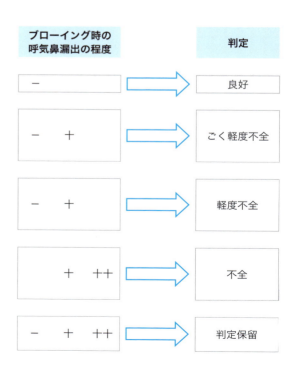

い，必要であれば総合的な検査をする．

（4）聴覚機能の評価

口蓋裂のある子どもは滲出性中耳炎に罹患することが多い．また，疾患によっては難聴を併発することもある．言語管理には聴覚機能は必須の条件であることから，聴覚機能を経時的に評価することは重要である．

2）治療・訓練

口蓋裂の治療には，鼻咽腔閉鎖機能不全や瘻孔に対しての手術や歯科補綴装置の適応と構音訓練がある．手術法には表7に挙げるものがあり，

歯科補綴装置には表8に示すようなものがある．どちらも正しい構音や哺乳・摂食機能の実現のための口腔・咽頭の環境を整えることが目的である．

（1）構音訓練実施の前提条件

口蓋裂のある子どもに対する構音訓練には次のような実施条件がある．まず，口腔内の適切な環境にあること，つまり鼻咽腔閉鎖機能がよいこと（あるいは手術や歯科補綴装置によって良好な機能があること），口蓋に瘻孔がないこと（あるいは瘻孔に対する処置がなされていること）が挙げられる．また，他の構音障害の訓練と同様，系統立った訓練が可能な能力をもっていること（定型

表7 口蓋裂に対する主な手術法

	目的と内容	施行時期
口唇形成術	口唇の正常な形態と機能の獲得	生後ほぼ3か月，体重が約6kgになった時点
口蓋形成術	十分な長さと可動性をもつ軟口蓋を再建し，鼻咽腔閉鎖機能の回復	1歳〜1歳6か月で体重が10kgになった時点で施行 2段階で閉鎖する方法もある
口蓋二次閉鎖術	初回の手術で回復しなかった鼻咽腔閉鎖機能の回復 口蓋再延長術，咽頭弁形成術，咽頭形成術などがある	年齢や状態によって異なるが，初回手術から2年以上経過して判断することが多い
瘻孔閉鎖術	口蓋に瘻孔が残存して構音や摂食に影響がある場合，瘻孔を閉鎖することを目的とする	瘻孔の大きさ，位置，形態，周囲の組織の状態，年齢などによって異なるが，少なくとも3歳以降とすることが多い

表8 口蓋裂の治療に用いる歯科補綴装置

名称	目的	長所	短所
スピーチエイド	鼻咽腔閉鎖機能不全を改善する	・手術侵襲がない ・上顎の成長を妨げない ・訓練機器として使える	・歯列に装着するため，歯牙の欠損が多いと装着が困難である ・上顎の発育に応じて作り替える必要がある ・違和感がある
軟口蓋挙上装置（パラタルリフト）		・軟口蓋の挙上に直接効果がある ・手術侵襲がない ・訓練機器として使える ・軟口蓋挙上の賦活になる	
バルブつきPLP		・軟口蓋の挙上＋咽頭との間隙を閉鎖する	
瘻孔閉鎖床	口蓋の瘻孔を閉鎖する	・侵襲がないので低年齢で手術を希望しない症例にも使える ・手軽に閉鎖できる ・顎の成長を妨げない	・歯列に装着するため，歯牙の欠損が多いと装着が困難である ・上顎の発育に応じて作り替える必要がある
Hotz床		・乳首による潰瘍の形成を予防する ・顎や歯槽底の成長を誘導する	・上顎の発育に応じて作り替える必要がある
NAMプレート	口蓋の瘻孔を閉鎖するとともに鼻の形を整える	・口唇形成術まで鼻の形を整える効果がある	

的な発達をしている場合は，4〜5歳になると構音訓練が可能になる）がある．

（2）構音訓練の目標

正常な構音動作を獲得し，構音動作そのものを気にしない状態で，自然に日常生活でどんな場面でも使えるようになることが最終目標である．音，単音節，音節連鎖，単語，短文，長文，日常会話への般化の順に段階を踏んで訓練を行う．

訓練の対象となる音の選定は，評価から得られた情報をもとに子どもの訓練意欲を引き出すためには，誤りの頻度の少ない，被刺激性の高い音から始めることが重要である．その際には定型的な構音発達の獲得の順序も考慮に入れる．構音動作は運動が主体であることから，正しい動作を獲得するためには，繰り返し行わなければならず，ST室での練習のほか，家庭での課題も重要であり，ここで多くの場合，保護者の協力が必要となる．

ある音を習得すると類似音の音節が産生できることもあるが，それぞれの音について丁寧に訓練を進めなくてはいけないこともある．また，個人差や状況の差もある．

（3）構音訓練の実施

口蓋裂の構音の誤りの中で，鼻咽腔閉鎖機能と関連があるものと，関連が少ないものがある[3]．声門破裂音，咽（喉）頭摩擦音，咽（喉）頭破擦音，咽（喉）頭破裂音は前者，口蓋化構音，側音化構音，鼻咽腔構音は後者である．ここでは，このうち，口唇口蓋裂のある子どもに多い，鼻咽腔閉鎖機能と関連の高い異常構音の訓練方法について述べることとする．

①声門破裂音

声門破裂音とは，口腔内で産生される破裂音（[p]，[b]，[t]，[d]，[k]，[g] など）の構音点が声門にまで後方化し，声帯や仮声帯を強く閉鎖し，一気に開放することで破裂の動作を行い，産生される音である．

構音点を正しい位置に戻すためには，まず柔らかい呼気を口から出すことを行わせる．

[p] [b] のどちらも声門破裂音がある場合は，声帯の持続的な振動を伴わない無声音から始めるのがよい．

・口唇を閉鎖させる

　　口唇を閉鎖させて呼気を口腔内に溜めることができるようにする．

・口腔の中に溜めた呼気を一気に流出させる

　　ささやき声の [p] とし，呼気を口唇から一気に優しく出させる．この動作がうまくいかない時は，ST が本人の頬を軽く押して口唇から呼気を流出させる．

・後続母音をつける

　　[p] が確実に産生できるようになったら，後続母音をつける．口型をあまり変えない母音は [u] であるので，後続母音は [u] から始めるのがよい．

・音節連鎖の訓練

　　[pu] が可能になったら，連続構音や前後に母音を入れた音節連鎖を訓練する．音節連鎖は次第に速度を上げていき，通常の発話に近い速度で行えるようにする．

・[pu] を含む単語

　　[pu] を含む単語を訓練する．語頭，語尾，語中にもつものといった順に行うとよい．

・課題場面での訓練を行う．

　　ある場面を設定し，[pu] を意識しながら正しい音を産生することを目標とする．

・会話への般化

　　自由会話で [pu] を意識しなくても正しい音が産生することを目標とする．

他の後続母音についても同様に行う．

②咽（喉）頭破裂音

奥舌と軟口蓋の閉鎖，開放で産生される [k] や [g] が，鼻咽腔閉鎖機能不全があると代償的に咽頭で産生される．これを咽（喉）頭破裂音という．発現頻度はそれほど多くない．

訓練は声門破裂音の方法に準じて行う．咽（喉）頭破裂音は聴覚的には [k] や [g] に近いので，聴覚的なフィードバックは有効でない場合が多く，咽（喉）頭破裂音の [k] や [g] は舌が後方に引かれることを視覚的にフィードバックさせたほうがよい．

③咽（喉）頭摩擦音

舌と歯・歯茎部の狭めによって産生する［s］などの摩擦音で，鼻咽腔閉鎖機能不全があると舌根と咽頭壁で狭めをつくって産生することがある．これを咽（喉）頭摩擦音という．聴覚的には「ヒ」を喉の奥で出したような音として聴取される．発現頻度はそれほど多くない．

声門破裂音の［s］の方法に準じて行う．ただし，摩擦の様式は習得しているのでその点は異なる．

- 舌を平らにして歯間音から誘導する

  音産生時に舌が後方に移動しないように，舌を歯間に挟んで歯間音で摩擦音を産生する．この時十分な呼気が流出していることを確認する．また，鏡で舌の運動を視覚的にフィードバックさせることも有効である．

この後の後続母音をつける，音節連鎖，単語，課題場面と会話への般化の手続きは，声門破裂音の方法に準じる．

(4) 語音の弁別訓練

口蓋裂のある子どもには内的語音弁別，外的語音弁別の能力がともに低いことが報告されており[4]，子どもによっては異常構音の誤りを自覚できないことが改善を困難にしていることもある．このような子どもに対しては構音訓練に先立って，あるいは並行しながら語音弁別訓練をする必要がある．

(5) 機器を使った訓練

系統的な構音訓練では改善が困難な場合，エレクトロパラトグラフィー（EPG）を用いた訓練が有効なことがある[5]．舌と口蓋の接触を聴覚的なフィードバックと同時に視覚的にフィードバックできることからわかりやすく，特に口蓋化構音や側音化構音の訓練方法としては適している．ただし残念なことに，電気口蓋床を個々に作製する必要があること，小児の場合には成長に伴って作り変える必要があること，口蓋床の作製は保険の適応ではないので経済的な負担があること，分析機器が高価であることなどから，どこの施設でも標準的に使える方法ではない．

4 先天性鼻咽腔閉鎖不全症

先天性鼻咽腔閉鎖不全症の構音障害の特徴は，母音の開鼻声，呼気鼻漏出による子音の歪み，鼻咽腔閉鎖機能不全に起因する異常構音〔声門破裂音，咽（喉）頭破裂音，咽（喉）頭摩擦音〕といった口蓋裂に伴う言語と類似している．口蓋裂と同様，形態や運動の評価，鼻咽腔閉鎖機能の評価，構音評価を行い，プログラムを立てて実施する．先に述べたように，幼児期，学童期に診断されることがあり，その場合は，それまでの代償動作も含めて評価，治療の対象とすることが必要である．

5 舌小帯短縮症

舌小帯短縮症は，異常の有無，また舌小帯伸展術などの手術的な対応の必要があるかどうかの判定を行う必要がある．

1）評価

まず，舌小帯短縮症が構音にどのような影響を及ぼしているのかどうかを評価することが必要である．

(1) 舌小帯短縮症の重症度

重症度の判定は表9に示すような方法[6]で視診にて行う．

(2) 舌の運動機能検査

表10に示すような舌の随意的運動機能評価[7]を行う．重度な舌小帯短縮症があると，舌を突出した際に舌尖がハート形にくびれるといった典型的な症状がみられる．舌の運動制限が明らかにある子どもと，舌の軽度の運動制限があったことから舌の随意的な運動を学習できずにいる子どもがいる．

(3) 新版 構音検査

新版 構音検査[1]によって構音障害の有無と種類を評価する．誤りの種類や異常な舌運動様式はほかの構音障害の項に譲るが，舌小帯付着異常に

97

伴う障害で多くみられる様式として，構音時に上下顎前歯の歯間に舌を挟んで構音する動態を歯間音化として評価する．

（4）摂食機能検査

舌小帯短縮症のある子どもには咀嚼の問題が伴うこともあるので，構音障害ではないが，食事に関する異常をスクリーニングすることも必要であ

表9　舌小帯短縮症の重症度分類

軽度	舌の挙上が最大開口域の1／2以上可能である
中等度	舌の挙上が咬合平面から最大開口域の1／2までである
重度	舌の挙上が咬合平面に達しない

表10　舌の随意的運動機能評価

		1	2	3	4	5
可動域	前方	ほとんど動かない	歯列内にとどまる	歯列を越えるが口唇より前方	口唇の上	口唇を越える
	側方（左）	ほとんど動かない	中央から口角までの1/3	口角までの1/2	口角近くまで	舌先が口角を越える
	側方（右）	ほとんど動かない	中央から口角までの1/3	口角までの1/2	口角近くまで	舌先が口角を越える
	挙上	ほとんど動かない	下顎の咬合位まで	開口位で1/2	開口位で上顎歯列の下端	開口位で上顎まで
巧緻性の高い動作	水平に保持	ほとんど動かない	舌先が下降する	舌先がやや挙上する程度	一瞬なら保持可能	数秒保持できる
	口唇トレース	ほとんど動かない	一方向のみ可能	トレースはできるが拙劣	片方のみスムーズにできる	どの方向にもスムーズにできる
	舌打ち	ほとんど動かない	下は動くが音は出ない	音は出るが拙劣	1回程度なら可能	連続して可能

表11　摂食（咀嚼・嚥下）時の異常習癖チェックリスト

1　食器や容器を口の中に入れる時，舌が迎えにいく
2　口唇を開けたまま咀嚼する
3　口唇を閉じて咀嚼はするが，口腔周囲筋（口輪筋やオトガイ部など）が過度に緊張する
4　咀嚼中，口唇を突き出す
5　咀嚼中，舌を前方に突出する
6　噛み癖がある：よく噛まない，噛むのが著しく遅い
7　噛み癖がある：前方部で噛む，左右差がある
8　咀嚼中，くちゃくちゃ音を立てる
9　咀嚼中，口の中に食べ物があってもどんどん食べ物を入れる
10　嚥下時，舌を突出する
11　嚥下時，唾液などが流出する
12　嚥下時，喉頭部において舌の挙上が認められない，弱い
13　嚥下時，口腔周囲筋（口輪筋やオトガイ部など）が過度に緊張する
14　嚥下時，口輪筋以外（下顎，表情筋など）の異常な動きがある
15　嚥下時，身体が動く
16　咀嚼中，嚥下後に口唇を著しくなめる
17　口唇部に唾液が溜まる
18　口の周囲に食べかすが残る
19　食物をこぼす，飲み物を垂らす
20　嚥下後，口腔内（舌，咬合面，頬粘膜など）に食物残留物がある

る．表11に摂食時の異常習癖をチェックする項目[7]を示す．

(5) 舌小帯伸展術の適応の有無

舌小帯短縮症の重症度分類で，中等度・重度の場合は，手術適応があるといわれている．また，中等度であっても構音が正常で，咀嚼・嚥下にも問題がない場合には，手術の選択の前に舌の運動をさせて運動機能が改善することもある．また，形態に問題があっても発達途上の誤りを主体とする場合には，手術の適応はないとし，構音訓練のみを施行することもある．

2) 治療・訓練 [図2]

手術が必要な場合には，手術に先立って舌の運動機能訓練を実施する．前方，側方，挙上などの粗大な運動を行い，舌小帯のストレッチを行うことで術後の機能によい影響を与えるといわれている．また，その後の訓練習慣をつけるうえでも有効である．

術後1週間ほど経過した頃，術後の運動機能，構音機能を評価する．この際，術前にあった構音の症状が消失していても，手術による瘢痕拘縮を予防するために，舌の運動はそのまま継続する．術後1か月ほど経過した時に，再評価を行い，その際に誤った構音がある時は訓練を開始する．

(1) 運動機能訓練の実施

運動機能訓練には舌の瘢痕拘縮の予防を目的とするストレッチと，随意的な動作の獲得を目的とした運動がある[8]．

①随意的な舌の動作の獲得―舌を前方突出する

まずは口を大きく開けて舌を前に出す．それを維持する．舌の形を横に広い平らな形にする．舌の先をやや上に上げて，呼気が中央を通る舌の構えを作るといった段階を踏んだ訓練を行う．最終的には，舌の奥に不要な力が入らないまっすぐ平らな舌が形成される．

②随意的な舌の動作の獲得―舌先をコントロールする

口を大きく開けて舌先を左右の口角につける．上唇の中央に触る，上顎前歯，上顎の切歯乳頭部に正確に触れる，舌先で右口角，上唇中央，左口角，下唇の中央を順番にポインティングし，舌先の正確な動作を目標とする．

③随意的な舌の動作の獲得―舌の挙上を行う

舌先を上顎の切歯乳頭部につけ，次に前方部をすべてつける．さらに，舌前方部を挙上させて，舌打ちをする．そのまま舌小帯を伸ばすような形をとり，舌全体を挙上させる．この際，舌の側縁部も挙上させて上顎に接触させるようにする．舌全体の挙上により，力のある運動が期待される．

④随意的な舌の動作の獲得―舌先の運動の力の強化を図る

舌圧子を舌の中央部におき軽く押す．その力に抵抗して舌中央部をもち上げる．舌を前方に出し，

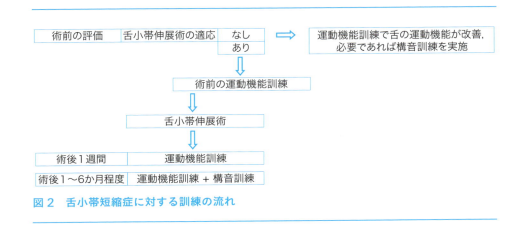

図2　舌小帯短縮症に対する訓練の流れ

舌尖を形成しそこに垂直においた舌圧子で押す．その力に抵抗して押し合う．舌先を強化することを目標とする．

(2) 構音訓練の実施[9]

構音訓練は，誤っている音に対して行う．実施手技は，機能性構音障害や口蓋裂に伴う構音障害に対するものと同様である．舌小帯短縮症が比較的軽度である場合，訓練対象とされないことも多いが，通常の速度では障害が認められなくても，構音運動の速さが要求される会話では，障害が顕著であったという報告もある[10]．構音の評価には会話時の評価も含めて訓練適応は慎重に考える必要がある．

6 巨舌症

手術適応となることもあり，その場合は術後には構音障害はかなり軽減するといわれているが，術前術後に運動機能訓練が必要であることも多い．また，巨舌が筋の運動機能不全の原因である場合もあり，これらの運動機能訓練は，「5．舌小帯短縮症」（97頁）で述べた方法に準じる．

巨舌に伴う構音の異常は，舌が口腔からはみ出してしまうことから構音の歯間音化，曖昧な構音がみられることがあり，構音訓練が必要である．また，発話速度を調節する（遅くする）といった代償手段も，口腔内で大きすぎる舌を動かすうえでは有効である．

7 不正咬合

不正咬合に伴う構音障害では，[s] や [t] など舌と歯・歯茎で作られる音が影響を受けることがある．一般に不正咬合の程度が重度であると構音障害が出現しやすくなる．手術や舌の運動機能訓練，構音訓練によって正しい音が産生できるようになるという報告もある[11]．

文献

1) 構音臨床研究会編：新版　構音検査，千葉テストセンター，2013．
2) 日本コミュニケーション障害学会口蓋裂言語委員会編：口蓋裂言語検査（言語臨床用），日本コミュニケーション障害学会，2013．
3) 岡崎恵子・他編：口蓋裂の言語臨床，第2版，医学書院，2006，pp25-41．
4) 中間友美・他：異常構音を有する口蓋裂患者の語音弁別能に関する検討．日口蓋誌，**35**：186-194，2010．
5) 山本一郎，藤原百合：最新のエレクトロパラトグラフ（EPG）の臨床活用と今後の展望．信学技報，**109**：1-6，2009．
6) 根本京子・他：舌小帯短縮症患者における機能障害の認識度と自覚症状について—アンケート調査による検討—．口科誌，**49**：356-362，2000．
7) 石野由美子・他：舌小帯短縮症の重症度と機能障害について—舌の随意的運動機能，構音機能，摂食機能についての定量的評価の試み—．口科誌，**50**：26-34，2001．
8) 山下夕香里：構音障害とMFT．MFT臨床—指導力アップ・アドバンス編（山口秀晴・他監），わかば出版，2013，pp175-198．
9) 西脇恵子：舌小帯短縮症の機能障害に対する言語聴覚療法について．歯学，**93**：132-135，2006．
10) 丹生かずよ・他：舌小帯短縮症患者の構音動態の観察—下顎運動と舌運動の同期解析—．口科誌，**50**：130-143，2001．
11) 山本悠子・他：外科的矯正治療を行った反対咬合患者の構音障害と構音訓練について．コミュニケーション障害学，**23**：105-111，2006．

（西脇恵子）

第6章 脳性麻痺

Cerebral Palsy

1 定義

　脳性麻痺とは発達初期に生じた脳損傷を原因として姿勢，運動の障害を主症状とする症候群である．もっとも多い原因は周産期脳障害で，そのうち低酸素性虚血性脳症（hypoxic-ischemic encephalopathy：HIE）が大部分を占める．特に早産児の脳室周囲白質軟化症（periventricular leukomalacia：PVL）は，早産児の救命率向上に伴って急激に増加し，脳性麻痺の原因としてもっとも多い．成熟児では胎児仮死，新生児仮死による多嚢胞性脳軟化症，両側基底核・視床病変が中心である．高ビリルビン血症による核黄疸は，血清ビリルビン値に応じた光線療法，交換輸血などの治療法の確立に伴ってほぼ撲滅されていたが，近年，極低出生体重児での発症が増加している．様々な遺伝子異常による脳形成異常や，先天性サイトメガロウイルス感染症を代表とする妊娠中の感染も脳性麻痺の原因となり得る．発症率は2000年以降1,000名出生あたり2.5名前後とする報告が多い[1, 2]．

2 分類

　脳性麻痺の分類は，"痙直型両麻痺" といったように運動障害の性質と分布の組み合わせで表現されることが多い．運動障害の性質としては，痙縮（spasticity）を特徴とする痙直型，不随意運動を特徴とするアテトーゼ型，振戦を伴い運動の協調性に問題を生ずる失調型，重度の低緊張を特徴とする低緊張型に分類される．障害部位としては，麻痺が体幹および四肢におよぶ四肢麻痺，相対的に下肢に麻痺が重い両麻痺，半身に麻痺がおよぶ片麻痺，一肢にのみ障害がみられる単麻痺に分類される．

　近年，画像診断の進歩に伴い発症原因や損傷部位との関係が明確になるようになり，上述のような "古典的" なタイプ分類にこれらの情報も加え表現されることも多い[3]（例：PVLによる痙直型両麻痺，HIEの両側基底核・視床病変によるアテトーゼ型など）．

3 コミュニケーション障害

1）脳性麻痺によるコミュニケーション障害の枠組み

　定義から脳性麻痺は中枢神経障害としての姿勢運動の問題を共通してもつが，それ以外の合併症として，てんかん，認知・言語発達の遅れ，発声発語障害などの中枢神経障害に起因する問題を呈することが多い．また重症児では摂食嚥下障害，呼吸障害，胃食道逆流症など生命維持に関与する機能に障害をもつ場合も多い．

近年の脳性麻痺の重度化に伴い，言語聴覚士（ST）が関与する脳性麻痺児の特徴も変化し，摂食嚥下への支援，前言語期への支援の比重は増加している[4]。

コミュニケーションを情報の入出力の流れとして概観する［後述の図2］。視聴覚情報が感覚器を通して入力され，中枢で処理される。外界からの情報は記憶，感情，思考といった認知過程を経て，他者への伝達意図のもと伝達内容が生成される。伝達内容は発話，表情，身振り，書字などの運動を通して実現される。

認知，社会性，言語の諸機能はわれわれのコミュニケーション機能の核となる部分である。これら諸機能のある部分はヒトに固有の能力として遺伝的に規定されている。生得的機能の発現と経験，学習との相互作用の中でコミュニケーション機能は発達していく。脳性麻痺児は中枢神経系の障害により，生得的機能の発現が困難になる。また以下に論じるように感覚知覚の問題，運動障害の影響から経験，学習が困難な条件におかれ，結果として認知，社会性，言語といったコミュニケーションの中核的な機能の発達が停滞し，理解，表出両面ともに遅れとアンバランスさが生じる。

姿勢コントロールは頭部，四肢，体幹といった身体部位の位置関係を整え，重力下で身体を安定させ，諸活動が効率的・効果的に実行できるための背景を提供する。姿勢コントロールの障害は脳性麻痺児に共通した問題であり，コミュニケーション機能の分化，コミュニケーション手段の拡大に決定的な影響をもたらす。

外界からの情報の入力，処理を考えた場合，脳性麻痺児では対象の注視，追視，知覚的な分析が困難となる場合がある。特にPVLでは視知覚障害を合併することが多い。頭部のコントロールが困難になることから対象者や対象物に対して視覚的に定位し情報を得ることが難しい。これに加え未熟児網膜症などの視力障害，斜視や眼球運動の障害，視覚認知の問題など視知覚の障害は多様である[5-7]。

聴力障害に関しては，以前は核黄疸によるアテトーゼ型に感音難聴を合併する場合が多かったが，近年核黄疸の減少に伴い感音難聴を合併する重複障害児の発症原因はウイルス感染，染色体異常が多数を占めるようになった[8,9]。

体幹・上肢に問題を有する脳性麻痺児では対象物に様々な操作を加えることで対象物の性質を理解すること，また対象物と対象物の関係を認識することが困難であり，認知発達の基盤が形成されにくい。移動，上肢操作，視知覚の制限は生活経験の幅を狭いものにし認知発達，言語理解の遅滞，歪みをもたらす。

表出面に関してみると，初語の遅れはすべてのタイプの脳性麻痺児に共通してみられる。発声発語器官に障害を受けやすい痙直型四肢麻痺やアテトーゼ型では発声の障害，構音運動の獲得の遅れ，歪みがみられる。発声発語障害の重症度には幅があり発話がほとんど不能な児から若干の構音の歪みをもつ児まで幅が広い。

日常のコミュニケーションの中で表情・身振りなどの非言語的コミュニケーションは大きな比重を占めている。痙直型四肢麻痺では顔面筋の障害のために表情の変化に乏しい一方，アテトーゼ型では誇張された表情になるなどの難しさがある。また指さし，身振りといった動作による表現も制限される。

発声発語に重篤な障害をもつ場合は，拡大・代替コミュニケーション（Augmentative and Alternative Communication：AAC）の適応を考えるが，その場合も視覚機能，上肢機能からの制約は大きい。

2) コミュニケーション障害の評価

(1) コミュニケーション評価の枠組み・インテーク評価

STが対応すべき脳性麻痺児のコミュニケーションの問題は幅が広い。インテーク評価にあたっては認知・コミュニケーションの発達段階およびコミュニケーション手段，今後STとして介入すべき領域などを見定める必要がある。図1は脳性麻痺児のコミュニケーション発達段階を縦軸にとりコミュニケーション関連機能が発達，分

化する道程を図示したものである．コミュニケーションの発達，支援にとって重要なポイントを示し，目安となる項目を表1にまとめた．保護者からのインタビュー，遊び，周囲への応答などから認知・コミュニケーション発達の状態を推測する．以上のようなインテーク評価をもとに，標準化された発達検査や言語発達検査を使用することで，より詳細な評価を行う．

(2) 言語発達検査，知能検査

言語発達を評価する検査としては，言語発達検査である国リハ式＜S-S法＞言語発達遅滞検査，言語・コミュニケーション発達スケール（LCスケール），絵画語い発達検査法（PVT-R），ITPA言語学習能力診断検査などがある．また，言語機能を含んだ発達全般を評価する検査，知能検査としては，新版K式発達検査，田中ビネー知能検査V，WISC-Ⅲ知能検査，WPPSI知能診断検査，K-ABC心理・教育アセスメントバッテリーなど

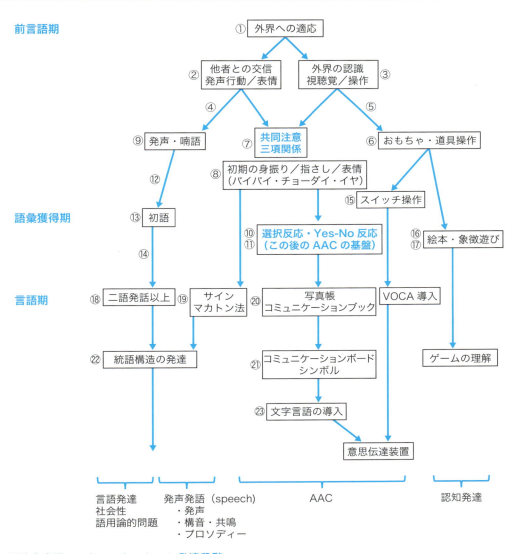

図1　脳性麻痺児のコミュニケーション発達段階

表 1　コミュニケーション発達段階の指標

①外界への適応	外界の環境に適応し情動的に落ち着ける
環境への姿勢適応	複数の姿勢に適応できるか？
快－不快	快の時の表情変化があるか？
②他者との交信	人に気づき意識できる
対人的反応	人からの働きかけで微笑などの表情変化があるか？
対人的応答	働きかけに応じて身体運動，発声などがあるか？
③外界の認識	視覚的・聴覚的な刺激提示に対して意識できる
対象への気づき	視覚刺激，聴覚刺激に反応するか？
リーチ	手先におかれた鎖などに触ろうとするか？
④身体的応答	人からの働きかけに応答する
応答的身体運動	目の前に出された他者の手に触る，握手，ハイタッチなど
応答的発声	人からの声掛けに声を出して応じるか？
⑤対象操作（バリエーション）	対象に対してリーチ・把握・操作
リーチ・把握	対象物に手をのばし，つかもうとするか？
操作のバリエーション	把握－離す，たたく，落とす，回すなど複数の操作のバリエーションがあるか？
⑥おもちゃ・道具操作	対象操作を通じて物と物の関係を把握
引っ張り出す	ティッシュなどを容器から出すことを連続して行おうとするか？
出す－入れる	容器から出すこと，逆に容器に入れることをしようとするか？
物と物の関係	物の上に積む，蓋を開けるなど 2 つの物の関係が理解できているか？
⑦共同注意・三項関係	他者と注意を共有する，自分・他者・ものの関係
視線の共有	大人がみている方をみようとするか？
指さした物をみる・自発的な指さし	大人が指さした物（近位）に視線を向けようとするか？
ものを渡す	人にものを渡そうとするか？
⑧初期の身振り／指さし／表情	動作を用いた発信の開始
動作模倣	挙手，バイバイなどなど大人がしたことをまねようとするか？
ことばに応じて身振り実行	ことばかけでバイバイなどの身振り，芸事を行うか？
動作での Yes-No	これしようか？と目の前に示されて顔を背ける，うなづくなどの応答するか？
⑨発声・喃語	音声表出の活性化
応答的な発声	大人の声かけに応答した発声が連続して繰り返されるか？
喃語（構音のバリエーション）	反復喃語がみられるか？
⑩選好反応・選択反応	複数提示物の中からの選択
選好反応	好きな物の方を選択的にみる（伝達意図：－）
選択反応	「どっちがいい？」などと聞かれてどちらかを選ぶ（伝達意図：＋）
選択的応答	～どれに対してみる，指さす（応答）
⑪ Yes-No 反応	誘い，質問への Yes-No での応答
Yes のみ	「～しようか？」などと誘われて喜ぶ（No は明確にはない）
Yes-No	「～しようか？」（Yes-No 表現がある）
真偽判断	真偽に対しての Yes-No
⑫言語理解の開始	言語理解の開始
人名に反応	「母はどこ？」などと聞かれてみるか？
物品名による選択	「コップはどれ？」などと聞かれて選ぶか？
簡単な指示に従う	「お父さんにあげて」などと言われて物を渡せるか？
⑬初語	初語の出現
喃語活性化	ジャーゴン様の喃語，文節的な喃語がみられるか？
初語	意味の対応が明確な初語がみられるか？

表1　コミュニケーション発達段階の指標（つづき）

⑭言語理解・表出：単語レベル	単語レベルでの理解表出
単語理解	理解：絵カード選択（複数のうちから）ができるか？
単語表出	表出：5語以上の種類の表出がみられるか？
簡単な質問	簡単な質問（〜どこ？）に応じられるか？
構音の分化	構音の分化がみられるか？
⑮スイッチ操作	スイッチの導入
スイッチーおもちゃ （因果関係の理解）	スイッチを押すーおもちゃが動く関係を理解し，繰り返し行うか？
スイッチータイミング	指示されたタイミングで押すことで成否が分かれることを理解できるか？
	2つのスイッチの使い分けができるか？（移動ー確定）
⑯絵本	絵本の理解
絵に興味	絵本の中の絵の一部を注意してみる，指さすなどがあるか？
繰り返しのある絵本	繰り返しのある単純な絵本を楽しめるか？
簡単なストーリーのある絵本	簡単なストーリーのある絵本を楽しめるか？
⑰象徴遊び	道具の理解・象徴遊び
道具の理解	携帯，櫛など用途に応じた持ち方，操作ができるか？
単発のまね，ふり，食べるまね	コップ，スプーンなどで一系列の動作を行えるか？
系列のあるままごと	複数系列の動作を行い，ままごとができるか？
⑱言語理解・表出：二語発話以上	構文レベルでの理解表出
言語理解拡充	理解：大小，形容詞，用途による質問が理解できるか？
二語発話	表出：二語発話以上，簡単な質問へ応答ができるか？
	構音のバリエーションはどうか？
⑲サイン・マカトン法	サインからマカトン法の導入
サインの理解	簡単なジェスチャーの理解（おいで，ちょうだい，おいしいなど）ができるか？
サインの表出	簡単なジェスチャーの表出（おいで，ちょうだい，おいしいなど）が自発的にできるか？
マカトン法導入	マカトン法，サインの導入ができるか？
⑳写真帳・コミュニケーションブック	写真帳・コミュニケーションブックの導入
写真の選択	言われた写真を選択できるか？
絵の選択	言われた線画を選択できるか？
好き・嫌いの選択	好き・嫌いのマークがわかりそれを用いて選択できるか？
㉑コミュニケーションボード・シンボル	シンボルの導入
対象物ーシンボル	対象物に対してシンボルを1つ対応できるか？
カテゴリーーシンボル	カテゴリー（複数の対象物）に対して1つのシンボルで代表できるか？
シンボルの理解（基本カテゴリー）	基本的な物品，感情，動作などのシンボルを使用できるか？
㉒言語理解・表出：統語構造の発達	言語による思考，複文の使用
言語理解	理解：自分の性別がわかるか，簡単ななぞなぞに答えられるか？
言語表出	表出：理由を言うことがあるか（〜だから）？
㉓文字言語の導入	文字への興味と導入
ロゴ・自分の名前の認識	ロゴマークの意味や自分の名前がわかるか？
かな単語，まとまりとして理解	理解しているかな単語があるか？
かな文字ー音韻対応	特殊音節以外の1音ー1文字対応ができるか？

がある．これら評価の適応にあたっては，視知覚障害，頭部のコントロール，体幹・上肢の運動機能障害などに対しての配慮が必要となる．

各検査では検査の信頼性を担保するために，用いるべき図版やその提示位置などが指定されている．脳性麻痺の場合，この基準を厳密に適応すると，潜在的には言語能力が良好であっても得点できないといった事態になりかねない．検査の実施にあたっては提示位置，選択方法，図版の大きさなどを配慮する必要がある．ただし，標準化された検査方法を変更して実施した場合は，得られた結果は過剰評価されている可能性が高いため検査方法の変更を明記し，得点の解釈は慎重に行う．

(3) 発声発語（speech）の評価

発声発語の評価は，①発話特徴の聴覚心理学的評価，②発声発語機能の定量的な評価（MPT：最長発声持続時間，oral diadochokinesis），③構音検査，④発声発語器官の運動機能の検査に分けられる．①，②，④に関しては成人の dysarthria に関する諸検査が参考となる．③の構音検査に関しては小児の構音検査である新版 構音検査が使用可能である．これら検査を脳性麻痺で使用する場合にはいくつかの注意が必要である．

①発話特徴の聴覚心理学的評価

自由会話もしくは音読などの発話資料をもとに発話特徴の抽出を行う．評価の項目は声質（粗糙性，気息性，努力性，無力性），声（大きさ，高さ），発話速度，話し方（抑揚，リズム），構音・共鳴（子音，母音）の項目に関して評価を行う（5段階）．

脳性麻痺の場合，日常の会話場面と検査場面での変動の大きさが問題になる．日常会話では比較的スムーズに発話可能であっても検査場面では努力性嗄声が強まる．また極端な抑揚を示す場合もみられる．音声資料がどのような場面のものなのかという記載も必要である．

②発話発語機能の定量的な評価

音声に関する評価では声の持続 MPT，声門下圧，声の高さ，大きさが指標となる．計測には発声機能検査装置などが用いられる．構音に関しては機器を用いた検査としては音響分析が用いられ

る[10]．これらの機器を用いた定量的検査は脳性麻痺児の臨床現場で活用されることは少ない．またどの評価パラメーターをとっても脳性麻痺児では個体内の変動の大きさが問題となる．特にアテトーゼ型では試行ごとの変動の大きさは著明である．

③構音検査

一般的には，小児の構音検査である新版 構音検査が使用される．単語は絵を提示しての呼称，音・音節は復唱で評価する．構音の誤りで脳性麻痺に特徴的なことは，共鳴の異常が大きいことである．

アテトーゼ型では鼻咽腔閉鎖機能のみならず，咽頭から口腔にかけての共鳴腔の形態が変動しやすい．これによりアテトーゼ型特有の共鳴異常，母音の歪みが生じる．子音の誤りについても特定の音への置換というよりも子音全体が歪んでいるような場合が多く，記述困難な場合も多い．一般的にアテトーゼ型の構音の誤りの特徴は浮動性が高いことにある．

これに対して痙直型四肢麻痺では，一定の方向への誤りが固定化していることがある．舌を使用する構音で，全体的に構音点が後方に移動する口蓋化が生じる場合がある．また，両唇音全体が歯茎音へ置換する傾向がみられる場合もある．このように全般的な傾向をもつ場合は，安静時や運動時の下顎，口唇，舌の形状，運動の特徴を観察し，構音の傾向と口腔運動の特性との関連性を検討する．

④発声発語器官の運動機能の検査

前項で述べたように安静時や運動時の下顎，口唇，舌の形状，運動特徴の評価は，構音の誤りを分析するために必要である．運動時の評価では，指示による随意運動をみる以外に自動的な運動の観察を行う．具体的には，摂食嚥下時の口腔器官の運動や実際の発話場面での口腔器官の運動を観察する．観察評価のポイントは，口腔器官の形状，筋緊張，運動の範囲，運動の分離性である．

3）コミュニケーション障害への介入

(1) 介入の立案

脳性麻痺のコミュニケーション障害は複合的な問題である．アプローチすべき領域は，発声発語障害に対する運動面のアプローチ，代替的なコミュニケーション手段の導入，言語理解・表出の遅れに対するアプローチなど多岐にわたる［図2］．

評価の主目的は対象児のコミュニケーション障害の構造を明らかにし，介入すべき領域を同定し，介入方法を検討することにある．例えば，今現在のコミュニケーション援助のためには発声発語にアプローチすべきなのか，代替手段を検討すべきなのか，優先順位を決める必要がある．介入することによって得られるメリット，将来的な発展の可能性，本人の興味・関心などによって介入すべき領域を決定する．また，介入の方法として遊びを通した介入が適している段階なのか，課題的な部分を意識して介入すべきなのかなど，介入方法を検討する．

(2) 介入の原則 ［図2］

①機能的活動の基盤としての姿勢コントロール

コミュニケーション場面における情報発信と受信において姿勢コントロールの果たす役割は大きい．頭部のコントロールは，発声発語器官の安定した運動のために必須の条件である．また，視覚的・聴覚的な定位のためにも頭部のコントロールは必要である．上肢は発声発語器官と同様に情報発信のための重要な役割を果たす．指さし，スイッチ操作，キーボード操作，書字など情報発信のためには，上肢，手指に選択的な運動が要求される．そして，頭部のコントロール，上肢・手指の選択的な運動の基盤として体幹・肩甲帯の動的な安定性が必要である．

姿勢コントロールの援助の方法としては，セラピストが直接ハンドリングしながら運動を促通する．ハンドリングは理学療法の技術の一つでセラピストが自身の手もしくは身体を使用し直接，脳性麻痺児の姿勢・運動をコントロールするものである．脳性麻痺児が示す全身性の屈曲姿勢，もしくは伸展姿勢を修正し，より選択的な質の運動を誘導する．ハンドリングの具体的方法は理学療法士，作業療法士に援助を仰ぐようにするが，ST場面でも脳性麻痺児の援助のための技法として基本的な操作は行えるようにすることが望ましい[11]．

②介入のための環境設定

脳性麻痺児の示す姿勢運動，視知覚の問題に対処するためにハンドリングと並び器具，用具，教

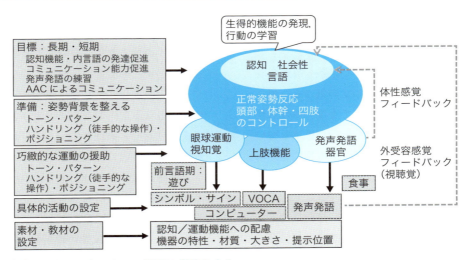

図2　脳性麻痺のコミュニケーション障害の構造と介入

材の工夫は大切である．ハンドリングで実現できた姿勢のコントロールを次第に座位保持装置や立位台などの器具に置き換えていくことなどが必要になる．そのことによってセラピストは児の正面から関わり，セラピストの上肢を自由にすることができる．

視覚的コミュニケーションを考える場合，絵カードなどの大きさ，提示する位置，角度などに配慮する．眼球運動が正中線を越えることが難しい場合には，左右どちらかの視野に複数のカードを提示して選択させる．絵カード提示の位置も左右に提示するより上下に提示する方が視線の走査がしやすい場合もある．また提示する高さが低すぎると頭部を挙上することができないため，目線の高さに提示することで頭部のコントロールを促しやすくすることも考える．

③コミュニケーションの発達段階に即した介入

コミュニケーションのどのような領域にアプローチするにしても，発達段階に即した支援を行う必要がある[12]．コミュニケーション発達のおおまかな目安と各段階の児に対する介入のポイントを以下に述べる．各段階では定型発達児の対応する年齢が記載されているが，対応する脳性麻痺児の年齢は様々である．介入にあたってはコミュニケーション発達段階に加えて暦年齢に応じた配慮も必要である．

(3) 介入の実際

①前言語期の介入

ⅰ）情動の安定と外界への気づき

定型発達児は0歳代前半に姿勢，情動の安定のうえに対象物や人に対しての気づき，働きかけを開始する．これに対して重度の脳性麻痺児では，低緊張で活動性が全般的に低下している場合や，過緊張で反り返りが強く常に抱かれていないと機嫌が悪い場合がある．睡眠，覚醒のリズムが不安定で摂食嚥下，呼吸などの生理的過程が安定しない．この結果，情動，認知活動の基盤も成立せず，保護者を意識して自発的に声を出す，対象者や対象物を注視，追視し，手を伸ばすといった対人的活動，対物的活動が

活性化しない．

a．姿勢コントロールのもとに情動的な安定を図る

セラピストは徒手的な操作（ハンドリング）により全身の筋緊張状態を調整することで，活動の基盤としての情動の安定化を図る．特に幼少の脳性麻痺児の場合は，保護者に抱かれる時に落ち着いた姿勢を作ることが重要となる．声をかけられる，揺らされる，くすぐられるといった感覚を快刺激として受け止め情動的にも活性化すること，さらに他者を意識して声を出し合う，他者の髪や顔を触るといった能動的な働きかけができるように援助する．ハンドリングでは体幹の安定性を高め，頭部，四肢の対称性，頭部の空間におけるコントロールを目指す．このような姿勢は外界の認識を促し，対象に対しての活動の基盤となる．

b．外界への能動的な働きかけ

定型発達児は0歳代中頃から，対象物を把握するようになる．さらに対象物に様々な操作を加えることで対象物の性質を理解する．また人に対しては応答的な声の出し合いや，体の触り合いなどの相手とのやりとりを楽しむようになる．重度脳性麻痺児の場合，対物的にも対人的にも能動的な働きかけに乏しいことが前言語期の問題となる．

ⅱ）対象物に対しての活動

目と手の協応を図り，おもちゃをつかむ，放す，落とす，叩くといった基本的な操作を促通する．上肢操作に関しては適切なハンドリングが前提となるが，おもちゃの大きさ，素材，提示する位置など条件を整え，学習が最適に行えるよう環境設定にも配慮を図る．

対象物を操作していく中で物の出し入れ，物の上に積むなどの活動（対象物間の関係性の理解），視野から消えても対象物の存在を意識できること（物の永続性の理解），自分の行った操作とそれによる外界の反応の理解（因果関係の理解）などを図っていく．

iii）対人的な活動

意図的なコミュニケーションの前段階の活動として，0歳代後半の定型発達児は大人からの身体的な働きかけに対して身体的に応答するようになる．例えば，手を差し出すと握りにくる，抱っこしようとすると協力的に身体で反応する．大人の身体の動きに意味を見出し運動で反応することは，この後の大人のことばかけに対して運動で反応することの先駆的な状態と考えられる．脳性麻痺児においては，物に対する活動と同様に人に対しての活動でもハンドリングを行いながら，体幹・上肢が大人からの働きかけに応答しやすいように設定する [図3]．

②前言語期から語彙獲得期の介入

定型発達児は10か月頃を境にコミュニケーションの質が大きく変化する[13]．共同注意・三項関係の成立はその後の意図的なコミュニケーション発達の前提となる．

物の操作に関して，自分の行った行動とその結果の変化に気づくようになり，目的と手段の分化が生じるようになる．おもちゃも因果関係がわかるようなものを好むようになる．

定型発達児では前言語期における他者に対しての身体的な関わりがその後の言語的コミュニケー

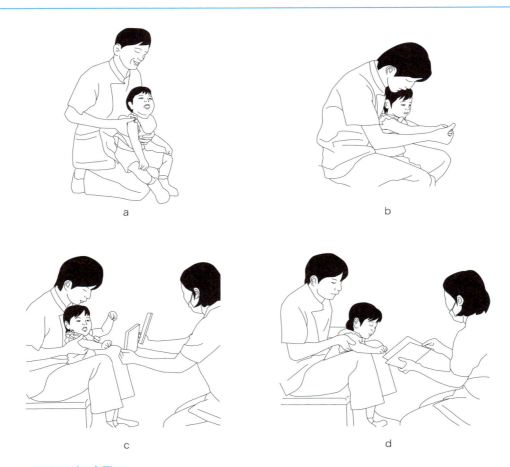

図3　ハンドリングの実際
a．痙性を伴ったアテトーゼ型．体幹の緊張は低く，下肢開排位となり，頭部も後方へもたれ後屈．目と手の協応困難．
b．ベンチ座位．体幹の伸展を促し，頭部空間でコントロール，右上肢前方へ伸展．
c．体幹伸展，頭部空間でコントロールを保ったまま2つあるうちの一つを選択．
d．絵本のページをめくり，頭部空間でコントロール．

ションへと展開していくが[14, 15]，脳性麻痺児にとっては運動障害が障壁となって複数の対象物や周囲の大人に対して視線を移すことや，上肢による細かい操作などが実現できない．

ⅰ）三項関係への援助

視線を移行していくことや目と手の協応がこの段階の脳性麻痺児には求められる．遊びの中で頭部を安定させ頭頸部の運動と協応しながら指示されたターゲットに対して視覚的な注意を向けられるようにする．また上肢が使用しやすいように環境を設定して保護者との間で物の受け渡しが行えるように援助する．

ⅱ）スイッチ，機器の導入

上肢機能に障害をもつ脳性麻痺児にとって，スイッチを押すことで外界が大きく変化するようなおもちゃは，因果性の理解を高め，外界に積極的に関わろうとする意欲を育む．スイッチを使った遊びは将来的にAACを導入する準備につながる．児の理解，興味に合わせて導入を検討する．様々なタイプのスイッチが考案されているので，児の特性に合わせて適切なものを選択する［図4］．

ⅲ）動作模倣の開始

対人的な応答も相手へ微笑む，相手へ触るといった直接的な応答から，"はーい"（挙手）や"バイバイ"（手を振る）のようなジェスチャーの模倣を積極的に導入する．セラピストが後方からハンドリングしながら前方にいる保護者と脳性麻痺児の間で対人的なやりとりを繰り返してもらう．

ⅳ）選択反応・Yes-No反応

定型発達児は10か月頃から，他者の意図の理解が進み，他者に対して意図的に意思を伝達しようとする．音声言語に関しては1歳前から"パパ""ママ"などの人の名称，物の名前などを理解し始め，1歳前後で有意味語の発話がみられる（初語）．1歳6か月前後で言語による絵カードの選択が可能になり，一語発話の中で発話可能な語彙も増加する．

発声発語器官の運動障害により音声言語を使用した発信が困難で，言語理解と言語表出の間にギャップのある脳性麻痺児は，表情，身振りなどを使用して相手からの問いかけに応じていく．他者からの複数の提示物から何かを選択する選択反応と，他者からの質問に対してYes-Noで答えるYes-No反応の確立が以後のAACを使用する基盤となる．

a. 選択反応の援助は前言語期の段階から始まる．児の前に複数の物を置き「どっちがいい？」といった問いかけをし，より注目する方のおもちゃ，本などを選択する（選好反応）．この時，周囲の大人が「こっちの方

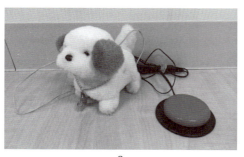
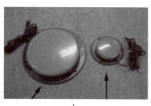
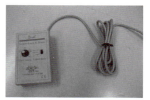

a　　　　　　　　b　　　　　　　　c

図4　スイッチを使用したおもちゃ
a．市販のおもちゃの電池ボックスにスイッチを接続．
b．様々な大きさのスイッチ．
c．ラッチタイマー．スイッチを押した後の効果時間をコントロール．

がいいのね？」などとはっきりとした承認を与えながら一方を選択するようにする．このような活動を繰り返していくうちに意図的に眺める，保護者の顔をみてから欲しい方をみるようになるなど，伝達意図をもって"自分はこちらを選択している"というメッセージを他者に発信するようになる．

b. Yes-No 反応の最初の段階は「〜しようか？」といったことばかけに対して"にっこりする"といった情動的な同意を示すことから始まる．次第に言語理解がみられるようになると本当に好きなことである「お風呂入ろうか？」「お外へ行こうか？」のような語は選択的に喜ぶが，嫌なことをいわれた時は表情を変えず黙ったままというような，Yes 反応は明確だが No 反応は不明確な時期が現れる．このような時期を経て，No の時は"首を振る""プイっと横を向く""舌を突き出す"など，その児の実現しやすい No 反応が表れ，誘いかけに対する Yes-No 反応が確立する．

ここで実現できている Yes-No 反応は誘いかけに対しての受諾−拒否であり，問われている内容は日常的によく経験する現前の事象に限られている．これに対して非現前事象に対しての真偽を問われて Yes-No で返答することが可能になると，より広範囲にコミュニケーションの可能性を広げる．例えば，「今日はお父さんと来たの？」「〜ちゃんは女の子？」「おうちにはネコちゃんいるの？」など，このような質問に対して Yes-No で応答できるということは，ことばが現前の事象のみならず，できごと，物ごとの性状，感情などを表す手段として児の中で機能し始めていることを示している．選択反応と真偽を問う形での Yes-No 反応が実現できると様々な視覚的コミュニケーション手段を使用できる前提条件が確立したことになる．

③言語期の介入

定型発達児は 1 歳後半から音声言語がコミュニケーション手段の中心となる．2 歳以降，統語的には二語発話，多語発話による表出が可能となり，語彙的には形容詞，副詞などの使用による言語表現の拡大がみられる．脳性麻痺児でコミュニケーションの意思があり，かつ表出手段として音声言語の使用が困難である場合，絵記号，文字などを使用した AAC の導入を考慮する[16]．

AAC の選択にあたっては，児の言語理解，選択に使用できる身体部位と選択の正確性，視知覚障害の有無などを考慮して決定する[表2]．おおむね言語理解が 2 歳代で，まだ音声言語の表出がない場合には，具体的な事象に具象的な絵，写真が対応する写真帳などの使用を考慮する．言語理解が 3 歳代以降の児であればシンボルの使用を視野に入れる．

ⅰ）導入段階（具象性の高い写真などの使用）

絵カードの選択ができる児の場合には，具象性の高い写真や絵などの選択を試みる．例えば，おもちゃの写真を 2 〜 4 枚配置し，何で遊びたいかを聞き選んでもらう．"おもちゃ""おやつ""場所"といったカテゴリーごとにシートを作り，コミュニケーションブックを作成する[図5][17]．

ⅱ）より抽象度の高いシンボルの使用

写真帳，コミュニケーションブックなどで使用する絵や写真は具象性が高いため理解しやすい．一方，一つの事象に一つの絵が必要になるため話題にしたい事項が増えるとその数も膨大なものになる．表現したい内容，質が拡大するに従い，あるカテゴリーの事象，事物を一つの記号に集約した抽象性の高いシンボルなどの導入が検討される．例えば，図6のサウンズ・アンド・シンボルズでは「読む」「見る」「テレビ」「本」「DVD」など視覚に関連するものごとを一つのシンボルで代表させている．このようにして 1 枚のシートを使用するだけで児は複雑な事象を表現できる[18]．

表2　AAC の種類と特徴

AAC の種類	概要	伝達意図	媒体	使用する身体部位	コミュニケーションの主導者	伝達内容の複雑さ
選好反応	いくつかの対象物に対して，注目する方を好んでいると対話者が判断して選択する方法．児は伝達に対して非意図的である場合もある	（−）〜（±）	実物・写真・カード	視線，上肢	パートナー主体	単語レベル
選択反応（1／2選択）	提示された2つの物に対して，対話者の意図を汲んでどちらかを選択する．「〜どっち」「どっちがよい？」	（＋）	実物・写真・カード	視線，上肢	パートナー主体	単語レベル誘導によって複雑な内容も表現可能
Yes-No 反応	対話者の意図を理解し，受諾／拒否（いい／いや），もしくは真／偽（そう／違う）を表現する	（＋）	実物・写真・カード音声	表情，上肢，頭部：うなずき	パートナー主体	単語レベル誘導によって複雑な内容も表現可能
ジェスチャー	"ちょうだい" "おいしい" などの慣用的な動作	（±）〜（＋）	身体	上肢および他の身体部位	児ーパートナー：双方向的	未分化単語レベル
マカトン法	英国で開発された，手話をもとにした言語指導法．音声・動作サインを同時提示する	（＋）	身体	上肢および他の身体部位	児ーパートナー：双方向的	構造化単語〜文レベル
写真帳	児になじみのある写真をカテゴリーごとに貼る．写真を使いながら次に起きることの説明をする．したいことの選択，話題の提示などを行う	（±）〜（＋）	写真	視線，上肢	児ーパートナー：双方向的	未分化単語〜文レベル
コミュニケーションブック	写真，絵，シンボルなどをノートやボードに配置し，上記の写真帳のように使用	（＋）	写真・絵・記号	視線，上肢	児ーパートナー：双方向的	未分化〜構造化単語〜文レベル
シンボル	絵記号を用いた視覚的なコミュニケーション．様々な種類があり，絵記号も具象的なものから抽象的なものまで幅が広い．文法的に構成可能なものもある	（＋）	シンボル・文字	視線，上肢	児ーパートナー：双方向的	構造化単語〜文レベル
VOCA（Voice Output Communication Aids）	音声出力装置．音声を録音もしくは合成音声を再生．様々な種類がある	（±）〜（＋）	音声＋文字，シンボル，絵	上肢および他の身体部位	児ーパートナー：双方向的	未分化〜構造化単語〜文レベル
コンピューター	コンピューターの入力を補助する装置．ワンボタンスイッチなどでマウス，キーボード入力をエミュレートする．入力装置と専用ソフトからなる	（＋）	文字・音声	上肢および他の身体部位	児主体	構造化文レベル

iii）シンボルから文字の導入へ

　文字に興味を持ち始めている児の場合，シンボルと文字を組み合わせることでよりコミュニケーションの効率を上げることが可能である[19]．
　例えば，シンボルを使用したコミュニケーションブックを作製し，表紙に目次のようにシンボルを置き，児が"いえ　ばしょ"を選択したら"いえ　ばしょ"のページを開く．"いえ　ばしょ"のページでは各シンボルの下に文字単語，もしくは語頭の1文字を配置しており，どれかを選択する．
　統語面での発達でいえば，この段階の児では単語の選択から文レベルでの表現が行えるようになる場合が多い．シンボル＋文字の使用は多語文の産生，助詞の学習にとっても有効である．コミュニケーションの機能面からは相手の質問に対して応答するという受動的な場面だけでなく，児から学校であったことを保護者に伝えるといった叙述的な使用も行えるようになってくる［図7］．

iv）文字学習，コミュニケーション機能の拡充

　脳性麻痺による構音の障害があり，音の歪みや置換がある場合，学習しようとしている文字と自らが構音可能な音との関係が混乱しやすい[20]．文字学習の援助にあたっては語彙，音韻，統語といった児の言語能力の個体内プロフィールを考慮に入れながら進める必要がある．
　シンボルの使用や文字学習が進んだ児の場合，これらのコミュニケーション手段を自発的に使

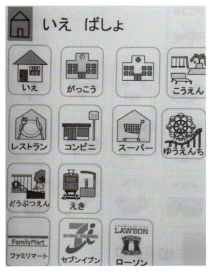

図5　コミュニケーションブック
カテゴリーごとのシート，具体的な絵やロゴを配置する．

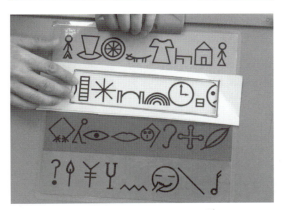

図6　サウンズ・アンド・シンボルズ[18]
1973年にオーストラリアのB.Breretonにより考案され，日本では1981年に紹介され広がったコミュニケーションシンボル．32個のシンボルで構成され，1個のシンボルにはその基本概念から派生する多くの語彙をもっている．

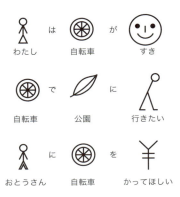

図7　サウンズ・アンド・シンボルズの使用例：手紙
シンボルで話した内容を手紙にしておとうさんに渡す．
「わたしは　自転車が　すきです．
自転車で　公園に　行きたいです．
おとうさんに　自転車を　かってほしいです．」

用するためのコミュニケーション機器の利用が焦点になる［図8］．運動障害をもつ人のためのコンピュータ，タブレットの入力支援装置は多種開発されており，どのような種類の視覚的コミュニケーションシステム［表3］を使用するか，入力装置として何を使用するか，画面上ターゲットの文字，記号の選択をどのように行うかなど，多様な組み合わせがある．作業療法士，リハビリテーション（リハ）工学士などとの協働が求められる分野である．

この段階の児は小学校高学年から思春期を迎えることが多く，単なる要求の伝達のみでなく自分の気持ちを言語化していくこと，言語を使って考えていくことなどが求められる．日記，手紙など様々な言語生活の提案などが必要である．

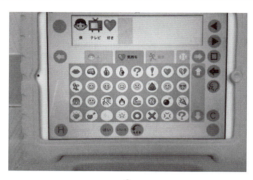
a

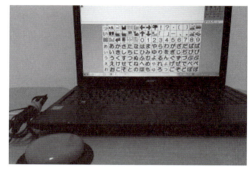
b

図8　コミュニケーション機器
　a．タブレット：シンボルを使用したコミュニケーション支援用アプリ．
　b．パソコンを利用した意思伝達用ソフト．

表3　代表的な視覚的コミュニケーションシステム

種類	開発	シンボル数	特徴
サウンズ・アンド・シンボルズ	1973年にオーストラリアのB.Breretonにより考案され，日本では1981年に紹介	32個のシンボルで構成され，1個のシンボルには多くの語彙をもっている	シンボル数が限られているため，上肢機能に問題のある脳性麻痺児には導入しやすい
PCS (the Picture Communication Symbols)	R.X.Johnsonにより1981年に開発されたコミュニケーションシンボル	"The Picture Communication Symbols Book I"で約700個,「同III」で約3,000個．人物，名詞，動詞，状態語，会話用語，その他の6つのカテゴリごとに分けられている．絵は線画	コンピューターソフト．ボードメーカーによってシンボルの選択，コミュニケーションボードの印刷が可能
PIC (Pictogram Ideogram Communication)	1980年にカナダのS.C.Maharajにより，脳性麻痺などの障害のために音声言語の使用が困難な人を対象	1998年に日本語版が公開．2007年にはJIS絵記号準拠のPIC（E）シンボルとして1,500個に拡大	白黒のデザイン．JIS規格に準拠し，視認性に配慮されている
Drop Talk	Droplet Projectにより開発．話しことばに障害をもつ人のコミュニケーションを助けるためのVOCAアプリケーション	視覚シンボルライブラリ「Drops」に約700語のシンボルと音声データを搭載	スマートフォン，タブレットのアプリとして使用，音声の出力が可能でVOCAとして活用できる

④発声への介入

　脳性麻痺児にとって発声や構音を意識的にコントロールすることは難易度の高い課題である．そのため，年少児や重症児に対して課題的に発声や構音を要求することは困難である．意図性が高まることで声が出ない，努力性が強まるなど異常性を高める恐れがあるからである．発声構音の異常性の要因となる姿勢の異常，体幹・頭頸部，口腔領域のアライメント（位置関係）の異常を修正しながら，遊びの中で発話を促すアプローチが主体となる．

　痙直型四肢麻痺では屈曲姿勢が強く，発声時にも吸気が不十分で努力的な呼気となりやすい．また，喉頭コントロールでも声帯の過内転を伴う努力性の発声になりやすい．アテトーゼ型では体幹の不安定性や不随意運動のために安定した呼気産出が難しく，突発的な起声，声量変化が生じやすい．

　対応方法としては，セラピストによるハンドリングで姿勢を適正化して発声，構音の練習を行う．座位保持装置などにより望ましい姿勢を日常生活の中でも導入することがあげられる．これは理学療法士，作業療法士との協働が要求される分野である．痙直型の場合は，より伸展した姿勢を設定し胸郭が広がった状態を作る．特に体幹・頭頸部のアライメントは，声質への影響も大きいため配慮が必要である．アテトーゼ型の場合は，過剰な伸展方向もしくは屈曲方向への姿勢変位を防ぎ，体幹が対称的に活動できるようコントロールする．頭部のコントロールは痙直型に比べてより不安定であるため，オーラルコントロールなどで修正する必要がある．立位などで抗重力伸展活動を高めることは，体幹のアライメントの適正化，呼気の支えを強化するために有効である．立位台（スタンディングボード）の使用はST場面でも活用しやすい．

⑤構音・共鳴への介入

　頭部のコントロールの障害，体幹・頭頸部のアライメントの異常は口腔器官の運動異常に影響を及ぼす．このため，体幹と頭頸部，口腔領域の位置関係を補正する．意図的な構音練習が行える児の場合は，セラピストによるハンドリングや座位保持装置による姿勢の修正を行いながらターゲットとなる音を定めて段階的な練習を行う．

　アテトーゼ型は過剰な開口や舌突出など構音器官全体の運動範囲が過剰になりやすい．舌の位置，咽頭の形態が安定しないことから共鳴腔全体が歪みアテトーゼ型特有の異常な共鳴や音と音の渡りの不明瞭性につながる．発声発語練習では頭部を安定させたうえで下顎の運動を適切な範囲に収めるようにして，口腔器官の運動が中間の範囲に収まるようにする [図9]．

　逆に痙直型では顔面筋，舌の過緊張のため上口唇が引き上がる，下顎・舌が後退するといった定型的な方向へ口腔器官が固定されやすい．発声発語練習では準備として筋を伸長し，緊張状態を整えたうえで運動範囲が広がるように心がける．

4 摂食嚥下障害

1）脳性麻痺による摂食嚥下障害の枠組み

　脳性麻痺児の示す障害は神経発達学的問題と表現されることがある．つまり，定型発達からの遅滞，停滞という側面と，神経学的な問題による定型発達からの逸脱という側面をもつ．摂食嚥下に関していえば，定型発達児では新生児期の反射的な哺乳から，離乳食の導入を経て，固形物の咀嚼嚥下と発達し，約1年をかけて成人型の摂食嚥下へ移行していく．脳性麻痺児ではこの成人型の摂食嚥下に向かうプロセスが遅滞，停滞することに加え，様々な神経学上の異常性のために定型発達ではみられない症状を呈する[21]．

　脳性麻痺児が示す摂食嚥下に関係する神経学上の問題は，全身の姿勢，運動パターンに関すること，口腔領域の反射，緊張，感覚，運動パターンに関することに大別される．

　脳性麻痺児の異常な姿勢運動パターンは全身性のものであり，過緊張に伴う全身的な強い反り返

りや屈曲姿勢，低緊張による頭部保持の困難さを示す．これらは口腔運動にも直接的な影響を与える．食事のための姿勢が保持できず頭頸部を摂食嚥下に適した位置に設定できない，全身の緊張に影響されて過剰な開口になるなどの影響を与える．

緊張の異常は口腔領域にもみられ，過緊張のために舌が棒状になる，後方へ引き込まれるなどの症状を示す．また低緊張のために舌による食塊の形成，咽頭への移送が不十分な場合もみられる．

感覚に関しては様々なモダリティで過敏性がみられる．口腔周辺の触覚に対しての過敏性は出現率が高く，食物やスプーンが口に入ることや，口の周辺を拭かれることを嫌う場合が多い．また，触覚以外にも味覚についても過敏で，薄味のものしか受けつけない場合や，温度に関して受け入れの幅が狭く温めたもの以外は受けつけない場合もある．

口腔咽頭周辺は嚥下反射をはじめとした反射的・自動的な反応が豊富に存在する．これらの反射的・自動的な反応を要素として摂食嚥下機能は成り立っている．

新生児期の哺乳は吸啜嚥下反射（suckle-swallowing reflex）によって，一連の運動として実現している．脳性麻痺児では，このような新生児期にみられる原始反射が残存する，もしくは定型発達ではみられない異常反射が観察される．嚥下反射は正常な摂食嚥下の過程の中核に位置するものであるが，脳性麻痺児の中には嚥下反射自体が惹起しにくく，時間がかかる，強い刺激でないと惹起しにくい場合がある．咳嗽反射は異物の気管への侵入を防ぐ防護的な意味をもつが，咳嗽反射の閾値が高く，咳嗽が生じにくい場合もある．また通常はみられない歯，歯茎への圧刺激によって生じる緊張性咬反射が観察される場合も多い．

2）摂食嚥下障害の評価

評価は，①食事場面の観察，②摂食嚥下関連機能の評価，③摂食嚥下の客観的な評価に分かれる．

①重度脳性麻痺児の場合は，多くの場合，家族からの介助によって食事が行われる．このため介助の仕方を含め実際の食事がどのように行われているか直接観察することが評価の中心になる．評価にあたっては先行期，口腔準備期，口腔期，咽頭期といった嚥下の期に応じてどのような特徴をもつか，またその特徴的な運動，反応の原因，要因はどこにあるのかを想定する．

②上記の仮説を確認するために，全身の姿勢運動パターン，呼吸，口腔領域の緊張，感覚，反射の評価を行う．口腔領域の緊張，感覚，反射の評価は触診により実施する．緊張性咬反射の評価は検者の指が咬み込まれないよう安全性を考慮しなければならない．また過敏性のある場合，嘔吐反

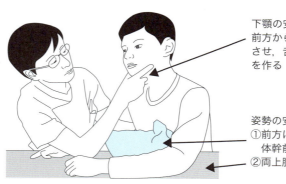

図9　アテトーゼ児の発声発語練習

下顎の安定：
前方からの支持で下顎を安定させ，舌・口唇の運動の基盤を作る

姿勢の安定：
①前方にクッションを入れて体幹前方支持
②両上肢を前方で机上支持

射が亢進している場合は被検児に必要以上に不快な感覚を与えないように注意が必要である．

　③客観的な評価としては，嚥下造影検査（VF検査），摂食時の口腔の超音波検査，嚥下内視鏡検査（VE検査）などがある．VF検査は嚥下障害の評価にとっては誤嚥の有無の確認，嚥下動態の同定が正確に行えることからゴールドスタンダードとして確立している．しかし小児のVF検査実施にあたっては，日常の食事場面と異なることから機嫌が悪くなる，検査装置の制約から普段の姿勢設定が行えないなどの問題が生じやすい．検査にあたってはなるべく日常の食事の状態に近づけて行う工夫が求められる．また，結果の解釈にあたっては，日常の嚥下状態をどの程度正確に反映しているか勘案しながら慎重に判断すべきである[22]．

3）摂食嚥下障害への介入

（1）介入方法の決定

　摂食嚥下訓練の目的は，児が水分・栄養を安全に効率的に摂取すること，児に豊かな食事経験をもたらすことにある．訓練開始にあたって家族との間で何を目的に，どのくらいの期間で，どのようにして実現していくのか合意することが大切である．小児のリハは常に対象児と家族をセットに考えていく必要性がある．摂食嚥下に問題をもつ児を育てる家族の負担は大きい．対象児の食事について困難さを感じているのは家族であり，また訓練にあたっては，成人の場合のように対象児本人が指示に従うことは困難で，訓練を実施するのもまた家族である．

　医療者側の評価，問題意識と家族の感じている困難さ，食事に対する希望は必ずしも一致するわけではない．医療者は十分な説明を行い，長期的な視点に立って家族を支援する立場に立つことが求められる．

（2）介入の実際

　脳性麻痺児の摂食嚥下障害は複合的な障害であり，関連する職種も多い．医師，歯科医師，歯科衛生士，ST，理学療法士，作業療法士，看護師，栄養士，義肢装具士と多くの診療科，専門職の協力が必要となる．必要に応じてより専門性の高い職種にコンサルトを求めるなど，施設ごとの特性に応じた対応が必要である．

　脳性麻痺児の摂食嚥下障害への介入は以下の3点，①姿勢コントロール，②食物の形状，③口腔運動のコントロールを柱に考えると理解しやすい[図10][23]．

①姿勢コントロール

　摂食時の口腔器官の緊張や運動パターンは全身の姿勢の影響を強く受ける．また　摂食時の体幹・頸部の角度は口腔から咽頭への移送，誤嚥の防止に影響する．脳性麻痺児の食事援助の第一は適切な食事姿勢の設定にある．脳性麻痺の場合，姿勢の問題は個別性が強いため，児ごとの詳細な対応が必要になる．姿勢コントロールのポイントは，頭頸部が全身からの影響を受けずに安定して保持でき，摂食嚥下に関与する器官が最適の状態で機能することにある．乳幼児期，また重症度が高い場合，当初はハンドリングを用い，抱っこの中で姿勢をコントロールする．このような方法は家族にも指導を行う[図11]．

　姿勢保持の方法は抱っこから次第に座位保持装置などシーティングシステムへの移行を考える．シーティングシステムの適切なフィッティングは実際にハンドリングを行ったうえで，身体のどの部位により支持を与え安定させるか，姿勢保持のためにはどの部位にどのような方向性に力が加わるようにすべきかを判断する[図12]．

②食物の形状

　食物の形状の選択は，誤嚥の防止，口腔運動の促通の観点から重要である．形状の選択基準は，口腔運動機能に照らして口腔内処理を行いやすく，口腔から咽頭への移送に適している形状，咽頭通過に際して誤嚥しにくい形状の2点である．

　舌の上下運動による押しつぶしを誘導するためにはマッシュ状の形態のものを，また咀嚼を誘導するためには指で簡単につぶすことができる程度の固さのものを選択する．

　評価にあたっては舌の筋緊張や運動パターンな

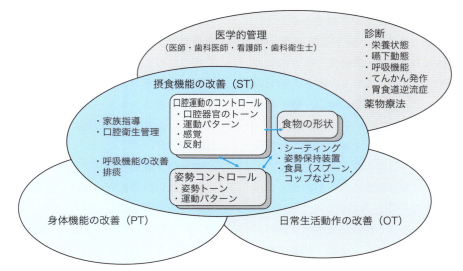

図10 摂食嚥下障害に対する治療的介入の枠組み
治療的介入の3つの柱（姿勢コントロール，食物の形状，口腔運動のコントロール）と関係するリハスタッフ．

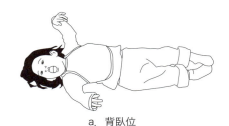

a．背臥位

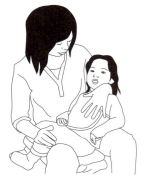

b．食事のための抱っこの姿勢

図11 家族への指導（痙直型四肢麻痺児）
a．緊張が強く後方への反り返り，過開口を示す．
b．股関節を屈曲位にし，股関節周辺を安定させ，全身性の伸展パターンが頭頸部に及ばないようにコントロールする．

ど脳性麻痺特有の問題にも注意を要する．一般的にはゼリー，プリン状のものは凝集性が高く，付着性も低いため摂食嚥下障害者に適しているとされる．しかし，舌の緊張が高く，運動のパターンも前後運動に限られているような脳性麻痺児では，舌の前方運動に伴い口腔外へ滑り落ちてしまい不適な場合もある．このような場合には，例えばマッシュポテトのような口腔内に留まりやすい物性の食品の選択が有効である．

食物の形状の選択にあたっては，誤嚥防止の観点も同時に必要である．食物の形状の選択には咽頭期における安全性の観点からの制約を受ける．口腔運動の観点からはマッシュ状の食物が望ましくとも誤嚥防止の観点から均質でより付着性の少ないペースト状の形態を選択せざるを得ない場合もある．

③口腔運動のコントロール

直接，および間接訓練を通して，過敏性，異常反射などの口腔機能の異常な要素を少しでも軽減させ，より巧緻的な口腔運動が実現できるようにする．

間接訓練としては，過敏性などの感覚過敏に対

して段階的な感覚入力を行うことで脱感作を図る．感覚の低下に対して適切な刺激を適応させることで感覚入力に対しての反応性を高めることを行う．

　小児の臨床においてはセラピストもしくは介助者の誘導により実際の食行動の中で運動を練習することが主体である．具体的には捕食時の口唇の運動，咀嚼に代表される口腔内処理運動，コップからの水分の取り込みなど，より成熟した運動を誘導する．このために口腔領域を直接コントロールすることも行う［図13］．オーラルコントロールは介助者の手で口腔周辺をコントロールする手技で以下のような目的で行われる．①頭頸部を安定させ体幹との位置関係を整える．②過開口や下顎引き込みのような異常な運動を制限する．③取り込み時の口唇の援助，嚥下時の前方閉位のようなより細かい運動を促進する．

(3) 長期的なマネジメント

　成長に伴って摂食嚥下の新たな問題が生じることは多い．例えば，年少の頃は抱っこで安定して食べていた児が座位保持装置での食事へ移行しようとした時に座位保持装置に適応できない場合がある．また小学生後半から思春期にかけて嚥下機能が低下し誤嚥リスクが高まるような場合などがある．このように児の成長に応じて生じる様々な問題に対応することが求められる．脳性麻痺児の摂食嚥下障害の臨床は長期的な視野に立つ必要性があり，摂食嚥下障害の専門職としてのSTは，多職種と連携しながらその時々で必要とされる援助を実施していく．

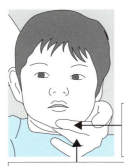

図12　座位保持装置の調整

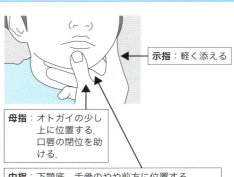

a．側方からのオーラルコントロール　　b．前方からのオーラルコントロール

図13　オーラルコントロール[24]

●文献

1) 北原　佶，落合靖男：脳性麻痺．総合リハビリテーション，**32**：19-28,2004.

2) 児玉和夫，落合靖男：脳性麻痺の科学的検討．脳と発達，**34**：231-234，2002.

3) Rosenbaum P,et al.：The Definition and Classification of Cerebral Palsy. *Dev Med Child Neurol*,　**49**：8-14, 2007.

4) 高橋ヒロ子：脳性麻痺における前言語期からの言語治療．音声言語医学，**36**：292-297，1995.

5) 小枝達也：高次脳機能への対応―未熟児脳性麻痺のAcademic Skill について―．脳と発達，**30**：215-218,1998.

6) 小枝枝達：小児の認知機能障害．認知神経科学，**5**：142-146，2003.

7) 辻　薫：子どもたちの日常性生活における知覚・認知障害の理解と援助．作業療法ジャーナル，**34**：919-923，2000.

8) 北川可恵・他：当センターにおける脳性麻痺児の聴覚障害．*Audiology Japan*，**50**：625-626，2007.

9) 池原由香，加我君孝：難聴を伴う重複障害児の変遷―1980～2002 年において．*Audiology Japan*，**45**：663-664，2002.

10) ケント RD：音声の音響分析（荒井隆行，菅原　勉監訳）．海文堂出版，1996.

11) 山川眞知子：ボバース概念治療（神経発達学的アプローチ）．アドバンスシリーズ／コミュニケーション障害の臨床　第3 巻　脳性麻痺（日本聴能言語士協会講習会実行委員会編），協同医書出版社，2002，pp109-115.

12) 椎名英貴：第 4 章　脳性麻痺　コミュニケーション訓練・指導 1. 言語聴覚療法 臨床マニュアル，改訂第 3 版（平野哲雄・他編），協同医書出版社，2014，pp168-169.

13) やまだようこ：ことばの前のことば―うたうコミュニケーション，新曜社，1987.

14) 山根律子：前言語期の要求事態における伝達様式の統合過程．教育心理学研究，**37**：345-352，1989.

15) 秦野悦子：前発話期から発話期における否定表現の展開．教育心理学研究，**32**：191-205，1984.

16) 高橋ヒロ子：脳性麻痺における拡大・代替コミュニケーション．アドバンスシリーズ／コミュニケーション障害の臨床　第 3 巻　脳性麻痺（日本聴能言語士協会講習会実行委員会編），協同医書出版社，2002，pp151-177.

17) 東川　健：コミュニケーションボード・ブックのコミュニケーション機能―文字未学習の幼児 3 症例の経過．音声言語医学，**43**：407-415，2002.

18) 広川律子：改訂版 サウンズアンドシンボルズ，サウンズアンドシンボルズ研究会，1995.

19) 知念洋美，佐竹恒夫：知的障害を有する 1 脳性麻痺児の発信行動の習得過程について．音声言語医学，**37**：196-205，1996.

20) 高見葉津：重度脳性麻痺児の音声言語と文字言語の発達について．音声言語医学，**43**：200-206，2002.

21) 椎名英貴：脳性麻痺児への神経発達学的アプローチの立場から．子どもの摂食・嚥下障害―その理解と援助の実際（北住映二・他編著），永井書店，2007，pp130-150.

22) 北住英二：嚥下造影検査．子どもの摂食・嚥下障害（北住映二・他編著），永井書店，2007，pp51-58.

23) 椎名英貴：治療的介入．標準言語聴覚障害学　摂食嚥下障害学（熊倉勇美，椎名英貴編），医学書院，2014，pp163-176.

24) 椎名英貴：小児の摂食嚥下訓練．臨床リハ，**24**：667-673，2015.

（椎名英貴）

第7章

吃音
Stuttering

はじめに

　吃音とは，いわゆる「どもり」といわれる状態であり，発話における滞り（非流暢性）によって特徴づけられる症候群である．非流暢性には様々なものがある［表1］が，これらのうち吃音中核症状と呼ばれるタイプの非流暢性〔音・モーラ・音節の繰り返し，語の部分の繰り返し，引き伸ばし，阻止（ブロック）〕が一般にみられるよりも高頻度で生じる場合，吃音があると判断される．これらの吃音中核症状に加えて吃音児者には，随伴症状や工夫・回避，情緒性反応といった二次的な吃音症状［表2，3］がみられることもある．

　吃音の大部分は幼少期に発症する発達性のものであるため，本章で特に断りなく「吃音」と記す場合，発達性吃音を指すものとする．以下，本章では主に発達性吃音の評価と訓練・支援について述べる．

評価

1）鑑別診断

　本節で評価について論じるにあたり，まず発達性吃音との鑑別を要する．正常範囲の非流暢性，獲得性吃音，クラタリング，痙攣性発声障害について鑑別のポイントを中心に述べる．

（1）正常範囲の非流暢性

　吃音の大部分は幼児期に発症する．幼児期は言語獲得の時期であり，子どもの発話に多くの非流暢性が含まれることは異常なことではない．そのため子どもの発話にみられる非流暢性が正常範囲と考えられるものなのか，それとも吃音と判断される状態なのかの鑑別が必要となる．

　表1に示した非流暢性のうち，「その他の非流暢性」として挙げた非流暢性が多くみられたとしても吃音とは判断されない．また，吃音中核症状と呼ばれるタイプの非流暢性がいくつかみられたとしても，それは異常なことではない．どの程度の頻度であれば正常範囲とみなすかは子どもの年齢によっても異なるが，吃音中核症状が100文節あたり3未満であることが1つの目安となる[1]．

　吃音であるか否かの判断には，吃音中核症状の頻度以外に，症状の持続時間（繰り返しの場合は，繰り返しの回数）も重要である．3回以上の繰り返しや1秒以上の引き伸ばし，阻止（ブロック）が正常な話者にみられることはまれである．その他，吃音中核症状に伴う緊張性の有無や随伴症状，工夫・回避，情緒性反応といった二次的な吃音症状の有無にも留意する．正常範囲の非流暢性の場合，緊張性はみられない．また，二次的な吃音症状がみられる場合には，吃音中核症状の頻度が低くとも吃音と判断される可能性が高い．

　幼児期の吃音症状は変動性が大きいため，「評

価場面では吃音症状がほとんど出ないものの，家庭では多く出ている」といったこともまれではない．保護者から家庭での吃音症状についての情報を具体的に聴取したうえでもなお正常範囲と考えられる場合には，吃音と正常範囲の非流暢性の違いについて保護者に説明し，経過観察とする．

(2) 獲得性吃音

吃音の大部分は，言語発達の途上である幼少期に発症する発達性のものであるが，十分な言語発達を遂げた後であってもまれに吃音が発症する場合がある．これを獲得性吃音という．獲得性吃音には，心的外傷といった心理的要因が引き金となり発症したと考えられる獲得性心因性吃音と，脳卒中や神経疾患などによる脳損傷後に生じる獲得性神経原性吃音がある（神経原性吃音は，国内では「症候性吃音」や「吃様症状」などと記載され

表 1　非流暢性の分類[1]

	略号	症状	説明
吃音中核症状	SR	音・モーラ・音節の繰り返し sound, mora and syllable repetition	特定の音・モーラ・音節に聴取できるほどに音声化されて反復する 反復する間に「挿入」「間」などが入らない 1モーラ語もこれに含める（例：手，目）
	PWR	語の部分の繰り返し part-word repetition	語の一部が音声化されて反復する 間に「挿入」「間」などが入らない
	Pr	引き伸ばし prolongation	子音部・半母音部・母音部または，1モーラ全体が音声化され，不自然に引き伸ばされる 強調や個人の発話特徴ではないもの
	Bl	阻止（ブロック）block	構音運動の停止．発話運動企画がありながら，音声化直前に構音運動を停止させてしまった場合とする．語頭・語中・語尾のいずれでも生じる 持続時間は，停止の瞬間から明確な目的音が音声化されるまでとする 緊張性を伴うことが多い ＊阻止には，以下のような特徴を伴う場合もあるので，付記すると臨床上有用である ・準備 preparation（Pre）：発話開始前の構音器官の準備的構えや運動，不完全な音声化 ・強勢 stress（St）：顕著な強勢・暴発 ・歪み distortion（Ds）：発話努力の結果生じる音の歪み ・異常呼吸 abnormal respiration（AR）：発話直前の急な呼吸，随伴症状
その他の非流暢性	WR	語句の繰り返し word and phrase repetition	語句以上のまとまりの反復．強調や感動の表現でないもの 間に「挿入」「間」がないこと
	Ij	挿入 interjection	「えー，えっと，うーん，あのー，あのね」など文脈からはずれた意味上不要な語音，語句の挿入
	Ic・Rv	中止・言い直し incomplete・revision	語・文節または句が未完結に終わった場合，または，音声上の誤り，文法上の誤り，読み誤りなどを，正しく言い直した場合 表現内容を変更して言い直した場合も含む（間に挿入が入る場合もある） 言い間違え（読み間違え）ても，言い直さない場合は数えない
	Br	とぎれ break	語中や文節中の音の連続性の瞬間的な遮断と把握されるもの 緊張性を伴わない
	Pa	間 pause	語句の前または間の不自然な無言状態．発話意図はありながら，発話運動が認められない．話者の発話の流れにおいて不自然な場合とする（通常2秒以上とするが話者の年齢，言語能力も考慮する）．緊張性を伴わない

＊なお，話速度の急な変更（Rt：change of rate），声の大きさ・高さ・声質の急な変化（Voi：change of loudness, pitch & quality），残気発声（RA：speaking on residual air）といったプロソディーなどの変化が発話特徴として現れることもある．頻度にはいれないが，指導方針を立てる際に役立てることができる．

ることもある[2]）．

獲得性吃音と発達性吃音の発話症状の違いについては様々な議論がある．例えば，獲得性神経原性吃音は，①繰り返しが多く，②繰り返しが語頭だけでなく語中，語尾にも生じることが多く，③発話課題による吃音症状頻度の変動がみられない，といった特徴があるといわれる[2]．一方で，発話症状のみで獲得性吃音と発達性吃音を区別することは困難であるという見解もある．

臨床的には，発話症状のみに基づいて獲得性吃音と発達性吃音の鑑別を行うことはない．両者の鑑別に際して最も重要なのは，吃音の発症時期とその周辺に生じたできごとなどの確認である．発達性吃音の既往がなく，心的外傷や神経疾患による脳損傷後に吃音を発症した場合には獲得性吃音と考える．

獲得性神経原性吃音の場合，失語症などの高次脳機能障害や dysarthria といった他の問題を合併することが多く，吃音症状は中心的な問題とならない場合も多い．また発達性吃音に比べ，吃音症状に対する心理的不安がない者も多い[2]．しかし，吃音に対する治療動機が症例にある場合は訓練・支援の対象となることもあり，その際には後述する流暢性形成法などの訓練・支援法が奏功することがある．

獲得性心因性吃音が疑われる場合は，明確な心理的ストレスが存在する場合であっても脳腫瘍や神経疾患といった神経学的問題の存在を除外する

表2　二次的症状（随伴症状）[1]

	略号	説明	症状部位	例
随伴症状	Asc	正常な発語に必要とされる以上の身体運動や緊張 Asc：associated symptom これは，吃音症状から抜け出そうとする解除反応と解釈できる場合が多い	呼吸器系の運動や緊張	異常呼吸・あえぎ
			口腔・顔面の運動や緊張	舌突出，舌打ち，口をねじる，開口，口唇・顎の開閉，瞬き，目を閉じる，目を見開く，顎をしゃくりあげる，鼻孔をふくらませる，渋面
			頭部・頚部の運動や緊張	首を前後方向・側面などへ動かす
			四肢の運動や緊張	手足を振る，手で顔や体をたたく，足で床を蹴る，こぶしを握る
			体幹の運動や緊張	硬直させる，前屈，のけぞり，腰を浮かす

表3　二次的症状（工夫・回避，情緒性反応）[1]

	略号	症状	説明	例
工夫・回避	RM	解除反応 release mechanisms	吃音が生じた状態から脱しようとする工夫	随伴的運動，力を強める，一度話しやめて再び試みる
	Sta	助走 starter	吃らないために意図的に使用された助走的工夫 最終的には，目的語音が発せられる	随伴的運動，挿入，速さやプロソデイーなどを変化させる，先行語句を繰り返す
	Pp	延期 postponement	困難な発語への直面を遅れさせる工夫 最終的には，目的語音が発せられる	婉曲な表現を先行させる，考えているふりをする，間を空ける
	Av	回避 avoidance	目的語音の発声自体を避けること 目的語音は発せられないままとなる 解釈の際には本人の報告も参考にする	他の語を代用する，わからないと答える，ゼスチャーなど話しことば以外の方法を使う 発話場面そのものを避ける
情緒性反応	Emo	情緒性反応 emotionality	発話中の吃音に伴う情緒の動きを推測できる身体反応 解釈の際には本人の報告も参考にする	はにかみ，はじらい，虚勢などの表出，平静を装う 咳払い，赤面，目をそらす，照れ笑い

ことが重要であり，神経内科医などによる診察が必須である．神経学的問題が除外され，獲得性心因性吃音と判断された場合，発症のきっかけとなった心的外傷などが現在の精神面に及ぼしている影響について精神科医による診察が必要となる．言語聴覚士（ST）が獲得性心因性吃音に対する訓練・支援を行う場合，精神科からの紹介（許可や依頼）があることが望ましい．実際に訓練・支援を行う場合には，発達性吃音に対するアプローチが準用される[3]．

(3) クラタリング

クラタリング（cluttering；クラッタリング，早口症，乱雑言語症）とは，「①発話速度が速く，②吃音とは異なる，正常な話者にもみられるタイプの発話の非流暢性の生起頻度が高く，③不明瞭な構音のために発話が不明瞭で伝わりづらい障害」[4]である．吃音と合併する場合が多いが純粋例の報告もあり，吃音とは異なる流暢性の障害と考えられる．自身の発話の問題に無自覚である場合が多く，吃音とは異なる対応が必要であり，発話速度の低下やセルフモニタリング機能の改善が重要である[4]．クラタリングに関する評価や訓練の詳細については他書[4]を参照されたい．

(4) 痙攣性発声障害

喉頭の局所性ジストニアであると近年考えられるようになった痙攣性発声障害の症例が，自身の音声症状を吃音と思い込み，「つまる」という主訴で来院することがある．痙攣性発声障害の症例に必要な評価，治療などは「第13章　音声障害（発声障学）」（265頁）を参照されたい．吃音との鑑別という観点では，語頭に限らず特徴的な音声所見がみられることに加え，発話における困難を自覚した時期が痙攣性発声障害の症例では吃音に比べて遅い[5]ことが知られている．痙攣性発声障害が疑われる場合には，耳鼻咽喉科医による喉頭の視診といった精査を受ける必要がある．

2) 基本情報

評価においては，吃音の発症（発吃）の時期とその後の経過，相談歴や既往歴などの基本情報も重要である．このような情報を聴取するための問診票を用意しておくと臨床上便利である．酒井[6]などに問診票の例が掲載されているので参考にされたい．

3) 評価の枠組み

吃音児者を評価する際に必要な情報は，吃音症状に関するもののみではない．吃音の症例を評価する枠組みにはICFに基づいた評価モデル[7]やHealeyが提唱したCALMS（カルムズ）モデル [図1][8]，吃音症状面，環境面，認知・感情面という3つの側面に「吃音に合併する問題」を加えた4側面から評価を行う枠組み [図2][9] など，様々なものが提案されている．これらの中で図2[9]の枠組

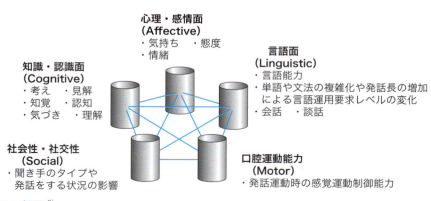

図1　CALMSモデルの概要[8]

みは，対象の年齢を問わず適用可能であるため，幼児から成人までの吃音臨床を概観する本章では，この枠組みに基づき評価および訓練・支援について論じる．

4) 各側面の評価

(1) 吃音症状面の評価

吃音症状を評価する場合，①吃音中核症状［表1］の種類や頻度，持続時間，緊張性の有無，②二次的な吃音症状［表2，3］の種類や頻度，③症状の変動性（場面間差など）や経過といった点に着目する．

①直接観察における評価

ⅰ）吃音検査法[1]

吃音症状を評価するための検査として標準化されたものに吃音検査法[1]がある．この検査法は，自由会話に加えて，質問応答や呼称，絵の説明，音読といった様々な場面を設け，吃音児者の発話や発話に伴う行動を評価するものであり，観察可能な吃音症状を共通の枠組みで評価する上で有用である．

吃音検査法は，絵刺激や文字刺激が印刷された検査図版（幼児版，学童版，中高生以上版の3種類）と記録用紙，解説（症状サンプルDVD付）から構成されている．記録用紙は幼児版，学童版低学年用，学童版高学年用，中学生以上版がある．各年代において実施する課題を表4に示す．

各課題は，吃音症状の増減に影響する可能性がある刺激様式（絵，文字，音声・発話），発話の長さ（単語，文，文章）や複雑さ，感情移入の状況などを考慮して設けられている．

検査項目には基本検査（自由会話，絵の説明課題，学童版と中学生以上版には音読課題）と掘り下げ検査がある．基本検査は必ず実施する．掘り下げ検査も実施することが望ましいが，時間的な制約がある場合には基本検査のみの実施でもよい．ただ，本検査で時間を要するのは実施そのものよりも実施後の分析である．そのため，掘り下げ検査も実施して発話サンプルを得ておき，時間的制約がある場合は基本検査のみ詳細な分析を行うことを勧める．

本検査 学童版高学年用の記録まとめ用紙を図3に示す．本検査を実施すると，この図か

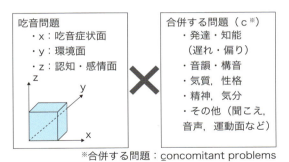

図2 吃音の評価の枠組み[9]
（文献9より一部改変）

表4 吃音検査法の検査項目一覧（項目番号は記録用紙の番号で，原則的には実施順となっている）[1]

番号	幼児版	学童版低学年用	学童版高学年用	中学生以上版
1	**検査者との自由会話**	質問応答	質問応答	質問応答
2	質問応答	**検査者との自由会話**	**検査者との自由会話**	情報聴取
3	単語呼称	単語呼称	情報聴取	単語音読
4	**文・文章による絵の説明**	**文・文章による絵の説明**	単語呼称	**文章音読**
5	家族との自由会話	単語音読	**文・文章による絵の説明**	文音読
6		**文章音読**	単語音読	単語呼称
7		文音読	**文章音読**	**文・文章による絵の説明**
8		情報聴取	文音読	モノローグ
9		家族との自由会話	モノローグ	**検査者との自由会話**

＊太字は基本検査項目

らわかるように，各検査課題における非流暢性の頻度や症状の種類，吃音中核症状の特徴，随伴症状や工夫・回避，情緒性反応といった吃音の二次的症状の有無と特徴などが明らかになる．また，これらの結果をもとに，表5に示した重症度プロフィールに記入することで，被検者の吃音症状の特徴を視覚的に把握することができる．

ii）その他

　勤務先などに吃音検査法がない場合でも，吃音症状の評価を行ううえで様々な課題場面を設けることは重要である．「言いにくいことばを言い換える」といった回避行動が習慣化している吃音児者の場合，「自由会話では症状が目立たないものの，言い換えのきかない内容に関する質問−応答場面や呼称，音読場面で症状が顕在化する」といったことがある．このように，

吃音検査法 学童版高学年用　記録まとめ

氏名＿＿＿＿＿＿＿＿＿＿　検査日＿＿＿＿＿＿＿＿＿＿　検査者＿＿＿＿＿＿＿＿＿＿
生年月日＿＿＿＿＿＿＿＿　年齢＿＿＿＿＿＿＿＿＿＿　発吃年齢＿＿＿＿＿＿＿＿
検査場所＿＿＿＿＿＿＿＿　録音：（ 有 ・ 無 ）録画：（ 有 ・ 無 ）（　　　　　　　　　）

*（　）内は、症状数／総発話文節数 ×100

症状まとめ　＼　検査		基本検査			掘り下げ検査					
検査項目番号		2	5	7	1	3	4	6	8	9
		検査者との自由会話	文・文章絵による説明	文章音読	質問応答	情報聴取	単語呼称	単語音読	文音読	モノローグ
非流暢性頻度	総発話文節数									
	吃音中核症状数（頻度）	（　）	（　）	（　）	（　）	（　）	（　）	（　）	（　）	（　）
	その他の非流暢性数（頻度）	（　）	（　）	（　）	（　）	（　）	（　）	（　）	（　）	（　）
	総非流暢性数（頻度）	（　）	（　）	（　）	（　）	（　）	（　）	（　）	（　）	（　）
	基本検査　計	吃音中核症状頻度（　　　　　）　総非流暢性頻度（　　　　　）								
	全検査　計	吃音中核症状頻度（　　　　　）　総非流暢性頻度（　　　　　）								
	症状の種類									
症状の特徴	緊張性（吃音中核症状内）	頻度：　なし／まれに／ときどき／しばしば／ほぼ全て								
		程度：　なし／あり／顕著にあり								
	繰り返し回数	最も出現する繰り返し回数（　　　　　）繰り返し回数の範囲（　　〜　　）								
	持続時間	長い持続時間3回の平均（　　　　　）持続時間の範囲（　　〜　　）								
	主な継起症状他									
	随伴症状の有無と特徴									
	工夫・回避の有無と特徴									
	情緒性反応の有無と特徴									
	症状可変性の探索（速度緩和・斉読など）									

図3　吃音検査法 学童版高学年用の記録まとめ用紙[1]

課題によって吃音症状の生起頻度や質が異なることは臨床場面でしばしば経験する．そのため吃音症状の評価に際しては，質問–応答関係検査[10]や新版 構音検査[11]，標準ディサースリア検査[12]における発話の検査（自由会話，短文・長文の音読，情景画の口頭説明）などを活用し，様々な課題場面で評価を行うことが有用である．

②問診における評価

直接観察によって評価できるのは当該時点での吃音症状であるが，吃音症状は変動性に富むため，吃音児者自身や家族などの他者からの問診も重要である．特に幼児の場合，発吃から現在までの吃音症状の経過も重要な情報となる．また，どのような回避行動をどの程度行っているかといった点についての情報は，問診や質問紙によって得る必要がある．このような質問紙としては，学童の場合「コミュニケーション態度自己評価質問紙（中村・大橋試案）[13]」，中高生以上の場合「発話場面への反応に関する吃音者の自己評定」[14]を使用することができる．

③日常生活場面における評価

吃音症状は変動性に富むため，臨床場面における評価のみなく，日常生活場面での症状を評価する必要がある．吃音症状について「0：どもっていない～6：話すたびにどもる」といった簡便な順序尺度で日々の吃音症状を記載してもらったり[6]，日常生活場面における吃音症状を録音・録画してもらったりすることは，評価を行ううえで

有用である．

（2）環境面の評価

環境面で評価すべき領域は，吃音児者の年齢によって異なる．幼児や学齢児の場合，家庭環境や保育所・幼稚園・学校環境が評価の中心的な対象となる．すでに職を得ている吃音者の場合，学校環境の代わりに職場環境が重要な評価対象となる．

環境面の評価内容の中心は，吃音に対する周囲の理解の程度である．幼児や学齢児の場合，特に吃音に対するからかいがないか，教師が吃音児のことばを言い直させるといったことがないかといった点に留意する．幼児の場合，保護者の発話速度や質問の数といった言語環境，吃音児の甘えや自己主張行動への対応といった養育環境も評価のポイントとなる[15, 16]．

（3）認知・感情面の評価

認知・感情面の評価に際しては，行動観察のほか，吃音児者の年齢によって利用できる評価尺度がいくつかある．

①幼児

吃音中核症状が通常の話し方とは異なることに気づいている子どもは幼児期からすでにおり，5歳以上で8割を超える[17]．幼児の場合，吃音に対する認知・感情面は「0：気づいていない，1：気づいているが気にしていない，2：気にしている，3：悩んでいる」といった程度の簡便な順序尺度で概ね評価可能である．保護者に子どもが吃音に気づいているかどうかを，その判断の根拠と

表5 吃音検査法の重症度プロフィール[1]

	0 正常範囲	1 ごく軽度	2 軽度	3 中等度	4 重度	5 非常に重度
吃音中核症状頻度（生起数）	なし ごくまれ 0～3未満	たまに 3～5未満	時々 5～12未満	ほぼ文ごと 1症状 12～37未満	文ごとに 複数症状 37～71未満	ほとんどの 文節 71以上
持続時間	ほぼ0	0.5秒未満	0.5秒～ 1秒未満	1秒～5秒未満	5秒～ 10秒未満	10秒以上
緊張性（中核症状内の割合）	なし	まれに	ときどき	しばしば	ほぼ全て	ほぼ全て 非常に強い
随伴症状	なし	注意深く観察 すれば気づく	何気なくみて いても気づく	目立つ	とても 目立つ	著しく 目立つ
工夫・回避	なし	まれに	ときどき	しばしば	よく	非常によく

併せて尋ねるとよい.

「言いにくいことばを言い換える,電話に出るのを嫌がる」といった回避行動や「どもった時に顔を赤くする,目をそらす」といった情緒性反応は,吃音児が吃音に気づいていることや気にしていることを推測させる行動であり,認知・感情面における所見として重要である.

②学童

学童の場合は通常,吃音に対する自覚をもっていると思ってよい.そのため,先に述べた順序尺度でいえば「1:気づいているが気にしていない,2:気にしている,3:悩んでいる」のどれかに該当する.このような認知・感情面の状態は,訓練・支援法を考えるうえで重要である.

なお学童の場合,認知・感情面の評価尺度として利用可能なものに,コミュニケーション態度自己評価質問紙(中村・大橋試案)[13]やコミュニケーション態度テスト(Communication Attitude Test:CAT)[18]がある.

ⅰ)コミュニケーション態度自己評価質問紙(中村・大橋試案)[13]

「友だちと おしゃべるするのは すきですか」「じゅぎょうで 先生に しつもんするとき,かたくなりますか」「じぶんから 友だちに でんわをしますか」といった,コミュニケーション態度に関する44項目の質問について,5件法(例:①いつもなる～⑤ぜんぜんならない,①だいすき～⑤だいきらい)で尋ねる質問紙である.これらの質問項目は,様々な発話場面(対友人,授業,電話など)に対して好嫌反応,緊張反応,回避反応を尋ねる質問と,話し手としての自覚や吃音症状の自覚について尋ねる質問から構成されている.小学校3～6年の子どもを対象とした基準値があり,結果はプロフィール表示することができる.初期評価においてコミュニケーション態度を把握する際に用いたり,指導前後におけるコミュニケーション態度の変化を捉えるうえで有用である.

ⅱ)コミュニケーション態度テスト(CAT)[18]

「自分の話し方が好きだ」「授業中,先生に質問するのは平気だ」「電話で上手に話すことができる」といった,コミュニケーション態度に関連する33項目の質問について,2件法(そう思う-そう思わない)で尋ねる質問紙である.各項目につき,否定的な評定に1点が与えられ,単一の尺度得点が算出される.学齢期の吃音児のコミュニケーション態度を評価する尺度として,欧米で広く用いられている.日本の小学生を対象とした調査[18]においては,吃音児と非吃音児の間に,尺度得点の差はみられていない.ただ,学齢児の平均値や標準偏差は得られており,初期評価においてコミュニケーション態度を把握する際に用いたり,指導前後における個人内のコミュニケーション態度の変化を捉えるうえでは有用な尺度である.

③中高生以上

成人の場合は通常,吃音に対して気にしている,または悩んでいる状態で来院することが多い.ただ,中高生の場合には,「本人は気にしておらず,保護者が心配して本人を伴って来院する」といったこともまれではない.学童同様,認知・感情面の状態は,訓練・支援法を考えるうえで重要である.

中高生以上に適用可能な認知・感情面の評価尺度としては,改訂版エリクソンS-24コミュニケーション態度調査票[19]やOverall Assessment of Speaker's Experience of Stuttering(OASES)[20,21]などがある.

ⅰ)改訂版エリクソン・コミュニケーション態度尺度(S-24)[表6][19]

「人前で話すことを考えるだけで不安になる」「言いにくいことばがある」「自分の先生や上司である人には話しかけにくい」といった,コミュニケーション態度に関する24項目の質問について,2件法(はい-いいえ)で尋ねる質問紙である.各項目につき,否定的な評定に1点が与えられ,単一の尺度得点が算出される.思春期以後の吃音者のコミュニケーション態度を評価する尺度として,欧米で広く用いられている.日本人における明確な基準値は得られていないが,米国における吃音者と非吃音者の平均

値や標準偏差は得られており，参考になる．使用目的は，学童向けの CAT と同様である．

ii）Overall Assessment of Speaker's Experience of Stuttering（OASES）[20,21]

Yaruss ら[20] によって作成された吃音の問題を包括的に評価する質問紙である．①全般的な情報（吃音の程度，発話能力，吃音に関する知識，吃音者として同定されることに対する本人の感じ方：20 項目），②吃音への反応（ICF の個人因子に相当：30 項目），③日常の状況での

コミュニケーション（ICF の活動・参加に相当：25 項目），④生活の質（吃音が日常生活に及ぼす影響：25 項目）という 4 セクション，合計100 項目からなる．各項目について 5 件法（例：①全くない〜⑤いつもある）で評定し，評定値がそのまま得点として加点される．結果はセクションごとおよび全セクションを合わせた総合点について，得点率ともいえるインパクト得点に換算（100 点満点）され，これをもとに重症度が評価される．

表6　改訂版エリクソン・コミュニケーション態度尺度（S-24）[19]

次の各文の内容について、あなたに当てはまるか、ほぼ当てはまるものには「はい」に○をつけてください。当てはまらないか、ふだんは当てはまらないものは「いいえ」に○をつけてください。

1	私は普段、好ましい印象を与えながら話していると思う。	はい	いいえ
2	たいてい誰とでも気軽に会話できる。	はい	いいえ
3	集団を前に話す際、聴いている人たちを見ながら話すのはとても簡単だ。	はい	いいえ
4	自分の先生や上司である人には話しかけにくい。	はい	いいえ
5	人前で話すことを考えるだけで不安になる。	はい	いいえ
6	言いにくいことばがある。	はい	いいえ
7	話し始めたとたんに、すっかり我を忘れてしまう。	はい	いいえ
8	私は人づきあいがよい。	はい	いいえ
9	私と会話している人が不愉快そうに見えることがある。	はい	いいえ
10	ある人を別の人に紹介するのは好きではない。	はい	いいえ
11	集団討議でよく質問をする。	はい	いいえ
12	話をする際、自分の声をコントロールし続けるのは容易だ。	はい	いいえ
13	集団の前で話すことは気にならない。	はい	いいえ
14	自分が本当にやりたい仕事で求められるほど上手には話せない。	はい	いいえ
15	私の話し声は、どちらかと言えば心地よく聞きやすいほうだ。	はい	いいえ
16	自分の話し方を恥ずかしく思うことがある。	はい	いいえ
17	たいていの会話状況には、この上なく自信をもって向かえる。	はい	いいえ
18	気楽に話せるような人はほとんどいない。	はい	いいえ
19	書くよりも話すほうが上手である。	はい	いいえ
20	話しながら不安を感じることが多い。	はい	いいえ
21	初対面の人とは話しにくい。	はい	いいえ
22	自分の話す能力には、かなり自信をもっている。	はい	いいえ
23	自分も他人のように、はっきりものが言えたらいいのにと思う。	はい	いいえ
24	たとえ正しい答えを知っていても、はっきり言う自信がないために言い損ねてしまうことがよくある。	はい	いいえ

Ⅰ．得点（下記に一致する回答にそれぞれ 1 点を付与する）

1	いいえ	6	はい	11	いいえ	16	はい	21	はい
2	いいえ	7	いいえ	12	いいえ	17	いいえ	22	いいえ
3	いいえ	8	いいえ	13	いいえ	18	はい	23	はい
4	はい	9	はい	14	はい	19	いいえ	24	はい
5	はい	10	はい	15	いいえ	20	はい		

Ⅱ．成人の標準点

吃音者：平均19.22（最小値9、最大値24）
非吃音者：平均 9.14（最小値1、最大値21）

吃音の問題を包括的に評価できる OASES は臨床上有意義な質問紙であり，米国で標準化，公刊された後，現在は世界各国で翻訳，標準化作業が進められており，日本では酒井ら[21]によって日本語版の作成が進んでいる．

(4) 合併する問題の評価

問診や行動観察で合併する問題が疑われた際には精査が必要である．幼児や学童の場合にはしばしば，機能性構音障害や自閉症スペクトラム障害，注意欠如・多動性障害，学習障害を合併する．これらの評価については，本書の他章を参照されたい．

中高生以上の場合，うつ病や社交不安障害といった精神疾患を合併していることもある．Patient Health Questionnaire-9（PHQ-9）[22]や Liebowitz Social Anxiety Scale 日本語版（LSAS-J）[23]といったスクリーニング検査を活用し，その結果によっては他科に紹介する．また，成人の場合でも自閉症スペクトラム障害といった発達障害の合併が疑われる症例をしばしば経験する．専門医による医学的診断や障害者手帳の取得が必要となるケースもあるため，必要に応じて発達面などの精査を行うとともに，他科への紹介を検討する．

(5) 進展段階

吃音は幼児期に発症することがほとんどであるが，発吃後の年月の経過に伴ってその状態像は変化していく．これを「吃音の進展」というが，表7はこのような吃音の進展過程を段階としてまとめたものである．

本項ではこれまで，吃音を評価するうえで重要な4つの側面について，評価における留意点や具体的な評価方法を述べてきた．これらの側面のうち，吃音症状面と認知・感情面を評価することで，該当する進展段階も決まる．

この進展段階は，①吃音症状，②吃音症状が生起する場，③自覚および情緒性反応，という各側

表7 吃音の進展段階[1]

項目	吃音症状	吃音症状が生起する場	自覚および情緒性反応
第1層	・モーラ・音節・語の部分の繰り返し ・引き伸ばし ・流暢な時期もあり	・コミュニケーション上の圧力下 ・特に興奮時や長い話をする時 ・文頭の語	・吃ることに気づいていない ・情緒性反応，恐れ・困惑は，基本的にない ・すべての会話で自由に話す ・非常に強い症状が出て発話が中断することに対してフラストレーションを示すことがある
第2層	・繰り返し ・引き伸ばし（緊張あり，持続時間が長くなる） ・ブロック ・随伴症状 ・慢性化	・家，学校，友人など，同じように吃る ・特に，興奮時や速く話す時 ・話しことばの主要な部分	・吃ることに気づいているが，自由に話す ・いつもより話しにくい瞬間以外は吃ることをほとんど気にしていない
第3層	・緊張性にふるえが加わる ・解除反応，助走，延期を巧みに使う ・語の置き換え ・慢性的	・いくつかの特定の場面が特に困難で，それを自覚している ・困難な語音がある ・予期の自覚が生ずることあり	・吃音を自覚し，欠点・問題として把えている ・強く吃るときに，憤り，いら立ち，嫌悪感をもつが，恐れ，深い困惑に悩まされている様子はない
第4層	・繰り返しや引き伸ばしは減る ・語の置き換え以外の回避が加わる ・解除反応，助走，延期，回避を十分発展させる ・慢性的	・特定の音や語，場面，聞き手に特に困難 ・困難な場面への持続的なはっきりした予期	・深刻な個人的問題とみなす ・強い情緒性反応 ・特定場面の回避 ・恐れ・困惑

項目ごとにプロフィール表示が可能．層の決定は，常態的な特徴から把握する．各層を越えて該当する項目にチェックすることも可能（例：吃音症状　第2層，吃音が生起する場　第2層，自覚および情緒性反応　第1層）．

面が特定の段階で揃う場合もあるものの，吃音児者の状態によっては側面ごとに違う段階に該当する場合もある（例：吃音症状は第1層だが，自覚および情緒性反応は第2層）．また，「以前は2層に該当していた子どもが，改善に伴って1層に該当する状態に至る」というように段階が変化する場合もある．このような留意点はあるものの，この進展段階は吃音児者の大まかな状態像を把握するうえで有用であり，またその段階によって適用可能な訓練・支援法を決める参考になるため，よく理解しておく必要がある．

3 訓練・支援

1）訓練・支援の基本

吃音の評価において着目すべき4側面として提示した吃音症状面，環境面，認知・感情面，合併する問題の各々に対して，可能な訓練・支援を行っていくことが吃音臨床の基本となる．また臨床において，これら4つの側面は相互作用することを理解しておくことも重要である．ある側面の改善が別の側面の改善をもたらすことも多い．特定の側面に対してアプローチすることが難しい場合には，他の側面へのアプローチを行うことを検討する．

2）幼児

(1) 吃音症状面

本人に治療動機が乏しい幼児の場合，直接的な発話訓練を行うよりも，環境面に働きかけることで吃音症状面の改善を目指すことが多い．ただ，本人に治療動機が乏しい場合にも可能な直接的アプローチとしてリッカム・プログラム[24]がある．一方，幼児といえども子ども自身が吃音に困っている場合や，吃音症状が重い場合には，流暢性形成法の適用が可能である．以下，この2つの方法について述べる．

①リッカム・プログラム

リッカム・プログラムは，オーストラリアで開発された幼児吃音に対する行動療法である．治療は主に家庭で保護者が子どもに実施し，STは保護者に治療の方法を指導する．このプログラムは，3週間程度ほぼ流暢な発話が続くまでのステージ1と，そういった改善を約1年維持するステージ2の2段階からなる．STは，ステージ1では週1回保護者と子どもに会い，前回からの経過や保護者と子どもの関わりの観察をもとに，治療法について保護者に助言する．

このプログラムにおいて保護者は，子どもの流暢な発話に対して3種類（①褒める，②流暢であったことを伝える，③自己評価の促し），明らかな吃音症状に対して2種類（④どもっていたことを伝える，⑤自己修正の促し），計5種類の言語的随伴刺激を用いる [図4]．単に非流暢な発話なのか吃音症状なのかが曖昧な発話に対しては，このような言語的随伴刺激を用いない．③，④，⑤は批判的にならないよう，支持的な雰囲気で行うことが重要である．また，流暢な発話に対する言語的随伴刺激（①，②，③）を，明らかな吃音症状に対する言語的随伴刺激（④，⑤）よりも十分に多くする（5：1～10：1が目安）ことに留意する．

治療は構造化された会話場面から始め，徐々に日常会話へと進む．構造化された会話場面では，

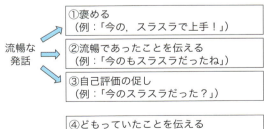

図4　リッカム・プログラムにおける言語的随伴刺激

絵本や絵カードなどを用いて，子どもが流暢に答えることができそうな簡単な質問をして，子どもの流暢な発話を褒めることから始める．子どもが，ほぼ流暢に話せる状態を維持しつつ，大人の質問の難易度を上げ，文レベルの発話を引き出していく．子どもの流暢性が向上してくれば，治療は自然な会話を通じて行われるようになる．言語的随伴刺激は，最初は流暢な発話に対するものだけを導入し，徐々に明らかな吃音症状に対するものも加えていく．

治療の進捗状況は，「0：正常範囲の非流暢性，1：最も軽度の吃音～9：最も重度の吃音」という10段階からなるリッカム・プログラムの吃音重症度尺度で評価する．ここでいう軽度や重度というのは，相談に来ている子どもの中での評価ではなく，吃音児全体の中での評価である．保護者は日々の子どもの吃音症状の状態を，この簡便な順序尺度で記録する．「1週間における吃音の重症度がすべて0か1であり，かつ0が4日以上」という基準を3週間続けて満たすと，ステージ2に入る．ステージ2では，これまで週1回だったSTの間隔を，2週，2週，4週，4週，8週，8週，16週と空けていく．このステージ2の間，子どもは上記の基準を満たし続ける必要がある．もし吃音症状が悪化し，上記の基準を超えた場合には，前回と同じ間隔で再度STを訪ねるか，悪化の程度によってはステージ1に戻ることもある．ステージ2では，構造化された会話場面での治療は徐々になくしていく．また，言語性随伴刺激も徐々に減らしていく．

リッカム・プログラムは近年，無作為化比較試験によって自然治癒に比し高い効果を示した[25]ことから注目を集め，わが国で実施されることも増えているアプローチである．Guitar[26]に，リッカム・プログラムについてより詳細な解説が記載されているので参考にされたい．また，リッカム・プログラム指導者協会が主催するワークショップが近年，わが国でも実施されるようになってきている．このプログラムを実施する場合，事前にこのワークショップを受講することが望ましい．

②流暢性形成法

全くどもらない発話パターンは困難であるが，どもりにくい発話パターンは存在する．発声や構音が柔らかく，ゆったりとしていて，かつ抑揚が保たれており，音節と音節が途切れ途切れにならずにつながるような発話パターンがそれにあたる．流暢性形成法とは，このような「吃音症状が生じにくい発話パターン」を系統的に指導していく方法である．単語レベルから自由会話レベルまで，段階を踏んで進む．

STは上記のような発話パターンのモデルを示し，子どもの模倣を促す．適切に模倣できるようになれば，単語の呼称レベルから始め，動作絵の叙述といった語連鎖レベルの発話に進む．その後は質問応答や状況絵の説明，会話というように，徐々に高いレベルで，この発話パターンを修得させていく．3～5分程度，このような発話パターンで会話が行えるようになれば，次はいつもこのような発話パターンを用いるのではなく，吃音症状が生じそうな時や，生じた時だけ用いるように練習する．指導場面で可能になったレベルの課題については，家庭で5～10分程度，保護者と実施してもらう．

このような指導を行う際に，どもることに対する否定的な意識を強めないように留意する必要がある．どもることは全く悪いことではないが，楽に話せれば，それはすごいことだという姿勢で練習することが重要である．

学童以上の場合も，基本的な練習方法は幼児期と共通である．ただ，幼児の場合は上記のような「吃音が生じにくい発話パターン」について理解させるうえで，「カメさんの話し方」といった比喩を用いるなど，子どもが目標の発話パターンをイメージしやすくする工夫を要する．逆に学童以上の場合，発話パターンについてはことばによる説明で理解できる．なお学童以上の場合は，呼称ではなく単語レベルの音読から始め，文章レベルの音読に進み，それから呼称や会話に進むとよい．

幼児に対する流暢性形成法の実際は，見上[27]や餅田[28]，阿部・坂田[29]の報告に詳しい．

（2）環境面

① 環境調整法

環境面に対する指導・支援は一般に環境調整法といわれる．吃音症状は様々な要因によって変動するが，そのような変動に関連する要因を同定し，発話の流暢性が増す方向に種々の要因を調整する．吃音症状の変動性の大きい幼児期には特に重要である．このような調整によって，子どもがより多くの流暢な発話を経験することができれば，流暢な発話の実現に関与する神経ネットワークの組織化が促され，流暢に話す力の発達が促されると仮定される．

吃音症状の変動に関与する要因は子どもによって異なる点もあるが，多くの吃音児に共通する要因に，①時間的要因（例えば，吃音児自身や周囲の大人の発話速度，日常生活のスケジュールの慌ただしさ），②言語的要因（例えば，発話内容の言語的複雑さ），③情動的要因（例えば，吃音児の情緒的な安定，失敗することやどもることに対する恐れ）が挙げられる．これらの要因を吃音児にとってストレスが減る方向に調整する．具体的には，周囲の大人の発話速度を下げる，吃音児に長い説明を求めるような質問を減らす，吃音児の情緒が安定するような対応や，失敗に対して大人が前向きに評価する対応を心がけるなどといったことが考えられる．

環境調整を行う必要があるということは，必ずしも吃音児の家庭環境が問題であることを意味するわけではない．日常生活はストレスに満ちており，これらの要因に関して子どもがストレスを感じるのは，多くの場合正常範囲のことである．ただ，吃音児は，その正常範囲のストレスによっても影響を受けやすい．そのため，環境調整とは異常な環境を正常にするのではなく，正常な環境を「特別に配慮された環境」に整えることを意味すると理解すべきである．決して保護者が責められるようなことがあってはならない．

幼児の場合，環境面に介入する主たる場は家庭と園であり，家庭では上記のことに留意して環境調整を行っていく．一方で，多くの子どもたちが過ごす園において上記のような環境調整を行っていくことは難しい場合が少なくない．園に対しては，からかいがあった場合の対応を依頼するほか，吃音児の情緒的な安定が増すような関わりを心がけてもらう，吃音児と保育士・幼稚園教諭が一対一で関わる際に，大人の側の発話速度をゆったりしたものにするといった点に留意してもらう程度が現実的だろう．

当然のことながら園や主たる保護者以外の家族に，吃音について理解を深めてもらうことは重要な環境調整の1つである．このような啓発の際に，NPO法人全国言友会連絡協議会（全言連）が発行している吃音に関するリーフレット[30]は有用である．

環境調整法の要点は吃音児の年齢によって異なるが，幼児以外の対応については後述する．

（3）認知・感情面

幼児の場合は学童以上に比べ，支援における認知・感情面へのアプローチの比重はそれほど高くない．吃音児が自分の吃音に気づいていない場合や，リッカム・プログラムを実施する場合を除き，大人から吃音のことを話題に出す必要はない．一方，吃音に気づいている場合には吃音について隠す必要はない．吃音児が吃音について話題にしてきた場合には，オープンに答えることが認知・感情面の支援として重要である．

（4）合併する問題

幼児の場合，合併する問題として出合うものには機能性構音障害，自閉症スペクトラム障害，注意欠如・多動性障害，学習障害などがある．

機能性構音障害が吃音に合併している場合，両者のうちどちらに優先的に対応するか，もしくは両者に並行して対応するかは各々の問題の状態像によって異なる．ただ，吃音が構音訓練を妨げるほど重度でなければ，基本的には構音訓練は実施する．構音の改善が発話に対する自信につながり，吃音にもよい影響を与えることも少なくない．

自閉症スペクトラム障害，注意欠如・多動性障害，学習障害が合併している場合，これらの問題に対する家族や周囲の理解がまず何よりも大切で

ある．これらに適切に対応することで子どもにかかるストレスが軽減され，吃音症状の軽減につながる場合も少なくない．対応の詳細は本書の他章を参照されたい．

3) 学童

(1) 吃音症状面

学童の場合，低学年のうちは吃音症状面へのアプローチは幼児期に準ずる．一方，高学年になる頃には，低学年のうちには実施が難しい吃音緩和法（stuttering modification, 吃音軽減法，吃音修正法）[29]といわれるアプローチも実施可能となる．

① 吃音緩和法

Van Riper[31]によって体系化されたこの方法は，「どもらない話し方」を目指す流暢性形成法とは異なり，どもることを前提に「楽などもり方」を目指すことに特徴がある．吃音児者は「どもらないようにしよう」と思えば思うほど，逆にどもってしまう場合が少なくない．流暢性形成法で改善した症例には，しばしば「ぶり返し」と呼ばれる悪化がみられることがある．この「ぶり返し」の一因に，「どもりたくない気持ちが強いこと」からくる，発話場面に対する不安や緊張がある．吃音緩和法は，どもらないことを目指すのではないため，このような不安や緊張が増すのを予防できる．そのため，流暢性形成法に比べてぶり返しが生じにくいといわれる．

吃音緩和法の訓練はまず，自分がどもっている時の発声発語器官の状態（例えば，どこに力が入っているか）を理解することから始める．吃音症状に対して耐性のあるSTとこのような作業を行うに従い，吃音児者は，どもった際の自分をいくらか冷静かつ客観的にみられるようになってくる．このような段階に続いて，「人前でわざとどもってみる」といった活動（随意吃）を行うことを通して，吃音症状に対する恥ずかしさや恐怖心の軽減を目指す．その後は，①どもった後に楽などもり方（軽い繰り返しや引伸ばし）で言い直してみる（cancellation, 取消法），②どもっている最中

に楽などもり方に変える（pull-out, 引抜法），③どもりそうな時に楽などもり方に変える（preparatory set, 準備的構え），といった順序で，吃音症状の緩和を試みる．そして引抜法や準備的構えに習熟するとともに，吃音に対する恐怖心をさらに軽減しつつ，訓練の間隔を空けていく．このような手順からもわかるように，吃音緩和法は恐怖症の治療にも近く，吃音症状に対するアプローチであるとともに認知・感情面に対するアプローチでもある．

② 統合的アプローチ

近年では，流暢性形成法や吃音緩和法を単独で用いるのではなく，両者を組み合わせた統合的アプローチと呼ばれる指導・支援法が多く用いられるようになってきている．例えば，Guitar[32]は吃音緩和法の手続きを基本にしつつ，どもり方を変える段階の前に「どもりにくい発話パターン」を系統的に指導し，どもり方を変える段階において，この発話パターンを用いる（吃音症状をどもりにくい発話パターンに置き換える）方法を用いており，参考になる．

両アプローチの導入順序や，どちらにより重きを置くかは吃音児者の状態像によって異なるが，吃音症状の頻度が高い場合には流暢性形成法を先に導入した方が改善を得やすい．一方，吃音症状の頻度は低いものの一つひとつの吃音症状が重い症例や，吃音に対する否定的な意識が強い症例には，吃音緩和法から導入するとよい．

(2) 環境面

学童の場合，主たる環境は家庭および学校である．学童においても，幼児期ほどではないものの吃音症状の変動性はみられる．そのため幼児期と同様，環境調整法は重要な支援法の1つである．家庭環境の調整の実際は幼児期に準じる．

学校における環境調整の要点は，どもっても否定的な評価を受けない環境を保障することであり，からかいやいじめがあれば対応する必要がある．また，教室での音読や発表，学芸会など，幼児期に比して口頭での発表の機会が増えるのが学童期である．吃音児がこれらにおいて苦労することが

ある場合，吃音児本人とも相談しつつ，対応を検討する必要がある．

吃音に対する周囲の理解を深めることが環境調整の要点の1つであることには，学齢期も変わりはない．学校や主たる保護者以外の家族の啓発には幼児期と同様，吃音に関するリーフレット[33]などが役に立つ．

(3) 認知・感情面

学童になると幼児に比べ，吃音に対する恥ずかしさやどもることに対する恐怖心をもつ吃音児が増えてくる．そのため，認知・感情面へのアプローチがより重要となってくる．先に述べたように，吃音緩和法や統合的アプローチは，この認知・感情面へのアプローチでもある．また，吃音について学ぶこと[34, 35]や吃音児のグループ指導[36]などは，この側面のアプローチとして有用である．

(4) 合併する問題

合併する問題への訓練・支援については，学童の場合も幼児と同様である．

4）中高生以上

(1) 吃音症状面

中高生以上に用いる吃音症状面の訓練・支援法は，実際のところ小学校高学年の学童に対して用いるアプローチと明確な違いはない．中高生以上の場合，発吃後の経過期間が学童よりも長い分，訓練・支援に長い期間を要する傾向がある．その一方，訓練・支援法について説明する際に，より込み入った説明や難しい語彙を用いることができることや，学童に比して治療に対する動機づけの高い症例が多いことは，この年齢層の臨床を行う際の利点といえる．

(2) 環境面

吃音児者が中高生や大学生の場合，環境面への支援は学童の場合に準じる．一方，すでに職を得ている吃音者の場合，職場が主たる環境の1つとなる．吃音に対する周囲の理解を深めることが重要であることは学童の場合と変わりないものの，中高生以上になると，STによる環境調整に加えて，吃音児者自身に環境を啓発する知識を身に付

けてもらうことが重要になってくる．

(3) 認知・感情面

中高生以上の場合，幼児や学童に比べて認知・感情面への指導・支援の比重が非常に大きくなることが特徴である．どもることに対する恥ずかしさや不安，恐怖心は吃音症状の増減に強く影響する．そのため，こういった否定的な感情を軽減する指導・支援はこの時期の吃音児者に有用である．

学童の項で述べたとおり，古くから言語療法の分野で用いられてきた吃音緩和法は認知・感情面へのアプローチともいえる．また，機能的でない認知を変え，否定的な感情を変えていく認知行動療法をはじめとした心理療法は，吃音の臨床において有用であり，しばしば用いられる[37, 38]．このようなアプローチに加え，セルフヘルプ・グループへの参加も認知・感情面への支援となる．セルフヘルプ・グループには，孤立感から開放される，共感的理解が得られる，吃音への耐性がつく，自身の吃音が相対化できる，といった様々な効用がある[39]．中高生以上の吃音児者が，グループへの参加によって肯定的な影響を受けることは少なくない．そのため，言語療法に並行してこのようなグループへの参加を勧めることも考慮する．

(4) 合併する問題

中高生以上の吃音にしばしば合併する問題のうち，構音障害（主に側音化構音）やクラタリングについては，必要があれば訓練を行う．うつ病や社交不安障害などの精神疾患については精神科を紹介する．知的障害や自閉症スペクトラム障害といった発達障害については，吃音のみでなく発達障害に対して適切な支援を行うことが重要である．必要に応じて訓練・支援を行うほか，他科・他職種とも連携する．

5）その他のアプローチ

これまでに紹介してきた，吃音の評価を4つの側面から行い訓練・支援法につなげる枠組み[9]では捉えにくいものの，進展段階第4層の吃音児者に対して成果を上げているアプローチに年表方式のメンタルリハーサル法[16]がある．

（1）年表方式のメンタルリハーサル法

メンタルリハーサルとは，不安などで適応的に行動できない場面について，イメージで適応的な行動をリハーサルする行動療法の手法であり，吃音の臨床においても古くから用いられている[40]．通常メンタルリハーサルは，現時点で不安の弱い場面から強い場面に向けて順に取り組まれる．しかしながら都筑[16]は，吃音に関連するエピソードの一覧（吃音年表）を作成し，過去のエピソードから現在のエピソードまで，順に取り組む方式のメンタルリハーサルを考案した．

年表方式のメンタルリハーサルは実際のところ，メンタルリハーサルのみではなく，①発話・吃音に対する注目や工夫・回避を止める，②物事のよき面に注目する，③負の情動の反芻（嫌なことを何度も振り返ること）の禁止といった３点も同時に行っており（①は必須，②や③は必要に応じて実施），総合的な治療パッケージである．特に特徴的なのは①であり，このアプローチでは自然で無意識な発話を重視する．これは発話・吃音に注目し，症状の軽減を図る流暢性形成法や吃音緩和法とは全く異なるアプローチであるといえる．

年表方式のメンタルリハーサル法は，この治療を受けた第４層の吃音者の約３分の１が吃音を忘れて生活できる状態に至るなど著効を示す場合があり，注目すべきアプローチである．今後，どのような症例にこのアプローチの適応が高いのかといった点に関する研究が期待される．

なお都筑[16]は近年，「自然で無意識な発話への遡及的アプローチ（Retrospective Approach to Spontaneous Speech：RASS）」という概念を提案し，年表方式のメンタルリハーサル法と自身が実施している環境調整法の双方を，RASSにおける訓練技法と位置づけている．

文　献

1) 小澤恵美・他：吃音検査法，第２版　解説，学苑社，2016.
2) 谷　哲夫：神経原性吃音．特別支援教育における吃音・流暢性障害のある子どもの理解と支援（小林宏明，川合紀宗編著），学苑社，2013，pp48-55.
3) バリー・ギター：流暢性に関連する障害．吃音の基礎と臨床ー統合的アプローチー（長澤泰子監訳），学苑社，2007，pp415-434.
4) 宮本昌子：クラッタリング．特別支援教育における吃音・流暢性障害のある子どもの理解と支援（小林宏明，川合紀宗編著），学苑社，2013，pp41-47.
5) 菊池良和・他：思春期以降の吃音症と発声障害の問診上の鑑別．音声言語医学，**55**：333-337，2014.
6) 酒井奈緒美：酒井奈緒美の方法．小児吃音臨床のエッセンス（菊池良和編著），学苑社，2015，pp21-31.
7) 小林宏明：ICFによる包括的な吃音評価．特別支援教育における吃音・流暢性障害のある子どもの理解と支援（小林宏明，川合紀宗編著），学苑社，2013，pp66-72.
8) 川合紀宗：CALMSモデルによる包括的な吃音評価．特別支援教育における吃音・流暢性障害のある子どもの理解と支援（小林宏明，川合紀宗編著），学苑社，2013，pp73-76.
9) 坂田善政：成人吃音の臨床．言語聴覚研究，**12**（1）：3-10，2015.
10) 佐竹恒夫・他：質問ー応答関係検査．エスコアール，1997.
11) 日本聴能言語士協会（構音検査法委員会），日本音声言語医学会（機能的構音障害検査法委員会）：新版 構音検査，千葉テストセンター，2010.
12) 西尾正輝：標準ディサースリア検査（AMSD），インテルナ出版，2004.
13) 大橋佳子：学齢期吃音児の治療教育．アドバンスシリーズコミュニケーション障害の臨床2 吃音（日本聴能言語士協会講習会実行委員会編），協同医書出版社，2001，pp85-122.
14) バリー・ギター：吃音の基礎と臨床ー統合的アプローチー（長澤泰子監訳），学苑社，2007，pp191-192.
15) 原　由紀：幼児の吃音．音声言語医学，**46**（3）：190-195，2005.
16) 都筑澄夫：間接法による吃音訓練 自然で無意識な発話への遡及的アプローチー環境調整法・年表方式のメンタルリハーサル法ー，三輪書店，2015.
17) 伊藤友彦：構音，流暢性に対するメタ言語知識の発達．音声言語医学，**36**（2）：235-241，2015.
18) 野島真弓・他：吃音児のコミュニケーション態度と吃音重症度，吃音の自意識，指導方法との関係についての検討ーCommunication Attitude Testを用いてー．特殊教育学研究，**48**（3）：169-179，2010.
19) 川合紀宗：吃音に対する感情や態度の評価．特別支援教育における吃音・流暢性障害のある子どもの理解と支援（小林宏明，川合紀宗編著），学苑社，2013，pp86-92.
20) Yaruss JS，Quesal RW：Overall Assessment of the Speaker's Experience of Stuttering（OASES）：Documenting multiple outcomes in stuttering treatment. *Journal of Fluency Disorders*，**31**：90-115，2006.
21) 酒井奈緒美・他：日本語版 Overall Assessment of the Speaker's Experience of Stuttering for Adults（OASES-A）の標準化ー言友会における予備的調査ー．音声言語医学，**56**：1-11，2015.
22) 村松公美子，上島国利：プライマリ・ケア診療とうつ病スクリーニング評価ツール Patient Health Questionnaire-9

日本語版「こころとからだの質問票」について．診断と治療，**97**（7）：1465-1473，2009．

23）朝倉　聡・他：Liebowitz Social Anxiety Scale（LSAS）日本語版の信頼性及び妥当性の検討．精神医学，**44**（10）：1077-1084，2002．

24）Onslow M,et al.：The Lidcombe Program of Early Stuttering Intervention：A Clinician's Guide．Austin, TX：Pro-Ed，2003．

25）Jones M,et al.：Randomised controlled trial of the Lidcombe programme of early stuttering intervention．*BMJ*，**331**：659-661，2005．

26）バリー・ギター：初期吃音の臨床．吃音の基礎と臨床ー統合的アプローチー（長澤泰子監訳），学苑社，2007，pp299-326．

27）見上昌睦：吃音の進展した幼児に対する直接的言語指導に焦点を当てた治療．音声言語医学，**48**（1）：1-8，2007．

28）餅田亜希子：5歳10ヶ月で来所した事例．特別支援教育における吃音・流暢性障害のある子どもの理解と支援（小林宏明，川合紀宗編著），学苑社，2013，pp170-175．

29）阿部法子，坂田善政：なゆたのきろくー吃音のある子どもの子育てと支援ー，学苑社，2015．

30）ことばの臨床教育研究会：うちの子はどもっているの？ーお子さんのお話しが気になる方へー，NPO法人全国言友会連絡協議会，2007．

31）Van Riper C：The Treatment of Stuttering．Pretice-Hall, Englewood Cliffs, NJ，1973．

32）バリー・ギター：中期吃音の臨床．吃音の基礎と臨床ー統合的アプローチー（長澤泰子監訳），学苑社，2007，pp327-369．

33）ことばの臨床教育研究会：どもる子どもがクラスにいたらー学校の先生へー，NPO法人全国言友会連絡協議会，2009．

34）小林宏明：学齢期吃音の指導支援 改訂第2版，学苑社，2014，pp143-154．

35）リサ・スコット，クリスティン・A・クメラ，ニーナ・リアドン：吃音のある学齢児のためのワークブックー態度と感情への支援（長澤泰子監訳），学苑社，2015，pp95-138．

36）小林宏明：小集団活動の優れた効能．学齢期吃音の指導支援，改訂第2版，学苑社，2014，p95．

37）川合紀宗：吃音に対する認知行動療法的アプローチ．音声言語医学，**51**（3）：269-273，2010．

38）大野　裕，伊藤伸二：ストレスや苦手とつきあうための認知療法・認知行動療法ー吃音とのつきあいを通して，金子書房，2011．

39）坂田善政：社会参加，セルフヘルプ（ケア）グループ．標準言語聴覚療法 発声発語障害学 第2版（熊倉　勇，今井智子編著），医学書院，2015，pp303-309．

40）遠藤　眞：吃音児ーその臨床と技法，川島書店，1979，pp88-94．

（坂田善政）

第 8 章

聴覚障害

Hearing Disorder

A. 聴覚臨床の基礎

 はじめに

聴覚は，人間が音声によることばを聞いて理解し思索をめぐらしたり，音声で発話することに関わる重要な感覚である．音は，視覚が使えない暗闇の中でも音波として空気中を伝わり，音が伝える情報により周囲の状況を察知することができる．さらに聴覚の活用により，音のいろいろな性質，リズムやメロディ，ハーモニーなど音楽を楽しむことができる．ところが，ひとたび聴覚に障害が生じると，音の情報を得たり，音声言語によるコミュニケーションや音楽を楽しむことに大きな支障が生じてくる．

21世紀に入り，補聴器の技術革新によるフィッティングの進歩や人工内耳埋込み手術による聴覚補償がなされ，重度の聴覚障害があっても残存聴力の活用が期待されるようになった．一方，かつてろう教育において使用が禁止されていた手話は，ろう文化の広がりとともにろう学校幼稚部から導入する学校がみられるなど，教育や医療・福祉・コミュニケーションなどの領域で普及されてきた．

聴覚検査については検査法および機器の技術開発により，検査の実施や判定が容易になり，早期発見が進み，聴覚障害児者の訓練・指導，支援が展開されてきた．本稿では，言語聴覚士（ST）に関係が深い聴覚検査を中心に，主として聴覚障害児者の聴覚を用いた訓練・支援について取り上げる．

 検査・評価

1）聴覚検査

聴覚検査には，その目的によって種々の検査があるが，本稿では聴覚障害児者の聴覚評価・訓練・支援を行う際に必要な聴覚閾値検査（定められた周波数の純音について，聞こえる最も小さな音，すなわち最小可聴値を測定）と閾値上検査（閾値上の音圧範囲内にある音がどのように聞こえるかを検討）[表1] を取り上げる．

（1）新生児聴覚スクリーニング

先天性難聴の発生の割合は1,000人あたり1～2名といわれている．出生時から聴覚障害があると，耳から得られる音やことばの情報の受信に制約があるため，音声言語の発達が遅れ，情緒・社会性の発達に影響が生じる．聴覚障害は，早期に発見され適切な支援が行われれば，障害による影響が最小限に抑えられる．そのため，早期に聴覚障害を発見し，早期に療育を開始することが重要である．

近年，新生児聴覚スクリーニング[1,2]を目的として，他覚的聴力検査である聴性脳幹反応（ABR）検査や耳音響放射（OAE）検査に，自動解析機能をもたせた簡易聴覚検査機器が欧米で開発され，急速に普及してきた．これらの検査は従来の聴覚生理検査法と異なり，ベッドサイドで自然睡眠下に短時間で実施でき，検査結果は自動的に解析される簡便な方法である．現在では聴覚スクリーニング検査は産科や新生児科が担当し，要再検児の精密検査は耳鼻咽喉科[3]で行われている．「Refer（要再検）」は，直ちに聴覚障害があることを意味するものではなく，反応が得られない原因を調べるために精密検査が必要であることを意味する．

表 1　主な聴覚検査の概要

適応時期	検査名		検査のタイプ	聴覚スクリーニング検査	聴覚閾値検査	閾値上検査	鑑別診断の手掛かり
新生児	AABR（自動聴性脳幹反応）検査		他覚的聴力検査	○			聴覚障害の有無の推定
	OAE（耳音響放射）検査		他覚的聴力検査	○			聴覚障害の有無の推定
	聴性反射検査		行動観察	○			聴覚障害の有無の推定
乳幼児〜	ABR（聴性脳幹反応）検査		他覚的聴力検査		○		聴力レベルの評価
	ASSR（聴性定常反応）検査		他覚的聴力検査		○		聴力レベルの評価（周波数特異性のある音を用いるため慎重に行う）
	TEOAE（誘発耳音響放射）検査		他覚的聴力検査				内耳機能の評価，auditory neuropathy 診断
	DPOAE（歪成分耳音響放射）検査		他覚的聴力検査				内耳機能の評価，auditory neuropathy 診断
	ティンパノメトリー		他覚的聴力検査				中耳機能（鼓膜の動きの程度）の評価
	SR（アブミ骨筋反射）検査		他覚的聴力検査		○		中耳機能（顔面神経・耳小骨）の評価
	ECochG（蝸電図検査）		他覚的聴力検査		○		低音域残聴の評価
	BOA（聴性行動反応）検査		行動観察	○			聴覚障害の有無の推定
	COR（条件詮索反応）検査		行動観察		○		聴覚障害の有無・程度の推定
	ピープショウテスト		自覚的聴力検査		○		聴力レベルの評価
	遊戯聴力検査（Play Audiometry）		自覚的聴力検査		○		聴力レベルの評価
	乳児の聴覚発達チェックリスト		質問紙	○			聴覚障害の有無の推定
	3歳児健康診査における聴覚質問票		質問紙・復唱/指さし	○			聴覚障害の有無の推定
小児〜成人	純音聴力検査（気導/骨導検査）		自覚的聴力検査		○		純音聴力閾値・聴覚障害のタイプおよびレベルの評価
	自記オージオメトリー		自覚的聴力検査		○		感音難聴の細別診断
	SISI 検査		自覚的聴力検査			○	内耳機能の評価
	語音聴力検査	語音了解閾値検査	自覚的聴力検査		○		語音による聴力閾値
		語音弁別検査	自覚的聴力検査			○	補聴器・人工内耳適合，後迷路性難聴の鑑別評価
		言語了解度検査	自覚的聴力検査			○	幼児の語音聴力検査/補聴器適合検査に利用
	選別聴力検査	幼児〜就学前/定期健診	自覚的聴力検査	○			聴覚障害の有無・程度の推定
		成人の雇い入れ時/定期健診	自覚的聴力検査	○			聴覚障害の有無・程度の推定

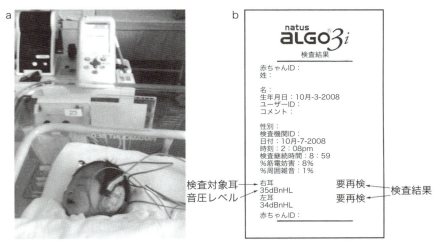

図1 自動聴性脳幹反応（AABR）検査の実際[5)]
a. 検査風景．睡眠中に電極とヘッドホンを装着し，検査を行う．
b. 自動判定結果は，「Pass（パス）」あるいは「Refer（要再検）」で表示される．

①自動聴性脳幹反応（Automated Auditory Brainstem Response：AABR）[4, 5)]検査

新生児期の聴覚スクリーニング検査として，普及されている．対象となる新生児のABRの波形を，コンピュータに記憶させた健常児のABRの波形と比較することによって，正常な反応が得られたかどうかを判定する．現在，刺激音は35dBnHL（ささやき声程度）のクリック音を用い，記録電極を前額部と後頭部に貼り付け，設置電極を肩や頬部に設置している[図1]．通常，新生児の安静時（睡眠中）に検査を行う．刺激音に対して，ABRを認めた場合は，自動判定により"Pass（パス）"と表示され，反応がない場合には"Refer（要再検）"と表示される．

②耳音響放射（Otoacoustic Emission：OAE）検査

上述のAABR検査と同様に，新生児期の聴覚スクリーニング検査として，用いられている．OAE検査[6-8)]とは，音が内耳の蝸牛に到達すると外有毛細胞が収縮，伸展し，基底板の振動を増強し，この振動が入力音と逆の経路を通って音として外耳道に放射されたものである．スクリーニング用OAE検査は睡眠中の新生児に両耳に音の刺激を与え，これに反応して返ってきた音が認められるかどうかを自動的に判定する．クリックやトーンバーストのような短音刺激によって誘発される誘発耳音響放射（Transient Evoked Otoacoustic Emission：TEOAE）検査と，周波数の異なる2つの純音で同時に刺激した時の歪成分を記録する歪成分耳音響放射（Distortion Product Otoacoustic Emission：DPOAE）検査のいずれか，あるいは両方が行われる．音刺激が出力されるチューブと，OAEを検出するマイクが一緒になったプローブを耳内に挿入して検査を行う[図2]．AABR検査と同様に，自動判定により"Pass（パス）"あるいは"Refer（要再検）"と表示される．

③聴性反射検査

新生児期に行われる定性的な検査で，新生児の音に対する反射を利用して観察，判定するものである．安静時にある新生児の耳元で，60dB以上の音を提示すると，モロー反射（四肢または全身でビクッとする反射運動），眼瞼反射（瞬目，閉眼あるいは開眼する反射運動），吸啜反射（口唇を吸うように動かす反射運動），呼吸反射（深呼吸，呼吸のリズム変化がみられる反射運動），泣き出すなどの非条件付けの非特異的な聴性反射[8)]がみられる．

音源は乳児用オージオメータ〔図3：ワーブル

トーン（震音）で，音量，周波数が変えられる］[9]）や，拍手，楽器音（太鼓など大きな音がする楽器）などが用いられる．

(2) 精密聴力検査

新生児聴覚スクリーニング検査後，反応がみられずに"Refer（要再検）"と判定された乳児は，精密聴力検査を受けるために，日本耳鼻咽喉科学会で認定された機関の耳鼻咽喉科[3]）に紹介される．精密聴力検査は他覚的聴力検査のABR検査を中心として，聴性定常反応（ASSR）検査，精密検査用OAE検査として，TEOAE検査，DPOAE検査，インピーダンス・オージオメトリのティンパノメトリーなどを実施し，音に対する被検児の反応を観察して判断する聴性行動反応（BOA）検査を併せて行う．

①他覚的聴力検査

1950年代頃より，音刺激に対する脳波上の変化を，コンピュータ処理して加算（平均加算）操作を行うことによって得られる音刺激に対する反応，いわゆる聴性誘発反応[10]）を捉えて，聴力を推定する検査法が開発された．1970年代より，聴性誘発反応が他覚的聴力検査の主要なものとなっている．ここでは，主な聴性誘発反応の検査法について述べる．

ⅰ）聴性脳幹反応（Auditory Brainstem Response：ABR）検査

ABR[4, 11-13]）は，刺激を5〜10dBステップで変化させ，安定性・再現性に優れ，難聴の閾値検査[図4]に用いられる．精密聴力検査でのABR検査は，通常のルーチン検査で行われている一般的なABR検査である．クリックによるABRでは高音域の聴力は推定できるが，より細かい周波数ごとの聴力は推定できない．ABRは音刺激を与えてから10msec以内に求められる5〜7つの反応からなる蝸牛神経から下丘に至る聴覚伝導路の誘発反応であり，主に脳幹由来の第Ⅴ波の出現，潜時（反応出現時間）などを測定する．音刺激は3,000〜4,000Hz

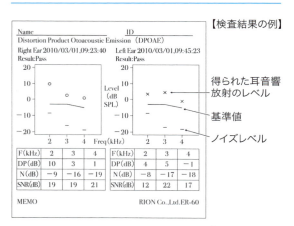

図2　耳音響放射（OAE）検査の実際[5]）
自動判定結果は，「Pass（パス）」あるいは「Refer（要再検）」で表示される．

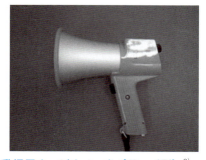

図3　乳児用オージオメータ（ラッパ型）[9]）

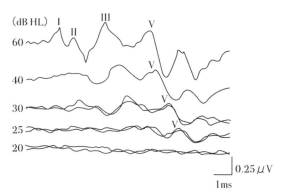

図4　聴性脳幹反応（ABR）検査の例[5]）
70〜90dBHL程度の音の強さから検査をはじめる．音圧を下げていくと，誘発反応が小さくなり，次第に第Ⅴ波以外は曖昧になる．閾値付近では，波形の再現性を確認するために，2回検査を行う．本例では，25dBHLが閾値となる．

にピークをもつクリック音が最も多く用いられる．基本的な電極やプローブなどの設定は，AABR 検査と同様であるが，ABR 検査では防音室や電磁気シールドが施された専用の検査室で行う．

ii）**聴性定常反応（Auditory Steady-State Response：ASSR）検査**

ASSR 検査[14]［図 5］は周波数特異性の高い振幅変調音あるいは周波数変調音を刺激音として用いることにより，オージオグラムのような聴力を推定できる利点がある．ASSR 検査は，ABR 検査と同様に，音刺激中の微弱な誘発反応（脳波）を記録，加算する．電極も ABR 検査と同様に設置し，検査時間が 1〜2 時間かかるため睡眠下にて検査を行う．しかし，中には ASSR 検査による結果と後述の COR 検査などによる聴力閾値が一致しない症例も報告されている．

iii）**誘発耳音響放射（Transient Evoked Otoacoustic Emission：TEOAE）検査**

TEOAE[7]は，クリック音を繰り返し入射することで誘発される比較的長い潜時を有するエコーを同期加算（加算平均）することによって得られるもので，内耳障害の有無が推測できる．TEOAE は，健聴耳の 98％で検出され，40dBHL 以上の難聴で検出されなくなる．反応とノイズの相関関係が 60％以下の場合，エコーなしと判断され，その周波数領域では内耳障害があると推測される．

iv）**歪成分耳音響放射（Distortion Product Otoacoustic Emission：DPOAE）検査**

DPOAE 検査[7]は，2 種類の純音を刺激音として用いる検査で，TEOAE 検査とともに内耳障害の有無が推測できる．2 種類の刺激音を入射する時，刺激音とは異なる周波数のエコーが返ってくる．1,000〜8,000Hz までの周波数で 40〜70dBSPL の範囲であればオージオグラムとの相関が大きい結果が得られる．OAE 検査のみでは内耳機能の評価はできるが，聴覚全般の診断はできないため，オージオグラムや ABR 検査と組み合わせることにより精度が高まる．

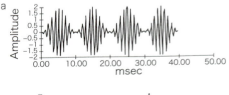

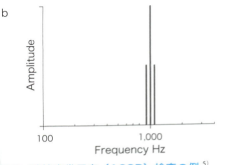

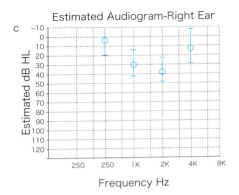

図 5 聴性定常反応（ASSR）検査の例[5]

a. 1,000Hz の純音の振幅が，1 秒間に 100 回の頻度で 0〜100％に変化した刺激音を表している（100Hz で振幅変調されたキャリア周波数 1,000Hz）．
b. この刺激の周波数特性（スペクトル）．刺激に含まれるエネルギーの主要なピークが 1,000Hz にあることを示している．
c. ASSR の閾値より推定された，純音オージオグラム．

A．聴覚臨床の基礎

v）ティンパノメトリー

ティンパノメトリー[15]は，鼓膜の動き具合を調べる検査で，中耳機能の評価法として普及している．検査では，耳につけた検査用のプローブ（耳栓）から鼓膜に向けて空気圧（＋200〜−200mmH₂O）を発すると，それが鼓膜にあたって戻ってくる．その戻ってきた空気圧を測定し，ティンパノグラムというグラフにして分析を行う［図6］．正常な場合（A型）は，鼓膜の振動が良好で外部からの音は中耳によく伝達され，反射音は小さい．中耳に貯留液がある場合（B型）は，探査音はほとんど反射される．A型とB型の中間（外耳道に陰圧をかけることで，鼓膜の振動がよくなる場合）はC型とされる．ティンパノグラムからの定性的，定量的情報により，中耳の評価が可能である．

vi）アブミ骨筋反射（耳小骨筋反射：Stapedial Reflex：SR）検査

SR検査は伝音障害の有無を評価する．中耳の耳小骨筋には鼓膜張筋（三叉神経支配）とアブミ骨筋（顔面神経支配）がある．鼓膜張筋反射の音響閾値は高く，通常SRのみ記録されるため，音響性耳小骨筋反射の閾値とはSRの閾値を示している．SR検査［図7］はティンパノグラムの最大ピークを示す外耳道圧で測定する．SR閾値は通常，500，1,000，2,000，4,000Hzの周波数に対して求められる．反射閾値が正常な場合（70〜100dBHL），同側刺激，対側刺激でも大きな伝音障害がないことを意味している．本検査は新生児聴覚スクリーニング（1,000Hzのみを用いる）にも使用されることがある．

vii）蝸電図検査（Electrocochleography：ECochG）

蝸電図検査[17]は，ABR検査で聴覚閾値推定が困難な場合でも，閾値が推定できることがある．音刺激によって蝸牛内有毛細胞および蝸牛神経に生じる電気活動を，鼓室内あるいは外耳道深部に電極を置いて記録する．音刺激に対して有毛細胞および蝸牛神経由来の3種類の電気活動が記録できる．蝸電図検査［図8］[17]はABR検査に比べて得られる電位が大きくである．小児難聴の精査，メニエール病のンパ水腫の推測などにも用いられている．

②行動観察および自覚的反応による乳幼

乳幼児に対する行動観察および自覚る聴力検査[18, 19]では，発達レベル法を選択し，乳幼児の様々な反応様

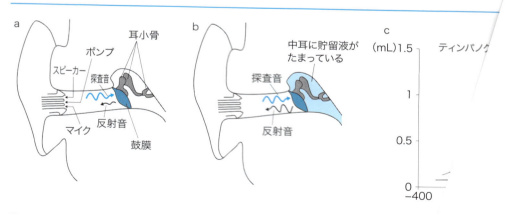

図6　ティンパノメトリーの実際[5]
耳内に挿入したプローブのポンプによって，外耳内の気圧が変化する間にスピーカから探査音が出
a. 正常な場合は，鼓膜の振動が良好で，外部からの音は中耳へよく伝達され，逆に反射音は小さ
b. 中耳に貯留液がある場合は，探査音はほとんど反射される．
c. ティンパノグラム．正常な場合はA型，中耳に貯留液がある場合はB型となる．A型とB型鼓膜の振動がよくなる場合）はC型とされる．鼓膜が非常に振動しやすい（しにくい）場

推定することができる．実際の検査にあたっては，測定方法の知識だけでなく，検査音や強化子・報酬用の光刺激を出すタイミングなどを習得し，さらに，乳幼児の心身の発達，難聴と鑑別すべきコミュニケーション障害の知識などの習熟が重要であり，総合的な判断力が必要である．乳幼児聴力検査の経験を積んだ検査者では，他覚的聴力検査に匹敵する聴覚閾値を推定することができる．

i）聴性行動反応（Behavioral Observation Audiometry：BOA）検査

BOA検査[19]は，音場（可聴周波数の音波が存在する空間）にて様々な音刺激を提示し，乳幼児のBOAを観察することにより，聴力閾値を評価する検査法である．通常，乳児期〜1歳前後までが適用対象となるが，発達障害や感覚・運動機能障害が重複している場合は，適用年齢の範囲がさらに広くなる．次に述べる条件詮索反応（COR）検査の条件づけが難しい場合には，1歳を過ぎ，2歳以上になってもBOA検査を実施する場合が少なくない．

検査の音源には，周波数選択と出力音圧の調整が容易なオージオメータを増幅器として用いることが多い．刺激音にはワーブルトーンを用いたり，あらかじめ音源の周波数成分の分析と音圧測定を行うことにより，楽器音（太鼓，タンバリン，鈴など）や日常生活の様々な音，人の声などを用いる場合が多い．さらに紙もみ音（特にパラフィン紙など）に敏感に反応がみられる乳幼児もおり，乳幼児の注意が向きやすい刺激を選択して用いる必要がある．検査は短時間に済ませ，継続的に検査を繰り返す中で徐々に閾値の下降が認められ，初期の高度難聴の疑いから，聴力正常レベルに診断が確定される乳幼児もいる．発達障害児や脳損傷児のケースでは，長期にわたる経過観察が大切である．

ii）条件詮索反応（Conditioned Orientation Response Audiometry：COR）検査

COR検査[20]は，音に対する探索反応，定位反射を光刺激によって強化し，条件づけを行い，音場にて聴力を測定する．条件づけが成立すれば検査結果の精度は，BOA検査よりも高い．6か月以上〜2歳頃の乳幼児に適応でき，ピープショウテストや遊戯聴力検査が可能な年齢に至るまでの間，使用する．左右に設置したスピーカと，それに乳幼児が喜びそうな人形などの光源を組み込んだ装置［図9］[21]である．

図7 アブミ骨筋反射（SR）検査[16]

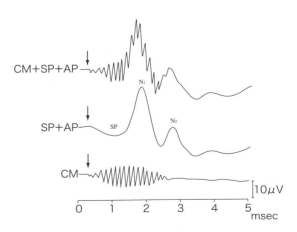

図8 蝸電図検査（ECochG）[17]

ECochGで誘発される電気現象の構成成分
　CM（cochlear microphonics）：蝸牛マイクロホン電位
　SP（summating potential）：加重電位
　AP（action potential）：蝸牛神経複合活動電位

光源は点滅できるようになっており，光源の交点の位置に乳幼児を座らせる．音刺激にはワーブルトーンまたは純音を用い，減衰器で増減できるようになっている［図10］．乳幼児が十分聞こえると思われる音を一方向から出し，同時または少し遅らせて同側の光源をもった人形などを光らせる．これを数回繰返すことにより，乳幼児は音が聞こえると，点滅する光源の方を向くようになる．これで条件づけが形成されたことになる．スピーカ出力音圧を減衰させて閾値を測定する．

iii）ピープショウテスト（Peep Show Test）

ピープショウテスト[8]は，音場に置いて，音が出ている時にだけスイッチを押すと，報酬として，子どもにとって楽しい景色であるのぞき窓の内部がみられるという原理［図11］[22]である．幼児の正面に照明がついた時のみ内部がみられるのぞき窓があり，その脇にスイッチがある．これは音の出ている間のみ押すと窓の内部がみられる光源用である．音源はCOR検査に準ずる．COR検査と同様に装置［図10］の前に幼児を位置させ，十分に聞こえるであろう音を与えて，その時にスイッチを押すとのぞき窓の内部がみられることを理解させる．それがわかれば条件づけの成功である．一般的に2～3歳以上の幼児に適応される．

iv）遊戯聴力検査（Play Audiometry）

Barr法（Barrによる数遊び検査法が代表的

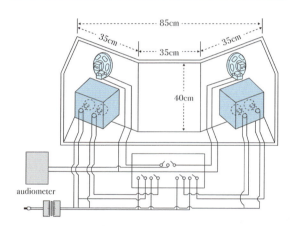

図9　条件詮索反応（COR）検査装置（背面）ブロックダイアグラム[21]

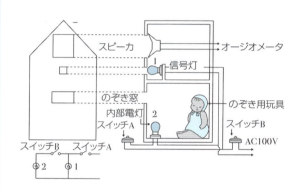

図11　ピープショウテストのブロックダイアグラム[22]

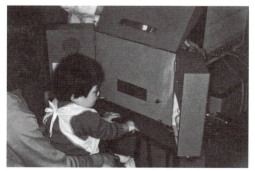

図10　条件詮索反応（COR）検査とピープショウテスト[9]
（東京医療センター感覚器センター加我君孝先生提供による）

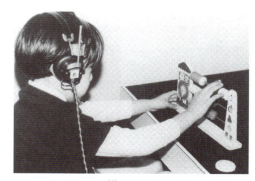

図12　遊戯聴力検査[23]
音が聞こえたら玉を1つ移動させる．

であり，音がしたら一定の動作を幼児が喜んで続けてくれるものであれば，どんな種類のものを使用しても可）による遊戯聴力検査では，通常のオージオメータを用い，音が聞こえたら数遊び玉を1つ動かすことを幼児に教示し，受話器装用で幼児の聴力閾値を測定する［図12］[23]．強化子はコップなどにおはじきを落としたり，ペグさしなど繰り返しが可能で，幼児の興味が持続するような遊びを用意する．なお，音が聞こえたらボタンを押し，電車が動く装置もある．3歳以上の幼児に適応で，ピープショウテストとともに信頼性は高い．

(3) 質問紙による聴覚スクリーニング

①乳児の聴覚発達チェックリスト

乳児の聴覚発達チェックリスト[24]は，保護者に子どもの日常の音刺激に対する反射や反応について当てはまる状態をチェックしてもらう質問紙［表2］である．新生児期〜3か月頃までは，音刺激に対する驚愕反射，眼瞼反射，覚醒反射などの原始反射が優勢であるが，それ以降は反射が抑制され，音源方向に顔を向ける定位反応や，音源方向に振り向いたり，音源を探す詮索反応がみられるなど，新たな反応形態に置き換わる．乳児期後半の7か月以降になると，聴覚によることばの理解の発達がみられるようになる．

なお，進藤ら[25]は，新生児聴覚スクリーニング検査で要再検となった乳児や，コミュニケーションの発達に遅れがみられる乳幼児の認知・コミュニケーション行動の発達レベルを適切に評価するために，乳幼児（0〜2歳）用のコミュニケーション発達質問紙［図13］を作成した．本質問紙は，言語・コミュニケーションの発達の基盤となる6領域（粗大運動，手の操作・対物関係，口の動き，コミュニケーション（聴覚・理解），コミュニケーション（表出），情動・対人関係の発達的特徴を詳細に理解できることが特徴的である．

②3歳児健康診査における聴覚質問票

3歳児健康診査における選別聴力検査は，聴覚質問票[26]と家庭で自己検査として実施されるささやき声検査[8]がある．質問票の重要項目のう

ち1項目でも異常があれば難聴が疑われる．ささやき声検査では，保護者が絵シートにある6つの絵［図14］[27]の名前を1つずつ口元を隠してささやき声で言った場合に，子どもが該当する絵をポインティングできるかどうかを評価する．

(4) 小児〜成人における自覚的聴力検査

①純音聴力検査

純音聴力検査[28]は，日本聴覚医学会の聴覚検査法を指針として，聴覚閾値を測定するもので，聴力検査の中では最も頻度が高く実施されている重要な検査である．検査機器は規格を満たすオージオメータ［図15］[29]を使用し，被検者に気導受話器と骨導受話器を装用させて，防音室内で実施する．検査音は純音を用い，閾値の測定は原則とし断続音を用いて上昇法（検査音の弱いレベルから徐々に強いレベルに上げていく方法）で行う．なお，小児の検査では聞こえる音を確認させ，その音を下げていく下降法を組み合わせて行う．検査は自覚的によく聞こえる方の耳から始め，検査周波数の測定順序に従って気導聴力と骨導聴力を検査する．気導聴力閾値と骨導聴力閾値を記入するためのオージオグラム［図16］[23]を用いて，左右耳の結果をそれぞれ記入する．その結果から，難聴の程度，障害部位など聴覚障害についての多くの情報が得られる．

②語音聴力検査（Speech Audiometry）

語音聴力検査[30]は刺激音に語音を用いて行い，検査の目的は次の2つが挙げられる．

第1に，難聴者のことばの聞き取り，聞き分けの能力を測定することによって，社会生活における不自由度や社会適応度などを推定すること，第2に，語音聴取能と純音聴取能の両方の所見を比較検討することにより難聴の鑑別診断に重要な情報をもたらすことである．

ⅰ）語音了解閾値検査（Speech Recognition Threshold Test）

数字を用いてことばが正しく聴取される了解閾値を測定する．わが国では検査語音テープ（あるいはCD）に録音された1桁数字リスト［表3］[23]を用いて，受話器を通じて左右耳別に行う．

A．聴覚臨床の基礎　147

結果は 50% 明瞭度が得られる dB〔新 ISO では語音了解閾値（Speech Recognition Threshold: SRT）と呼ぶ〕で表示される.

ii）語音弁別検査（Speech Discrimination Test）
語音をどれだけ正確に聞き取れるかを測定する検査で，語音聴力検査の最も主要な検査であ

表 2　乳児の聴覚発達チェックリスト[24]

月齢	番号	項目
0 か月児	1	突然の音にビクッとする（モロー反射）
	2	突然の音に眼瞼がギュッと閉じる（眼瞼反射）
	3	眠っている時に突然大きな音がすると眼瞼が開く（覚醒反射）
1 か月児	4	突然の音にビクッとして手足を伸ばす
	5	眠っていて突然の音に眼をさます，または泣き出す
	6	眼が開いている時に急に大きな音がすると眼瞼が閉じる
	7	泣いている時，または動いている時に声をかけると，泣きやむ，または動作を止める
	8	近くで声をかける（またはガラガラを鳴らす）とゆっくり顔を向けることがある
2 か月児	9	眠っていて，急に鋭い音がすると，ピクッと手足を動かしたりまばたきする
	10	眠っていて，子どものさわぐ声やくしゃみ，時計の音，掃除機などの音に眼をさます
	11	話しかけると，アーとかウーとか声を出して喜ぶ（たまにはにこにこする）
3 か月児	12	眠っていて突然音がすると，眼瞼をピクッとさせたり，指を動かすが，全身がビクッとなることはほとんどない
	13	ラジオの音テレビのスイッチの音，コマーシャルなどに顔（または眼）を向けることがある
	14	怒った声や，やさしい声，歌，音楽などに不安そうな表情をしたり，喜んだり，またはいやがったりする
4 か月児	15	日常のいろいろな音（玩具，テレビの音，楽器音，戸の開閉など）に関心を示す（振り向く）
	16	名を呼ぶとゆっくりではあるが顔を向ける
	17	人の声（特に聞き慣れた母親の声）に振り向く
	18	不意の音や聞きなれない音，珍しい音に，はっきり顔を向ける
5 か月児	19	耳もとに目覚まし時計を近づけると，コチコチという音に振り向く
	20	父母や人の声，録音された自分の声など，よく聞き分ける
	21	突然の大きな音や声に，びっくりしてしがみついたり，泣き出したりする
6 か月児	22	話しかけたり歌をうたってやると，じっと顔を見ている
	23	声をかけると意図的にサッと振り向く
	24	テレビやラジオの音に敏感に振り向く
7 か月児	25	となりの部屋の物音や，外の動物の鳴き声などに振り向く
	26	話しかけたり歌をうたってやると，じっと口もとを見つめ，時に声を出して答える
	27	テレビのコマーシャルや，番組のテーマ音楽の変わり目にパッと向く
8 か月児	28	叱った声（メッ！コラッ！など）や，近くで鳴る突然の音に驚く（または泣き出す）
	29	動物の鳴き声をまねると，キャッキャッいって喜ぶ
	30	機嫌よく声を出している時，まねてやると，またそれをまねて声を出す
	31	ダメッ！コラッ！などというと，手を引っ込めたり，泣き出したりする
	32	耳もとに小さな音（時計のコチコチ音など）を近づけると振り向く
9 か月児	33	外のいろいろな音（車の音，雨の音，飛行機の音など）に関心を示す（音の方にはってゆく，または見まわす）
	34	「オイデ」「バイバイ」など人のことば（身振りを入れずことばだけで命じて）に応じて行動する
	35	となりの部屋で物音をたてたり，遠くから名を呼ぶとはってくる
	36	音楽や，歌をうたってやると，手足を動かして喜ぶ
	37	ちょっとした物音や，ちょっとでも変わった音がするとハッと振り向く
10 か月児	38	「ママ」「マンマ」または「ネンネ」など，人のことばをまねていう
	39	気づかれぬようにして，そっと近づいて，ささやき声で名前を呼ぶと振り向く
11 か月児	40	音楽のリズムにあわせて身体を動かす
	41	「……チョウダイ」というと，そのものを手渡す
	42	「……どこ？」と聞くと，そちらを見る
	43	となりの部屋で物音がすると，不思議がって，耳を傾けたり，あるいは合図して教える
12～15 か月児	44	簡単なことばによるいいつけや，要求に応じて行動する
	45	目，耳，口，その他の身体部位をたずねると，指をさす

148　第 8 章　聴覚障害

図 13　乳幼児コミュニケーション発達質問紙[25]

 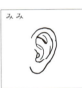

図 14　ささやき声検査での検査用絵シート[27]

る．わが国では検査語音テープ（あるいは CD）に録音された単音節リスト（57-S 語表，67-S 語表：表 3）[23] を用いて，受話器を通じて左右耳別に書き取り法で行う．語音を提示したレベルごとに正解できた割合を「百分率（％）」で表し，語音弁別スコア〔Speech Discrimination Score，新 ISO では Speech Recognition Score〕という．ⅰ），ⅱ）の結果はスピーチオージオグラム

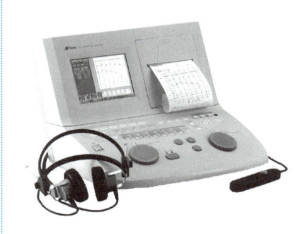

図 15　オージオメータ[29]
AA-79 タイプ 3，汎用型．

（Speech Audiogram：図 17）[23] に記入する．
　語音弁別検査の結果は社会適応の指標となり，補聴器適合や人工内耳装用効果の評価など，特に感音難聴の聴力の評価に重要である．さらに，

A．聴覚臨床の基礎　　149

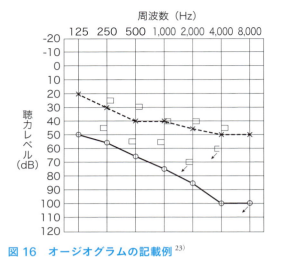

図16 オージオグラムの記載例[23]

後迷路性難聴の鑑別診断上に有用である．

iii) **語音了解度検査**（Speech Intelligibility Test）

67語表の検査語音テープに録音されている有意単語，文章，質問文[表4][23]に対する応答など有意の検査素材（test material）によって得られる正答率を了解度という．単語了解度は幼児を対象とした語音聴力検査に有用であり，文章や質問文は高度難聴者の日常生活における会話の困難度を図ったり，補聴器適合検査に利用できる．ただし，これらのリストを用いた検査ならびに評価法はまだ標準化されてはいない．

③ **自記オージオメトリー（Self-Recording Audiometry）**

自記オージオメトリー[31]は，検査音を被検者に聞かせながら閾値を自動的に測定（音が聞こえ

表3 語音了解閾値検査・語音弁別検査[23]

57-S 語表	67-S 語表
数字語音表［語音了解閾値測定用］ 5 2 4 3 7 6 7 4 6 5 2 3 2 7 3 6 5 4 3 5 2 4 6 7 6 3 7 2 4 5 4 6 5 7 3 2	数字語音表［語音了解閾値測定用］ 5 2 4 3 7 6 7 4 6 5 2 3 2 7 3 6 5 4 3 5 2 4 6 7 6 3 7 2 4 5 4 6 5 7 3 2
単音節の語音表（語音弁別検査用） 1表 ジラホオワエアニトテ バリカコケルロッヒミ メドシネクイウスユレ ソキズセヨガムナタサ ゴノヤモダフハマデチ 2表 ラヤハサエアカムクチ ルワオシバジテトダユ ケメイガゴッソミレズ ロヒマスヨドネモセズ タナキフコリニホノデ 3表 ソワフヤイヒクゴヨ ガマツエノケミチサ ニナリキモトルコダユ ドレジハバラズデムネ シメカホスセテウロオ 4表 バネマデホワムノニハ ミウアクコヤフタジオ ソモキナケダシガレチ ズユリトカルドヨテセ メエヒゴスライロツサ 5表 ミヒダヤエソドニバコ ユモツズワクルスフメ レナホオトリケセシノ ヨハアマロタサガキカ ムチデウテジゴラノネ	単音節の語音表（語音弁別検査用） 1表 アキシタニヨジウクス ネハリバオテモウトガ 2表 キタヨウスハバテワガ アシニジクネリオモト 3表 ニアタキシスヨクジウ オネバハリガテトワモ 4表 テネヨアキジハモシウ リワタクバトニスオガ 5表 ネアテヨハキモジリシ ワウバタトクオニガス 6表 ニクリモテアジハトガ ワネウオバスヨシタキ 7表 ワバスタニトリジアキ モネウシヨガハオテク 8表 テキワタガアモシトニ ヨハウバスネジリクオ

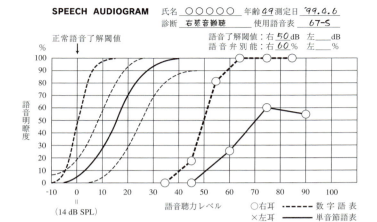

図17 語音聴力検査結果の記載例 [23]

表4 語音了解度検査（67語表検査テープに録音されたもの）[23]

単語・単文の語表 [語音了解度測定用]		
単　語	からす　りんご　ひこーき　めがね　ポスト　さかな　じどうしゃ　うさぎ　えんぴつ　とけい　はさみ　つくえ　ねずみ　バナナ　ぼうし　ライオン　ピアノ　でんわ　すずめ　テレビ	
短　文	ここで上着を脱ぎなさい． 紙に糊をつけましょう． 指をなめてごらん． それを貸してちょうだい． これは誰の傘ですか．	家にお金を忘れた． 青いズボンを買った． 石をたくさんかぞえた． 卵を一つ生んだ． お弁当を持って行く．
質問文	雪は白いですか，黒いですか． ぶどうはお菓子ですか，果物ですか． 水とお湯とではどちらが冷たいですか． 塩は甘いですか，しょっぱいですか． 4ひく3はいくつですか． 土曜日の次は何曜日ですか． 昼は明るいですか，暗いですか． 桜の咲くのは春ですか，秋ですか． 扇風機は夏つかいますか，冬つかいますか． 電報と手紙とどちらが早いですか．	トンボは虫ですか，鳥ですか． 春の次の季節はなんですか． ひまわりは夏咲きますか，冬咲きますか． 止まれの信号は何色ですか． あなたは男ですか，女ですか． オーバーは夏に着ますか，冬に着ますか． 東の反対は何ですか． 100円と50円ではどちらが高いですか． お姉さんは男ですか，女ですか． 5月5日は何の日ですか．

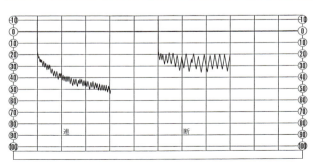

図18 一過性閾値上昇の例（固定周波数記録）[23]

A．聴覚臨床の基礎　151

たら押しボタンを on に，聞こえなくなったら off に）することができる．また記録された鋸歯状の波形およびその振幅[図18][23]などから補充現象や後迷路性難聴の有無について鑑別診断が可能なことが特徴的である．本検査を行う自記オージオメータは，考案者の Bekesy にちなんで Bekesy 型オージオメータとも呼ばれている．

④閾値上聴力検査

閾値上聴力検査[32]の主な目的の一つに補充現象（recruitment phenomenon）の測定がある．補充現象とは音の強さ（物理量）の変化に伴う音の大きさ（感覚量）の変化が健聴耳に比べて異常に大きい現象[図19][33]とされている．

閾値上聴力検査には，Fowler のバランステスト（Alternate Binaural Loudness Balance Test：ABLB 検査）や DL 検査（Difference Limen Test）などが挙げられるが，最も広く使用されている SISI 検査を取り上げる．

SISI 検査（Short Increment Sensitivity Index Test）とは，Jerger らが考案した一定間隔で短時間での増音の検知能力を検査する方法である．検査音は測定耳の閾値上 20dB の持続音で，これを 5 秒に 1 回ずつ，1dB だけ強くする[図20][23]．その増音は 100 秒間に 20 回与える．増加の回数の正答数の百分率を求め（SISI score），その値で補充現象の有無を判定する．一耳のみで測定が可能で，測定が簡便であり，また高率に内耳障害を検出できるという点で広く使用されている．

⑤選別聴力検査（Screening Audiometry）

選別聴力検査[表5][23]とは，集団の中から聴覚障害児者を選出する目的で行う検査である．検査対象は，①新生児・乳幼児（前述），②就学前および就学児童，③成人に分けられる．

ⅰ）学童の選別検査

学校保健法に基づき，小学校就学前および就学中（基本的には毎年 1 回）全員に実施する．個別検査により，1,000Hz で 30dB，4,000Hz で 25dB にて検査する．初回および再度の検査で通過できなかった場合には，精密検査を行う．

ⅱ）成人の選別検査

労働安全衛生法に基づく一般健康診断のうち，雇い入れ時の健康診断，定期健康診断および特定業務従事者の健康診断で実施する．検査は受話器を装着し，左右耳別に，雇い入れ時には 1,000Hz と 4,000Hz で各 30dB，その他の定期検査では 1,000Hz で 30dB，4,000Hz で 40dB にて検査を行う．聴取可能ならば「所見なし」，聴取不能ならば「所見あり」を丸で囲む．

2）聴覚検査バッテリーの組み合わせ方

前述した種々の聴覚検査バッテリーを組み合わせて用いることにより，次のような障害の診断が可能である．主な例を述べる．

(1) 新生児～乳幼児に難聴が疑われる場合

新生児聴覚スクリーニング検査（AABR 検査や OAE 検査）で要再検となった場合には，日本

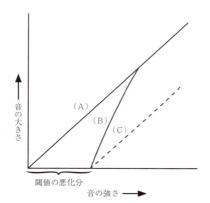

図19 音の強さと大きさの関係[33]
A：正常　B：補充現象陽性　C：補充現象陰性

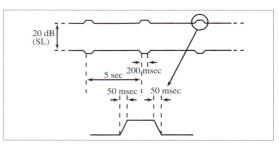

図20 SISI 検査－刺激音[23]

耳鼻咽喉科学会で認定された全国150の機関に精密聴力検査のために紹介される.

精密検査としては，他覚的聴力検査のABR検査を初めとして，周波数特異性をもつASSR検査も参考に行い，合わせてDPOAE検査，滲出性中耳炎の合併をチェックするためにティンパノメトリー，およびBOA検査も行い，総合的に判断する.

(2) 1対1で話すと会話は成立するが，電話は聞き取れず，騒音下では会話ができない場合

まず，純音聴力検査と語音聴力検査，OAE検査，ABR検査，さらに蝸電図検査や平衡機能検査を実施し，結果を総合して判断することが不可欠である.

特徴は純音聴力検査では両側低音型障害，語音聴力検査では最高明瞭度が20〜40%程度と語音の著しい聞き取りの障害があるが，1対1の会話は可能である．OAEは正常反応，ABRは無反応である．治療は補聴器装用は効果はなく，人工内耳埋込み手術が大きな効果があり，総合的に判断するとAuditory Neuropathyが疑われる．Auditory Neuropathy[34]は1966年に加我君孝とArnold Starr（米国）によって初めて報告された新しい聴覚障害である.

(3) 音としては聞こえているが，ことばの聞き取りが低下している場合

純音聴力検査の結果は，障害部位によって異なるが，純音聴力閾値と比べて語音聴力の低下が著しい．自記オージオメトリーではJergerのⅢ型またはⅣ型の波形がみられる場合は陽性であり，特に一過性閾値上昇の現象がみられる時には，後迷路性障害が強く疑われる.

後迷路性難聴[35]は，蝸牛神経から聴皮質を含む聴覚伝導路の難聴であり，血管障害，神経疾患，腫瘍性，脳機能障害などの様々な原因により生じる．したがって，後迷路性難聴の診断には，純音聴力検査，語音聴力検査，さらに，閾値上聴力検査を実施し，一過性閾値上昇がみられるかを判断することが必要である.

3) 聴覚障害児の言語および知的機能の評価

①グッドイナフ人物画知能検査[36]（Goodenough Draw-A-Man Intelligence Test：DAM）

3〜10歳頃までが適応年齢であり，人物画による動作性知能検査として活用できる．人物の部分・頭，胴体，手足など部分の比率や，全体や部

表5　選別聴力検査の種類と方法[23]

a. 検査音，聴取方法，検査の種類

検査音	検査音発生装置	聴取方法	検査の種類
純音	オージオメータ	受話器1個	個別選別検査
		受話器多数	集団選別検査
	テープレコーダーレコードプレーヤー	受話器多数／スピーカー	
語音	テープレコーダーレコードプレーヤー	受話器多数／スピーカー	
	囁語または会話音		個別選別検査
その他	時計，笛，拍手など		

b. 検査対象と検査音

対象	通常用いられる検査音
3歳以下の乳幼児	拍手，ワーブルトーン，会話音，社会音など
就学前	純音
学齢期	純音
成人，騒音下勤務者など	純音

A. 聴覚臨床の基礎　153

分の明瞭度，明細度に注目して採点する．障害児のスクリーニング検査としても使用されている．

② **絵画語い発達検査**[37]（Picture Vocabulary Test Revised：PVT-R）

「語いの理解力」の発達を測定する．検査者のいう単語に最も相応しい絵を選択させる方法で，語い年齢を算出できる．適応年齢は3歳0か月～12歳3か月で，10～20分程度で実施できる．

井坂[38]は絵画語い発達検査を用いてろう学校生徒の語彙力を検討した．1989年と2007年に実施した調査を比較したところ，語彙年齢が上昇しているものの有意な差はなく，小学校1年生で語彙年齢が3歳代，3年生では6歳代，中学部では10歳代と伸び悩んでいることを明らかにしている．

③ **数研式　全国標準読書力診断検査**[39]（Reading Test：小学1・2年／小学3・4年／小学5・6年／中学1～3年用）

読字力（漢字を正しく読めるか），語彙力（ことばの意味を知っているか），文法力（正しい文法が身に付いているか），読解力（文章を正しく理解できるか）の下位テストで構成されており，読書学年が得られる．

長南と澤[40]は，ろう学校に在籍する小学部から高等部生徒を対象として数研式　全国標準読書力診断検査を実施した結果，平均的には聴覚障害児は聴児の小学生よりも読書力が低く，特に小学校高学年以降は学年進行に伴う成績の向上がみられないこと，読字力テストの成績のみ学年進行を伴う成績の向上が認められることなどを報告した．

④ **コース立方体組み合わせテスト**[41]（Kohs Block Design Test）

聴児6歳～成人，難聴児，ろう児，言語障害児，失行・失認患者に適用できる．各面が赤，白，青，黄などに塗られた立方体を組合せて模様を作る課題である．「分析」と「統合」の能力を測定する動作性の知能検査，IQを算出できる．

⑤ **WPPSI 知能診断検査**[42]（Wechsler Preschool and Primary Scale of Intelligence）

適用年齢は，10か月～7歳1か月で，言語性IQ，動作性IQ，全検査IQの3種類のIQと下位検査プロフィールによる詳細な診断が可能である．

内山ら[43]によると，聴覚障害児では，言語性下位検査（知識，単語，算数，類似，理解）の分析では類似課題は得意であるが，理解課題が不得意である．なお，言語性IQ 70以上の聴覚障害児では，知識課題は得意である．一方，動作性下位検査（動物の家，絵画完成，迷路，幾何図形，積木模様）の分析では，迷路は応答しやすい課題であるが，動物の家や絵画完成では能力差が出やすいと指摘している．

⑥ **WISC-IV 知能検査**[44]（Wechsler Intelligence Scale for Children-Fourth Edition）

適用年齢は5歳0か月～16歳11か月である．本検査では，3つの下位検査（迷路，配列，組み合わせ）が削除され，絵の概念，語音整列（一連の数と仮名を読んで聞かせ，決められたルールで並べ替えさせる），行列推理，絵の抹消，語の推理の5つの下位検査が新たに取り入れられるなど，検査の構成が大きく変化した．全体的な認知能力を表す全検査IQと，4つの指標得点が算出できる．

3　訓練・支援

聴覚障害児者の訓練・支援について，失聴時期の違いによる聴覚障害の特徴と留意点および，聴覚障害児者の各発達期の課題と言語支援を中心に取り上げる．

1）失聴時期の違いによる聴覚障害の特徴と留意点（主として両側性感音難聴の場合）

(1) 言語習得前の失聴

先天性両側性感音難聴の場合には，両親が聴者である場合は，わが子が聴覚障害児と診断されると大変衝撃を受け，育児や教育に不安を抱くのが

常である．ST は，両親がその現実を受け入れ，聴児に対するのと同様に愛情をもって聴覚障害の乳幼児の全体的な発達を育み，聴覚補償を進めて行けるように両親に適切な情報を提供し，支援することが求められる．

3 歳以前に失聴した後天性両側性感音難聴の場合にも，先天性両側性感音難聴の場合と同様に，両親，特に母親（保護者）との適切な関わりが大切である．それには母子間の情緒的に安定した関係の成り立ちをはかり，母子で共通の経験をし，言語の背景となる概念を豊かに形成し，その概念とことばとの結びつきを図っていくことが重要である．その際，ST には，早期より補聴器や人工内耳の装用により聴覚活用を補償し，音声および文字などによる視覚を主体とするコミュニケーションも取り入れ，聴覚障害児の言語発達を支援していくことが必要である．

なお，聴覚障害児の早期の相談・検査・訓練・療育や保護者支援を受けられる場として，次のような施設が挙げられる．

①難聴幼児通園施設

1975 年に岡山（かなりや学園）と秋田（オリーブ園）に初めて設立され，現在は全国に 25 か所設置[45]されている．対象は 0 歳から就学前までの聴覚障害児で，残存聴力の活用と視覚を併用し音声による言語獲得を目標に支援が行われている．

②聴覚障害特別支援学校（ろう学校幼稚部）

わが国には，国立・公立・私立の聴覚障害児を対象としている特別支援学校が 106 校[46]ある．それらの学校の重要な役割として，聴覚障害児を対象とした就学前教育（最早期教育）もその一つである．聴覚障害特別支援学校の最早期教育とは，0 ～ 2 歳（幼稚部入学前）を対象として，主に教育相談，子育て支援，聴覚活用に関する支援などが行われている．

③療育センターなど（医療・福祉機関のきこえとことばのクリニック）

聴覚障害の乳幼児に適切な発達を促す療育・支援を行う機関である．聴力のチェックや補聴，個別指導やグループ指導が行われている．

(2) 言語習得後の失聴

幼児期に母国語の基本を習得した後に失聴した，学童期以降の両側性感音難聴児は，次のような問題が生じやすい．まず，言語の習得については，日常的なコミュニケーションは可能であっても，具象語彙と比べて抽象語彙の習得が難しく，文法課題（助詞の適切な使用，構文の理解など）に苦手意識を示すことが多い傾向にある．さらに教科学習においては，文法の習得が苦手であることが影響して，文章の読解や作文が苦手である場合が少なくない．

(3) 成人期以降の失聴

成人期になってからの失聴の場合には，通常は既に母国語を自由に使用して社会生活を営んでいるため，失聴により話しことばの音声や日常の環境音が聴取できなくなり，コミュニケーションの受信に支障をきたすが，自ら発話したり，文字の読み書きによる筆談は可能である．成人期における失聴の大きな問題は，失聴による喪失感，疎外感，寂寥感，孤独感など心理的な問題が挙げられる．失聴によるコミュニケーションの支援には，読話教室，手話サークル，医療機関のきこえとことばのクリニックなどで，補聴器を装用し読話の指導を受けたり，手話を学ぶなどしてコミュニケーション方法の再習得が挙げられる．

なお，聴覚障害児者のコミュニケーション [表6] は，乳幼児期にはろう学校の幼稚部やクリニックでの ST による支援・教育がなされているが，学齢期になると大部分はろう学校や難聴学級での支援・教育がなされている．

補聴器や人工内耳の装用による聴覚活用がなされている場合には，聴覚法や聴覚口話法，キュードスピーチを用いて，聴覚を通じて（あるいは視覚を併用して）音声を聞いてことばを理解し，音声言語を用いて話す方法が用いられている．一方，ろう者では，視覚を通じて，手話や指文字を用いてコミュニケーションがなされている [表7]．

A．聴覚臨床の基礎　155

表6 失聴時期の違いによる聴覚障害の特徴と留意点（主として両側性感音難聴の場合）

失聴時期		特徴・留意点	ことばの指導の課題	訓練/教育施設
言語習得前	・先天性両側性感音難聴 ・3歳以前に失聴	・母親（保護者）による適切な関わりが大切 ・補聴器や人工内耳を装用し，聴覚を活用して音声言語のコミュニケーションを図る ・聴覚では厳しい場合，手話・指文字・文字など視覚を主体にコミュニケーションを図る	・語彙を豊かにする ・文レベルのことばの理解・表出 ・構文力を身につける ・年齢相応の発音の表出	・難聴児通園施設（0〜6歳） ・ろう学校幼稚部 ・きこえとことばのクリニック
言語習得後	・幼児期以降に失聴	・日常のコミュニケーションは可能 ・具象語彙よりも抽象語彙の習得が難しい ・文法の習得が苦手 ・文章読解や作文が苦手	・具象語彙とともに抽象語彙を増やす ・文法の習得 ・文レベルの読解・作文指導	・難聴児通園施設（0〜6歳） ・特別支援学級 ・ろう学校小学部〜高等部 ・きこえとことばのクリニック
成人期以降	・母国語を自由に使用し社会生活を営んでいた	・失聴で，話しことばや環境音の聴取困難 ・発話や筆談は可能 ・失聴による喪失感，疎外感，寂寥感，孤独感に配慮	・補聴器装用し読話指導 ・手話を学ぶ	・読話教室 ・手話サークル ・きこえとことばのクリニック

表7 聴覚障害児者のコミュニケーション方法

コミュニケーションの種類		理解	表出
聴覚法（Auditory-Verbal）		聴覚（音声）	音声言語
聴覚口話法（Auditory-Oral）		聴覚（音声）・視覚（読話）	音声言語
キュードスピーチ（Cued Speech）		視覚（母音：口形，子音：手の形） 聴覚（音声）	キューサイン 音声言語
手話	日本手話（Japanese Sign Language）	視覚（日本語とは異なる独自の文法構造をもつろう者の手話）	ろう者の手話
	日本語対応手話（Signed Japanese）	視覚（音声言語である日本語に手話単語を一語一語対応させる）	音声言語対応手話 音声言語
指文字（Finger Spelling／Manual Alphabet）		視覚（手の形を書記言語の一文字一文字に対応させる）	指文字
文字（筆談：Communication by Writing）		視覚（読字）	書字

表8 聴覚障害児者の各発達期の課題

発達期	課題	習得する言語
乳幼児期	・両親に適切な情報を提供し，支援する体制が必要 ・補聴器や人工内耳による聴覚活用を進め，乳幼児が直接経験したことをすぐに音声言語で話しかける ・家族以外の同年齢児の集団への適応を支援	生活言語 ・一次的ことば ・話しことば
学童期	・学校教育で必要とされる学習言語の習得が必須 ・学校生活への適応，社会性 ・聴覚障害の受容へのサポート	学習言語 ・二次的ことば ・書きことば
青年期	・聴覚障害学生へのノートテイクなどの支援 ・友人関係の形成 ・自己アイデンティティの確立 ・聴覚障害の受容 ・自立への支援	

2) 聴覚障害児者の各発達期の課題と言語支援のポイント [表8]

(1) 乳幼児期

①乳幼児期の発達課題

乳幼児期の聴覚障害児の成長・発達について，適切な情報を両親に提供し，支援する体制を作ることが重要である．補聴器や人工内耳による聴覚活用を進め，乳幼児が直接経験したこと，日々の生活のやりとりや遊びの中から話し込み，興味の範囲を広げていき「生活言語[47]（具体的な状況や現実の場面の中で使用される話しことば）」を育てていく．家族以外の同年齢児の集団への適応を支援する．

②乳幼児期の支援のポイント

ST は，聴覚障害をもつ乳幼児の母親に対して，次のような言語支援についてアドバイスすることが必要である．基本的には聴児と同様に愛情をもって乳児に接することが大切であるが，特に，聴覚障害児では授乳，オムツ交換，入浴，睡眠など生活の各場面で，常に乳児の顔をみて微笑みかけ，声を出して話しかけることが重要である．同じ場面で同様な対応が繰り返されることにより，その場面と保護者の微笑みや声かけが結びついていく．

さらに，乳幼児が五感を通じて直接経験したこと，大きいものを見ている時には「大きいね」，甘い物を口に入れた時には「甘いね」，硬ければ「硬いね」，冷たいものに触った時には「冷たいね」，犬をみている時には「ワンワンだね，ワンワンが鳴いてるね」などと子どもの気持ちに即して，すかさず音声言語で話しかけ，物とことばを結び付けてことばの理解を促していくことが大切である．乳幼児期には，聴児に対しても同様な音声言語による話しかけがなされているが，聴覚障害児には，子どもの気持ちに即したより丁寧な音声言語による話しかけが不可欠である．

3 歳頃からは，実際の指導場面において，ST は子どもの好きな絵本を読み聞かせて，一緒に子どもに共感しながら，物語への興味，文字への興味を育てていく．また，子どもが興味をもつおもちゃ，ブロック，積木，人形，ぬいぐるみなど用いて一緒に楽しく関わりながら，物の名称，物の操作に関係することば，位置関係に関することば，色や形，数に関することばなどを話しかけながらことばや概念の発達を促していくことが大切である．

なお，日常の生活経験を通じて，家族以外の同年齢児の集団へ適応できるようにコミュニケーション能力を育てていく支援を，保護者に行うことが大切である．

(2) 学童期

①学童期の発達課題

学校教育で必要とされる学習言語[47]（現実を離れた場面で誰が聞いてもわかるように話される教科学習に必要な言語）の習得が必須である．さらに学校生活へ適応し，社会性を身に付け，聴覚障害の受容ができるようなサポートが必要である．

なお，聴覚障害児と関わる大人は次のようなことを念頭に置き，聴覚障害児への聞こえの配慮が必要である．聴覚障害児は補聴器や人工内耳による聴覚補償が行われていても，聴力は正常レベルに補聴されることは難しいため，また補聴される以前の時期に聴覚が活用されていなかったため，聴児と全く同じに周囲の人が話していることばや様々な音を聞き取ったり，認識できているわけでないことを常に念頭に置いて関わることが必要である．特に周囲の騒音や雑音により，言語音が遮蔽されてしまう環境下でのコミュニケーションを行う状況では，周囲の騒音を抑える配慮や文字で示したりジェスチャーを取り入れたり，視覚的情報を活用することが必要となる．

さらに，学童期における言語能力の問題[42]として，語彙の不足，文法的な知識不足，読解能力の問題，作文能力の問題などが指摘されている．語彙については，具象名詞と比べ抽象名詞の語彙が不足していることが挙げられる．

従来より「聴覚障害と 9 歳の壁」[47, 48]について指摘されている．9 歳の壁とは東京教育大学附属聾学校長の萩原朝五郎先生が述べられたことば

A．聴覚臨床の基礎　157

である．ろう学校の子どもたちの中には，知的障害がないにもかかわらず，小学校低学年の9歳頃まではなんとか聴児と同じように発達するものの，それ以降の高学年では学習内容が具体的なものから抽象的になるため，学習面や言語面の発達で乗り越えられない壁に突き当たる子どもが多いことを指摘したものである．

②学齢期の支援のポイント

　聴覚障害児は，難聴発見後，早期から聴覚法や聴覚口話法で指導を受けても，話しことばをすべて聴取することはなかなか難しく，同年齢の聴児と比べて理解可能な語彙数も表出可能な語彙数も少ないことが指摘されている[49, 50]．さらに助詞や接続詞などの機能語の発達にも遅れが現われ，文レベルの理解困難が生じてくる．語彙力や文構造の理解低下は文レベルの発話力に影響し，発話の発達も不十分となる．

　ⅰ）語彙の問題と対策[50]

　聴覚障害児の場合には，本人に直接話かけられたり教えられたりしたことば以外では，ことばを学習する機会が少ない．そのため，聴覚障害児のもっている語彙は，覚えやすい単語，教えやすい単語が中心となり，語彙に偏りがある．さらに，聴覚障害児は具体的な意味を表す単語はよく知っているが，抽象的な意味を表す単語をあまり知らない．抽象的な意味をもつことばは，ことばでことばの意味を教えることになり，聴覚障害児には理解しにくい．

　語彙指導の一例[51]：①教科書の中で使われている単語の意味を教える，②反復によることばの練習を行う，③「ことば」ではなく，「物」や「こと」（属性も含めて）などの上位概念，下位概念を教える，④物の見方を教える，⑤読書好きにするなど．

　なお，国語辞典の使い方については，聴覚障害児に知らないことばの意味を国語辞典で調べることを大人と一緒に経験させ，次第に聴覚障害児自身が一人で国語辞典を使用して調べることができるようにしていく．

　ⅱ）文理解の問題と対策

　聴覚障害児の苦手な文[51]は，抽象的な語彙が使われている文，受身文，やりもらい文，使役文，複文，長文などである．聴覚障害児の文理解の問題点は，語彙の不足，文法的知識の不足，文中の自分の知っている単語を適当に関係づけて文を解釈してしまう，語順を手掛かりに文を理解してしまう，複文では左から順に単文のように区切って解釈してしまうことなどが挙げられる．

　文指導の一例：①文を提示してその通り子どもに動作させる，②文中の単語間の関係を，単語を枠で囲って関係を矢印で示すなどして文を理解させる（構造図を使う），③絵と文をマッチングさせる，④文章を完成させる，⑤方略を知る，⑥文法を教える，⑦会話を通して指導を行うなど．

　ⅲ）読解の問題と対策

　聴覚障害児の文章読解力の問題点を探る目的で，中村[52]は聴覚障害児と聴児に対して文章読解力テストを行った結果，次のことを指摘している．①聴覚障害児群では小3から中3を被検者としたが，その成績は小3の聴児群より有意に低かった．②聴覚障害児では，聴児では可能である，文章内容を要約しながら読むことができないという問題がみられた．

　読解指導の一例[51]：①通読させて，わからない文の意味を教える，②段落ごとに調べる，③あらすじをまとめる，④登場人物の心情を考える，⑤経験と照合する，⑥主題を考える，⑦感想を述べる，⑧ターゲットを絞って指導する，⑨前後関係から未知の語句の意味を知る，⑩前後関係から知っている語句のそこでの意味を知る，⑪細かいところまで詳しく読む，⑫速読する，⑬情報をまとめる，⑭要点をまとめる，⑮全体のあらすじを把握するなど．

　ⅳ）「9歳の壁」克服の対策

　脇中[47]は，「生活言語」から「学習言語」への移行をスムーズに進ませるために，①日本語の生活言語を正確かつ豊かに獲得させること，

②日頃あまり使わない学習言語を見聞きする回数を増やすこと，③因果関係や共通点，背景などを考える習慣をつけることが大切と述べている．さらに，「9歳の壁」の克服のための取り組みとして，①語彙ネットワークの充実と拡大の重要性，②考える力の育成，③情報の確保の3点を主として考えている［図21］．

なお，「9歳の壁」を越えると，形式的・抽象的・論理的な思考が可能になり，文法に基づく読解ができるようになる．

(3) 青年期

①青年期の発達課題

聴覚障害をもつ青年のコミュニケーションの問題は，それぞれが受けた教育機関や置かれた環境によって異なってくる．ろう学校に在学している学生は，友人と手話や指文字などの共通の言語でコミュニケーションが可能であるが，通常の高校や大学に進学したり，就職した聴覚障害者は，学校や職場でのコミュニケーションや友人関係・対人関係の形成がうまくいかない場合の問題が挙げられる．また，青年期ならではの自己アイデンティティの確立や聴覚障害の受容がなされにくい問題などが挙げられる．

②青年期の支援のポイント

先天性の聴覚障害者あるいは青年期に失聴した聴覚障害者が，高校・大学に進学した際には，ノートテイク[53]（聴覚障害学生のために，教員の話や講義中の音情報を文字にしてリアルタイムに伝えること）などの教育的支援が求められる．学校側に支援体制[53]が確立しているところとそうでないところがある．そのため，日本聴覚障害学生高等教育支援ネットワークでは支援体制づくりのためのマニュアルを作成している．ノートテイクには，聴覚障害学生の隣席に教員が座り，話した内容を要約しながら文章にして手で書いていくもの，要約内容をパソコンに入力していくものがある．パソコンテイクでは，聴覚障害学生は入力画面が映し出されたモニターをみることで講義内容を理解することができる．

STが聴覚障害をもつ青年に関わる機会は少ない．医療機関のSTの場合には補聴器のフィッティングや人工内耳のマッピングなどの関わりが主体であり，対人関係の問題，自己アイデンティティの確立や聴覚障害の受容についての相談は，ろう学校や福祉施設などの教員・指導員，友人，聴覚障害をもつ仲間などに頼ることが多い．補聴器や人工内耳による聴覚活用を積極的に行っている青年が増えてくると，STとの関わりがより継続的になるであろう．

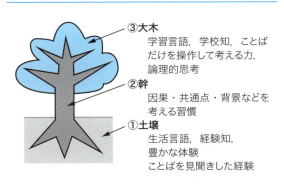

図21 「9歳の壁」を越えるために [47]

文献

1) 加我君孝：スクリーニングの目的および歴史―日米の比較―．新生児聴覚スクリーニング（加我君孝編），金原出版，2005，pp1-3．
2) 加我君孝：先天性難聴児1）早期発見の歴史的発展．新生児・幼小児の耳音響放射とABR（加我君孝編），診断と治療社，2012，pp2-5．
3) 日本耳鼻咽喉科学会：新生児聴覚スクリーニング後の精密聴力検査機関リスト，2014．http://www.jibika.or.jp/citizens/nanchou.html（2016年6月現在）
4) 新正由紀子：AABR（自動聴性脳幹反応）．新生児・幼小児の耳音響放射とABR（加我君孝編），診断と治療社，2012，pp45-48．
5) 千原康裕・加我君孝：新生児聴覚スクリーニング法と精密聴力検査．新生児・幼小児の難聴（加我君孝編），診断と治療社，2014，pp54-58．
6) 齋藤優子：耳音響放射による聴覚スクリーニング．OAE耳音響放射活用ガイド（田中康夫編），金原出版，2004，pp85-109．
7) 中川雅文：耳音響放射（TEOAE，DPOAE，SOAE）．新生児・幼小児の耳音響放射とABR（加我君孝編），診断と治療社，2012，pp12-19．
8) 安野友博：乳幼児聴力検査．聴覚検査の実際（日本聴覚医学会編），改定3版，南山堂，2009，pp129-139．
9) 進藤美津子：聴性行動反応聴力検査．新生児・幼小児の難聴（加我君孝編），診断と治療社，2014，pp59-63．
10) 市川銀一郎：聴性誘発反応―他覚的聴力検査．聴覚検査の実

際（日本聴覚医学会編），改定 3 版，南山堂，2009，pp110-121.

11) 都筑俊寛：ABR と問題点．新生児聴覚スクリーニング（加我君孝編），金原出版，2005，pp16-19.

12) 加我君孝：ABR ①気導 ABR．新生児・幼小児の耳音響放射と ABR（加我君孝編），診断と治療社，2012，pp29-34.

13) 加我君孝：幼小児難聴の医療―新生児聴覚スクリーニング，精密聴力検査，補聴と人工内耳―．新生児・幼小児の耳音響放射と ABR（加我君孝編），診断と治療社，2012，pp141-146.

14) 伊藤 吏：ASSR（聴性定常反応）．新生児・幼小児の耳音響放射と ABR（加我君孝編），診断と治療社，2012，pp49-55.

15) 竹腰英樹：ティンパノメトリー．新生児・幼小児の耳音響放射と ABR（加我君孝編），診断と治療社，2012，pp8-11.

16) 神崎 晶：アブミ骨筋反射．新生児・幼小児の耳音響放射と ABR（加我君孝編），診断と治療社，2012，pp20-23.

17) 千原康治：蝸電図．新生児・幼小児の耳音響放射と ABR（加我君孝編），診断と治療社，2012，pp24-28.

18) Ballantyne D：Evaluation of hearing in children. Handbook of Audiological Techniques, Butterworth-Heinemann, 1990, pp86-99.

19) 進藤美津子：聴覚発達検査．新生児・幼小児の難聴（加我君孝編），診断と治療社，2014，pp64-66.

20) 鈴木篤郎，田中美郷：幼児難聴，医歯薬出版，1979，pp120-133.

21) 荻場芳雄：条件詮索反射聴力測定法の検討．日耳鼻，**64**：855-870，1961.

22) 花岡 葉：Play Audiometry による乳児の正常聴力について．日耳鼻，**60**：879-887，1957.

23) 日本聴覚医学会聴力測定技術講習会テキスト 聴覚機能検査，日本聴覚医学会，1993.

24) 田中美郷・他：乳児の聴覚発達検査とその臨床および難聴児早期のスクリーニングへの応用．*Audiology Japan*，**21**：52-71,1978.

25) 進藤美津子・他：乳幼児コミュニケーション発達質問紙，文部科学省科学研究費基盤研究（c）補助金（2008 年度～2011 年度），2012.

26) 調所廣之：選別聴力検査．聴覚検査の実際（日本聴覚医学会編），改定 3 版，南山堂，2009，pp101-109.

27) 日本耳鼻咽喉科学会福祉医療・乳幼児医療委員会編：耳鼻咽喉科医のための 3 歳児健診の手引き，1993.

28) 小田 恂：純音聴力検査．聴覚検査の実際（日本聴覚医学会編），改定 3 版，南山堂，2009，pp44-56.

29) 石神寛通：オージオメータ．聴覚検査の実際（日本聴覚医学会編），改定 3 版，南山堂，2009，pp36-40.

30) 山下公一：語音聴力検査．聴覚検査の実際（日本聴覚医学会編），改定 3 版，南山堂，2009，pp69-84.

31) 村井和夫：自記オージオメトリー．聴覚検査の実際（日本

聴覚医学会編），改定 3 版，南山堂，2009，pp57-62.

32) 村井和夫：閾値上聴力検査．聴覚検査の実際（日本聴覚医学会編），改定 3 版，南山堂，2009，pp62-68.

33) 立木 孝：聴力検査，南江堂，1972，pp70-97.

34) 加我君孝：Auditory Neuropathy. と Auditory Neuropathy. Spectrum Disorder．新生児・幼小児の耳音響放射と ABR（加我君孝編），診断と治療社，2012，pp127-131.

35) 佐藤恒正：後迷路障害の検査．聴覚検査の実際（日本聴覚医学会編），南山堂，1999，pp133-137.

36) 小林重雄：グッドイナフ人物画知能検査，三京房，1995.

37) 上野一彦・他：PVT-R 絵画語い発達検査，日本文化科学社，2008.

38) 井坂行男：絵画語い発達検査を用いた聾学校児童生徒の語彙能力の変化．特殊教育学研究，**49**（1）：11-19，2011.

39) 福沢周亮・他：Reading － Test 全国標準読書力診断検査，図書文化社，

40) 長南浩人・澤 隆史：読書力診断検査に見られる聾学校生徒の読書力の発達．ろう教育科学―聴覚障害児教育とその関連領域―，**49**（1）：1-10，2007.

41) 大脇義一編：コース立方体組み合せテスト，三京房，1996.

42) 日本心理適性研究所：WPPSI 知能診断検査，日本文化科学社，2002.

43) 内山 勉・他：難聴児の WPPSI 知能診断検査，下位検査プロフィールの特徴について．音声言語医学，**49**：155-166，2008.

44) 日本版 WISC-IV 刊行委員会訳編：日本版 WISC-IV，日本文化科学社，2011.

45) 全国心身障害児福祉財団：全国療育名簿 心身障害児者関係医療・福祉・教育・施設団体等一覧，1995.

46) 文部科学省初等中等教育局特別支援教育課：特別支援教育資料（平成 26 年度），2015.

47) 脇中起余子：「9 歳の壁」を越えるために―生活言語から学習言語への移行を考える，北大路書房，2013.

48) 脇中起余子：聴覚障害教育これまでとこれから．コミュニケーション論争・9 歳の壁・障害認識を中心に，北大路書房，2009，pp123-145.

49) 我妻敏博：難聴児の言葉の学習・子育て・難聴理解，田研出版，2013.

50) 我妻敏博：聴覚障害児の言語力の問題点．電子情報通信技術研究報告思考と言語，**100**（480）：47-52，2000.

51) 我妻敏博：聴覚障害児の言語指導―実践のための基礎知識，田研出版，2003.

52) 中村真理：聴覚障害児の文章読解力（2），東京成徳大学研究紀要，**5**：113-120，1998.

53) 金澤貴之・大杉 豊編：一歩進んだ聴覚障害学生支援，生活書院，2010.

（進藤美津子）

B. 補聴器

補聴器は音を大きくする（増幅する）機器であり，薬事法による管理医療機器（クラスⅡ：リスクが比較的少ない）である．聴覚障害の程度やタイプに応じて音の出力を調整し，聴覚を補償するが，語音明瞭度を飛躍的に改善することは困難である．このため，補聴器適合にあたっては，装用者ごとの最大限の聞こえを補償したうえで，補聴器装用の限界についても理解を促すことも必要である．本稿では，補聴器の基本的な構造と機能について解説し，成人および小児に対する補聴器適合と評価・訓練について整理する．

1　補聴器の構造と機能

1) 補聴器の構造

2015年度の補聴器全販売台数は約56万台であり[1]，そのほとんどはデジタル補聴器である．デジタル補聴器の基本構造は，マイクロホンが周囲の音を拾い，音をA/D変換し，アンプにおいて音の増幅や微調整を行い，D/A変換後にレシーバより出力する．

マイクロホンには無指向性と指向性があり，前者はすべての方向から同感度で音を収集し，後者は特定方向からの感度を高める．最近では，環境に応じて指向性パターンが変化する適応型の機能が利用できる機器も多い．

レシーバは補聴器本体に内蔵されているが，最近では本体とは分離し，耳せん部分にレシーバを設置するタイプの補聴器（RICタイプ）もみられる．

2) 補聴器の種類，形状

補聴器の種類と各部位の名称については図22に示す．

耳かけ型は，2015年度の全販売台数の60.0%[1]

を占め，もっとも多く使用されている．適用できる聴力程度の幅が広く，軽量で堅牢であるが，眼鏡やマスクを利用する装用者には利用しにくい．近年，補聴器本体が小型化し，極細チューブやワイヤーチューブの利用で目立ちにくくなっている．RICタイプは，本体の小型化だけでなく，ハウリングが生じにくく，鼓膜面近くでの出力による音量感の増大効果が挙げられている．また，イヤチップの種類も多様となっており，オープンタイプは，外耳道を閉鎖しない構造であるため低周波数帯域の増幅を抑え，こもり感を除去する効果があり，高音急墜型の装用者に対しては有効となる．

耳あな型は，レディメイドとオーダーメイドに分けられ，後者ではその大きさによってフルサイズ，カナルサイズ，CICサイズがある．2015年度の全販売台数の34.4%を占めている[1]．耳あな型は目立ちにくく，眼鏡の邪魔になりにくい．小型で微細運動が苦手な装用者では操作しづらいが，装用感が良好で外れにくいという特徴がある．

ポケット型（箱型）は，2015年度の全販売台数の5.5%である[1]．ポケット型は，形状も大きく操作しやすいが，補聴器のマイク部分が胸ポケットにあたることで，衣擦れの音が聞こえる，目立つなどの問題がみられる．

その他，難聴の種類や程度に応じた補聴器もある．外耳道閉鎖症や小耳症に対しては，骨導補聴器が適用となる．小児で低年齢である場合には，耳介や外耳道形成術が適用できないため，ヘッドバンドで固定するタイプの骨導補聴器を使用することになる．

眼鏡型は，気導式と骨導式がみられるが，眼鏡の柄の部分に骨導受話器が埋め込まれた骨導式の方が多い．

一方で，左右耳の語音明瞭度の差が大きい装用者に対しては，クロス型が適用となる．不良聴耳にはマイクロホンに入力された音を対側耳の補聴器に送る送信機を装用し，良聴耳には補聴器と送

信機からの音を受ける受信機を装用する．良聴耳ではマイクロホンと対側耳からの音を同時にレシーバで聴取することができるようになる．

3）耳型採取

耳かけ型で装用者本人の耳型を採取した耳せんであるイヤモールドや，耳あな型を作製する時に耳型採取を行う．イヤモールドの作製については，耳型採取に必要な備品（ペンライト，オトスコープ，シリンジ，ピンセット，糸付き綿球，印象剤，滅菌用具，ヘアピン）を準備し，採取する耳の外耳道と鼓膜を観察し，外耳道に合った綿球を選択・挿入する．印象剤をむらなく混合して素早く注入し，印象剤の硬さを確認して取り出す．採取後の耳および耳型を確認するという手続きで行われる．イヤモールドの作製により，脱落やハウリングを防止し，音響特性の安定化が可能となる．空気の通り道となるベントを作製すると，圧迫感が軽減し，低周波数帯域の音響特性も抑えることができる．

4）補聴援助システム

難聴者では，周囲の雑音の大きさや話し手の距離によって聞き取りが困難となるため，環境に応

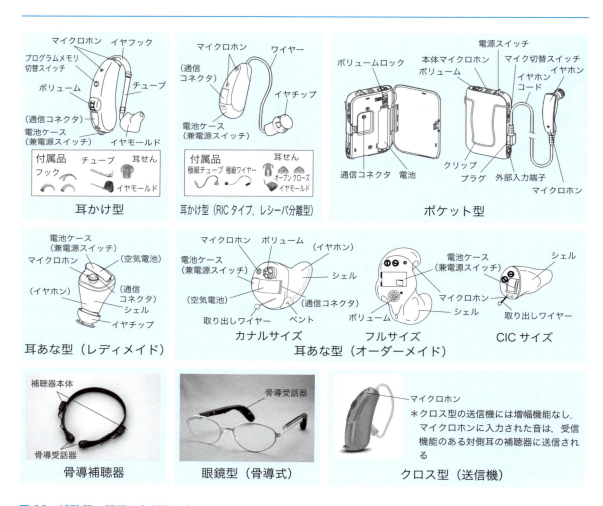

図22　補聴器の種類と各部位の名称
（イラスト，写真は日本補聴器工業会提供による）

じて補聴援助システムを利用するとよい．主として用いられるのは，磁気ループアンテナ内での音声磁場を誘導コイルで受信する磁気誘導補聴援助システム，無線式であるFM補聴援助システム，赤外線補聴援助システム，デジタル無線式補聴援助システムがある．このなかでもデジタル無線式補聴援助システムは，FMシステムに比べてチャンネル干渉が少なく音声の明瞭性が向上しており，現在ではもっとも選択されている．

5）補聴器の特性と機能

（1）増幅方式

補聴器の増幅方式は，リニア増幅とノンリニア増幅に分けられる．リニア増幅は，入力音の大きさに関係なく，出力制限がかかる音圧まで増幅量（利得）が一定であるものを指す．小さな音が入力された場合には，装用者の可聴閾値に入りにくく，大きな音の場合には，不快閾値に達しやすい．一方，ノンリニア増幅では，入力される音の音圧に応じて利得が変化し［図23］，入力音が小さければ利得は大きく，入力音が大きければ利得は小さく設定され，感音難聴に多い補充現象に対応できるようになっている．

（2）最大出力制限

補聴器から出力される音をどの程度まで大きく出力するかを決定するのが最大出力制限である．設定された出力制限よりも大きな音を音響的にカットする方式であるピーククリッピング方式と，圧縮してダイナミックレンジ内に収めるようにするコンプレッション方式の2タイプがある．難聴の程度によって装用者の不快閾値は様々であるが，補聴器からの出力音が不快閾値を超えず，かつ音声レベルの変化幅である30dB以上のある程度のダイナミックレンジで聴取できるように設定することが必要である．

（3）その他の機能

デジタル補聴器の主な機能を表9に示した．マルチチャンネル信号処理により，装用者の聴力の多様性に応じた細かな調整が可能となり，雑音やハウリングの抑制処理によって，日常生活の様々な環境に対応するようになり，快適な使用が実現するようになった．また，無線通信機能により音量やプログラムの切替がしやすくなるなど日常生活の利便性が増すようになっている．そして，使用時間や環境を記録できるデータログ機能のある補聴器が増え，調整時の参考として用いられている．

2 成人における補聴器適合と評価・訓練

補聴器適合は図24のような過程を経て行われる．複数の聴覚検査により聴覚診断を行った後，補聴器適否の判断，装用耳や補聴器を選択する．その後，調整と適合検査を反復しながら，最適な適合状態になるよう進めていく．この過程の中で，補聴器活用指導，必要に応じて聴能訓練を行う．

1）補聴器適否の判断のための評価

標準純音聴力検査や語音聴力検査，補充現象の検査などの聴覚検査により，難聴の有無や程度，補聴器の必要性についての判断が行われる．一般的には聴力が40dB以上の中等度難聴で補聴器の効果がみられやすいと考えられているが，40dB未満の軽度難聴であっても補聴器の効果が得られ

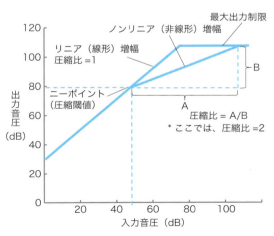

図23　増幅方式の比較（リニアとノンリニア）[2]
（文献2を参考に作成）

表9 デジタル補聴器の主な機能

機能名	具体的な機能
マルチチャンネル信号処理	補聴器の入力音を複数の周波数に分割し，分割された周波数帯域ごとに利得を設定するものである．この機能があることで，アナログ補聴器とは異なり，装用者の聴力型に応じた調整が可能である
雑音抑制処理	一定雑音を検出し，その雑音のもつ周波数成分の利得を低減させる．指向性マイクロホンの使用など，雑音の増幅を抑え，音声を聴取しやすくする機能である．
ハウリング抑制処理	補聴器本体がハウリングの音を分析し，消去する機能である．ハウリングとは，補聴器により増幅された出力音が補聴器のマイクに再度入ることで生じる音である
無線通信機能	無線通信技術を応用した機能である．リモートコントロールにより，音量調整やプログラムの切替などを制御できる．電話や音楽からの音声を受信できる．両耳に装用した補聴器が連動するなどである
データログ機能	使用時間や環境を記録できる機能であり，調整時の参考にすることができる

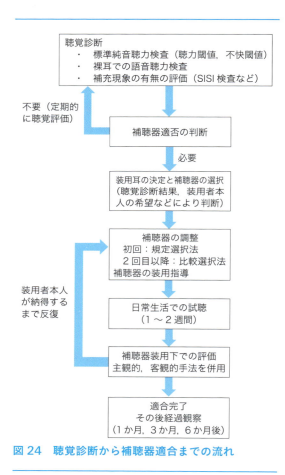

図24 聴覚診断から補聴器適合までの流れ

2）装用耳の決定と補聴器の選択

装用耳については，両耳聴効果を考え，左右耳差が少ない場合には両耳装用を積極的に考慮する．一般的に，片耳よりも両耳で聴取することで，左右耳に到達するわずかな時間差と音圧差を利用した音源方向の理解，雑音や残響の多い環境下での音声聴取の向上，両耳加重効果により音を大きく聴取することが可能である．装用者の場合には，左右それぞれの補聴器の利得設定により変化するため，健常耳と同様の両耳聴効果として出現するか否かは不明な点もあるが，両耳装用により音量感，立体感などが増すことが多い．

しかしながら，装用者本人の経済面や社会的状況などを考慮して片耳装用が適切である場合には，装用耳についての判断を行う．片耳の場合には，聴力程度よりも語音明瞭度が高く，ダイナミックレンジが広く，高音漸傾型や水平型などの適合しやすい耳での装用を勧める．また，利き手や麻痺側などについても考慮する．左右耳差がある場合には，語音明瞭度の良い耳の片側装用が一般的な選択肢となり得るが，耳が聞こえないという心理的負担が大きいという訴えがあれば，不良聴耳に補聴する[4]，ないしはクロス型の装用を勧めるとよい．

補聴器の種類は，各社様々なグレード，形状，特徴のある補聴器を販売しているため，装用者の社会的，経済的な状況を考慮して決定する．装用

るとする報告[3]もみられ，装用者の社会的状況や聞き取りにくさの自覚を含めて適応について検討する必要がある．

者の聴力程度や語音聴力が障害者総合支援法による身体障害者障害程度等級表に該当する場合には，補装具としての補聴器の購入費用の支援を受けることができるため申請を勧める［**表 10**］．

また，先に示したようにデジタル補聴器においては様々な機能があるため，装用者の聴取環境に応じて必要な機能を検討することが必要である．

3）補聴器の調整

補聴器の調整において，まずは装用者の聴力程度や聴力型から利得，最大出力音圧を設定する．アナログ補聴器の場合にはトリマー式により調整されていたが，最近のデジタル補聴器では PC による調整が主たる方法となっている．聴力型を入力することで，メーカーで採用されている処方式をもとに，目標利得や最大出力制限が設定される．メーカーにより調整ソフトや補聴器の機能を示す用語が異なるが，基本的な構造と機能は同じであるため，基礎を理解し，メーカーごとに対応することが必要となる．

利得の設定方法には，フィッティングルールに基づいた規定選択法，その後の訴えに応じて調整状態を変化させたり機種を変えて比較聴取する比較選択法に分けられる．規定選択法は，装用者の聴力閾値や不快閾値などから周波数ごとの利得を求める処方式であり，リニア方式であり聴力の 1/2 を利得とするハーフゲインに基づいた POGO Ⅱ，NAL-R，Berger，ノンリニア方式である NAL-NL1，DSL がある．PC による調整においては，各メーカーで採用された処方式で目標利得が設定され得る．しかしながら，装用者の不快閾値や補充現象の程度，主観的な聞こえの快適性には個人差があるため，処方式や補聴器特性だけでなく，装用者自身の訴えを丁寧に分析し，周波数バランスや利得を決定していくことが必要である．

補聴器装用経験がない装用者に対する初回の補聴器調整においては，目標利得より小さめに設定し，補聴器からの出力に慣れるための時間が必要となる．その後段階的に目標利得になるよう調整していく．初回適合を行ったうえで，大きな音の聞こえに問題がないか（最大出力の設定），会話音が十分に聞こえるかどうか（利得の設定）について確認し，うるさい場合には下げ，物足りない場合には上げて調整する．次に周波数特性に基づいて，低音域の音（自声のこもり感，暗騒音），高音域の音（紙をめくる音，食器の接触音）など音質や不快感を確認しつつ，ことばの聞き取りとのバランスを調整する[5]．

感音難聴者においては，もともとの語音聴力が低下しているため，補聴器を装用しても大幅な改善が得られず，補聴器自体に不満をもつ装用者もみられる．また，補聴器を介した音の違和感を訴える装用者も多い．このため，補聴器適合の前には，装用者ごとの装用目的を明確にし，一般的に訴えが多い内容については事前に説明を行うといった装用指導が必要である．

補聴器調整においては，装用者が納得できるまで繰り返し調整を行っていくことが必要である．図 24 に示したように，補聴器の調整後には日常

表 10　身体障害者障害程度等級表と交付される補聴器

障害程度等級	判定基準	交付される補聴器
2級	両耳の聴力レベルがそれぞれ 100dB 以上のもの（両耳全ろう）	高度難聴者用補聴器
3級	両耳の聴力レベルが 90dB 以上のもの（耳介に接しなければ大声語を理解し得ないもの）	
4級	1．両耳の聴力レベルが 80dB 以上のもの（耳介に接しなければ話声語を理解し得ないもの） 2．両耳による普通話声の最良の語音明瞭度が 50% 以下のもの	重度難聴者用補聴器
6級	1．両耳の聴力レベルが 70dB 以上のもの（40cm 以上の距離で発声された会話語を理解し得ないもの） 2．一側耳の聴力レベルが 90dB 以上，他側耳の聴力レベルが 50dB 以上のもの	

生活での試聴を1〜2週間行い，装用者の主観的な聞こえをもとに，微調整を行う．最近の補聴器調整ソフトは，装用者の訴えに対する調整方法についてもソフト上で確認可能である．

4）補聴器特性の測定

調整された補聴器の特性を測定する方法には，特性装置を用いた方法と実耳を用いた方法がある．

特性装置では，一般的な成人の外耳道容積に近似するように作成された音響カプラを用いており，補聴器の実使用に即した性能測定の場合には密閉型擬似耳（1.2cm³）を用いるが，製品仕様の表示などでは2cm³カプラを用いる．特性装置を用いることで，簡便に補聴器の特性を把握することができるが，裸耳利得の個人差を考慮に入れた測定の方が，本来の装用状態を反映するといえる．この場合には実耳による測定が必要であり，実耳測定器による挿入利得法（インサーションゲイン法）と測定器がない場合にも聴力検査結果から推定する方法（ファンクショナルゲイン法）がある．

挿入利得法は，補聴器を使用した場合の音場と鼓膜面音圧の差を求める装用利得（インサイチュゲイン）から自然な外耳道共鳴によって鼓膜面上に増幅して伝えられる裸耳利得（オープンイヤゲイン）を差し引いて求めた補聴器そのものの利得（挿入利得）を求める方法である．実際の測定結果例を図25に示す．①が裸耳利得であり，2,500Hz付近にピークがみられることがわかる．②は装用利得を示す．両者を差し引いた値が挿入利得となる．

ファンクショナルゲイン法は，裸耳による最小可聴音場閾値より補聴器装用閾値を差し引いた補聴器そのものの利得であり，挿入利得と同義として考えられる．

補聴器の特性は，大きな音に対する出力を示す最大出力音圧レベル（90dBSPL入力）と，音響利得（入出力音圧レベルの差）によって示す．利得調整を最大にした最大音響利得（50dBSPL入力）もしくは規準の状態に設定した規準利得（60dBSPL入力）については，補聴器選択における参考値となる．なお，補聴器の性能を代表する値は，1,000，1,600，2,500Hzの測定値の平均（High Frequency Average：HFA）を用い，もしくは200〜5,000Hzの範囲における周波数レスポンス曲線で示すこともできる．

5）補聴器の装用効果の評価

補聴器の適合の有無については，日本聴覚医学会による補聴器適合検査の指針（2010）[6]に従って評価する．ここには8つの評価方法が記載されており，各評価の内容は表11の通りである．これらの評価方法を用いて主観的，客観的な側面から適合状況を確認することが必要であり，複数の評価を組み合わせて，装用状態の把握に努めることが重要といえる．このうち，①語音明瞭度曲線または語音明瞭度の測定と，②環境騒音の許容を指標とした適合評価は必須項目とされている．

補聴器の装用効果の評価方法として，その他にも人工内耳装用のための語音聴取評価検査CI-2004（試案）を用いて単語や文での聴取能を静寂下あるいは雑音下で測定する方法もある．

6）補聴器の装用指導

補聴器装用を効果的にするためには，第一に装用指導が必要である．補聴器装用の目的は，装用

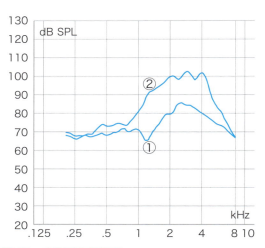

図25 実耳測定結果例
①は裸耳利得，②は装用利得を示す．両者を差し引いた値が挿入利得となる．

者の聴力程度や語音明瞭度，装用環境によって異なるため，補聴器装用について理解したうえで使用できるよう丁寧な説明を行うことが必要である．補聴器装用により大幅な語音明瞭度の向上があるのではないか，雑音下でも明瞭に聞き取れるのではないかと高い期待をもつ装用者もみられ，補聴器への不満を抱える場合がある．装用前に，補聴器の限界について十分な理解を促すことが重要である．補聴器の電池交換やメンテナンスなどの管理方法，操作部品の説明などについても，実際にやってみせて理解を促すようにする．そのうえで1日の装用時間を長くし，補聴器自体の音に慣れることも重要である．高齢難聴者の場合には，難聴自体の自覚ができていないこともあり，補聴器装用に対して積極的ではない装用者もみられる．難聴によってどの程度のことばを聞き逃しているのか，評価結果について説明を行いながら自覚を促し，自ら装用できるよう支援する．

そして補聴器装用下での聞き取りには，補聴器の適合だけでなく，装用者自身が聞き取れなかったことばを聞き返すなど，適切な訂正方略の使用や視覚的な情報補償などのコミュニケーション方略を身につけられるように促すことも必要である．

また，装用者本人の努力だけでなく，装用者に関わる周囲の人が話し方に気をつけることで双方向性での会話が円滑に行えるようになる [図26].

7）聴能訓練

補聴器の場合には，人工内耳と異なり，装用前後での音質に大きな違いがみられないため，細かな聴能訓練や読話指導は必要ない場合が多い．しかしながら，補聴器からの音に慣れにくい，補聴器装用後にもことばの聞き取りにくさを強く訴える場合には，スピーチトラッキングなどで聴取できたという成功体験を重ねることが，聴取における自信につながり有効な場合がある．装用者の状況に合わせた支援が重要である．

3 小児における補聴器適合と評価・訓練

1）小児の聴力推定と補聴器適合

小児への補聴器適合においては，聴力の推定が重要な鍵になる．成人と異なり，小児においては正確な聴力を把握することが難しく，他覚的聴覚

表11　補聴器適合検査の指針（2010）[6]

評価名	評価内容
①語音明瞭度曲線または語音明瞭度の測定	67-S語表による語音明瞭度曲線や57-S語表による語音明瞭度を補聴器装用前後で測定し，明瞭度の改善がみられるかどうかを評価する
②環境騒音の許容を指標とした適合評価	朗読音と環境騒音を同時に聴取させ，主観的印象を「補聴器を装用できる」と「補聴器を装用するのが困難である」のいずれかで回答させ，後者であれば補聴器適合不十分とする
③実耳挿入利得の測定 （鼓膜面音圧の測定）	実耳測定機器を用いて挿入利得を測定し，種々の処方式による目標値と比較した時の一致度について検討する
④挿入形イヤホンを用いた音圧レベル（SPL）での聴覚閾値・不快レベルの測定	挿入形イヤホンを用いて聴覚閾値，不快レベルを測定し，補聴器特性と比較する
⑤音声での補聴器装用閾値の測定 （ファンクショナルゲインの測定）	ファンクショナルゲインを求め，処方式による目標値と比較する
⑥補聴器特性図とオージオグラムを用いた利得・装用閾値の算出	オージオメータにより純音聴力検査，不快レベルを測定し，補聴器特性装置を用いて得られた補聴器特性から適合状態を判断する
⑦雑音を負荷した時の語音明瞭度の測定	57-S語表と加重不規則雑音をS/N比+10dBで測定し，雑音を負荷しない時の語音明瞭度に比較して20%以上低下すれば補聴器適合不十分とする
⑧質問紙による適合評価	聞こえについての質問紙結果を装用前後で比較する

＊このうち①と②は必須項目

検査や自覚的な幼児聴力検査，聴性行動，発声や言語発達状況を含めて検討する必要がある．特に幼児聴力検査の結果は反応閾値の可能性があるため，実際の聴力閾値と乖離していることを考慮に入れて慎重な判断を行う．このため，補聴器適合においては，利得を低めに設定し，聴性反応をみながら徐々に目標利得にあげていくことが望ましい．また，補聴器適合の後も定期的に裸耳の聴力と補聴器適合の状態を見直し，適否について常に検討することが必要である．

2）補聴器の装用時期

補聴器の装用時期についても慎重な判断が必要である．定頸していない3か月未満での装用においては補聴器が外れやすく，装用が安定しにくい．また難聴診断により保護者の精神面も不安定な時期であるため，装用を焦りすぎないことも重要である．重度難聴であれば，早期での装用開始が行われるが，軽中等度難聴については，ある程度の音に対しては聴性行動がみられるために，難聴の有無や程度が確定するのに時間を要することがある．このため，聴性行動とともに心身の発達全般の経過をみながら，装用時期について検討していくのがよいだろう．しかしながら，有意味語が表出されはじめる10か月頃にはある程度の判断を行うことが望ましい．音が明確に入力される感覚があることで，言語発達が促進しやすいと考えられるため，聴力評価を反復しながら，装用時期について検討していくことが重要である．

3）装用耳の検討と補聴器の選択

小児では，左右耳差がある装用児を除いて，言語発達促進のために両耳装用が有用である．軽中等度難聴であっても，様々な音を認識・理解するうえでは両耳装用の効果は高い．左右耳差のある装用児の補聴器装用耳の決定方法は，成人の場合と同様である．最近では，軽中等度難聴に対する補聴器交付助成があるため，市区町村での制度を確認しながら，装用支援を行うことが必要である．

小児における補聴器選択においては，装用児の発達年齢，聴力程度などによって異なるため，状況に合わせて，小児用耳かけ型，ベビー型などの選択を行う．小型の小児用耳かけ型については，小児の耳介に適したフック，空気電池の誤飲を防ぐためのストッパーやイヤモールドが挿入されているかどうかを確認できるLEDライトなどが付属されており，小児に配慮された設計になっている．また，補聴器の紛失を少なくするための落下防止バンド［図27］や，耳かけ型を固定するリングであるハギーエイドの使用も必要に応じて利用する．一方で，座位がとれない，耳かけが難しいという小児に対しては，ベビー型を利用する［図28］．ベビー型は，耳かけ型を改造したものであり，外部出力部を利用して耳せんのみを耳に装用させるものである．本体部分は肩などにおき，耳介への負担なく装用することが可能である．

補聴器の適合	装用者側の努力	話し手側の配慮
・補聴器特性からの判断 ・主観的評価（質問紙の利用，訴えの確認） ・客観的評価（装用前後での語音明瞭度の比較など） ⇒適合状態を確認し，調整の反復	・コミュニケーション方略の獲得 話者に近づく，口元や表情の確認，話題からの推測，訂正方略の獲得など ・周囲の人への難聴理解の促進，難聴であることを伝え，理解を求める など	・話速度を落として話す ・注意を喚起してから話す ・口元や表情がみえるよう対面で話す ・大切な事柄については反復して伝える ・テーマを確認しながら話す　など

聞き取りの改善

図26　聞き取りの改善に必要な要素

小児で補聴器を装用する場合には，イヤモールドの作製が必須である．しかしながら，耳介，外耳道の成長がみられるため，イヤモールドを作製してもすぐに合わなくなることがある．補聴器からのハウリングや落下の有無を検討し，定期的な作製が必要となる．

4）補聴器の調整

小児においては，成人の裸耳利得である 2,500Hz 付近のピークとは異なり，新生児期で 7,000Hz 付近の高周波数帯域から徐々に低域へと移動する[7]．このため，一般的な成人の裸耳利得をもとにしている特性装置の音響カプラを使用した場合には，小児の正しい補聴器特性を把握することが困難となる．このため，小児においては実耳測定によって補聴器特性を求める方が適した補聴器適合を行いやすい．乳幼児の実耳測定においては，測定を嫌がる場合もあるため，装用児の反応をみながら短時間で進める必要がある．

利得や最大出力音圧については，成人の場合よりも小さめの設定から開始することが重要である．調整後の聴性反応や装用閾値などをみながら総合的に判断し，利得や最大出力音圧の変更の必要性について検討し，細かな調整が必要である．

5）補聴器の装用効果の評価

小児の補聴器装用効果の測定については，成人と同様な測定では困難なことが多い．低年齢児であれば，語音による評価が困難であるため，装用下での聴取閾値検査を行い，通常の会話音が可聴範囲にあるか，日常生活において聴覚の反応や発声に変化がみられるのかを観察し[8]，適合状態について確認する必要がある．装用閾値の評価においては，小児の装用閾値が反応閾値であることを考慮したうえで，小さめの利得から開始し，徐々に目標利得に達しているかどうかの判断が重要といえる．また，聴覚障害児の日常音への自発的反応を評価する質問紙である IT-MAIS[9] などを活用し，聴覚発達がみられるかどうかを確認することも大切である．その他の評価方法としては，幼児期後期には選択肢があれば，単語や文などでのことばの聞き取り検査を行うこともできる．小児の発達状況にあわせて評価方法を選択し，装用効果を確認しながら，よりよい適合状態になるよう検討することが必要である．

6）補聴器の装用指導

補聴器装用効果を得るためには，起床時から就寝時までの間の常用が必須となる．常用により聴覚学習が高まるため，補聴器適合と合わせて装用指導を行っていく．保護者に対しては，補聴器の管理や装用の目的を明確にし，常用できるまで根気強く装用を行うよう伝える．小児の場合，補聴

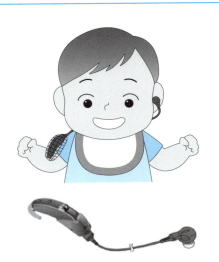

図28　イヤホンクロス（ベビー型）例
（補聴器イラストは日本補聴器工業会提供による）

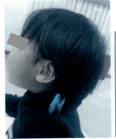 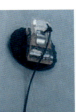 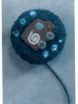

図27　小児用補聴器の付属品（落下防止バンド）例

器装用による違和感によって外してしまう場合も
みられるため，装用後には他の事柄に注意が向く
よう遊びや関わりを工夫することも大切である．
特に装用初期には，日々の装用時間の確認や装用
後の聴性行動の変化を記録してもらい，装用状況
に応じて補聴器の微調整ができるようにする．

また，小児の補聴器適合においては，補聴器の
調整状態や装用児の聴性行動の変化を捉えるとと
もに，保護者の心理面に対する配慮も忘れてはな
らない．補聴器装用が安定するには，保護者が子
どもの難聴を受け止め，前向きに育児に向かえる
状態であることも重要である．このため，保護者
の障害受容の程度を推し測りながら，十分な親子
関係が形成されるよう丁寧な支援が必要である．

7）聴覚学習，聴覚活用の指導

補聴器の常時装用が可能になった場合にも，そ
の後の十分な指導が行われなければ，小児にとっ
て意味のある音として形成されにくい．このため
補聴器装用後には，適切な聴覚情報の質と量が確
保されるような支援が必要である．聴覚システム
が形成されるようにするには，①選択的聴取能力，
②傾聴態度，③聴覚的知識，④聴覚音声フィード
バック回路，⑤聴覚的知識，⑥処理の自動化など
を考慮した指導[10]が展開できるようにする．具
体的には，小児の発達段階や個々の興味・関心に
応じて遊びや課題を選択・設定し，その中での豊
かなコミュニケーションが成立するよう働きかけ

ることが必要である．このような場合には，関わ
る側が子どもの注意や興味の方向を感じ取り，適
切なことばかけや行動などができるようにするこ
とが重要である．このため，関わり方のモデルを
示し，保護者の理解が促進できるような支援を
行っていく．

文献

1) 日本補聴器工業会：日本国内補聴器出荷台数，2015．
http://hochouki.com/files/Syukka-Daisuu2015.pdf（2016
年7月現在）
2) 松平登志正：入出力特性．標準言語聴覚障害学　聴覚障害
学（中村公枝・他編），医学書院，2015，pp164-178．
3) Bennett CD：Hearing aid use with minimal high-
frequency hearing loss．*Otolaryngol Head Neck Surg*，
100：154-157，1989．
4) 小寺一興：聴覚に関わる社会医学的諸問題「補聴器フィッ
ティングの現状と将来の課題」．*Audiology Japan*，**57**：
127-134，2014．
5) 斎藤　宏：適合の理論と実際．標準言語聴覚障害学　聴覚
障害学（中村公枝・他編），医学書院，2015，pp178-199．
6) 小寺一興・他：補聴器適合検査の指針（2010）について．
Audiology Japan，**53**：708-726，2010．
7) 大沼直紀：実耳測定によるフィッティングと評価．補聴器
の選択と評価（神崎　仁，小寺一興編），メジカルビュー社，
1996，pp90-98．
8) 廣田栄子：難聴幼小児への補聴器フィッティングと評価．補
聴器の選択と評価（神崎　仁，小寺一興編），メジカルビュー
社，1996，pp112-121．
9) Zimmerman-Phillips S, et al：Assessing cochlear implant
benefit in very young children．*Ann Otol Rhinol Laryngol
Suppl*，**185**：42-43，2000．
10) 中村公枝：聴覚障害の指導・訓練．標準言語聴覚障害学
聴覚障害学（中村公枝・他編），医学書院，2015，pp267-
268．

（小渕千絵）

C. 人工聴覚器（人工内耳を中心に）

  多様化する人工聴覚器

聴覚障害に対する人工的な聴覚補償機器は，人工内耳（Cochlear Implant：CI）以外にも複数あり［図29］，病態に応じた選択が可能となっている．伝音難聴や混合難聴に対しては骨導聴力活用型インプラント（BAHA）や人工中耳，高音急墜型の感音難聴に対しては残存聴力活用型人工内耳（Electric Acoustic Stimulation：EAS や Hybrid），両側高度感音難聴に対しては人工内耳，後迷路難聴成人に対しては聴性脳幹インプラント（Auditory Brainstem Implant：ABI）が適応となる．

1）伝音難聴・混合難聴

伝音難聴に対する聴覚補償手段としては，補聴器が極めて有効である．しかしながら，外耳道閉鎖症や持続性耳漏などによってイヤモールドが使用できず，骨導補聴器装用を余儀なくされている難聴者に対しては，骨導インプラントシステム（Bone Conduction Implant）や人工中耳（Middle Ear Implant）が適応となる．骨導補聴器装用に比べ，内耳に音を伝達する振動子が中耳に埋め込まれるため，音声情報伝達効率が向上する．また，骨導補聴器装用による頭蓋圧迫感から解放されるというメリットがある．

日本耳科学会のガイドライン[1]では，以下の疾患による難聴が骨導インプラントシステムの適応となる．両側外耳道閉鎖・狭窄例，両側耳硬化症，両側真珠腫または両側耳小骨奇形，中耳炎や外耳炎による慢性耳漏により気導補聴器の装用が困難な例，既存の手術による治療および既存の骨導補聴器使用で改善が見込めない伝音難聴・混合難聴者，片側高度難聴症例で良聴耳の平均骨導聴力レベルが45dB 以内の者．また，適応年齢については原則として18歳以上の成人が対象であるが，両側外耳道閉鎖症で保護者の同意が得られた場合には，15歳以上も対象である．諸外国では

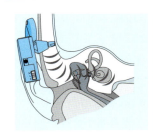
骨導聴力活用型インプラント
（BAHA）

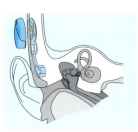
埋め込み型骨導補聴システム
（例：Bonebridge®）

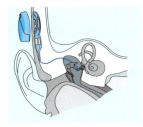
人工中耳
（例：Vibrant Soundbridge®：VSB）

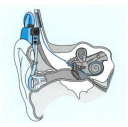
残存聴力活用型人工内耳

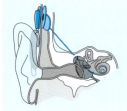
人工内耳

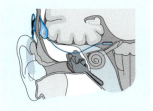
聴性脳幹インプラント

図29　多様な人工聴覚器

片耳難聴も対象となる．

　人工中耳に関しては，上記のような伝音難聴・混合難聴や，流行性耳下腺炎などの感音難聴も含まれることがある．

2）感音難聴

(1) 高音急墜型難聴

　低音域は補聴器がなくても聞き取れるにもかかわらず，高音域の閾値上昇により，子音の語音弁別が低下するのが高音急墜型難聴の特徴で，補聴器適合も困難な場合が多い．このような難聴に対する人工聴覚器として，近年は残存聴力活用型人工内耳が使用され，日本では2014年に薬事承認・保険適用されている．

　このシステムは，補聴器と人工内耳の機能を融合させた聴覚補償機器で，一台のサウンドプロセッサで両機能を備えている．聴力が残存して約1,000〜1,500Hz以下の低周波数域は補聴器適合の手法で調整され，約1,500〜7,000Hzの高周波数域は人工内耳同様の原理で情報処理する．手術による裸耳閾値上昇の可能性が全くないわけではないが，手術手技や機器の進歩で残存聴力を温存でき，補聴器単独使用に比べて語音明瞭度が改善されたとする報告もある[2]．なお，日本耳鼻咽喉科学会の適応ガイドラインは下記の通りである[3]．しかし，急速に進行する難聴に対しては慎重に判断する．

①純音による左右気導聴力閾値が下記のすべてを満たす．
- 125Hz，250Hz，500Hzの聴力閾値が65dB以下
- 2,000Hzの聴力閾値が80dB以上
- 4,000Hz，8,000Hzの聴力閾値が85dB以上

※ただし，上記に示す周波数のうち，1か所で10dB以内の範囲で外れる場合も対象とする．

②聴力検査，語音聴力検査で判定できない場合は，聴性行動反応や聴性定常反応検査（ASSR）などの2種類以上の検査において，①に相当する低音域の残存聴力を有することが確認できた場合に限る．

③補聴器装用下において静寂下での語音弁別能が65dBSPLで60％未満である．

※ただし，評価は補聴器の十分なフィッティング後に行う．

④適応年齢は通常の小児人工内耳適応基準と同じ生後12か月以上とする．

⑤手術により残存聴力が悪化する可能性を十分理解し受容している．

(2) 高度感音難聴

　補聴器装用効果が期待されない高度感音難聴者に対しては，人工内耳が有効である．人工内耳は，機能低下した内耳有毛細胞に代わって聴神経を人工的に直接電気刺激することで，聴知覚を賦活させる聴覚補償機器である．両側高度難聴者に対する治療法として，1985年に日本に導入され，現在では，全国の各大学病院を含む110以上の医療機関で手術や手術後のリハビリテーションが行われている[4]．

2　人工内耳

1）人工内耳の種類

　長年，世界的な規模で使用されている人工内耳システムには，オーストラリアのコクレア社やメドエル社，米国のアドバンストバイオニクス社の製品がある．近年は，フランスのNuerelecや，中国のNeurotronも世界展開している．人工内耳システムは日進月歩で変遷が激しいことに留意し，それに応じた対応が必要である．

2）人工内耳の構造

　体外部はサウンドプロセッサ（スピーチプロセッサ，オーディオプロセッサとも呼ばれる）とマイクロホン，送信コイル，接続ケーブルからなり，体内部はインプラント（受信コイルと集積回路部）と電極アレイからなる [図30]．マイクで集音された音はサウンドプロセッサで処理されて，送信コイルから側頭骨内に設置された受信コイルへと情報伝送

される．さらに，その情報は内耳蝸牛に埋め込まれた電極アレイに送られ，電極アレイは聴神経を直接刺激し，聴覚伝導路を経由して脳へ伝わる．

3）人工内耳の適応ガイドライン

日本耳鼻咽喉科学会は，国内・国外の装用者の成果や研究を基に適応ガイドラインを改定してきた．直近では成人適応ガイドラインが2006年，小児適応ガイドライン[5]が2014年に改正されている．今後改正される可能性も高いが，現在のところ，人工内耳手術が適応とされる聴力レベルは「両側90dB以上の感音難聴」であり，成人も小児も同様である．2014年に改正された小児適応ガイドラインの主な変更点は，適応年齢が生後12か月以上に変更されたことである．従来の生後18か月から半年早まったことで，乳児期の手術介入がなされ，1歳代の装用児が増えている．本ガイドラインでは，体重は8kg以上の者という項目が加わり，全身麻酔下での手術のリスク要因に対する配慮がみられる．また，手術前の補聴器適合についても明確化され，最適な補聴で6か月経過フォローしても補聴器装用閾値が40dB以上あるいは語音明瞭度が50％以下の場合と記されている．さらに「両耳装用は除外しない」という項目が加わり，人工内耳のパラダイムシフトが生じている．従来は，片耳装用を原則としていた人工内耳であるが，今や1歳児でも両耳装用が主流になりつつある．

禁忌事項については従来通りで，活動性の中耳炎と皮質聾があげられている．活動性の中耳炎については治療を優先し，治癒した段階で人工内耳適応を再考する．皮質聾は聴覚中枢の疾患であり，音は聞こえなくてもARBで反応することがあり，聴覚失認の検査も含めて慎重な診断を要する．

重複先天性障害は必ずしも禁忌ではないが，合併する障害（重度の知的障害，自閉症スペクトラム障害，注意欠如・多動性障害，高次脳機能障害など）の発症時期や重症度を吟味して総合的に判断する．難聴の約3割は，何らかの複合的な障害を有していることや[6]，装用児の約6％に広汎性発達障害の疑いがあるという報告[7]などもみられ，効果の高さに満足する人がいる一方で，聴覚障害以外の障害を併せもつ装用児が増加し，支援が追い付かない状況があるのも現実である．

4）両側人工内耳

動物の耳は2つあることによって，単耳に比べて音が増幅して聞こえる（両耳加重現象）．また，両耳に入力される音声の時間差や強度差（両耳分離現象）により，音源の位置を求めやすくなり，音源定位が容易になる．雑音下での語音識別が改善される．音が頭中で聞こえる（両耳融合現象）などの両耳聴効果が得られる．そのため，補聴器装用においても，両側難聴の場合は両耳装用が推

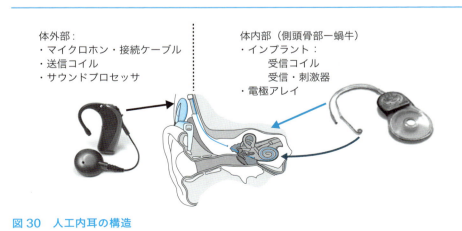

図30 人工内耳の構造

奨されるが，近年は人工内耳でも両耳装用が増加しており，その装用スタイルは，人工内耳と補聴器併用（bimodal hearing），両側人工内耳（Bilateral Cochlear Implantation），人工内耳と残存聴力活用型人工内耳の併用などと多様である．

　両耳装用の有効性は認める一方で，片耳装用でも暦年齢の言語力を獲得している児は多く，二度の手術に対する抵抗感や，内耳再生医療や遺伝子治療，薬物治療などへの期待感から，非装用側は温存したいと希望する保護者もいる．

5) マッピング（mapping）

　聴覚活用の前提条件として，聴覚補償機器の正常作動，適切な機器調整があり，人工内耳臨床におけるマッピングは，ST にとっても重要な作業である．

　マッピング手法には，他覚的マッピングと，対象者の音感覚に基づいた精神物理学的・行動学的マッピング（psychophysical mapping, behavioral observation mapping）がある．他覚的マッピングには，電極刺激によって発生する蝸牛神経のラセン神経節細胞の活動電位測定値で電荷量を推定する方法で，蝸電図，ASSR，EABR，聴神経活動電位テレメトリー（Neuro Response Telemetry：NRT）が用いられる．特に NRT は，手術中でも短時間で自動的に測定でき，乳幼児のマッピングの参考値として用いる施設も少なくない．しかしながら，この手法は絶対的ではなく，必ず行動観察による精神物理学的マッピングを行うことが，適切なマッピング作成につながる．以下に行動観察によるマッピングの概要を述べる．

　基本的なマッピングでは，「音の大きさ」の感覚を決定づける電荷量測定だけでよく，周波数については自動設定されたプログラムがあらかじめ用意されている．電荷量測定は補聴器適合における音響利得設定のような作業で，各電極の電荷量を測定して音の大きさのバランスを調整し，装用者の反応を確認しながら微調整する．音声入力レベルについては，測定された電荷量の範囲の中で，サウンドプロセッサやマイクロホンの感度設定・

音量の設定などでも調整できるようになっており，装用者が自身の聞こえ方をある程度調整できるようになっている．

　周波数，あるいはピッチ知覚は，主として蝸牛内に設置された電極の位置による周波数配列で決定づけられる．蝸牛頂の電極刺激で低周波数音として感じ，蝸牛底の電極刺激で高周波数音として知覚するのが一般的だが，周波数配列は可変で電極挿入状況にあわせて用いる．トーン知覚については，電極の刺激頻度が関与する．1990 年代頃までの電極の刺激頻度は低く，スペクトル分解能重視のコード化法であったが，次第に高頻度の電極刺激（1,000pps，2,000pps）で時間分解能が改善し，結果的に語音弁別率に寄与するとして，現在では高刺激頻度コード化法が主流となっている．しかし，電極やサウンドプロセッサなどのハード面の構造的限界もあり，適切な刺激頻度の考え方はメーカ間で異なる．現在のところ，満足できるトーン知覚を可能にするコード化法はなく，人工内耳もまだ改良の余地がある．

　医学的に問題がなく，機器が正常作動するという条件下では，マッピング時の電荷量測定が適切である限り 20 ～ 30dB の水平型の閾値が保障されるのが人工内耳の特性であり，話声域の音声入力が担保されるため，人工内耳による聴覚活用が容易になる．ところが，聴力閾値が保障されるにもかかわらず，語音弁別能は 0 ～ 100％までの個人差が生じる事実も理解しなければならない．

　近年増加している両側人工内耳におけるマッピングでは，両耳間のバランス調整が重要だといわれている．ところが，左右耳の人工内耳機器が同一であるとは限らず，時にはメーカが異なる機種を選択する装用者もいる．両耳装用効果においても，片耳装用と同様に個人差が大きく，早期適応ができる人，1 ～ 2 年経過しても安定しない人と多様である．さらに，片耳装用に比べて両耳装用で聴取能が悪化する人もまれに存在する．装用感や装用効果は，必ずしもマッピングが原因ということではなく，複数の要因 [表 12] が影響していると考えられるが，ST としては最大効果を引

き出すマッピングを行う責任がある．

6）成人の人工内耳装用

手術の対象となる聴力レベルは両側 90dB 以上である．年齢の上限はなく，80 歳以上の手術例や効果に関する報告も多々散見される[8]．手術適応の判断は，年齢ではなく，全身麻酔に耐える体力があること，認知能力の低下が認められないことなどを条件にしている施設もあるが，厳密ではない．

成人の人工内耳適応については，1990 年前半までは言語習得後の成人に限定していたが，昨今は，言語習得前の成人も適応とする．大学入学，就職，結婚，出産，育児などが動機となり，音声言語コミュニケーションを希望して手術を決意する人も少なくない．効果は個人差が大きく，人工内耳が人生の転換起点となったという人もいる一方で，効果が感じられないとして非装用に至った人もいる．高度難聴でも，補聴器装用によって何かしら聴覚的入力があった人は人工内耳手術後も常時装用できる可能性が高い．

中途失聴・難聴者の多くは，マップが安定して常時装用できれば，わずかなアドバイスで，比較的早い時期（手術後 2 ～ 3 か月）に，音声コミュニケーションが可能になる．日本語音声の聴覚的イメージや概念が定着しているため，人工内耳を通して入力される音が多少機械的な音だとしても，自身の経験や知識に基づいて言語の冗長性を活用し，入力された音声を統合させることが可能となる．

先天性難聴成人に対しては，手術前の聴力レベ

ルと補聴器活用度によって，人工内耳に対する慣れと装用効果が大きく異なる．一般に，失聴期間が長く障害程度が重度なほど，人工内耳に適応するのに時間と忍耐を要する．音の検知については，人工内耳の機能的特性のおかげで音入れ当日に可能になるが，弁別や識別の段階で中途失聴・難聴者に比べて，音声の聴覚的印象が異なり，母音の弁別素性（フォルマント特性）や，子音の音響特性の違い（構音点，構音様式，鼻音性，有声性）による弁別課題を細かいステップで指導する必要がある[9]．

7）小児の人工内耳装用

(1) 成人と小児臨床の違い

成人は中途失聴・難聴者の割合が多く，言語能力に何ら問題はない．また，自らの意志で手術に臨んでおり，成人装用者のリハビリテーションの内容は，聴覚活用とコミュニケーションの向上を中心に展開される．一方で，小児は年齢が低いほど，必然的に他者の支援を要し，さらに発達段階によってニーズが異なり，それぞれの段階にあわせて環境調整を行う必要がある．聴覚障害だけの課題ではなく，聞こえない・聞こえにくさに由来する言語・コミュニケーションの発達，社会性の発達，障害認識，保護者支援など，成人とは異なるハビリテーションを行わなければならない．

マッピングも成人とは異なる．成人は口頭あるいは提示されたラウドネスチャートで音の大きさを示してくれるが，幼児にはそうした反応は期待できない．そこで，前述の NRT 値を参考にしたマッピング手法に頼る場合もある．しかし，NRT

表 12　人工内耳効果に影響を及ぼす要因

個体要因	難聴発症時の年齢，手術時年齢，補聴器装用開始年齢，残存聴力レベル，失聴期間，原因疾患，蝸牛の状態，知的能力，認知能力，聴覚以外の障害と重症度
機器	人工内耳機器の進展，マッピング，両側装用・補聴器と人工内耳の併用，補聴援助システムの使用
社会・教育・言語環境	家族の関わり，療育・教育支援開始時期と持続期間，教育法ハビリテーションプログラム
活用度	主体的聴覚活用，持続的活用

値は時間経過で変動することもあり，聴性行動観察を中心とした通常のマッピングとのクロスチェックは重要である．音の概念が未形成・習得中の幼児については，聴性行動観察をしっかり行い，次第に音知覚の表現（特に音の大きさ）ができるよう段階的に指導する［図31］．

音のON/OFFの概念が不確実な幼児に対しては，物や人の存在の有無が視覚的に理解できる遊び（いないいないばあ，かくれんぼ）を通して，聴覚的な概念につなげる．2歳前後になると，音の検知を他者に知らせることができるようになる．同時期に音の大きさについても最初は視覚刺激を併用して指導する．3～4歳になると，ラウドネスチャートを用いて音の大きさの感覚を自主的に他者に伝えられるようになる．

補聴器か人工内耳かにかかわらず，聴覚補償の意義は，音による環境とのつながり，音声言語コミュニケーションによる他者との交流が促進されやすいことである．人工内耳の出現は聴覚障害児の養育・教育に大きな変革をもたらした．従来の高度難聴児の言語発達については，指導によって聴児同等，あるいはそれ以上の読み書き能力や構文能力を習得する子どももいるが，多くの聴覚障害児においては，聴覚把持や理解の悪さ，語彙不足，構文の誤りが認められる．特に文章の読解や文章作成の能力については，中学生でも小学4年生相当であることも報告され[10]，聴覚障害児のリテラシー向上にむけた指導は長年の課題である．さらに，発声発語についても，韻律情報や音韻情報の入力不足によって起こる抑揚のない発話や構音の誤りなどが指摘されてきた．しかし，人工内耳による早期補聴と指導および家族の適切な支援によって，聴児同様の明瞭な発話や学齢以上のリテラシーを習得できる子どもが増えてきてい

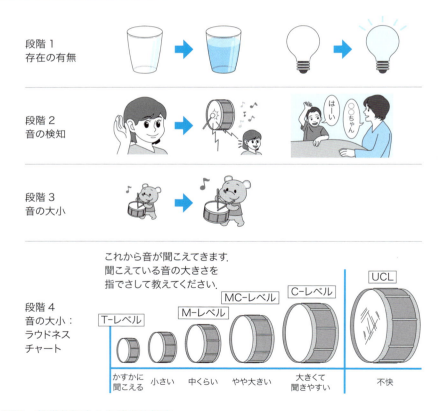

図31 視覚的概念から聴覚的概念へ

る．特に，早期手術児については，暦年齢の聴児と同等の構音を習得する割合が高くなる傾向を示し，小学校就学時点で，特別支援学校・学級ではなく聴児と一緒に学習できるインクルーシブ環境を選択する児が増加している．

(2) 小児人工内耳装用効果に影響を及ぼす要因

人工内耳は高度難聴児のコミュニケーション，言語習得，就学・就労，社会生活において選択肢を広げる優れた聴覚補償機器であることは，世界中の装用児の発達経過が実証している．しかし，小児適応ガイドラインに示されているような要因をすべて満たしているような子どもでも，装用効果には個人差があり，語音明瞭度，発話明瞭度ともに0～100％の差が生じるのが現実である．要因については，下記のような見解が報告されている[11]．

①手術時年齢

知的発達が歴年齢である装用児に限定すると，低年齢で手術した児は言語獲得が早い．Geersらは[12]，低年齢手術児の小学時（8～9歳）と高校時における聴取能力，語彙力，知能，社会性などに関する長期追跡調査を行った結果，装用児の言語発達や社会性の発達は，聴児の平均に比べて1標準偏差内に収まると報告している．また，小学校中学年の言語力（特に発話能力と聴覚記銘力）は高校時の成績の予測因子になると報告している．

②聴力レベル

残存聴力があると，人工内耳装用下でも語音明瞭度が高い傾向にある．

③手術前の補聴器装用

補聴器経験者は人工内耳に順応しやすい．人工内耳装用直後は補聴器とのギャップで違和感があるというが，徐々に人工内耳に依存していく．

④ハビリテーションプログラム

音声言語獲得という点では，聴覚法（聴覚口話法）を用いたハビリテーションプログラムの方が，手話や指文字などの視覚法に比べて効果的である．

⑤認知能力

聴覚障害児の約3割は聴覚障害の他に何らかの障害を併せもつことがあり，知的な遅れや認知的側面の遅れを示すような疾患については，聴覚活用や言語・コミュニケーションの習得に時間を要することがある．

⑥保護者の関与

日常的に音を意味化してくれる存在が重要で，その役割を担う人の存在なしには，人工内耳で入力された音は単なる雑音でしかない．装用児に相互的に関わる時間と持続的使用，内容，心理的サポートなどによって，装用児のコミュニケーション能力や言語能力に差が生じる．

⑦両耳装用

コミュニケーションや聴取能の改善に寄与する．

(3) ハビリテーションにおける補聴器と人工内耳の違い

人工内耳装用の指導内容は，補聴器装用指導と原則として同じで，コミュニケーション，聴覚活用指導，言語指導（理解・表出，書記言語学習），情緒・社会的成熟支援（障害認識を含む），保護者の支援などである．ただし，補聴器と人工内耳の決定的な違いは，手術の介入と機器調整，活用指導である．

補聴器は装用判断の過程で，多くの機種を選択・試聴でき，補聴器から出力される音をモニタリングできる．一方，人工内耳装用は手術を伴うため，試聴もモニタリングもできない．

今や人工内耳は安全な手術として定着しているとはいえ，やはり全身麻酔下で手術する以上はリスクを伴う．また，場合によっては，装用効果が装用者もしくは保護者の期待に添わない結果となり得る可能性も排除できない．特に，重複障害をもつ場合には，手術前に相応の覚悟が必要となる．人工内耳が補聴器に勝る点としては，話声域の聴知覚に必要な装用閾値が得られることである．補聴器装用閾値は，個々の残存聴力，聴力型，聴覚障害の種類などに依拠するが，人工内耳は，ほぼ一律に約25～30dB前後の水平型装用閾値が保障される．聴児は音を聞くことを通して物の概念を言語化させ，言語学習を行う．また，発声発話について聴覚的フィードバックを活用し，自他の

C. 人工聴覚器（人工内耳を中心に） 177

音声を模倣・検証しながら学習するため，安定した装用閾値が保障されることの意義は大きい．

（4）聴覚活用指導

中途失聴・難聴の成人装用者の経験談によると，人工内耳で入力される音は，聴者が聞く音や補聴器で入力される音とは異なり，不自然な音と感じるようだ．成人は自然な音でも言語音として意味統合する作業ができるが，幼児にとっては，この不自然な音を意味づけしてくれる大人の存在が欠かせず，質・量ともに意味のある聴覚刺激を提供する必要がある．さらに，音の検出と理解は同義ではなく，持続的な聴覚活用なしには聴覚的理解に到達しないことを保護者に理解してもらい，子どもとの関わりを支援する．

FMシステムやロジャーなどの補聴援助システムの使用によって語音聴取の改善はあり得る．これらのシステムは使用場面を選択して用いると効果的だが，逆効果のこともある．受信者にはマイクに近い送信機使用者の音声がメインで聞こえるため，周囲の音への配慮が育ちにくいとして，幼児期の補聴援助システムの使用については賛否が分かれるところである．音入れ間もない幼児でもFMシステムやロジャーなどの補聴援助システムの使用が増え，個別指導時も常用している様子をみかける．自治体によって補助額は異なるが，障害者自立支援法を活用して購入できることもあり，補聴援助システムが入手しやすくなった．しかし，幼児期には，さまざまな人の声や環境音を識別し，音の距離感も確認して自分の言動に反映させる能力を培う方が長期的には好ましい．雑音として排除される音にも意味があり，日常生活の中で自分にとって意味のある音を識別していくのも聴覚学習である．自分の要求内容を的確に伝達できる学童期で購入しても遅くない．

（5）明瞭な発話に対する期待

人工内耳では話声域の音入力が保障されるということもあり，高度難聴の補聴器装用児に比べて，構音獲得は一般に早い．聴覚活用する言語環境にあり，認知・発達に遅れのない早期手術児は，小学校就学前までには聴児同様の構音や日常会話能力を修得できる．しかし，この時点で聴児同様の接し方をすると，高学年で学習につまづくことがある．具体的には，読字は良いが読解が困難，抽象的文章の理解が困難，誤った構文の文章を書く，筆算は得意だが文章題の算数問題は苦手，日常会話は円滑にみえるが事象の推理・説明は内容が乏しく論理性が低いなどである．特に日本語は会話と書字言語の隔たりが大きいため，会話では主語や助詞・助動詞などの機能語を省いても疎通性は保てるが，書字表現する場合は構文力が乏しいと判断される．

人工内耳では聞き逃している音も多いことを認

耳が聞こえないのがいやだ　　みんながうらやましい
みんながうらやましいと思う自分もやだ　　○○（妹）は聞こえるのに，オレだけ聞こえない
どうして・・・ずるい　　○○（妹）ばっかり聞こえる子に生んで，パパもママもずるい
パパとママのせいで聞こえない
オレがきらいだから聞こえなく生んだ
オレはみんなの本当の友だちなのかな
オレなんていなくなればいい
自分のことがキライ　　だから何もできない　　すごくキライ
みんなもやだ　　話しにくい　　でもみんなと遊ぶのは楽しい
みんなにオレの気持ちオレのことをわかってほしい　　みんなと楽しく過ごしたい
みんなと助け合っていきたい　　でもオレは何もしてあげられない
今まで何の役にもたっていない　　自分以外のみんながうらやましい
みんなと友だちになりたい　　心がいたい　　本当につらい
どうしたら　いいのか　わからない　　オレなんて死んじゃえばいい　　こんなのやだ

図32　A少年の日記（小学校6年生）

識し，学習言語への影響を考慮して早期から文字情報への興味・関心を促し，自ら発信できるよう支援することが重要である [図32]．

(6) インクルージョンの時期

人工内耳に対する過度の期待や障害に対するスティグマから，手術後すぐに通常保育園・幼稚園にインクルージョンを希望する保護者は少なくない．しかし，幼児期は親子の関わりについて指導を受けられる難聴の発達支援施設や学校を勧める．インクルージョンの時期は，子どもの言語・コミュニケーションの発達や社会性，支援体制などを総合的に考慮して判断するとよい．幼小児は発話明瞭度が良く日常会話に不自由しないと考えてインクルージョンしても，高学年になるとコミュニケーション不全や学業不振に陥ることがある．逆にインクルージョンしたことで，社会性が発達した例や学業に邁進し大学進学している例も少なくない．人工内耳による聞こえや音声コミュニケーションも重要であるが，子どもの生涯発達を見据えた幼少期からの言語・コミュニケーション支援，学習支援，障害認識の支援体制の強化が全国的に課題である．

(7) 障害受容・障害認識の支援

①保護者の障害受容を支援する

人工内耳手術が低年齢化している現在，多くの保護者は子どもの障害に対する認識も理解も曖昧なまま手術を希望することになる．難聴に対する保護者の障害認識が子どもの難聴に対する価値観や自己是認に大きく影響するため，装用効果を期待するのであれば，保護者の相応の努力と理解が必要である．手術前に難聴理解を深めるような取り組み（例：両親講座）や，手術後に取り組むべき長期的課題について話し合う．保護者の障害受容においては，家族内での理解，親族，友人などの周囲の理解が欠かせない．

②子どもの自身の障害認識

人工内耳による聴覚活用の程度は多様だが，静寂時であれば軽度から中等度難聴の聞こえに匹敵する子どもも少なくない．そのため，日常会話の疎通性は良好で聴取能力も高い子どもほど，自分の「聞こえ」を意識する機会も，意識させられる機会も少なく，障害認識が育ちにくい．現実には，小声で話されたり，雑音下や複数の人に同時に話されたりする場面に遭遇すると，顕著に聞き取りが劣化する．また，「ながら聞き」で情報収集することも難しい．両側インプラント装用でこれらの難渋さが軽減することはあっても，やはり聴覚障害によって不利益を被る事態は避けられない．聴者の仲間にも難聴者の仲間にも入りにくいと相談を受けることがある [図33]．特に思春期は自己アイデンティティを模索する時期でもあり，障害があることで一層深刻になったりする．進学や就職を控えた時期に自分の難聴を改めて考え，理想と現実の狭間で悩む子どもに対して，保護者やSTができることは少ないが，諸々課題に対して自ら具体的な対策を講じることができるよう，思春期に入る前に子どもの障害認識を促す準備をすることが大切である．障害の受け止め方は年齢によっても性格によっても異なるが，障害を卑下することなく障害と向き合ってほしいものである．そのためには，まず保護者の障害認識が大事であり，幼少期から同障者と交流すること，大人の理解者を増やすこと，日頃から聴覚障害があることで不利益を被る場面やその対応策を子どもと一緒に考えることが重要である．

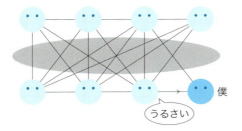

図33　B少年の日記：グループ会話時の疎外感（小学校6年生）

文献

1) 一般社団法人日本耳科学会 国内学術委員会人工聴覚器ワーキンググループ：人工中耳 VSB《Vibrant Soundbridge®》マニュアル，2015．http://www.otology.gr.jp/guideline/img/vsb_manual.pdf（2017 年 2 月現在）

2) 茂木秀明・他：残存聴力活用型人工内耳（EAS：electric acoustic stimulation）の長期装用者 3 症例における術後成績．*Audiology Japan*，**54**：678-685，2011．

3) EAS に関するガイドライン検討研究会：新医療機器使用要件等基準策定事業（残存聴力活用型人工内耳）報告書，2014 年．http://www.jibika.or.jp/members/jynews/info_naiji.pdf（2017 年 2 月現在）

4) ACITA 人工内耳友の会ホームページ：人工内耳の地域別病院情報．http://www.normanet.ne.jp/~acita/hospital（2017 年 2 月現在）

5) 日本耳鼻咽喉科学会ホームページ：小児人工内耳適応基準（2014）．http://www.jibika.or.jp/members/iinkaikara/artificial_inner_ear.html（2017 年 2 月現在）

6) 山岨達也：乳幼児難聴の聴覚医学的問題「治療における問題点」．*Audiology Japan* **54**：649-664．2011．

7) 加藤敏江・他：広汎性発達障害を伴う装用児の言語獲得状況．*Audiology Japan*，**53**：251-258，2010．

8) 野波尚子・他：80 歳以上で人工内耳を受けた症例の検討．音声言語医学，**55**（4）：320-325，2014．

9) 城間将江：成人聴覚障害 聴取レベルと内容．言語聴覚士のための聴覚障害学（喜多村健編），医歯薬出版，2002，pp177-181．

10) 澤 隆史：きこえの障害と言語の発達―聴覚障害児の読み書き能力をめぐる諸点と研究課題．聴覚障害児教育，**33**(3)：127-134，2004．

11) Davidson LS, et al.：Factors contributing to speech perception scores in long-term pediatric cochlear implant users. *Ear & Hearing*, **21**（Suppl.）：19-26, 2011.

12) Geers AE, et al.：Persistent Language Delay Versus Late Language Emergence in Children With Early Cochlear Implantation. *Journal of Speech Language Hearing Res*, **59**（1）：156-170, 2016.

（城間将江）

第9章

失語症
Aphasia

1 はじめに

1）失語症の基本的な考え方

われわれが営む活動の多くは言語を用いて行われるため，失語症は生活に重大な影響を及ぼす．失語症の治療は，言語機能の回復を促すだけでなく，生活における問題に対しての各種支援を含む．

国際生活機能分類（International Classification of Functioning, Disability and Health：ICF）は，失語症患者の問題を理解するうえで有用な枠組みである [図1] [1]．ICFでは，心身機能・身体構造が変異あるいは喪失した状態を機能障害（構造障害を含む）と呼ぶ．失語症の機能障害は，喚語困難，聴覚的理解障害などである．患者が活動を行う際に生じる困難さは活動制限と呼ばれ，失語症の場合には会話がスムーズに行えないなどの制限が相当する．患者が参加場面で経験する困難さは参加制約と呼ばれ，職場，学校への復帰困難，趣味を楽しむことができないなどが含まれる．さらに，背景因子（環境因子，個人因子）が患者の状態におよぼす影響も考慮する必要がある．

失語症の治療は，機能障害，活動制限，参加制約のすべてに対して働きかけを必要とする．あわせて心理的問題への対応，社会資源の利用など各種支援を行う．

2）失語症の治療の過程

失語症の回復過程は急性期，回復期，維持期に分けられる．急性期は，脳損傷の原因となる疾患の治療が重要な時期である．ベッドサイドで，全身状態に留意し，覚醒を促しながら，コミュニケーション能力を評価する．また，もっとも有効なコミュニケーション手段を探ることが求められる．回復期は，患者の全身状態が安定し，覚醒を維持することができるようになる時期である．神経心理学的検査や行動観察による評価・診断を行い，訓練を開始する．言語機能の回復およびコミュニケーション能力向上を目的とした訓練を行うとともに，社会参加のあり方を検討し支援する．維持期は，在宅あるいは施設における問題への対応が必要となる．生活の質を高めるための働きかけ，

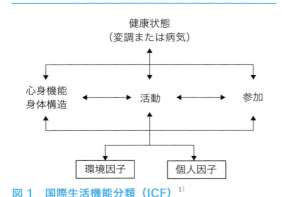

図1　国際生活機能分類（ICF）[1]

社会参加をするための支援を中心に行う．

3）失語症の評価・訓練の流れ

失語症の評価・訓練は，医師からの処方，指示を受けて，図2のように評価と訓練を繰り返しながら進められる．

評価

失語症の評価は，言語および関連症状，個人的な情報を把握することである．失語症か否かの鑑別を行い，予後を予測し，収集した情報もとに訓練・援助の方針を決定する．

1）インテーク面接（初回面接）

インテーク面接とは初回に行う面接のことで，言語・コミュニケーション障害の有無を判断するとともに，会話能力を評価する目的で行う．

事前に，患者の氏名，生年月日，年齢，住所などの基本情報を得ておく．さらに，医学カルテから現病歴，合併症，既往歴に関する情報，神経学的所見，神経心理学的所見，画像所見を収集し，問診票から家族構成，職業，経済状態，学歴，出身地などの情報を得ておく．紹介状がある場合には，言語・コミュニケーション障害に関する情報も得ておく．

インテーク面接では，氏名，住所，家族，職業，仕事の内容などを問診し，その応答から言語・コミュニケーション障害の有無を判断する．同時に，どの程度の情報を理解・伝達できるか，どのような手段を利用できるか（音声，文字，ジェスチャー，描画など），どのような形式が可能か（単語，文，談話）をみる[2]．あわせて，礼節，表情，見当識についても問題がないかを観察する．

2）スクリーニング検査

スクリーニング検査は，言語・コミュニケーションおよび関連する障害を短時間でおおまかに把握することを目的に行う．そのため，①発声発語器官の形態・機能，②視覚・聴覚，③言語機能，④言語以外の高次脳機能（見当識，知的機能，行為，視覚認知，全般性注意，視空間性注意，記憶，構成など），⑤摂食嚥下機能についての項目を含む必要がある[2]．

3）失語症鑑別診断検査

インテーク面接，スクリーニング検査の結果から，失語症が疑われる場合には，以下の失語症鑑別診断検査のいずれかを実施し，失語症の有無，重症度や失語症タイプを明らかにする．

①標準失語症検査（Standard Language Test of Aphasia：SLTA）[3]

聴く，話す，読む，書く，計算に関する26の下位検査によって構成される．SLTAの特徴は採点を6段階で行うことである．完全正答は段階6，遅延正答は段階5，不完全反応は段階4，ヒント

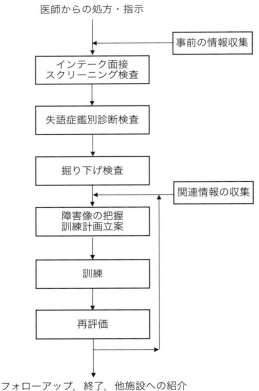

図2　評価・訓練の流れ

後の正答は段階 3，ヒント後の不完全反応は段階 2，ヒント後の誤答は段階 1 に判定される．この採点法を用いることにより，正誤だけでなく誤り方やヒントの有効性についての情報を得ることができる．

②WAB 失語症検査（日本語版）（The Western Aphasia Battery：WAB）[4]

自発話，話し言葉の理解，復唱，呼称，読み，書字，行為，構成・視空間行為・計算の 8 つの下位検査からなる．各下位検査は 10 点を満点とする得点によって表される．WAB の特徴は，重症度を 0 ～ 100 の失語指数（Aphasia Quotient：AQ）で示すことができること，下位検査得点より失語症のタイプ分類（古典分類）が可能なことである．さらに，下位検査に，非言語性知能を評価できる日本版レーヴン色彩マトリックス検査（Raven's Colored Progressive Matrices：RCPM）[20]，失行，半側空間無視，構成障害を評価できる検査項目を含むことも特徴である．

③老研版 失語症鑑別診断検査（D.D.2000）[5]

聞く過程，読む過程，話す過程，書く過程，数と計算の 5 部門，42 項目の下位検査および 4 個の参考課題から構成される．検査結果は，重症度尺度，モダリティ別プロフィール，z 得点プロフィールを用いて示すことができる．重症度は，重症度尺度項目の合計得点によって，最重度，重度，中等度，軽度のいずれかを判定することができる．

4）掘り下げ検査（Deep Test）

掘り下げ検査は，失語症鑑別診断検査では把握しきれない言語能力の特定の側面についてより詳細な情報を得ること，治療計画を立てるための情報を得ることを目的に実施する．また，失語症鑑別診断検査は，言語機能面に関する項目は含んでいるが，運用面についての項目は含んでいない．このため，日常コミュニケーション能力についても，掘り下げて検査する必要がある．

(1) 掘り下げて評価すべき側面

①「聞く」側面［表 1］

失語症鑑別診断検査によって明らかになった聴覚的理解障害のレベルについて，重症度，特徴を明らかにする．

◎聴力　難聴が疑われる場合には，純音聴力検査

表 1 「聞く」側面の検査

レベル／側面		代表的な検査
聴力		純音聴力検査
語音認知		語音弁別検査（単音節） SALA 失語症検査／聴覚的異同弁別（2 モーラ語・無意味語）[9]
語	語彙判断	失語症語彙検査／語彙判断検査 II・III・IV（音声提示）[7] SALA 失語症検査／語彙性判断 [9]
	意味理解	失語症語彙検査／意味カテゴリー別名詞検査（聴覚的理解）[7] 失語症語彙検査／名詞理解検査（聴覚的理解）[7] 失語症語彙検査／動詞理解検査（聴覚的理解）[7] SALA 失語症検査／名詞の聴覚的理解 [9] SALA 失語症検査／動詞の聴覚的理解 [9] SALA 失語症検査／名詞の類似性判断（聴覚提示）[9] SALA 失語症検査／動詞の類似性判断（聴覚提示）[9] 標準抽象語理解力検査（聴覚－指さし）[11]
	意味記憶	Pyramids and Palm Trees Test [12]
文		Token Test [13]
		失語症構文検査／聴覚的理解 [10]
		SALA 失語症検査／文の聴覚的理解 [9]
		SALA 失語症検査／位置関係を表す文の聴覚的理解 [9]
談話		SLTA 補助テスト／長文の理解（物語・ニュースの理解）[6]

183

を実施し，聴力に関する情報を得る．

◎**語音認知**　語音認知障害が疑われる場合には，語音弁別検査を用いて精査する．

◎**語**　語の聴覚的理解の障害が，語彙判断，意味理解，意味記憶のどのレベルの問題によって生じているのかを掘り下げる．加えて，語の親密度，心像性，使用頻度，意味カテゴリー，品詞などによる差を調べる．

◎**文**　聴覚的理解が可能な文の長さ，文の構造（構文）を調べる．

◎**談話**　長文（物語，ニュースなど）の理解障害の程度と特徴を掘り下げる．

②「話す」側面 [表2]

失語症鑑別診断検査の結果をもとに，発話の障害について，重症度，特徴を明らかにする．

◎**発声発語器官の運動機能**　構音・プロソディ障害がみられる場合に，口唇，下顎，舌，軟口蓋などの運動障害の有無と程度を調べる．発語失行と運動障害性構音障害の鑑別に必要な検査である．

◎**構音・プロソディ**　構音・プロソディ障害がみられる場合に，構音検査を実施し，誤り方の特徴を調べる．

◎**呼称**　喚語障害の程度と特徴を掘り下げる．語の親密度，使用頻度，意味カテゴリー，品詞，モーラ数などによる差を調べる．錯語がみられる場合には，その種類と割合を明らかにする．

◎**文**　発話が可能な文の構造（構文）を調べる．

◎**談話**　会話や説明発話における，語彙，構文，談話構成の的確さを評価する．

③「復唱」の側面 [表3]

復唱障害がみられる場合，その重症度と特徴を調べる．

◎**語**　モーラ数による差を調べる．また，語か非語かによる差をみる．

◎**文**　何文節まで可能かをみる．

④「読む」側面 [表4]

読解と音読のそれぞれについて，重症度，特徴を調べる．読解，音読に共通して重要な情報は，

表2　「話す」側面の検査

レベル／側面	代表的な検査
発声発語器官の運動機能	SLTA補助テスト／発声発語器官の検査 [6] 標準ディサースリア検査（AMSD）／発声発語器官検査 [14]
構音・プロソディ	SLTA補助テスト／構音の検査 [6] 標準ディサースリア検査（AMSD）／発話の検査 [14] 新版 構音検査 [15]
呼称	SLTA補助テスト／呼称 [6] 失語症語彙検査／意味カテゴリー別名詞検査（呼称）[7] 失語症語彙検査／名詞表出検査，動詞表出検査（発話）[7] SALA失語症検査／呼称Ⅰ（親密度）[9] SALA失語症検査／呼称Ⅱ（モーラ数）[9]
文	失語症構文検査／産生 [10] SALA失語症検査／文の産生 [9]
談話	SLTA補助テスト／まんがの説明 [6]

表3　「復唱」の側面の検査

レベル／側面	代表的な検査
語	SALA失語症検査／単語の復唱Ⅰ（心像性×頻度）[9] SALA失語症検査／単語の復唱Ⅱ（モーラ数）[9] SALA失語症検査／無意味語の復唱 [9]
文	短文の復唱（文節数）

視力・視野障害の有無，視覚認知障害の有無である．

◎**視力**　視力の問題が疑われる場合には，視力検査を実施する．

◎**視野**　対座法による視野検査を実施する．視野障害が疑われる場合には，視野計を用いて精査する．

◎**視覚認知**　文字の弁別，マッチングが可能か否かを検査する．

【読解】

◎**語**　語の視覚的理解の障害が，語彙判断，意味理解，意味記憶のどのレベルの問題によって生じているのかを掘り下げる．語の使用頻度，意味カテゴリー，品詞などによる差を調べる．漢字表記と仮名表記の差も調べる．

◎**文**　読解が可能な文の構造（構文）を調べる．

◎**文章**　文章の理解の速度と正確さを掘り下げる．

【音読】

◎**文字**　仮名文字について，文字－音韻変換能力の障害をみる．清音だけでなく，濁音，拗音についても調べる．

◎**語**　心像性，品詞などによる差をみる．漢字表記の語については，綴りと音韻の対応の有無や，

対応の規則性の有無〔規則的か（例：議題，歌手），規則的でないか（例：歌声）〕による差を調べる．仮名表記の語については，有意味語か無意味語による差を調べる．錯読がみられる場合には，種類と割合を明らかにする．

◎**文**　音読可能な文の長さをみる．

⑤**「書く」側面** [表 5]

自発書字と書取のそれぞれについて，重症度，特徴を調べる．書字，書取に共通して重要な情報は，利き手の運動障害，感覚障害の有無，利き手交換の有無である．また，書字が極めて困難な場合は，写字の可否についても調べる．

◎**上肢の運動・感覚機能**　上肢の運動機能，感覚機能に関する情報を得る．

◎**写字**　書字運動が可能かを調べる．字形の複雑さ（画数）による影響をみる．

【書字】

◎**語**　漢字，仮名の表記による差をみる．また，語の親密度，品詞などによる差を調べる．錯書がみられる場合には，その種類と割合を明らかにする．

◎**文**　書字可能な文の構造（構文）を調べる．

◎**文章**　語彙，構文，文章構成の的確さを評価す

表 4　「読む」側面の検査

レベル／側面		代表的な検査
視力・視野		視力検査 視野検査（対座法，平面視野計法，動的量的視野測定法，静的量的視野計測法）
視覚認知		文字の弁別，マッチング
読解	語　語彙判断	失語症語彙検査／語彙判断検査Ⅰ・Ⅱ・Ⅲ・Ⅳ（文字提示）[7] SALA 失語症検査／語彙性判断 [9]
	意味理解	失語症語彙検査／名詞理解検査，動詞理解検査（視覚的理解）[7] SALA 失語症検査／名詞の読解，動詞の読解 [9] SALA 失語症検査／名詞の類似性判断，動詞の類似性判断（視覚提示）[9] 標準抽象語理解力検査（文字－指さし）[11]
	意味記憶	Pyramids and Palm Trees Test [12]
	文	失語症構文検査／読解 [10] SALA 失語症検査／文の読解 [9] SALA 失語症検査／位置関係を表す文の読解 [9]
	文章	全国標準読書力診断検査 [16]
音読	文字	仮名1文字の音読
	語	SALA 失語症検査／単語の音読Ⅰ・Ⅱ・Ⅲ [9] SALA 失語症検査／無意味語の音読 [9]
	文	短文の音読

185

る.

【書取】

◎**文字** 仮名の障害がみられる場合には, 清音, 濁音, 拗音すべてについて詳細な検査を行う. 漢字については, 病前の書字習慣による影響を受ける. そのため, 書字習慣の有無にかかわらず可能であったと考えられる小学校1～3年生で学習する漢字について調べる.

◎**語** 漢字と仮名の差を調べる. 錯書がみられる場合には, その種類と割合をみる.

◎**文** 書取可能な文の長さおよび正確さを調べる.

【モーラ分解・抽出】

仮名書字に必要な音韻操作能力を評価する. モーラ分解・抽出の可否, さらに何モーラの語まで可能かをみる.

⑥コミュニケーション能力

身振り, 描画など代償手段の使用を含めた言語の運用面について情報を得る.

(2) 主要な検査バッテリー

①標準失語症検査補助テスト（Supplementary Tests for Standard Language Test of Aphasia：SLTA-ST）[6]

発声発語器官および構音の検査, はい－いいえ応答, 金額および時間の計算, まんがの説明, 長文の理解, 呼称の6つの下位検査から構成される. SLTA-STはすべての下位検査を実施する必要はなく, 調べたい側面に関する下位検査を選択して実施すればよい.

②失語症語彙検査（Test of Lexical Processing in Aphasia：TLPA）[7]

認知神経心理学の研究から得られた単語の情報処理過程に関する知見は, 失語症患者の言語障害の構造を把握するうえで有用である. TLPAは, 単語の情報処理モデル［後述の図6］[8]に基づき, それぞれの機能単位や経路について評価することを目的とした検査である. TLPAは, 語彙判断検査, 名詞・動詞検査, 類義語判断検査, 意味カテゴリー別名詞検査から構成される. 下位検査は, 語の心像性, 使用頻度, 親密度, 品詞, 意味カテゴリーなどの特性について統制されている. 下位検査はすべて実施する必要はなく, 掘り下げたい側面に関連するものを選択して実施すればよい.

③SALA失語症検査（Sophia Analysis of Language in Aphasia：SALA）[9]

TLPAと同様に, 認知神経心理学の理論に基づく失語症検査である. 単語の情報処理についてモデルを仮定し, 聴覚的理解, 視覚的理解, 産生, 復唱, 音読, 書取の各側面の障害が, モデルのど

表5 「書く」側面の検査

レベル／側面			代表的な検査
上肢の運動・感覚機能			ブルンストローム・ステージ 表在感覚, 深部感覚検査
写字			仮名, 漢字の写字
書字	語		失語症語彙検査／名詞表出検査, 動詞表出検査（書字）[7] SALA失語症検査／書称I（親密度）[9] SALA失語症検査／書称II（表記タイプ×モーラ数）[9]
	文		動作絵の書字説明
	文章		情景画の書字説明, まんがの書字説明
書取	文字	仮名	仮名の書取
		漢字	漢字の書取
	語		SALA失語症検査／書取りI（漢字×頻度）[9] SALA失語症検査／書取りII（表記タイプ×モーラ数）[9]
	文		短文の書取
モーラ分解・抽出	分解		モーラ分解検査[17]
	抽出		/ka/がありますか検査[17], /ka/がどこにありますか検査[16]

の部分の問題に起因するのかを，検査によって同定しようとするものである．SALAは合計40の下位検査（聴覚的理解9，視覚的理解10，産生9，復唱5，音読4，書取3）からなる．必要なものを選んで行い，すべて実施する必要はない．下位検査ごとに，親密度，心像性，モーラ数など語彙の統制が行われ，詳細な分析が可能である．SALAは基本的には単語レベルの障害を分析するための検査であるが，一部，文の理解・産生に関する下位検査も含んでいる．

④新版 失語症構文検査（Syntax Processing Test of Aphasia-Revised：STA）[10]

失語症における構文の理解・産生能力を精査し，訓練につなげることを目的とした検査の改訂版である．

理解面は，4段階で評価する．レベルⅠは，語の意味を手がかりに文を理解するレベル（意味ストラテジー）である．レベルⅡは，語順に基づいて文を理解できるレベル（語順ストラテジー）である．レベルⅢは，助詞に基づいて補文を含まない文を理解できるレベル（助詞ストラテジー・補文なし）である．レベルⅣは，助詞に基づいて補文を含む文を理解できるレベル（助詞ストラテジー・補文あり）である．

産生面は，意味役割の種類と数，補文の有無の組み合わせにより5段階で評価する．

⑤重度失語症検査[18]

重度失語症患者のコミュニケーションに関する残存能力を言語および非言語領域にわたって調べる．対象は，SLTAなどの失語症鑑別診断検査では床効果のために症状把握が困難な重度例である．重度失語症検査の構成は，導入部，PartⅠ（非言語基礎課題），PartⅡ（非言語記号課題），PartⅢ（言語課題）である．必要なPartだけ選んで行うことも可能である．

導入部では，発話または代償手段の使用能力を評価する．PartⅠでは，もっとも容易なレベルの非言語的能力の評価を行う．PartⅡは，ジェスチャー，描画能力，非言語的な意味理解に関する下位検査を含む．PartⅢでは，もっとも容易な

レベルの課題を用いて言語能力を評価する．

⑥実用コミュニケーション能力検査（日本語版）（Communication ADL Test：CADL）[19]

日常のコミュニケーションは，言語機能とともに，文脈の手がかりや非言語的な手段を利用する能力を必要とする．失語症鑑別診断検査は，それらの能力を評価するための項目は含んでいないため，必要な場合には検査を追加して行う．実用コミュニケーション能力検査は，日常のコミュニケーション活動の状態について情報を得るための検査である．

本検査の特徴は，病院の受診などの場面を想定し，模型を用いて，コミュニケーション活動を模擬的に行うことを求める点である．例えば，「自動販売機で切符を買う」などの課題は，自動販売機の模型を用意し，それを実際に用いて課題を行うよう指示する．

採点は実用性の有無を基準とし，身振りや，描画など非言語的な反応も評価の対象となる．総得点をもとに，コミュニケーションレベルを，1：全面援助，2：大半援助，3：一部援助，4：実用的，5：自立の5段階で評価する．それとともに，障害された機能を代償するために，どのようなコミュニケーションストラテジー（聞き返し，代償反応，自己修正，回避）を用いているかも評価する．

(3) 合併しやすい高次脳機能障害の掘り下げ検査

まず，スクリーニング検査や行動観察の中で，見当識，知的機能，行為，視覚認知，全般性注意，視空間性注意，記憶，構成などの合併をチェックする．

知的機能に関しては，訓練を進めるうえで特に重要であるため，保たれていることを確認する意味でも検査を行うことが必要である．非言語性の検査である日本版レーヴン色彩マトリックス検査[20]，WAIS-Ⅲ成人知能検査[21]の動作性下位検査（絵画完成，符号，積木模様，行列推理，絵画配列）が実施可能である．

失行（観念運動失行，観念失行，口腔顔面失行）

は左半球損傷で生じ，高い割合で失語症に合併する．したがって，これらが疑われる場合には精査が必要である．失行の検査においては，検査場面と日常生活場面では症状の現れ方が異なることに注意する．検査場面で物品使用の身振りには困難を示すが，日常生活場面での実物使用は問題なく行える患者も多い．このため，失行の評価は検査と日常の両場面について行う必要がある．失行（高次動作性障害）の包括的検査としては，標準高次動作性検査（Standard Performance Test for Apraxia：SPTA）[22] が知られている．また，WAB[4] は，失行に関する下位検査を含んでいる．

5）障害像の把握と訓練計画立案

評価のまとめに先立って，他の専門職や家族から必要な情報を収集する．看護師からは，病棟におけるADLやコミュニケーションについて情報を得る．理学療法士，作業療法士からは，身体機能や活動に関する情報を得る．臨床心理士からは，心理的な問題に関する情報の情報を得る．医療ソーシャルワーカーからは，家族．生活歴，職業歴のほか，医療，福祉サービスの利用などに関する情報を得る．

評価のまとめは，まず，ICFの枠組み［図1］[1] に沿って，機能障害，活動制限，参加制約における問題点を列挙する．また，訓練を行ううえでプラスになる点についても列挙する．次に，失語症のタイプおよび重症度，失語症以外の高次脳機能障害の有無，障害部位の大きさ，年齢などから予後を予測し，訓練の適応の有無を判断する．訓練の適応がある場合には，訓練方針と目標（長期，短期）を立案する．長期目標とは，数年先までを視野に入れた最終的な目標である．短期目標とは，1〜3か月先の達成を目指す目標である．訓練プログラムは，短期目標を達成するために，どのような内容を，どのぐらいの頻度で行うかを考える．

3 訓練

1）機能回復訓練の理論

（1）機能回復訓練の根拠

言語機能は，脳内の多数のニューロンがシナプスを介して結合したニューロン回路群によって営まれている．しかし，脳の言語に関わる領域が損傷を受け，シナプスの脱落，ニューロンの死が起こると，言語機能が侵される．

黒田[23] によれば，言語機能の回復は，①ニューロン回路群の再生と，②そのニューロン回路群を用いて機能の再構築を必要とする．言語訓練は，②の過程に働きかける役割を果たすものである．

（2）刺激法

①刺激法とは

Schuell[24] によって体系化された伝統的アプローチである．Schuellは，失語症を語彙や文法が失われた状態ではなく，それらの機能に破綻が生じた状態であると考えた．そして，言語機能の回復を促進する手段として，聴覚刺激を重視した．刺激法とは，刺激を系統立てて与え，課題を繰り返すことにより，その言語課題に対する効率を高める（促通効果を得る）方法である．

②刺激法の治療原則（失語症治療の6原則）[24]［表6］

第1原則は，「強力な聴覚刺激を使用する」である．ただし，聴覚刺激だけで反応が得られない場合には，視覚刺激などの併用（結合刺激の使用）が推奨される．

第2原則は，「適切な刺激を与える」である．適切な刺激とは，患者の脳の中に確実に届く刺激のことである．刺激が適切であったか，脳の中に届いたかは，患者の反応を通してしか判断することができない．したがって，適切な刺激とは，患者から反応を引き出すことができる刺激のことである．聴覚刺激だけで反応が得られない場合に，視覚刺激を併用することは，患者の脳内に届く適切な刺激を与える方法といえる．その他，語彙の使用頻度を統制することなども，反応を引き出す

ための方法である．

第3原則は，「刺激を反復して与える」である．失語症患者は，聴覚刺激を1回与えられただけでは理解が困難でも，複数回与えられると理解できるようになることが少なくない．また，聴覚刺激を1回与えられただけでは復唱が難しくても，複数回繰り返すうちに復唱ができるようになる場合もある．したがって，患者から反応を引き出すうえで最適な回数，刺激を反復して与えることが大切である．

第4原則は，「刺激に対する何らかの反応を患者から引き出す」である．患者が刺激に対して反応することは，脳が活動していることを意味する．したがって，訓練においては，患者から反応を引き出すことが必須である．また，患者の反応を通して，刺激が適切であったかどうかを判断することができる．

第5原則は，「反応は強制するのでなく引き出す」である．刺激が適切であれば，患者は強制しなくても自然に正しく反応することができるはずである．正しい反応が得られるようになったら，刺激を与える回数を減らすなどしてレベルを上げるとよい．刺激を統制することによって，無理を強いなくても，高いレベルの反応を引き出すことが可能である．

第6原則は，「誤反応を矯正するよりも刺激を与える」である．患者は誤りを指摘されても，修正できない場合がある．訓練においては，誤反応を指摘するよりも，適切な刺激によって正反応を引き出すことが大切である．

③刺激法に基づく訓練手続きの例

ⅰ）聴覚的理解力の訓練

基本の手続きは，聴覚刺激（音声）と対応する絵のマッチングである [図3]．単語レベルの訓練では，訓練者は訓練語を含む数枚の絵カードを患者の前に並べる．訓練者が訓練語を音声（聴覚刺激）で与え，患者はそれに対応する絵カードを選択肢の中から選んで指さす．

課題の難易度は，訓練語の親密度，使用頻度，心像性，選択肢の数，選択肢の意味的類似性（カテゴリーが同じ／異なる），選択肢の音韻的類似性などで調節する．選択肢の数が多く，意味的・音韻的に類似しているほど，課題の難易度は高くなる [図4]．

1回の刺激で正反応が得られない場合には，聴覚刺激を複数回与える．聴覚刺激のみで正反応が得られない場合には，視覚刺激を併用する．具体的には，訓練語を音声（聴覚刺激）で与える際に，同時に文字カード（視覚刺激）を提示する．

ⅱ）呼称訓練

基本の手続きは，絵カードの呼称で，刺激を与え正反応を引き出す．すなわち，目標語の音韻想起が自力で困難な場合に，刺激を与えて想

表6 刺激法の治療原則 [24]

第1原則	強力な聴覚刺激を使用する
第2原則	適切な刺激を与える
第3原則	刺激を反復して与える
第4原則	刺激に対する何らかの反応を患者から引き出す
第5原則	反応は強制するのでなく引き出す
第6原則	誤反応を矯正するよりも刺激を与える

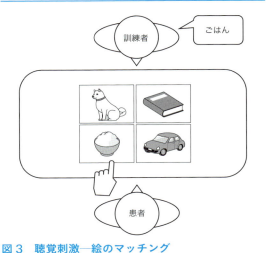

図3 聴覚刺激—絵のマッチング
絵カードの中から一枚を選択して指さす．

起を促す．復唱を求めることは，目標語の音韻そのものを与え，反応を引き出す手続きにほかならない．

刺激法に基づく訓練においては，復唱のほかに，キュー（ヒント）を与える方法がよく使われる．臨床でよく用いられる代表的なキューに，語頭音キューと意味キューがある．目標語が「雨」の場合を例にとると，語頭音キューは語頭の「あ」である．意味キューは「ザーザー降りの」などである．

(3) 遮断除去法（デブロッキング法）

①デブロッキング法とは

Weigl[25]が提唱した方法である．失語症では，聴覚的理解，呼称，読解，復唱，音読，書字などの言語様式により，障害の程度に差がみられることが多い．Weiglは，目標語や文について，ある言語様式（例：呼称）では正反応できなくても，比較的保たれた言語様式（あるいは，より良好な言語様式）（例：音読）を用いて正しく反応できると，その後の一定時間内は，それまで困難だった言語様式でも正反応することが可能になることを発見した．この現象は，ある言語様式でみられる障害は，その機能が失われたために生じたのではなく，その機能がブロックされた結果であることを示す．デブロッキング法とは，この考えに基づき，まず保たれた言語様式で正反応を引き出し，その後に障害された言語様式の反応を求めることによって，障害された言語様式の機能の活性化/促通を図る方法である．保たれた言語様式による反応（例：音読）は，その後の反応（例：呼称）の前に提示される刺激である．デブロッキング法では，保たれた言語様式（例：音読）での反応を，その後の障害された言語様式（例：呼称）での反応に対する前刺激という．

②言語様式の組み合わせ方

デブロッキング法においては，適切な前刺激を選択できるか否かによって訓練の成否が決まる．前刺激とする言語様式は，良好に保たれ，デブロッキング不要の目標とする言語様式と関連をもつことが必要である．呼称の改善を目的とする場合，前刺激とする言語様式は，音声表出という点で共通する復唱や音読などが候補として考えられる．種村[26]は，仮名音読，漢字音読，復唱が，呼称を促進し得ることを実験的に示している．呼称訓練においては，仮名音読，漢字音読，復唱のうち良好に保たれているものを選択する．

デブロッキング法には，単一デブロッキングと連鎖デブロッキングがある．単一デブロッキングでは，1つの障害された言語様式と1つの良好な言語様式を組み合わせる方法を用いる．一方，連鎖デブロッキングでは，目標とする言語様式と保たれた言語様式を組み合わせるだけにとどまらず，複数の言語様式を順に組み合わせる方法を用いる．例えば，呼称障害が明らかであるが，読解，音読は比較的保たれている患者の場合，呼称の前刺激として音読を用いることができる．音読に対して

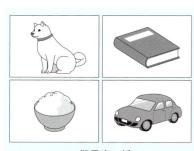
a．難易度：低い

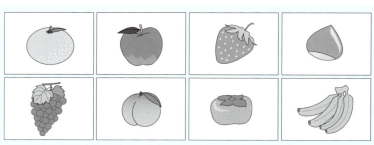
b．難易度：高い

図4 課題の難易度の統制
選択肢の数が多く，意味的に類似しているほど，課題の難易度は高い．

は，前刺激として読解を考えることができる．患者が課題を行う順序は，読解，音読，呼称である．連鎖デブロッキングは，複数の言語様式の機能の促通を可能にする方法である．

③デブロッキング法に基づく訓練手続きの例（呼称訓練）

失語症では，呼称に比べて聴覚的理解力が保たれていることが多い．この場合，①音声と絵のマッチング，②復唱，③呼称のように保たれた言語様式と，目標とする言語様式を組み合わせた連鎖デブロッキングの方法を用いることができる．具体的には，まず，訓練者が訓練語を音声（聴覚刺激）で与え，患者はそれに対応する絵カードを選択肢の中から選んで指さす．次に，訓練語の復唱を行う．そして，復唱がスムーズにできるようになったら，その後に呼称の手続きを行う．

(4) 機能再編成法
①機能再編成法とは

Luria[27]によって提唱された方法である．機能再編成法とは，大脳皮質の損傷によって消失した機能を代償するために残存機能を活用する方法である．

患者が病前に用いていた方略を用いることが困難な場合に，新たな方略を獲得させることを目的とする．したがって，良好な残存機能があること，新たな利用法の学習能力（知的能力）が保たれていることが適用の条件となる．ただし，新たな方略を獲得できたとしても，本来の方略に比べると，効率の面では劣ることが多い．

②機能再編成法に基づく訓練の進め方

前述の通り，機能再編成法においては，残存機能を用いることが重要である．まず，どの機能が障害され，どの機能が残存しているのかを明らかにする．次に，消失した機能をどのように残存機能を用いて実現させるかを考える．目標とする機能を，残された機能を用いて代償するためには，スモールステップで（段階を踏んで）進めることが重要であり，各ステップを考える必要がある．

③機能再編成法に基づく訓練の例
ⅰ）キーワード法による仮名1文字の書字訓練

キーワード法による仮名1文字の書字訓練[28-30]が代表的である．失語症患者は，仮名1文字の書取において，音に対応する文字の想起に困難を示すことがある．キーワード法とは，音から文字を直接想起する方略（通常の方略）を用いることが困難な患者に対して，キーワードを介した新たな方略（迂回方略）を身につけさせる方法である．鈴木によると，キーワード法を用いて仮名1文字を書く過程は，①音からキーワードを想起する，②そのキーワードの意味を想起する，③キーワードの文字を想起する，④キーワードの仮名1文字を書字するの4ステップからなる [図5][31]．

キーワード法には，物井ら[28]，柏木ら[29]，鈴木ら[30]の3種類の方法がある．3種類の方法は，いずれも前述の①〜④のステップからなる点は同じであるが，キーワードの設定の仕方が異なる．物井ら[28]の方法は，キーワードに

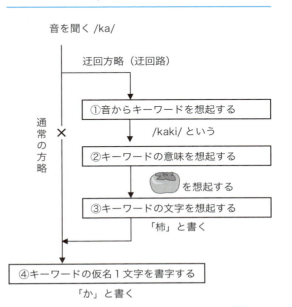

図5　キーワードを介した迂回方略（迂回路）を用いる仮名1文字の書取[31]
（文献31より一部改変）

仮名単語（例：か→かき）を設定する方法である．この方法は，意味をもたない仮名1文字は困難であるが，意味をもったまとまりの単語を書くことが，ある程度可能な失語症患者に適応可能である．言い換えると，仮名単語が全く書字できない患者には適応できない．柏木ら[29]の方法は，キーワードに漢字単語（例：か→柿）を使用する方法である．漢字書字は比較的良好であるが，仮名書字が困難な患者に対して適応できる．鈴木ら[30]の方法は，単音節の漢字単語のキーワード（例：蚊）とヒント（例：蚊取り線香）を設定するものである．

ⅱ）漢字書字を用いた呼称訓練

宇野ら[32]による漢字書字を用いた呼称訓練も，機能再編成法の考え方に基づく訓練として知られている．

通常，呼称は絵をみて，それに対応する音韻を想起し，発話することで実現される．しかし，患者によっては，刺激法やデブロッキング法に基づく訓練を行っても，促通効果が得られない場合がある．一方，音読は良好で，漢字書字がある程度可能なことが多い．宇野ら[32]の漢字書字を用いた呼称訓練は，漢字による書称能力を向上させ，良好な音読と組み合わせて，漢字書字→音読の迂回路を形成することで発話を可能にするものである．

(5) プログラム学習法

①プログラム学習法とは

オペラント条件づけの理論に基づく，何かを学習する際に一般的に用いることができる原則である．もともとは教育の分野で開発されたものであるが，1960年以降，失語症訓練に適用されるようになった[33]．

②失語症訓練への適用

プログラム学習法では，開始から最終目標に至るまでの過程を，スモールステップに分けて進める．プログラムのステップは，次第に難しくなるように設定し，1つのステップが達成基準に達したら，次のステップに進むようにようにし，最終的な目標行動に漸近的に接近させる．

プログラムの作成・実施にあたっては，ステップごとに，課題，刺激，反応，強化を明確に定める．強化については，肯定的なことばかけや頷きなどを用いることが一般的で，直後に与えることが基本である．また，不適切な反応は強化を与えないことで消去を図る．どのような反応を正反応として許容するかの基準，正反応が何％を達成の基準とするかも定めておく．

(6) 認知神経心理学的アプローチ

①認知神経心理学的アプローチとは

1970年代後半から英国を中心に発展してきたアプローチである．失語症を認知心理学的な言語モデルの中の一部の機能単位や経路が障害された状態であると仮定して，言語治療を行う．

失語症臨床でよく用いられる言語モデルの一つに，単語の情報処理モデル[7, 8]がある [図6]．このモデルに従うと，単語の聴覚的理解の過程は［音声→聴覚分析システム→聴覚入力辞書→意味システム］である．音声は，まず［聴覚分析システム］にて処理が行われ，語音認知がなされる．次に，［聴覚入力辞書］にて，語彙・非語彙の判断がなされる．そして，ここで語であると判断された場合には［意味システム］へのアクセスが行われ，［意味システム］が活性化することで理解が成立する．図6のモデルにおいて，呼称の過程は［絵→視覚分析→意味システム→音声出力辞書→音素レベル→音声］である．絵を［視覚分析］で分析し，［意味システム］が活性化することで物体の認知がなされる．次に，［音声出力辞書］にアクセスし正しい語彙を選択し，［音素レベル］において音韻の選択・配列がなされ，発話が行われる．また，同じモデルにおいて，復唱の過程は，複数の経路があるが，意味を考えながら語を復唱する場合の経路は［音声→聴覚分析システム→聴覚入力辞書→意味システム→音声出力辞書→音素レベル→音声］である．復唱には，語の意味を考えずにオウム返しする場合の［音声→聴覚分析システム→聴覚入力辞書→音声出力辞書→音素レベル→音声］の経路や，意味のない語をそのまま発話する場合の［音声→聴覚分析システム→音素レ

ベル→音声］の経路もある．

聴覚的理解，呼称，復唱のいずれも，複数の機能単位や経路を経て実現される．したがって，どこに問題が生じたかによって，症状の現れ方が異なる．図6のようなモデルを用いることで，症状特徴の違いを，障害されている機能単位や経路の違いとして同定することができる．したがって，認知神経心理学的アプローチでは，検査によって，障害された機能単位・経路，保たれた機能単位・経路を同定し，障害の発現機序を明らかにすることに重点がおかれる．訓練は，どの機能単位や経路を用いて，障害を回復させるかについての仮説に基づいて行われる．

②**認知神経心理学的アプローチの手順**

以上に述べた通り，認知神経心理学的アプローチでは，それぞれの患者の症状の発現機序を言語の情報処理モデルにあてはめ，どの機能単位や経路が障害され，どの機能単位や経路が保たれているかを同定することが重要である．TLPA[7] やSALA[9] は，図6のようなモデルの機能単位や経路を評価する目的で作られた検査である．次に，障害および回復メカニズムについての仮説を立てる．障害が重度でなく，正反応が得られるものの浮動的である場合には，機能単位や経路が消失はしていないが破綻している状態と推測される．一方，障害が重度であり，一貫して正反応が得られない場合には，機能単位や経路が消失した可能性が疑われる．これらを踏まえて訓練の方法を立案し，実施する．訓練実施後は，効果を確認する．

③**訓練の考え方**

呼称において，障害が重度ではなく，機能単位および経路そのものの改善が期待できる場合には，刺激法やデブロッキング法などに基づく訓練が有効である．例えば，失語症の呼称障害は，図6の［意味システム→音声出力辞書］の経路の障害に起因する場合が多い．訓練にあたっては，どのような方法を用いて，この経路を活性化させるかを考えることが重要になる．

復唱について，語の意味を考えながら行う場合の経路を考えてみると，呼称と共通する［意味システム→音声出力辞書］の部分を含む．同様に，語の意味を考えながら行う音読の経路は，［文字→視覚分析システム→視覚入力辞書→意味システム→音声出力辞書→音素レベル→音声］であり，呼称と共通する［意味システム→音声出力辞書］の部分を含む．したがって，復唱や音読を行うこ

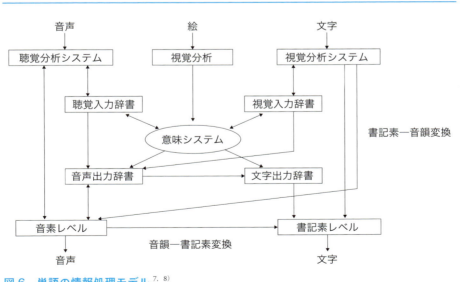

図6　単語の情報処理モデル[7, 8]

とは，［意味システム→音声出力辞書］の経路を活性化させる効果をもち，呼称改善の効果が期待できる．

障害が重度で，機能単位および経路そのものの消失が推測される場合には，保たれた経路を代償的に用いることを考える必要がある．例えば，失語症の中には，［聴覚分析システム］が重度に障害され，語音認知が困難なものが存在する．しかし，［聴覚分析システム］の修復は困難であることが多く，語音認知の障害は改善しにくい．この場合，聴覚経路の障害を，視覚経路によって代償することなどを考えなくてはならない．

2）語彙訓練

語彙とは，ある言語を話す人の用いる単語の総体である．語彙障害は，単語操作の障害で多くの失語症患者に認められる．近年，語彙障害に対する訓練は，認知神経心理学的モデルに基づいて行われることが多い．単語の情報処理モデル［図6]8) に基づく語彙訓練の代表的な手続きについて，以下に述べる．

（1）聴覚的理解訓練

単語の情報処理モデル［図6］に従うと，単語の聴覚的理解の過程は［音声→聴覚分析システム→聴覚入力辞書→意味システム］である．失語症例の聴覚理解障害は，［聴覚入力辞書］から［意味システム］の間の経路の障害に起因することが多い．すなわち，語の音韻形式を意味と結びつけることが困難な状態である．このような障害に対しては，刺激法やデブロッキング法の考えに基づく訓練が有効なことが多い．

①音声と絵のマッチング

［聴覚入力辞書］から［意味システム］の間の経路の障害に対する訓練の基本は，音声と絵のマッチングである．これは，訓練語の音韻形式を意味と結びつける訓練で，刺激法に基づくアプローチといえる．

訓練の基本的な進め方を表7に示す．訓練者は数語の訓練語を決定し，絵カードを用意する．絵カードを患者の前に並べ，訓練者は訓練語を一つずつ口頭で提示し，患者に対応する絵カードを指さすよう求める．正反応に対して正のフィードバックを与え，正反応が得られない場合には，再度，訓練語を口頭で提示する．

②結合刺激（音声＋文字）と絵のマッチング

音声（聴覚刺激）のみで正反応が得られない場合の訓練方法である．前述の音声と絵のマッチング訓練と異なる点は，文字（視覚刺激）を同時に用いる点である．訓練語の提示を，口頭と文字カードの両方で行う．

この手続きで正反応が得られるようになったら，文字を取り去り，音声のみでの正反応を目指す．

（2）呼称訓練

単語の情報処理モデル［図6］に従うと，呼称の過程は［絵→視覚分析→意味システム→音声出力辞書→音素レベル→音声］である．失語症患者の中には，［意味システム］から［音声出力辞書］の間の経路の障害のために，語の意味に対応する

表7　音声と絵のマッチング訓練

1. 語彙の選定	①訓練語彙を選定する．以下の変数を操作し，難易度を設定する ・訓練語数 ・親密度，心像性，頻度 ・訓練語の意味的・音韻的類似性 ②達成基準を定める	
2. 訓練実施	①	絵カードをすべて患者の前に並べる 目標語を音声提示し，絵カードを指さすよう求める
	②	正反応：正のフィードバックを与え，反応を強化する 誤反応：再度，訓練語を音声で提示し，絵カードの指さしを求める（再刺激）
3. 結果の分析	訓練結果を分析する．達成基準と正答率を照らし合わせて，難易度および手続きが適切であるかを判断する	

音韻形式を想起することが困難なものが多く存在する。このような患者に対しては，刺激法やデブロッキング法の考えに基づき，障害された経路を活性化する訓練を行うことが一般的である。また，音韻性錯語が目立つ患者がいるが，その原因として［音素レベル］の障害が考えられる。このような患者に対しては，音韻の選択，配列に焦点をあてた訓練を行い，［音素レベル］の機能を改善させる。

①［意味システム］から［音声出力辞書］の経路の障害

i ）復唱を用いた呼称訓練（音声刺激訓練）

発話を促すために，一般的に用いられてきた方法である[34]。訓練の基本的な進め方を表8に示す。

まず，音声と絵のマッチングを行わせる。続けて訓練語を復唱するよう求める。この手続きは複数の言語様式を用いて，音声言語の経路を全般的に活性化するものである。音声と絵のマッチングの後に行う復唱は，意味理解を伴ったものであり，呼称と共通する［意味システム］から［音声出力辞書］の経路を用いて行われる。復唱によってこの経路を賦活する。

これら一連の手続きの後に，絵カードを1枚ずつ提示して呼称を求め，促通効果を確認する。

ii ）音読を用いた呼称訓練

文字単語の読解，音読が比較的保たれている患者に適した訓練法である。保たれている音読によって呼称の改善を図る。

まず，文字と絵のマッチングを行わせる。すなわち，訓練者は絵カードを患者の前に並べ，訓練語を文字で提示し，対応する絵カードを指さすことを求める。次に，文字の音読を求める。この際の音読は，語の意味を理解した後に，呼称と共通する［意味システム］から［音声出力辞書］の経路を用いて行われる。音読の手続きは，この経路を賦活し，呼称を改善させる意味をもつ。

それらの手続きの後に，絵カードを1枚ずつ提示して呼称を求め，促通効果を確認する。

②［音素レベル］の障害

i ）仮名文字の語構成訓練

呼称における誤りの大半が音韻性錯語の患者を対象とする訓練法である。田中[35]は，仮名文字の語構成訓練を考案し，［音声出力辞書］と［音素レベル］が障害された伝導失語患者に実施し，有効性を報告している。

田中[35]の方法では，絵カードと平仮名1文字カード（訓練語を構成する平仮名1文字とダミーの平仮名1文字）を提示し，文字カードを選択，配列して，絵に対応する語を構成するよう求める。具体例としては，訓練語が「さかな」の場合，魚の絵カードと，「か」「せ」「な」「ね」「さ」「け」の平仮名1文字カードを提示し，それらの中から適切なものを選択・配列して，絵の名称を構成させる。患者が誤った場合には，正答を教える。次に，構成した仮名単語の音読

表8　復唱を用いた呼称訓練

1. 語彙の選定	①訓練語彙を選定する。以下の変数を操作し，難易度を設定する ・訓練語数 ・親密度，心像性，頻度 ・モーラ数 ・訓練語の意味的・音韻的類似性 ②達成基準を定める		
2. 訓練実施	①	音声と絵のマッチング，復唱	
	②	呼称	正反応：正のフィードバックを与え，強化する 誤反応：キューを与え，正反応を引出す
3. 結果の分析	呼称の正答率を分析し，達成基準と照らし合わせて，難易度および手続きが適切であるかを判断する		

を求める．そして，これらの手続きをすべての訓練語について行った後に，絵カードを1枚ずつ提示して呼称を求め，訓練効果を確認する．

3) 構文訓練

失語症患者は，統語機能の障害によって，文の理解，産生に障害を示すことが多い．わが国では，藤田による構文訓練[36, 37]がよく知られている．この訓練の適応となるのは，理解訓練については物品名の理解が80%以上の患者で，産生訓練については物品名の呼称が30語以上可能な患者とされている．

(1) マッピング障害とは

構文の理解障害，産生障害は，様々な要因によって生じ得るが，文法役割（主語，目的語など）と意味役割（動作主，対象など）を結びつけることができないために生じる場合がある．マッピング障害とは，このような文法役割と意味役割を関係づけることの障害を指す[36, 37]．

以下に述べる藤田による構文訓練[36, 37]は，マッピング障害に対する訓練法である．

(2) 構文訓練の進め方

まず，訓練の対象とする文型を決めることが必要であり，失語症構文検査によって理解障害および産生障害のレベル（レベルⅠ：意味ストラテジー，レベルⅡ：語順ストラテジー，レベルⅢ：助詞ストラテジー・補文なし，レベルⅣ：助詞ストラテジー・補文あり）を明らかにし，そのレベルにあった文型を課題にする．

(3) 構文訓練の手続き[36, 37]

①一般的な方法

ⅰ）聴覚的理解訓練

文（音声）と絵のマッチング訓練が一般的である．まず，訓練で用いる構造の文と絵カードを用意する．1回の訓練では，動作主，対象など，意味の解読を求める部分が互いに異なる4文を1セット［表9］とし，それに対応する絵カードを用意する．口頭で文を提示し，絵カードの指さしを求める．

音声のみで正反応が得られない場合は，文字

カードを同時に提示する．

ⅱ）産生訓練

訓練で用いる構造の文と絵カードを4文を1セットとして用意する．まず，文を音声で提示し，絵カードの指さしを求める．続けて，復唱するよう求める．これらを4文すべてについて行う．その後，絵カードを1枚ずつ提示し，文発話を求める．

文の復唱が困難な患者の場合は，文字を併用する．その場合は，まず，文を音声と文字で提示し，絵カードの指さしを求める．次に，文字カード（名詞，動詞，助詞を別々に書いたカード）を並び替えて文を構成させる．続けて，構成した文を音読させる．

②マッピング訓練

文法役割（主語，目的語など）と意味役割（動作主，対象など）を結びつける過程に焦点をあてた訓練である．前述の一般的な方法では改善が得られないようなマッピング障害が重度の患者に対して有効であるとされる．

ⅰ）聴覚的理解訓練

訓練で用いる構造の文は，4文を1セットとする．絵カードを4枚を並べ，音声で文（例：お父さんが本を読んでいる）を提示する．まず，述語を同定させる．具体的には，「どうしていますか」のように質問し，「読んでいる」を求める．次に，主語，目的語を同定させる．具体的には，「誰が読んでいますか」「何を読んでいますか」のように質問し，「お父さん」「本」を求める．これらの手続きの後に，絵カードの指さしを求める．

これらの手続きが困難な場合には，文字を併

表9 動作主，対象が異なる文（4文1セット）の例 [35, 36]

	動作主	対象	
1	お父さんが	本を	読んでいる
2	お父さんが	新聞を	読んでいる
3	子どもが	本を	読んでいる
4	子どもが	新聞を	読んでいる

用した訓練を用いる．この場合，まず，文を音声と文字で提示し，述語，主語，目的語を同定させる際に，文字カードの該当する部分を示すようにさせる．

ⅱ）産生訓練

訓練対象の文に対応する絵カードを1枚ずつみせながら，音声で文（例：お父さんが本を読んでいる）を提示する．はじめに，述語を同定させる．具体的には，「どうしていますか」のように質問し，発話（例：読んでいる）を求める．次に，主語，目的語を同定させる．具体的には，「誰が読んでいますか」「何を読んでいますか」のように質問し，文での発話（例：お父さんが読んでいる，お父さんが本を読んでいる）を求める．これらの手続きの後に，絵カードを提示し，文での発話を求める．

4）コミュニケーション能力向上訓練の理論と実際

(1) 実用コミュニケーション中心の治療法

失語症患者において，言語検査に示される言語機能と日常のコミュニケーション能力が必ずしも一致しないことが知られている．実用的コミュニケーション能力改善へのアプローチは，言語形式の正確性よりも，コミュニケーションの有効性を高めることに重点をおいている．

綿森ら[19]による実用コミュニケーション中心の治療法の原則は，以下の通りである．第1は日常性の原則で，訓練では日常生活活動を課題として用いることが強調される．訓練は，絵カードではなく，実際の物品を用いて行う．第2は伝達性重視の原則で，言語のみでなく，非言語的な手段も含めたコミュニケーション能力の向上を重視する．第3はストラテジー活用の原則である．患者にとってもっとも適切なコミュニケーションの手段を見出し，それを効果的に用いることができるよう強化し，文脈を利用したコミュニケーションストラテジーを身につけさせることが重視される．第4は交流重視の原則である．自然な状況の中で，患者からの自発的なコミュニケーションを引き出すようにする．フィードバックも生活の中で一般的に用いられるような方法を用いる．

(2) PACE（Promoting Aphasics Communicative Effectiveness）[38]

Davisら[38]によって開発された訓練法である．自らのコミュニケーション能力を最大限に伸ばすことを目標とする．

① PACEの4原則 [表10][38]

第1原則は，「新しい情報の交換」である．患者が送信者，訓練者が受信者の場合には，患者は訓練者がまだ知らない情報を伝達する．

第2原則は，「コミュニケーション手段の自由な選択」である．患者は，情報を伝達する際に，どのコミュニケーション手段を用いても，同時にいくつの手段を用いてもよい．また，特定の手段をどのように用いても構わない．訓練者は，患者に対して，特定の伝達手段を使うよう指示を与えたりはしない．

第3原則は，「会話における対等な役割分担」である．訓練者と患者は，伝達内容の送信者，受信者として役割交換を行う．訓練者が送信者の役割の際には，様々な伝達手段を使用してモデルを示す．

第4原則は，「コミュニケーションの充足性に基づいたフィードバック」である．受信者は，発信者が伝えようとした内容をどの程度理解できたかをフィードバックする．言語形式の正確さよりも，内容が伝わったかどうかを重視する．

② 訓練手続き

訓練者は伝達内容が示された絵カードを，できるだけ多く用意する．絵カードは，物品絵，動作

表10　PACEの4原則[38]

第1原則	新しい情報の交換
第2原則	コミュニケーション手段の自由な選択
第3原則	会話における対等な役割分担
第4原則	コミュニケーションの充足性に基づいたフィードバック

絵，情景画などを用いることができる．このうち，物品絵がもっとも単純で伝達が容易であり，情景画は複数の物品を含み伝達が難しい．絵カードの内容は，患者のコミュニケーション能力に合わせて選ぶ．

訓練では，選択した絵カードは，机のうえに裏返して積み重ねる．患者と訓練者は交互に，裏返しの絵カードの中から1枚を相手にみえないようにとり，その内容を相手に伝達する．絵カードの枚数が多ければ多いほど，選ばれた1枚を推測することが困難になるため，第1原則（新しい情報の交換）に忠実な訓練を実施することができる．

絵カードの内容を相手に伝達する手段は，発話のみでなく，書字，ジェスチャー，描画など，何を使ってもよいことを伝える（第2原則：コミュニケーション手段の自由な選択）．患者と訓練者は，情報の発信者と受信者の役割を交互に行う（第3原則：会話における対等な役割分担）．訓練者が発信者の場合には，ジェスチャー，描画など，患者に使用を促したい手段を使ってみせる．すなわち，訓練者が患者にモデルを示してみせる．

発信者の情報伝達に対して，受信者は伝わったか否かのフィードバックを行う（第4原則：コミュニケーションの充足性に基づいたフィードバック）．例えば，患者が送信者で，「蕎麦」を伝えようとする場合，正確にジェスチャーしたならば，「わかりました．蕎麦ですね」とフィードバックする．ジェスチャーがほぼ理解可能であるが正確ではない場合には，「蕎麦ですか」のようにフィー

ドバック（質問）し，それに対する正誤の伝達を求める．ジェスチャーが不明確な場合には，「何か，食べるものですよね？もう少し詳しく教えてください」のようなフィードバックを与える．受信者が理解できないことをフィードバックすることによって，送信者に別の表現や手段の使用を求める．

③評価方法

PACE の評価は，患者が送信者となった場合の情報伝達の成功度に基づいて，表 11 のような5段階[38]で行われる．

5 点は，最初の試行でメッセージを伝達できた場合に与える．4点は，最初の試みでは十分にメッセージを伝達できなかったが，受信者が一般的なフィードバックをするだけで，その後の試みでメッセージを伝達できた場合に与える．一般的なフィードバックとは，わからなかった旨を伝えること（例：よくわかりませんでした）や，メッセージを確認すること（例：それは蕎麦ですか）を指す．3点は，受信者が特定のフィードバックをすることによって，メッセージの伝達がなされた場合に与える．特定のフィードバックとは，メッセージを推測するために質問すること（例：それは食べ物ですか），他の伝達手段を用いるように促すこと（例：絵に描いてもらえますか），他の表現の仕方を求めること（例：この部分をもう少し詳しく描いてもらえますか）を指す．2点は，受信者から一般的および特定のフィードバックが与えられても，メッセージの伝達が部分的である場合に与える．1点は，受信者から一般的および特定のフィードバックが与えられ，送信者が伝えよう

表 11　情報伝達度の評価尺度[38]

評価点	伝達の成功度
5	最初の試行でメッセージを伝達できる
4	受信者の一般的なフィードバックの後にメッセージを伝達できる
3	受信者の特定のフィードバックの後にメッセージを伝達できる
2	受信者の一般的および特定のフィードバックの後にメッセージの一部を伝達できる
1	受信者と送信者が努力してもメッセージを伝達できない
0	メッセージを伝達しようとしない
U	評価不能

と努力したにもかかわらず，メッセージを伝達できなかった場合に与える．0点は，送信者がメッセージを伝えようとしない場合である．

(3) 拡大・代替コミュニケーション（Augmentative and Alternative Communication：AAC）

米国言語聴覚協会（American Speech-Language-Hearing Association：ASHA）によれば，AACとは「音声および文字言語の表出・理解に重度の障害がある人々の，一次的あるいは持続的な機能障害・活動制限・参加制約を補償するための研究的，臨床的，教育的実践の領域」である[39]．

①ジェスチャー，描画

コミュニケーションの手段を発話に限定せず，非言語的伝達手段の習得および積極的な使用を目ざす．非言語的伝達手段の代表的なものとして，ジェスチャーと描画がある．

ジェスチャー訓練は，Helm-Estabrooks らによる VAT（Visual Action Therapy）[40] が代表的である．VAT は，ジェスチャーの表出を体系的に訓練するプログラムである [表12]．開始から最終目標に至るまでを，3つのレベル（レベルⅠ～Ⅲ）に分け，さらに各レベルがスモールステップ（レベルⅠ：12ステップ，レベルⅡ：6ステップ，レベルⅢ：6ステップ）に分けられている．

②コミュニケーションブック

失語症患者のAACツールとして，日常生活の中で用いるものの絵，写真などを1冊のノートにしたコミュニケーションブックが一般的である．

コミュニケーションブックについては，患者が自主的に使用するには至らないことが少なくない．したがって，コミュニケーションブックの使用そのものを指導し，生活場面での使用を促すことを行う．また，患者本人だけでなく，家族や関連スタッフが，コミュニケーションブックの有効性を理解し，それを用いた意思疎通の方法を身に付けることが重要である．そのため，コミュニケーション相手となる家族や関連スタッフに対する指導が大切である．

5）発語失行の訓練

非流暢タイプの失語症は，発語失行を伴うことがほとんどである．発語失行の訓練の原則および実際については，「第12章 C．3．訓練」（262頁）で解説する．本章では，失語症と発語失行が合併した場合の訓練の考え方について述べる．

①失語症が重度の場合

失語症の中核症状である喚語障害が重篤で，反応の大半を無反応が占め，語性錯語もみられる場合には，構音・プロソディが改善しても，自発話の改善にはつながらない．したがって，失語症が重度の患者の訓練では，喚語障害を改善させることを優先し，いくつかの喚語が可能になってから発語失行に対してアプローチする．

②失語症が中等度～重度の場合

失語症，発語失行がともに中等度～重度の場合，両者ともに訓練する必要がある．患者の発話による伝達能力の低下に，喚語障害と発語失行のどちらが大きく影響しているのかを考え，両者の訓練の比重を考えることが重要である．

③失語症が軽度の場合

失語症が軽度で，発語失行が重度の患者の場合，コミュニケーションにおける問題の中心は構音・プロソディの障害である．このような患者に対しては，発語失行に対する訓練を主体とし，失語症に対する訓練を並行させる．

4 各種支援

1）心理的支援

失語症は，発症前にあたり前のように行っていた言語活動を困難にするもので，患者に否定的な感情をもたらす．また，家族も同様に心理面の安定を保つことが困難な状況におかれる．したがって，失語症の言語治療において，患者および家族の心理的支援は不可欠である．

発症直後は，患者は自己の状態を理解できず，

199

家族やスタッフとの意志疎通もうまく行えない混乱の中にある．患者のこのような状態に対しては，様々な手段を用いて状況の理解を促すとともに，意思疎通をはかるためにどのような方法がもっとも有効であるかを探索する．また，発症直後は，患者のみでなく，家族も不安を抱え混乱の中にある．家族に対しては，パンフレットなどを用いて失語症について説明し，患者とのコミュニケーションのとり方を指導することで，漠然とした不安や混乱を軽減できるよう働きかける．

回復期は，急性期に比べると，患者，家族ともに障害を理解できるようになるものの，不十分な場合も少なくない．家族が患者にとってわかりやすいようにと，子どもに対するようなことばづかいをすることなどは，患者の自尊心を傷つけることになる．家族が患者の所持品に平仮名で氏名を書くことも，自尊心を損なう対応の一つである．このような問題を生じさせないためには，継続して適切なコミュニケーションのとり方を指導することが大切である．さらに，回復期において大きな問題となるのは，患者の障害に対する否定的な感情である．訓練においては，成功経験を重ねることで自信をもたせ，希望をもつことができるようにする．また，内容やレベルの設定に注意を払い，患者が無力感を抱いたり，落胆したりすることのないようにする．訓練課題を行うと同時に，

表12　VAT（Visual Action Therapy）の手続き[40]

レベル	ステップ		内容
レベルⅠ	ステップ1	トレース	①白紙の上においた患者の手の輪郭を書いてみせる
			②患者が白紙の上においた訓練者の輪郭を書くのを援助する
			③患者が白紙の上においた物品の輪郭を書くのを援助する
			④患者に物品を渡し，対応する線画のところにおかせる
	ステップ2	絵カード（大）のマッチング	①物品を手渡し，対応する絵カード（大）の上におかせる
			②絵カード（大）を手渡し，対応する物品の上におかせる
			③絵カード（大）をみせて，対応する物品を指さしさせる
			④物品をみせて，対応する絵カード（大）を指さしさせる
	ステップ3	絵カード（小）のマッチング	①物品を手渡し，対応する絵カード（小）の上におかせる
			②絵カード（小）を手渡し，対応する物品の上におかせる
			③絵カード（小）をみせて，対応する物品を指さしさせる
			④物品をみせて，対応する絵カード（小）を指さしさせる
	ステップ4	物品の操作（物品とプロンプト使用）	
	ステップ5	動作絵による命令に従う（教示）（物品とプロンプト使用）	
	ステップ6	動作絵による命令に従う（物品とプロンプト使用）	
	ステップ7	ジェスチャーの見本（物品使用）	
	ステップ8	ジェスチャーの理解（物品使用）	
	ステップ9	ジェスチャーの表出（教示・援助あり）（物品使用）	
	ステップ10	ジェスチャーの表出（物品使用）	
	ステップ11	隠された物品に関するジェスチャーの見本（物品使用）	
	ステップ12	隠された物品に関するジェスチャーの表出（物品使用）	
レベルⅡ	レベルⅠのステップ7～12の物品を動作絵に置き換える		
レベルⅢ	レベルⅠのステップ7～12の物品を絵カード（小）に置き換える		

教材：8つの物品（剃刀，電話，コップ，おもちゃのピストル，ノコギリ，かなづち，ドライバー，黒板消し）
　　　プロンプト（操作・ジェスチャーを促す物品）（木片，釘のささった木片，ネジのささった木片，石板）
　　　8枚の大サイズの絵カード（色つき線画）
　　　8枚の小サイズの絵カード（色つき線画）
　　　8枚の動作絵カード
（文献40をもとに作成）

患者の気持ちを聞くことに十分な時間を割くよう努めることが大切である.

維持期には,患者が自信をもてず,他者との交流を避け,引きこもりがちになることが問題となる.患者が楽しみながら積極的に取り組める活動を提案し,家族以外の他者とコミュニケーションできる場を紹介する.失語症友の会は,患者にとっても,家族にとっても,励まし合い,支え合う仲間を作ることができる貴重な場である.また,患者が失語症友の会などに参加し役割を果たすことは,自身の存在価値を確認し,自己肯定感を高めることにつながる.

2) 生活・社会面の支援

失語症のリハビリテーション（リハ）の目的は,患者が家庭や社会の中で様々な活動に参加し,生きがいを感じながら生活できるようにすること,すなわち,生活の質を高めて行くことである.

この目的を達成するために,まず目標とするのは,家庭への復帰である.急性期から回復期の病院での言語訓練を終え自宅退院する際には,家庭で行える家事の提案や,自主的に取り組むことができる課題の指導を行う.

患者の生活を考えた場合に,社会資源に関する情報の提供が非常に重要である.失語症患者が利用可能な社会資源は,障害者自立支援法に基づくサービスと,介護保険制度に基づくサービスである.介護保険制度に基づくサービスには,通所リハ,訪問リハなどが含まれる.患者はこのようなサービスを利用することで,家庭の外に活動の場を得ること,および家族以外の人と交流する機会をもつことができる.

患者の社会参加の支援の中には,病前からの趣味のサークルへの参加を促すことや,興味や価値観に合った新たな活動を提案するなども含まれる.その他,失語症友の会などに関する情報を提供し,参加を促す.

復職を目標とする患者に対しては,高次脳機能全般に関する評価を行い,職務を遂行するうえで問題となることがないかを検討する.問題が予想

される場合には,代償手段の利用や環境設定を提案する.また,必要な場合には,職場に対して患者の状態の説明を行う.以上の支援は,適切な内容が,適切な時期に行われる必要があり,他職種と連携しながら行うことが大切である.

文献

1) 国際保健機関：ICF 国際生活機能分類－国際障害分類改訂版,中央法規出版,2002,pp9-18.
2) 阿部晶子：言語面の情報.標準言語聴覚障害学　失語症学（藤田郁代,立石雅子編）,第2版,医学書院,2015,pp174-175.
3) 日本高次脳機能障害学会 Brain Function Test 委員会：標準失語症検査マニュアル,改訂第2版,新興医学出版社,2003.
4) WAB 失語症検査（日本語版）作製委員会：WAB 失語症検査－日本語版,医学書院,1986.
5) 笹沼澄子・他：老研版 失語症鑑別診断検査（D.D.2000）,千葉テストセンター,2000.
6) 日本高次脳機能障害学会 Brain Function Test 委員会：標準失語症検査 補助テスト（SLTA-ST）,新興医学出版社,1999.
7) 藤田郁代・他：失語症語彙検査－単語の情報処理の評価―,エスコアール,2000.
8) Ellis AW, Young AW：Human cognitive neuropsychology,Lawrence Erlbaum Associates, 1988.
9) 藤林眞理子・他：SALA 失語症検査―Sophia Analysis of Language in Aphasia―,エスコアール,2004.
10) 藤田郁代,三宅孝子：新版 失語症構文検査,千葉テストセンター,2016.
11) 宇野　彰監修：標準抽象語理解力検査,インテルナ出版,2002.
12) Howard D, Patterson K：Pyramids and palm trees：A test of semantic access from words and pictures, Thames Valley Test Company, 1992.
13) 笹沼澄子：Token Test の手引き.言語障害（笹沼澄子編）,医歯薬出版,1975,pp129-134.
14) 西尾正輝：標準ディサースリア検査,インテルナ出版,2004.
15) 構音臨床研究会編：新版 構音検査,千葉テストセンター,2010.
16) 福沢周亮,平山祐一郎：Reading-Test 全国標準 読書力診断検査,図書文化社,2009.
17) 福迫陽子・他：単語のモーラ分解・抽出能力検査.言語治療マニュアル（笹沼澄子・他編）,医歯薬出版,1984,pp55-57.
18) 竹内愛子・他：重度失語症検査―重度失語症者へのアプローチの手がかり,協同医書出版社,1997.
19) 綿森淑子・他：実用コミュニケーション能力検査―CADL 検査,医歯薬出版,1990.
20) 杉下守弘,山崎久美子：日本版レーヴン色彩マトリックス検査手引,日本文化科学社,1993.
21) 藤田和弘・他：WAIS-Ⅲ成人知能検査,日本文化科学社,2006.
22) 日本高次脳機能障害学会 Brain Function Test 委員会：標準高次動作性検査（SPTA）失行症を中心として,改訂第二版,

新興医学出版社，2003.

23）黒田洋一郎：脳の高次機能修復と再生のメカニズム．失語症研究，**16**（2）：113-120，1996.

24）Schuell HM, et al.：Aphasia in Adults—Diagnosis. Prognosis and Treatment, Harper & Row, 1964（笹沼澄子，永江和久訳：成人の失語症—診断・予後・治療，医学書院，1971）.

25）Weigl E：The phenomenon of temporary deblocking in aphasia. Neuropsychology and Neurolinguistics Selected Papers, Mouton, 1981.

26）種村　純：失語症の言語促進による発話過程の分析．失語症研究，**11**（3）：180-186，1991.

27）Luria AR：Traumatic Aphasia—Its Syndromes. Psychology and Treatment, Mouton, 1970.

28）物井寿子：ブローカタイプ（Schuell Ⅲ群）失語患者の仮名文字訓練について—症例報告—．聴覚言語障害，**5**：105-117，1976.

29）柏木あさ子，柏木敏宏：失語症患者の仮名の訓練について—漢字を利用した試み．音声言語医学，**19**（2）：193-202，1978.

30）鈴木　勉・他：失語症患者に対する仮名文字訓練法の開発—漢字1文字で表記する単音節語をキーワードとし，その意味想起にヒントを用いる方法．音声言語医学，**31**（2）：159-171，1990.

31）鈴木　勉：失語症の仮名書字訓練導入の適応と訓練方法．失語症研究，**16**（3）：246-249，1996.

32）宇野　彰・他：訓練モダリティ別呼称改善のメカニズム（Ⅰ）．書字を用いた呼称訓練と復唱的呼称訓練．失語症研究，**5**（3）：893-902，1985.

33）Holland A：Case studies in aphasia rehabilitation using programmed instruction. *J Speech Hear Disord*, **35**：377-390, 1970.

34）藤田郁代：失語症の認知神経心理学的リハビリテーション．総合リハビリテーション，**27**（8）：747-753，1999.

35）田中須美子：仮名文字による語の構成を用いた呼称訓練の検討—伝導失語症例に対する単一事例研究．言語聴覚研究，**3**（2）：57-65，2006.

36）藤田郁代：構文訓練．標準言語聴覚障害学　失語症学（藤田郁代，立石雅子編），第2版，医学書院，2015，pp289-294.

37）藤田郁代：統語機能の評価・訓練．図解 言語聴覚療法技術ガイド（深浦順一・他編），文光堂，2014，pp266-270.

38）Davis GA, Wilcox MJ：Adult aphasia rehabilitation-Applied pragmatics, College-Hill Press, 1985.

39）American Speech-Language-Hearing Association：Roles and responsibilities of speech-language pathologists with respect to augmentative and alternative communication：Position statements,2005. http://www.asha.org/policy/PS2005-00113/（2016年5月現在）

40）Helm-Estabrooks N,et al.：Visual action therapy for global aphasia. *J Speech Hear Disord*, **47**（4）：385-389, 1982.

（阿部晶子）

第10章 高次脳機能障害
Higher brain Dysfunction

1 はじめに

脳損傷を原因とする認知機能障害, すなわち高次脳機能障害には, 失語, 失行, 失認, 遂行機能障害, 注意障害など様々な障害が含まれるが, ここでは主として行政用語としての「狭義の高次脳機能障害」(以下, 高次脳機能障害) について扱うこととする.

厚生労働省は2001年から5年間にわたり実施した「高次脳機能障害支援モデル事業」において集積されたデータを分析した結果, 記憶障害, 注意障害, 遂行機能障害, 社会的行動障害を主たる要因として, 日常生活および社会生活への適応に困難を有する一群が存在し, これらの障害については, 診断, リハビリテーション (リハ), 生活支援などの手法が確立しておらず早急な検討が必要であることを明らかにした[1]. そしてこれらの対象の支援対策を推進する立場から, 行政的にこの一群が示す認知障害を「高次脳機能障害」と呼び, この障害を有する者を「高次脳機能障害者」と定義し, 診断基準を定めた [表1]. また,『高次脳機能障害者支援の手引き (改訂第2版)』(以下,『手引き』)[2] を作成し, 高次脳機能障害者へ

表1 高次脳機能障害診断基準[1]

I. 主要症状等
1. 脳の器質的病変の原因となる事故による受傷や疾病の発症の事実が確認されている 2. 現在, 日常生活または社会生活に制約があり, その主たる原因が記憶障害, 注意障害, 遂行機能障害, 社会的行動障害などの認知障害である
II. 検査所見
MRI, CT, 脳波などにより認知障害の原因と考えられる脳の器質的病変の存在が確認されているか, あるいは診断書により脳の器質的病変が存在したと確認できる
III. 除外項目
1. 脳の器質的病変に基づく認知障害のうち, 身体障害として認定可能である症状を有するが上記主要症状 (I-2) を欠く者は除外する 2. 診断にあたり, 受傷または発症以前から有する症状と検査所見は除外する 3. 先天性疾患, 周産期における脳損傷, 発達障害, 進行性疾患を原因とする者は除外する
IV. 診断
1. I〜IIIをすべて満たした場合に高次脳機能障害と診断する 2. 高次脳機能障害の診断は, 脳の器質的病変の原因となった外傷や疾病の急性期症状を脱した後において行う 3. 神経心理学的検査の所見を参考にすることができる

の標準的なリハの流れを示した．

　脳損傷者へのリハは，一般に評価，診断，訓練，再評価というプロセスをたどるが，高次脳機能障害に関してもこの流れは基本的には同じである．しかし，高次脳機能障害の原因として多数を占める脳外傷性脳損傷（以下，脳外傷）では，複数の障害を併せもつことが少なくない．そのため患者がもつそれぞれの症状を評価するだけでなく，それらがどのように影響を及ぼし合っているのか，また日常生活場面や学校・職場での活動に際し，その障害がどのように阻害しているのか，双方向的にみていく必要がある．

 ## 評価

1) 急性期の評価

　ベッドサイドの評価では，まず意識障害の有無と程度を必ずみる．わが国では意識障害のスケールとして Japan Coma Scale（JCS）[3]［表2］や Glasgow Coma Scale（GCS）[4]［表3］が広く用いられている．脳外傷者は，昏睡状態から脱し，覚醒状態になった後も見当識障害や記憶障害が継続することが多い．受傷後に新しく経験したことを覚えていられない症状を外傷後健忘（post-traumatic amnesia：PTA）と呼び，予後との関連が報告されている[5]．PTAの総合的な評価スケールとして Levin らが開発した Galveston Orientation and Amnesia Test（GOAT）[6]がよく用いられる．GOAT は覚醒レベルの上がってきた亜急性期の患者を対象とした簡便なスケールで，人・場所・日付の見当識および前向性健忘と逆向性健忘についての質問から構成されている［図1］．Levin らは軽度の脳外傷者に GOAT を連日実施し，総得点75点以下が2週間以上続くと長期予後が悪いと報告している[6]．

2) 各種障害の症状とその評価

　PTA が軽減し，全身状態も安定したら，各種高次脳機能障害の有無をみるためにスクリーニング検査を実施する．高次脳機能障害のスクリーニング検査として標準化されたものはないが，既存の各障害検出のための検査から下位検査の一部を抜粋・改変するなどして独自に作成しておくとよい．また行動観察や病棟スタッフ，家族などから情報を収集して，疑われる障害が検出されたら，それぞれについての詳細な検査を実施する［表4］．

表2　Japan Coma Scale（JCS）[3]

1. 覚醒している（confusion, senselessness, delirium）	
1	だいたい意識清明だが，今ひとつはっきりしない
2	見当識障害がある
3	自分の名前，生年月日がいえない
2. 刺激すると覚醒する（stupor, lethargy, hypersomnia, somnolence, drowsiness）	
10	普通の呼びかけで容易に開眼する
20	大きな声，または体をゆさぶることにより開眼する
30	痛み刺激を加えつつ，呼びかけを繰り返すと，かろうじて開眼する
3. 刺激しても覚醒しない（deep coma, coma, semicoma）	
100	痛み刺激に対し，払いのけるような動作をする
200	痛み刺激で少し手足を動かしたり，顔をしかめたりする
300	痛み刺激に反応しない

＊覚醒の程度によって分類．分類法から"3-3-9度方式"とも呼ばれる．数値が大きくなるほど意識障害が重いことを示す．

A ▌記憶障害

(1) 記憶障害の症状

前向性健忘と逆向性健忘がみられる．作話や失見当識を伴う場合もある．記憶障害を疑う症状として，約束を忘れる，物をしまい忘れる，新しいことが覚えられない，同じ話を繰り返すなどが挙げられる．

(2) 記憶の分類

記憶の分類にはいくつかの種類（切り口）があるのでここで整理しておく．記憶のメカニズムに注目した心理学の古典的分類では，貯蔵時間が数十秒以内で，リハーサルを続けないと消去してしまう短期記憶（short term memory）と，短期記憶が処理され，永続的に貯蔵された長期記憶（long term memory）に分けられる．

長期記憶を貯蔵されている情報の質によって分類すると，できごと・体験の記憶にあたるエピソード記憶（episodic memory），知識・概念の記憶である意味記憶（semantic memory），動作・行為・行動における技能に関する記憶である手続き記憶（procedural memory）などに分けられる．

また，保持時間による分類は，医療現場でよく用いられる．干渉を挟まない短い範囲の即時記憶（immediate memory）（電話番号など），数分〜数日程度の近時記憶（recent memory）（先程のこと，先週のこと），昔のできごとの記憶である遠隔記憶（remote memory）（自分が子どもの頃のこと；自伝的記憶／社会的に大きな事件；社会的できごとの記憶）があり，このうち即時記憶は上述の短期記憶とほぼ同じものを指している．近時記憶と遠隔記憶は長期記憶のうちエピソード記憶に該当する．

想起意識による分類としては，顕在記憶（explicit memory）と潜在記憶（implicit memory）があり，前者はエピソード記憶のように，思い出そうという意識をもってある経験を思い出すもの，後者は手続き記憶などのように記憶しているという実感がなく記憶されたものを指す．さらに，エピソード記憶に含まれるが，これから先（未来に）やることを覚えておいて実行するという展望記憶（prospective memory）がある．

(3) 記憶障害の評価

①言語性記憶検査

言語性対連合学習を用いた検査としては，三宅式記銘力検査（三宅式）[7]が古くから用いられている．現在広く使用されているのは，原版を改変した東大脳研式記銘力検査[8]である．有関係対語（煙草−マッチなど）10対，無関係対語（少年−畳など）10対に分かれており，それぞれを3回反復して学習効果をみる．「実施のための要項」[8]に健常者の標準値が掲載されている．また石合らは，高齢健常者の標準値を報告している[9, 10]．三宅式は短時間で実施でき，道具を用いない簡便な検査法であるが，使用されている語彙の古さが成績に影響を与える恐れも否めない．最近開発されたS-PA（Standard Verbal Paired-Associate Learning Test）[11]はいわば三宅式の現代版ともいえる検査である．

Auditory Verbal Learning Test（AVLT）[12]は国際的にも広く用いられている聴覚的刺激による単語の学習課題である．リストAの15語を聞かせて直後再生を行う学習を5回反復した後，干渉

表3　Glasgow Coma Scale（GCS）[4]

1. 開眼 (eye opening, E)	4	自発的に開眼する
	3	呼びかけで開眼する
	2	痛み刺激を与えると開眼する
	1	開眼しない
2. 言語反応 (verbal response, V)	5	見当識の保たれた会話
	4	会話に混乱がある
	3	混乱した単語のみ
	2	理解不能の音声のみ
	1	なし
3. 最良運動反応 (best motor response, M)	6	命令に従う
	5	合目的な運動をする
	4	逃避反応としての運動
	3	異常な屈曲反応
	2	伸展反応
	1	全く動かない

＊開眼（E），言語反応（V），最良運動反応（M）の3側面について点数化
＊15点満点（正常），最低点は3点（深昏睡）
＊一般に8点以下を重症として取り扱う

課題として別のリストBの15語の直後再生をさせ、再度リストAの再生、再認を行う。さらに、30分後、同様にリストAの再生・再認を行う。日本語版として標準化されたものはないが、実施する際は田中[13]による語リストとデータ[10]を参考にされたい。

②視覚性記憶検査

視覚性の記憶検査としては、ベントン視覚記銘検査（Benton Visual Retention Test：BVRT）[14]、

Rey複雑図形検査（Rey-Osterrieth Complex Figure Test：ROCFT）[15, 16]がよく用いられる。

BVRTは、10枚の幾何学模様の刺激図版から構成されており、施行A（10秒提示即時再生）、施行B（5秒提示即時再生）、施行C（模写）、施行D（10秒提示15秒後再生）の4つの施行方式と、形式Ⅰ・形式Ⅱ・形式Ⅲの3つの図版形式がある。採点には正確数と誤謬数がある。前者はすべて正しく再生できた図版の数（最高10点）

氏名 ＿＿＿＿＿＿＿＿＿＿＿＿＿＿　検査日時：＿＿＿＿年＿＿＿月＿＿＿日（＿＿曜日）

年齢 ＿＿＿＿歳　性別　男・女　　午前・午後　　時　　分

生年月日＿＿＿＿年＿＿＿月＿＿＿日

診断＿＿＿＿＿＿＿＿＿＿＿＿＿＿　受傷日：＿＿＿＿年＿＿＿月＿＿＿日

Galveston Orientation and Amnesia Test（GOAT）

正しく答えられない時，（　）内の点数を減点として右の欄に記入．

反応内容は，入院後に周囲から聞き知ったものでも，正しければ良い．

1. 氏名を言って下さい（姓名ともに言えなければ2点減点）＿＿＿＿＿＿＿＿＿＿　[　　]
   誕生日はいつですか（4）＿＿＿＿＿＿＿＿＿＿＿＿＿＿＿＿＿＿＿＿＿
   どこにお住まいですか（市区町村名）（4）＿＿＿＿＿＿＿＿＿＿＿＿＿＿＿＿
2. ここはどこですか（市区町村名）（5）＿＿＿＿＿＿＿＿＿＿＿＿＿＿＿　[　　]
   「病院にいる」と答える（5）＿＿＿＿＿＿＿＿＿＿＿＿＿＿＿＿＿＿＿
3. いつこの病院に入院しましたか（5）＿＿＿＿＿＿＿＿＿＿＿＿＿＿＿＿　[　　]
   どうやってここに来ましたか（5）＿＿＿＿＿＿＿＿＿＿＿＿＿＿＿＿＿
4. 事故にあってから，思い出せる最初の出来事は何ですか[1]（5）　[　　]
   ＿＿＿＿＿＿＿＿＿＿＿＿＿＿＿＿＿＿＿＿＿＿＿＿＿＿＿＿＿＿＿＿＿
   その出来事について，例えば，日時やそばにいた人など詳しく述べてください（5）
   ＿＿＿＿＿＿＿＿＿＿＿＿＿＿＿＿＿＿＿＿＿＿＿＿＿＿＿＿＿＿＿＿＿
5. 事故にあう前で思い出せる最近の出来事について述べてください[2]（5）　[　　]
   ＿＿＿＿＿＿＿＿＿＿＿＿＿＿＿＿＿＿＿＿＿＿＿＿＿＿＿＿＿＿＿＿＿
   その出来事について，例えば，日時や一緒にいた人など詳しく述べてください（5）
   ＿＿＿＿＿＿＿＿＿＿＿＿＿＿＿＿＿＿＿＿＿＿＿＿＿＿＿＿＿＿＿＿＿
6. 今，何時何分ですか（30分ずれるごとに1点減点，5点まで減点）　[　　]
7. 今日は何曜日ですか（1日ずれるごとに1点減点，3点まで減点）　[　　]
8. 今日は何日ですか（1日ずれるごとに1点減点，5点まで減点）　[　　]
9. 今，何月ですか（1か月ずれるごとに5点減点，15点まで減点）　[　　]
10. 今年は何年ですか（1年ずれるごとに10点減点，30点まで減点）　[　　]

合計減点数　[　　]

GOAT総得点（100－合計減点数）　[　　]

GOAT総得点≦75のとき外傷後健忘が続いていると判断する．
[1] 気がついたら病室にいたなど．　[2] 直前に車を運転していたなど．

図1　Galveston Orientation and Amnesia Test（GOAT）[6, 10]

を，後者はすべての図版における誤りの箇所数の合計を算出する．誤り方について質的分類（省略，ゆがみ，保続，回転，置き違い，大きさの誤り）ができるのが特徴である．日本版の使用手引き[14]に施行Aについての年齢別の基準値が掲載されている．

ROCFTには様々な変法があるが，基本的には模写をして直後再生や遅延再生を実施する方法で行う．模写を実施させることで記憶検査と同時に視空間障害（半側空間無視，構成障害など）をみることが可能である．図版もいくつかのバージョンが作成されているが，図2の最初の図形がもっとも広く用いられている．採点にはTeylerの採点法[17]がよく用いられ，18のユニットに各2点ずつが与えられ，36点満点となっている[図3]．日本人についてはまだ標準化されていないが，石合が60～70歳ぐらいの成人における正常値を報告している[10]．

③記憶検査バッテリー

標準化された検査としては，言語性記憶，視覚性記憶を含めた総合的な記憶検査として，日本版ウエクスラー記憶検査（Wechsler Memory Scale-Revised：WMS-R）[18]がある[表5]．WMS-Rは，記憶の5側面（①言語性記憶，②視覚性記憶，③①，②を統合した一般性記憶，④記憶体系の基盤をなす注意／集中力，⑤記憶の把持能力を検出する遅延再生）からなる検査バッテリーである．各年齢層における標準化された指標があり，障害程度の解釈が可能となっている．

他方，日常生活に酷似した状況下において記憶を評価する日本版リバーミード行動記憶検査（The Rivermead Behavioral Memory Test：RBMT）[19]は，リハの方略を考えるうえで有用な情報を得ることができる．顔と名前を覚える，約束を覚えているなどの課題を含む[表6]．また，「アラームが鳴ったらあらかじめ指示されていた行動を起こす」という展望記憶の課題も含まれている．RBMTは再検査用に4つのバージョンが作成されている．なお，記憶に関する質問紙である日本版日常記憶チェックリスト（Everyday Memory Checklist：EMC）[20]も開発されており，患者本人と家族などに別々に記入させ，検査結果との対応をみることで患者の病識を評価することができる．

表4 代表的な高次脳機能検査

認知機能	評価する側面	検査名
記憶	検査バッテリー	WMS-R，RBMT
	言語性	三宅式記銘力検査，S-PA，AVLT
	視覚性	ROCFT（再生），BVRT
	遠隔記憶	自伝的記憶インタビュー，慶應版自伝的記憶検査
注意①全般性注意	検査バッテリー	CAT
	選択的注意，抑制	ストループテスト
	選択的注意，分配，ワーキングメモリ	TMT
注意②空間性注意	検査バッテリー	BIT 行動性無視検査
遂行機能	包括的検査	BADS，FAB
	セットの転換	WCST
	ワーキングメモリ	TMT-B，仮名ひろいテスト
	decision making	ギャンブリング課題（IGT）
その他	行為（失行）	SPTA
	視覚認知（視覚失認）	VPTA
	構成	ROCFT（模写），時計・立方体（模写）
	知的機能	WAIS-Ⅲ，RCPM，コース立方体組み合わせテスト

④その他の記憶検査

逆向性健忘の範囲をみていく際には遠隔記憶の検査が必要となる．患者の履歴や家族構成などについて家族や近親者からあらかじめ情報を得ておき，それに基づき質問をしていく．今のところ標準化されたものはないが，Kopelman らの自伝的記憶インタビュー[21]，慶應版自伝的記憶検査[22]が参考になる．

B ▍注意障害

(1) 注意障害の症状

『手引き』[2]では，注意障害を①全般性注意障害と②空間性注意障害に分けている．全般性注意障害は一般的に持続性注意の障害，選択性注意の障害，注意の分配の障害に分けられる．その障害像としては，一つの作業が長く続けられない，周囲の人の声や音が気になって集中できない，状況を確認せずに拙速に行動を起こそうとする，2つのことを同時に進められないなどがみられる．他方，空間性注意障害は半側空間無視のことを指す．右半球損傷の左半側空間無視が多くみられ，廊下

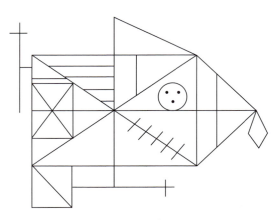

図2　Rey 複雑図形検査[15, 16]

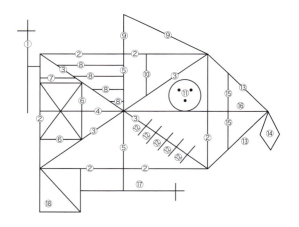

Details

1. 左上の角の十字，四角の外にある
2. 大きな四角
3. 対角の十字
4. ②の水平な中央線
5. 垂直な中央線
6. ②の左側に位置する小さな四角
7. ⑥の上にある小さな部分
8. ②の中の左上にある平行な4本の線
9. ②の右上にある三角形
10. ②の中にあり⑨の下にある短い垂直線
11. ②の中にあり3つの点がある線
12. ②の中にあり③を横切り，右下に位置する5本の平行な線
13. ②の右に隣接する三角形の二辺
14. ⑬に隣接する菱形
15. ⑬の三角形の中にあり，②の右側の垂直線と平行な垂直線
16. ⑬の中にあり，④の右側に続く水平線
17. 中央・下部に隣接する十字
18. ②に隣接し，左下にある正方形

Scoring
各18ユニットを独立させて考え，各ユニットの正確さおよび全体の配置の中での相対的な位置を評価する．各ユニットは次のように考えられる：

ユニットの正確さ	位置	配点
正答	場所が適切	2点
	場所が不適切	1点
歪む，または不完全だがそれとわかる	場所が適切	1点
	場所が不適切	0.5点
存在しない，またはそれとはわからない		0点

最高点 36 点

図3　Rey 複雑図形検査採点法[17]

を歩いていて左側のものにぶつかる，食事の際に左側に置かれたものだけ食べ残すなどの症状がみられる．

(2) 注意障害の評価

①全般性注意障害

わが国で標準化された注意障害の検査バッテリーとして標準注意検査法（Clinical Assessment

表5　日本版ウエクスラー記憶検査（WMS-R）[18]

指標項目	検査名	検査の概要
言語性記憶	論理的記憶Ⅰ	2種の物語の記銘と直後再生
	言語性対連合Ⅰ	有関係語4対・無関係語4対の対連合学習
視覚性記憶	図形の記憶	抽象的な図版の再認
	視覚性対連合Ⅰ	6対の抽象的な線画と色の対連合学習
	視覚性再生Ⅰ	10秒間提示された幾何学図形の直後再生
一般性記憶		＊
注意／集中力	精神統制	数列や50音系列をいう（注意と集中力）
	数唱	順唱と逆唱（手続きはWAIS-Rに準ずる）
	視覚性記憶範囲	タッピングスパン
遅延再生	論理的記憶Ⅱ	2種の物語の遅延再生
	視覚性対連合Ⅱ	6対の抽象的な線画と色の遅延再生
	言語性対連合Ⅱ	有関係語4対・無関係語4対の遅延再生
	視覚性再生Ⅱ	10秒間提示された幾何学図形の遅延再生

＊一般性記憶指数：言語性記憶指数＋視覚性記憶指数の合成得点から算出．
〔採点〕
　粗点に重みづけをして合成得点を算出．16～74歳の9つの年齢群別の平均値から，上記項目別の指標（平均100・SD15）が求められる．

表6　日本版リバーミード行動記憶検査（RBMT）[19]

No.	下位検査	課題	考えられる日常の問題例
1・2	姓名	顔写真をみせて，その人の姓名を記憶させ，遅延再生させる	病棟スタッフや新しく会った人の名前と顔が覚えられない
3	持ち物	被検者の持ち物を借りて隠し，検査終了後に返却を要求させる	自分の持ち物を片付けた場所を忘れてしまう．大切な物をなくしてしまう→物盗られ妄想
4	約束	20分後に鳴るように設定されたアラームが鳴ったら，あらかじめ指示されていた行動を起こす（約束の記憶）	約束事を覚えていられない，服薬を忘れる．病棟での注意事項を守れない
5	絵	絵カードの遅延再認	書面でみせた事柄（病棟での説明文書など）や見た風景を忘れる．自室やトイレの場所を覚えられない
6a・b	物語	短い物語の直後再生と遅延再生	ことばで説明した事柄（病意の説明や注意事項など）が覚えられない
7	顔写真	顔写真の遅延再認	担当スタッフの顔が覚えられない．誰に声をかけてよいかわからず混乱する
8a・b	道順	部屋の中に設定された道順を検査者がたどってみせ，直後と遅延後に被検者にたどらせる	病棟内の場所認識ができない．自分が行った行動を覚えられない
9a・b	用件	8で道順をたどらせる途中に，ある用事を行わせる（直後・遅延）	自分が行った行動を覚えられない．やるべき行為を覚えられない
10/11	見当識	見当識の課題	正しい場所や日付認識ができず混乱する．問題行動の発端となる

〔採点〕
　標準プロフィール得点（24点），スクリーニング得点（12点）について，年齢別のカットオフ得点が示されている．

for Attention：CAT）[23]がある[**表7**]．年代別（20〜70歳代）の平均値を基にカットオフ得点が出されている．

ストループテスト（Stroop Test）には様々な変法があるが，わが国では，赤，青，緑，黄色のドットによる色名呼称課題と，同じく色名呼称課題であり，色名とは別の色で書かれた漢字が用いられる Modified Stroop Test[24]がよく使われている．前者の課題は，色名呼称のスピードをみるものであるが，後者の不一致条件を含む課題は，色と漢字という2つの刺激のうち，色だけに目を向けるという選択的注意をみるものである．また，字を読むという習慣活動を抑えるというステレオタイプの抑制機能をみる課題ともいえる．評価には所要時間と誤答数が用いられる．

トレイルメーキングテスト（Trail Making Test：TMT）[25]は，紙面にバラバラに書かれた数字やひらがなを線でつなぐ視覚性の探索課題である[**図4**]．TMT は partA（TMT-A）と partB（TMT-B）の2つに分かれており，1〜25の数字を順番に線でつなぐ TMT-A では，選択的注意の障害を検出できる．1〜13の数字と「あ〜し」までの五十音順のひらがなを交互につなぐ TMT-B では，選択的注意の障害に加え，注意の分配障害やワーキングメモリの障害も検出できる．評価は TMT-A，B それぞれの所要時間をみるが，個人差も大きいため TMT-A と B の所要時間の差をみる方法も使われる．

日本人の標準値について，ストループテストについては斉藤ら[26]，TMT については豊倉ら[27]の報告がある．

表7　標準注意検査法（CAT）[23]

下位検査	目的（みる側面）	概要
① SPAN 　1）digit span 　2）tapping span	単純な注意の範囲や強度（→短期記憶） 　1）聴覚的な記憶範囲 　2）視覚的な記憶範囲	1）順唱，逆唱 2）タッピングスパンをみる．検査者と同じ順序で指さす（forward）と逆の順序で指さす（backward）からなる
② Cancellation and Detection（抹消・検出検査） 　1）visual cancellation task 　2）auditory detection task	選択性注意 　1）視覚性抹消課題 　2）聴覚性検出課題	1）干渉刺激の中に含まれたターゲット（目標刺激）をできるだけ速く，見落とさないように消す 2）CD で提示される5種類の語音刺激中，ターゲット語音の音声に対して反応を求める
③ Symbol Digit Modalities Test（SDMT）	分配，変換，制御能力（⇒ワーキングメモリ）	9つの記号と数字が記載された対応表をもとに，記号に対応する数字を記入する
④ Memory Updating Test（記憶更新検査）		検査者が読み上げる数系列のうち，末尾3つ（3スパン）ないし4つ（4スパン）を順唱する
⑤ Paced Auditory Serial Addition Test（PASAT）		CD で連続的に聴覚提示される1桁の数字について，前後の数字を順次暗算で足す
⑥ Position Stroop Test（上中下検査）		3つの位置（上，中，下）に配置された3つの漢字（上，中，下）の位置を口頭で述べる
⑦ Continuous Performance Test（CPT）	持続性注意	コンピュータ画面に提示された刺激のうち，ある一定の刺激に対してのみ，キーをできるだけ速く押す

〔採点〕
　下位検査ごとに，桁数，所要時間，正答率などを出し，1.「成績のまとめ」（年代別の平均値とカットオフが記載されている）に結果を記入する（⑦ CPT の結果のみ別表へ記載）．2. CAT プロフィールを作成する．

②空間性注意障害（半側空間無視）

半側空間無視については，BIT 行動性無視検査日本版（Behavioral Inattention Test：BIT）[28]がある [表8]．従来から使われている線分二等分試験や抹消試験，図形の模写などから構成される「通常検査」と，日常生活場面を模した「行動検査」（Version A, B）があり，下位検査ごとにカットオフ得点が設けられている．「行動検査」は，①無視に伴って生じやすい日常的問題を予測すること，②リハの課題を選択する手がかりとして用いることを目的として作成された．

C 遂行機能障害

(1) 遂行機能障害の症状

遂行機能障害は，実行機能の障害とも呼ばれ，ある目的のある行動をする際に，明確な意志をもって，計画・立案し，効率よくそれをやり遂げる能力の障害を指し，一般に前頭葉背外側面の損傷によって起こるとされている．日常生活でみられる症状としては，約束の時間に遅れる，作業が予定通りに終わらない，計画が立てられない，想定外の事態に対処できないなどがある．

(2) 遂行機能障害の評価

遂行機能は単独の機能というよりは，状況に応じて思考を柔軟に変化させるセットの転換能力，作業に必要な情報を一時的に保持しておくワーキングメモリ，問題解決のためのアイデアが浮かぶ発散的思考能力などの要素的能力の複合体と考えられる．また最近では，目先の利益や利点にとらわれず，将来的展望を見据えた意思決定（decision making）の能力も広義の遂行機能に含めるという考えもある．ゆえにここでは，遂行機能障害の構成要素となる能力をみる検査と，包括的に遂行機能をみる検査に分けて解説する．

①遂行機能の構成要素となる能力をみる検査

標準化されていないものや販売されていないものもあるが，代表的なものを紹介する．

ウィスコンシンカードソーティングテスト（Wisconsin Card Sorting Test：WCST）は，セットの転換障害を検出する検査である．各種の変法があるが基本的には色，形，数の3つの属性から構成されるカードを見本に合わせて分類していくという課題である．色，形，数のいずれかの属性

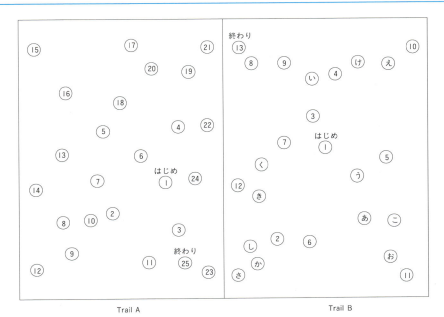

図4　トレイルメーキングテストの例[10]

が正答となるが，被検者側には正誤の情報しか伝えられない．また6枚正しい反応が続いたら，正答の属性は予告なく変更される．被検者がそれに気づいて適切に修正を行えるかどうか（セットの転換）が成績に影響を与える．原版は128枚のカードを用いるが，わが国では48枚の慶應版[29, 30)]が広く用いられ，パソコン上で検査を行える慶應F-S version[31)]も脳卒中データバンクのホームページ[32)]よりダウンロード可能である [図5]．

前述したTMT-Bは，遂行機能の構成要素であるワーキングメモリの課題でもある．わが国で開発された「仮名ひろいテスト」[33)]には，ひらがなの無意味綴りの中から「あ・い・う・え・お」の5文字に印をつける課題と，物語を読みながら同じく5文字に印をつける課題がある．後者は物語の内容に注意を向けつつ，該当する文字に注意を向けるというTMT-Bに該当するデュアルタスクである．

流暢性（fluency）課題は，失語症検査にある「語想起」課題と同様に，頭文字（「か」など）や意味カテゴリー（「動物」など）に合わせ，一定時間（通常1分）にどれだけ多くの語を表出できるかで評価する．ここでは言語能力をみているわけではなく，提示された一定の条件に合致した語を自らの方略を定め，どれだけ効率よく思い出せるかという，発散的思考をみる目的で実施する検査である．

意志決定に関する検査としては，ギャンブリング課題（Iowa Gambling Task：IGT）がある[34, 35)]．被検者は疑似金銭を渡され，目の前におかれた「い」「ろ」「は」「に」の4つのトランプのデッキ（Deck：裏返されたカードの束）から1枚ずつカードを引くと報酬をもらえたり罰金が課されたりするが，最終的に手持ちの金額を最大にするようにとだけ説明される．健常者は法則は知らされていないが，施行を繰り返すうちに報酬も少ないけれど罰金も少なく最終的に得をするデッキ（good deck）からカードを引くように自らの行動を修正していくようになる．しかし，前頭葉腹内側部損傷患者はいつまで経っても，この修正ができずに漫然とした反応を繰り返してしまうことが報告されている[34, 36)]．

②遂行機能の包括的検査

遂行機能の包括的な検査バッテリーとして，遂行機能障害症候群の行動評価 日本語版（Behavioral Assessment of the Dysexective Syndrome：BADS）[37)]がある [表9]．BADSは日常生活上の遂行機能に関する問題点を検出する目的で開発

表8 BIT行動性無視検査日本版（BIT）[28)]

通常検査	行動検査
線分抹消試験	写真課題
文字抹消試験	電話課題
星印抹消試験	メニュー課題
模写試験	音読課題
線分二等分試験	時計課題
描画試験	硬貨課題
	書写課題
	地図課題
	トランプ課題

〔採点〕
下位検査ごとにカットオフ得点が決められており，その合計である最高得点が146点となっている．課題に取り組む集中力に明らかな問題がない例では，合計得点131点以下で障害ありと判定される．また132点以上でも下位検査の1つでもカットオフ得点以下のものがあえば，半側空間無視の存在が疑われる．

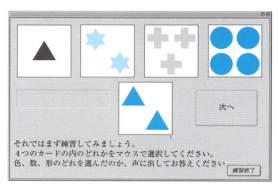

図5 ウィスコンシンカードソーティングテスト（慶應F-S version）の例[32)]

http://cvddb.med.shimane-u.ac.jp/cvddb/user/wisconsin.htm

され，遂行機能の4つの要素である，①目標の設定，②プランニング，③計画の実行，④効果的な行動を評価する．6つの下位検査および遂行機能障害の質問票（The Dysexecutive Questionnaire：DEX）から構成される．また，遂行機能障害を含む幅広い前頭葉機能障害のスクリーニング検査として Frontal Assessment Battery（FAB）[38] がある．日本語版として出版されているものはないが，いくつかのバージョンが出回っている．ここでは小野ら[39] のものを紹介する [表10]．

D ▌ 社会的行動障害

(1) 社会的行動障害の症状

『手引き』[2] では，①意欲・発動性の低下，②情動コントロールの障害，③対人関係の障害，④依存的行動，⑤固執に分けられ，以下のように解説されている．

①意欲・発動性の低下

自発的な活動が乏しく，運動障害を原因としていないが，一日中ベッドから離れられないなどの無為な生活を送る．

②情動コントロールの障害

最初のいらいらした気分が徐々に過剰な感情的反応や攻撃的行動にエスカレートし，一度始まると患者はこの行動をコントロールすることができない．自己の障害を認めず訓練を頑固に拒否する，突然興奮して大声で怒鳴り散らす，看護者に対して暴力や性的行為などの反社会的行為がみられる．

③対人関係の障害

社会的スキルは，認知能力と言語能力の下位機能と考えることができる．高次脳機能障害者における社会的スキルの低下には，急な話題転換，過度に親密で脱抑制的な発言および接近行動，相手の発言の復唱，文字面に従った思考，皮肉，風刺・

表9　遂行機能障害症候群の行動評価　日本語版（BADS）[37]

下位検査	概要と実施方法
規則変換カード検査	ある規則から他の規則へと変換する能力，現行の規則に従って前のカードの色を心にとどめておく能力をみる
	21枚の赤と黒のトランプカードを用いて，被検者が規則に従って正しく反応できるか，また一つの規則から別の規則に移った際に正しく変換できるかどうかをみる
行為計画検査	新規な問題解決課題（行為の計画検査）
	被検者は，ビーカーや試験管に触れないで，試験管の中に入ったコルクを取り出すことを要求される
鍵探し検査	捜し物をする際に，有効かつ効率的な道筋を計画する能力があるか，自分自身の行動をチェックする能力があるかなどをみる
	100mm四方の正方形が描かれたA4の紙を用い，それを大きな野原に見立ててその中で鍵をなくしたという前提で，正方形内をくまなく探す
時間判断検査	いかにもっともらしい推測ができるかどうかをみる
	日常生活によくあるできごとに関して，その所要時間を述べる 例）風船をふくらますのにかかる時間は？
動物園地図検査	課題の要求水準が高いバージョン1と，低いバージョン2から構成され，両バージョンを比較することで，自発的に計画を立てていく力と外部から与えられた具体的な戦略に従う力とを量的に評価できる
	ある規則に従いながら，動物園の中を効率よく回る方法を検討する
修正6要素検査	行動を計画し，組織化し，監視する能力をみる
	10分間の間に6つの下位検査（口述：2つ，算数問題：2つ，絵の呼称：2つ）をまんべんなく実施する．少なくとも一度は手をつけることを要求される
遂行機能障害の質問票	The Dysexecutive Questionnaire（DEX）．遂行機能障害関連して生じることの多い問題点を拾い出すために作成された20項目からなる質問票．「まったくない」から「ほとんどいつも」までの5段階（0～4）で評価する．被検者（患者）用と近親者（家族）用がある

〔採点〕
　各下位検査の得点は0～4点．計24点でプロフィール得点を換算できる．

表10 Frontal Assessment Battery（FAB）[39]

氏名：　　　　　　　　　　　　　様（　　歳　男・女）疾患名　　　　　　　　　　：病巣：右・左（　）

	方法・手順	得点		採点基準
類似性	◇概念化 「次の2つは，どのような点が似ていますか？」 ①　バナナとオレンジ　　　　　　（果物） ②　机と椅子　　　　　　　　　　（家具） ③　チューリップとバラとヒナギク（花） ①のみヒント可：完全な間違いの場合や「皮がある」など部分的な間違いの場合は「バナナとオレンジはどちらも…」とヒントを出す．②③はヒントなし	3	3つとも正答	《回答》 ① ② ③
		2	2つ正答	
		1	1つ正答	
		0	正答なし	
語の流暢性	◇柔軟性 「'か'で始まる単語をできるだけたくさん言ってください．ただし，人の名前や固有名詞は除きます」 制限時間は60秒．最初の5秒間反応がなかったら「例えば，紙」とヒントを出す．さらに10秒間黙っていたら「'か'で始まる単語なら何でもいいですから」と刺激する 同じ単語の繰り返しや変形（傘，傘の柄など），人の名前，固有名詞は正答としない	3	10語以上	《回答》
		2	6〜9語	
		1	3〜5語	
		0	2語以下	
運動系列	◇運動プログラミング 「私がすることをよくみておいてください」 検査者は左手でLuriaの系列「拳 fist ―刀 edge ―掌 palm」を3回実施する．「では，右手で同じことをして下さい．はじめは私と一緒に，次はひとりでやってみてください」という 《メモ》	3	被検者ひとりで，正しい系列を6回連続してできる	
		2	被検者ひとりで，正しい系列を少なくとも3回連続してできる	
		1	被検者ひとりではできないが，検査者と一緒に正しい系列を3回連続してできる	
		0	検査者と一緒でも正しい系列を3回連続ですることができない	
葛藤指示	◇干渉刺激に対する敏感さ 「私が1回叩いたら，2回叩いてください」 被検者が指示を理解したことを確かめてから，次の系列を試行する：1―1―1 次は，「私が2回叩いたら，1回叩いてください」 被検者が指示を理解したことを確かめてから，次の系列を試行する：2―2―2 そして，次の系列を実施する 1―1―2―1―2―2―2―1―1―2	3	間違いなく可能	《メモ》
		2	1，2回の間違いで可能	
		1	3回以上の間違い	
		0	被検者が4回連続して検査者と同じように叩く	
Go/No-Go	◇抑制コントロール 「私が1回叩いたら，1回叩いてください」 被検者が指示を理解したことを確かめてから，次の系列を試行する：1―1―1 次は，「私が2回叩いたら，叩かないでください」 被検者が指示を理解したことを確かめてから，次の系列を試行する：2―2―2 そして，次の系列を実施する 1―1―2―1―2―2―2―1―1―2	3	間違いなく可能	《メモ》
		2	1，2回の間違いで可能	
		1	3回以上の間違い	
		0	被検者が4回連続して検査者と同じように叩く	
把握行動	◇環境に対する被影響性 「私の手を握らないでください」 被検者に両手の手掌面を上に向けて膝の上に置くように指示する．検査者は何もいわないか，あるいは被検者の方をみないで，両手を被検者の手の近くにもっていって両手の手掌面に触れる．そして，被検者が自発的に検査者の手を握るかどうかをみる．もし，被検者が検査者の手を握ったら，「今度は，私の手を握らないでください」といって，もう一度繰り返す	3	被検者は検査者の手を握らない	
		2	被検者は戸惑って，何をすればよいのか尋ねてくる	
		1	被検者は戸惑うことなく，検査者の手を握る	
		0	被検者は握らなくてもいいといわれた後でも，検査者の手を握る	

検査者：　　　　　　　　　　　合　計　　　　／18

抽象的な指示対象の認知が困難，様々な話題を生み出すことの困難などが含まれる．なおこのような障害は談話レベルで生じる非失語性のコミュニケーション障害として捉えられ，認知・コミュニケーション障害とも呼ばれている．

④依存的行動

脳損傷後に人格機能が低下し，退行を示す．この場合には発動性の低下を同時に呈していることが多い．これらの結果として依存した生活を送る．

⑤固執

遂行機能障害の結果として生活上のあらゆる問題を解決していくうえで，手順が確立していて，習慣通りに行動すればうまくすますことができるが，新たな問題には対応できない．そのような際に高次脳機能障害者では，認知ないし行動の転換の障害が生じ，従前の行動が再び出現し（保続），固着する．

(2) 社会的行動障害の評価

これらの障害についての評価は，主に行動観察や面接，周囲の人からの情報収集を基に行う．その際，問題行動が生起する要因として，時間帯，環境要因，疲労などが関わっていないか，また家族やスタッフの対応法が引き金となっていないかなどに着目する．

評価スケールとしては，表 11 に示したものなどがあるが，日本版として標準化されているもの，脳外傷の評価法として特化されているものは少ない．意欲・発動性の低下については，標準意欲評価法（CAS）[23]，日本版 POMS[40]，病識欠如については，Patient Competency Rating Scale（PCRS）[41]，情動コントロールの問題については，興奮状態の指標として開発された適応行動尺度（Agitated Behavior Scale：ABS）[42] が使用可能である．なお，これらの日本語訳は『脳外傷リハビリテーションマニュアル』[43] に掲載されているので参照されたい．脳外傷者の認知−行動障害尺度（TBI-31）[44,45] は，脳外傷者の日常生活でみられる不適応行動の程度を観察により測定するものである．

認知・コミュニケーション障害については，藤田らはせりふのない 4 コマ漫画を使用した「脳外傷談話機能検査（試案）」を作成し，脳外傷者のナラティブ（語り）の評価を行った[46,47]．5 個の談話課題を用い，事象説明，文脈推測，全発話分数，オチの表現（適切，不適切，脱落），筋の表現（適切，不適切，脱落）の 5 項目について分析した．その結果，脳外傷者では発話量や文の統語構造の複雑さの側面（表層構造）については保たれるが，文の意味を伝える側面について（基底構造）は低下がみられ，命題（状態・事象・行為などに言及する最小単位）の質の低下，文全体の意味の一貫性の欠如や推測文の減少などの特徴があることが明らかになっている．

E ┃ その他の高次脳機能

『手引き』[2] では高次脳機能障害の主要症状には含まれていないが，脳損傷者一般の後遺症として，失語，失行，失認，知的機能低下などその他の症状も出現し得る．失語は「第 9 章　失語症」（181 頁）で扱われているので，ここでは後者 3 つの障害の評価について簡単に触れる［表 4］．

(1) 失行

失行を中心とした行為の障害の評価には標準高次動作性検査（SPTA）[48] が広く用いられている．顔面動作，上肢（片手）を使う習慣的な動作などの 13 の下位検査より構成され，各下位検査項目の遂行状況から失行に伴う誤動作や保続，混乱の有無を評価する．得点は誤った場合に加算する「誤り得点」を用いる．失語や運動麻痺による誤りを除外する「修正誤反応率」を出せる．

(2) 失認（視覚失認）

失認を中心とした視覚認知・視空間認知の検査としては，標準高次視知覚検査（VPTA）[49] がある．視知覚の基本機能，物体・画像認知，相貌認知などの 7 大項目から構成されている．SPTA と同様に「誤り得点」を換算する．

(3) 知的機能の低下

WAIS-Ⅲ[50] が広く用いられる．言語性検査が 7，動作性検査が 7 の計 14 の下位検査からなる．健常者データをもとに平均 100，標準偏差 15 になるよう設定され，IQ（言語性 IQ，動作性 IQ，全 IQ）および群指数（言語理解，知覚統合，作

動記憶，処理速度）を算出する．より簡便なものとして，日本版レーヴン色彩マトリックス検査（RCPM）[51]やコース立方体組み合わせテスト[52]がある．RCPM は，提示された図の欠如部分に合致する図を 6 つの選択肢の中から 1 つ選ぶという視覚性の論理的思考から知能を推測する検査である．マニュアル[51]には 45 ～ 80 歳の健常者のデータが掲載されている．10 分程度で実施可能な検査であり，失語症などの言語機能の問題があっても実施できる．コース立方体組み合わせテストは，RCPM と同様に言語を使用しなくても実施可能な検査である．WAIS-Ⅲ の積み木課題と同様に提示された図と同じように積み木を組み合わせる検査で，IQ を算出できるのが特徴である．ただし，これらの視覚性の検査は視覚認知の障害，視空間障害のある患者には適用できないので注意が必要である．

F ┃ ADL など

日常生活活動（activities of daily living：ADL）の評価には，Barthel Index[53]，FIM[54] および FAM[55]が，社会参加状況の評価（Community Integration Questionnaire：CIQ）[43, 56] などがある．表 11 にそれぞれの概要について示した．

表 11　社会的行動障害に関連する評価法

機能	名称	概要
意欲・発動性	標準意欲評価法[23] (Clinical Assessment for Spontaneity：CAS)	脳損傷患者における「自発性の障害」を面接，質問紙，日常生活の観察，自由時間の観察，臨床的総合評価の 5 つのサブスケールを通して多面的に評価する．標準注意検査法（CAT）とセットで販売されている
	日本語版 POMS[40] (Profile of Mood Status)	気分や感情を主観的に評価．65 項目からなり，緊張－不安，抑うつ－落ち込み，怒り－敵意，活気，疲労，混乱の 6 つの下位尺度ごとに得点化する．日本語版として標準化されており，30 項目からなる短縮版も作られている
病識	PCRS[41, 43] (Patient Competency Rating Scale)	日常生活上の 30 項目の事柄について，「行うことの困難さ」を 5 段階で評価する．本人のほか家族，スタッフにも同じ回答をしてもらい，その差異から障害の自己認識を評価する
情動コントロール	ABS[42, 43] (Agitated Behavior Scale)	興奮状態の指標．興奮状態に関連する 14 項目について，それぞれ 4 段階で評価する
ADL，社会参加	Barthel Index[53]	基本的 ADL について評価する．食事，入浴，整容などの 10 項目は各 2 ～ 4 段階評価となっており，合計 100 点となるように作られている
	FIM[54] (Functional Independent Measure)	運動項目 13（セルフケア，排泄コントロール，移乗，移動），認知項目 5（コミュニケーション，社会的認知）の計 18 項目について「完全自立」～「全介助」の各 7 段階で介護量をみる
	FAM[55] (Functional Assessment Measure)	脳外傷者の能力低下指標として作成された．FIM にはない嚥下，自動車移送，読解，会話明瞭性，障害適応，社会参加などの 12 項目から構成されている．評価は FIM と同じ 7 段階である．なお，FIM と FAM の得点を合わせて合計 30 項目の評価とする場合もある
	CIQ 日本語版[43, 56] (Community Integration Questionnaire)	脳外傷者の社会参加状況を評価する目的で作成された．家事，買い物，レジャー活動，社会活動および生産活動などからなる 15 項目の質問項目は家庭統合，社会統合，生産性の 3 つのサブスケールに分かれ，それぞれについての社会参加の度合いをみる
その他	脳外傷者の認知－行動障害尺度（TBI-31）[44, 45]	脳外傷者の認知－行動障害を生活場面の観察に基づいて評価する．健忘性，易疲労性・意欲の低下，対人場面での状況判断力の低下，固執性，情動コントロール力の低下，現実検討力の低下，課題遂行力の低下の 7 因子が抽出されており，神奈川県総合リハビリテーションセンターの HP[45] からエクセルのファイルがダウンロードでき，結果を入力すると 7 因子についての Z 値のレーダーチャートを作成することが可能である

3 リハビリテーション

1）基本的な考え方

(1) 発症・受傷からの時期と実施するプログラム

高次脳機能障害のリハを発症・受傷からの時期と実施するプログラムの内容について整理してみる．『手引き』[2]では，発症・受傷からの時間経過とリハの訓練プログラムを3つに分けて，その流れを図示している [図6]．「医学的リハプログラム」は，障害を受けた認知機能を高めること，「生活訓練プログラム」は，日常生活能力や社会活動能力を高めること，「職能訓練プログラム」は，職業生活に必要な技能（職能）を身につけることがそれぞれの主な目標となる．これを病期に当てはめると，医学的リハプログラムは急性期～回復期，生活訓練プログラムは回復期～維持期・適応期，職能訓練プログラムは維持期・適応期のアプローチと読み替えることも可能だろう．

(2) 様々なアプローチ

表12に高次脳機能障害のリハにおける様々なアプローチについて整理した．認知リハは，障害を受けた神経系が再建あるいは再編成（再組織化）されるという回復メカニズムを仮定し，それを促進する働きかけであり，机上での反復訓練から日常生活の適応訓練までを含む．また，代替手段の獲得には病識の強化が重要である．すなわち，患者が自らの障害の程度や範囲（できることとできないこと）を適切に理解し，それを代替・補助する手段を使うようになること，また安全に自立した生活を営むためには，周囲に過度に依存せず，必要な場合には助けを求められるように指導することが大切である．また，障害があっても日々の生活が安全かつ快適に送れるよう人的環境や物的環境を整えるようにする．

(3) 認知リハビリテーションのエビデンス

認知リハにおいても EBM（evidence-based medicine）が重要視されるようになっている．しかし，臨床研究においては，倫理的配慮や障害像の不均一性のため無作為化比較試験（Randomized Controlled Trial：RCT）を行うことは実際には困難であり，報告もまだ少ない．しかし，欧米を中心にいくつかの review が報告されている．わが国では渡邉[57]がそれらについて解説しており，その概要を引用し表にまとめた [表13]．

推奨レベルが高いものを優先的に実施することはもちろん重要であるが，高くないから実施すべきでないということにはならない．患者の症状，希望や嗜好，訓練実施時の条件など様々である．個別性を踏まえてオーダーメイドで訓練計画を立案したい．

以上のことを踏まえて，ここでは急性期～回復期の各種機能訓練と生活訓練，就労支援を含む社会資源の活用に分けて整理していく．

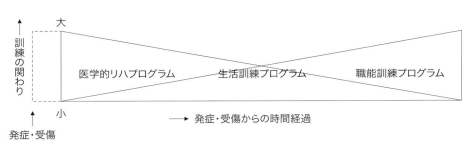

図6　発症・受傷からの相対的な期間と訓練プログラム[2]
（文献2より一部改変）

2）急性期の対応

　厳重な医学的管理の下，主に意識障害，見当識障害の改善および注意，記憶などの認知機能の賦活を目的としたアプローチを行っていく．ベッドサイドでの声かけ，意識障害の程度については日々チェックを行い，経過を観察していく．意識障害がある程度改善し，コミュニケーションがとれるようになってきたら GOAT などを用いて，見当識障害，記憶障害のスクリーニングを行い，PTA の程度を経時的に評価する．

　全身状態の改善がみられ座位保持が図れるようになったら，介入の時間を少しずつ延長し，高次脳機能障害全般のスクリーニング検査を実施する．

3）各種障害に対する機能訓練

　スクリーニング検査の結果から障害が疑われる機能については，表4に挙げたような神経心理学的検査を用い，障害の種類や程度を把握し，訓練の方向性を決める．訓練開始に際しては，機能訓練のターゲットとなる障害だけでなく，知的機能，言語機能などがどの程度保たれているかが訓練法選択の基準となるので，訓練導入の前に検査を実施しておく．ここで可能であれば，CAS を使用して，自発性の低下の有無や程度，POMS を用いて気分や感情面について評価する．また患者本人の障害についての認識の程度もみておく．またカルテや他職種，家族から病前の性格，教育

表 12　高次脳機能障害のリハビリテーションにおける様々なアプローチ

認知リハビリテーション	刺激法	・障害された神経系自体の機能改善をめざす ・反復強化訓練で機能を回復させる
	代償法	・障害されずに残った機能（残存している神経系の機能）を活用する
	行動療法的アプローチ	・オペラント条件づけの技法を用いて行動パターンを変えるプログラム学習を行う
代替手段の獲得		・代替手段，補助手段の自発的使用をめざす
病識の強化		・患者が自分の障害について適切に理解することを促し，動機づけ，般化の向上につなげる．他者からの援助の自発的利用できるようにする
環境調整	人的環境調整	・スタッフが障害に合わせて適切な対応をとる ・家族や関係者に障害についての理解を促す
	物的環境調整	・目印やみやすいスケジュールの掲示などを通して生活しやすい環境を作る

表 13　認知リハビリテーションにおける EBM[57]

対象領域	技法	推奨レベル
記憶障害	外的補助手段の活用	Grade A
	誤りなし学習	Grade B
注意障害	タイムプレッシャーマネージメント	Grade A
	直接訓練（APT など）	Grade B
遂行機能障害	Metacognitive Strategy Training（GMT など）	Grade A
社会的行動障害	認知行動療法	Grade B
	社会技能訓練（SST など）	Grade B
	良好な行動を引き出すための介入	Grade B
包括的・全人的アプローチ	多職種による身体面，認知面，心理面，経済面などに対した包括的関わり	Grade A

Grade A：行うように強く勧められる，Grade B：行うよう勧められる
（文献 57 をもとに，本項で主に扱う障害について推奨レベルが高いもののみ抜粋）

歴，趣味などの情報を収集し，訓練の内容や方針決定の材料とする．

訓練はできるだけ刺激の少ない個室で行い，対応するスタッフも最初は固定しておいた方が望ましい．疲労度や全身状態をみながら徐々に時間を伸ばしていく．難易度はやさしいものから導入し，達成感を得られる課題を用いて訓練への動機づけをもてるように工夫するとよい．机上の訓練の導入が困難な場合には，ゲーム感覚のやりとりや本人の趣味・嗜好に合った素材などを取り入れ，拒否反応がなく楽しみながら訓練室に来られるように方向づけする．

A 記憶障害の訓練

何度も口に出したり，書いたりする反復訓練はもっとも単純で導入しやすい方法である．この方法は，例えば入院中の患者であれば，病院名，担当スタッフの名前などの限定された情報については定着できる可能性もあるが，一般に般化することは困難である．新たな記憶ストラテジーの獲得や代償・補助手段を獲得することに主眼をおいた訓練を中心に行っていく．

①新たな記憶ストラテジーの獲得（学習法の工夫）

◎誤りなし学習（Errorless Learning）[58]　最初から正反応を導くよう学習条件を整える学習法．新しい事柄の学習場面において，健常者は自発的な試行錯誤を繰り返すことにより記憶が定着する傾向がみられるが，記憶障害がある患者の場合は，一度間違えると誤反応が潜在記憶として残り，修正が困難になる傾向がある．そのため，訓練に際してはあらかじめ解答を提示しておき，想起できない場合にはみることを促したり，適切なヒント

を出したりするような工夫が重要である．誤りなし学習についての具体的な手続きについては，水野らの解説が参考になる[59]．

◎間隔伸張法（Spaced Retrieval）　想起までの時間を徐々に延ばしていく方法．顔と名前を覚える学習などに効果が期待できる．誤りなし学習を併用するとよい．間隔伸張法についての具体的な手続きについては，綿森らの解説が参考になる[60]．間隔伸張法は，タブレット型PCやスマートフォンなどを用いて行うことも可能である．

②内的記憶戦略法の獲得

◎視覚イメージ法　患者にとってわかりやすい視覚的情報に置き換えて覚える方法．例えば，人の名前を覚える際にその人をよく観察し，見た目の特徴をつかんで結びつけて覚える〔例：耳たぶの大きな田淵（タブチ）さん〕．また，無関係な複数のことばを覚える場合には，絵に置き換えて関連づけて覚える（例：パンダ，椅子，紅茶なら，パンダが椅子に座って紅茶を飲んでいる姿を思い浮かべる，描く，みせるなど）．ただし重度の患者には適さない方法である．

◎PQRST法[61]　新聞記事のような，まとまった内容を効率よく覚える方法．表14のように，P：Preview（予習），Q：Question（質問），R：Read（精読），S：State（要約），T：Test（試験）の順で進める．内容を整理して理解し，異なった視点から反復して触れることにより，記銘が促進されると考えられる．失語症や知的機能の著しい低下がないことを確認してから導入する．

③外的代償・補助手段の学習

メモやカレンダー，手帳，携帯電話やスマート

表14　PQRST法の手続き例

プロセス	実施内容	備考
P：Preview（予習）	与えられた情報（文章）にざっと目を通し，どんな内容なのかキーワードを拾う	・患者が興味をもつ内容の文章から開始する ・可能であれば書字の手続きも入れるとよい
Q：Question（質問）	拾ったキーワードが答えとなるような質問を自ら考え出す	
R：Read（精読）	作った質問の答えを探しながら再度文章を熟読する	
S：State（要約）	質問とその答えを中心に，本文の要約を作る	
T：Test（試験）	文章の大まかな情報が記憶されているかどうかの再確認を行う	

フォンのアラーム機能，ICレコーダーなどがある［図7］．

◎**メモのとり方の学習**　「メモをとりましょう」と勧めるだけでは実用的にはならない．メモをとること自体を忘れる，メモをもっているのにみることを忘れてしまうということが少なくないので，どこでつまずいているのかを情報収集し，そこを補うような手段を考える．メモをとるということを一から学習させる場合は，まずはその作業プロセスについて，手続き記憶を使って習慣づけることを試みる．例えば，電話でスケジュールを聞いたら，その場で，①電話の前のホワイトボードに書いて音読，②それを隣のカレンダーに書き写して音読，③またそれを手帳に書き写して音読，という三段階の作業をすることを繰り返し練習する．最初は声をかけながら一緒に作業をし，徐々にプロンプトを減らしていく．この方法は書いて声に出していうという一連の行為により，記憶がより定着しやすくなる効果も期待できる．

◎**携帯電話やスマートフォンの活用**　最近は高齢者を含め，携帯電話やスマートフォンを使い慣れている人が多い．これらの機器を再び使えるかどうかをまず確認することが大切である．できれば使い慣れた機種をそのまま用いて，アラーム機能などの活用を促す．一日のスケジュールを時間ごとに入力し，アラームが鳴ったら画面をみてその行動を実施するという習慣をつけてもらう．最初は言語聴覚士（ST）や家族が入力するが，徐々に本人に入力してもらうように促す．

④環境調整

◎**物的環境調整**　記憶障害があっても生活しやすいように，サインや目印を掲示して道に迷わないようにする．部屋を整頓して引き出しにラベルを貼る，みやすいところにスケジュールやチェックリストを貼るなどの方法が考えられる．

◎**人的環境調整**　スタッフや家族がその患者の記憶障害の症状や訓練の内容・進捗状況について共有し，全員が一貫した対応をとるようにする．例えば，説明したことはその場で理解していても忘れてしまうので紙に書いて渡す，スケジュールがわからなくなった場合にはすぐに教えるのではなく，もっている予定表をみるように促すなどの工夫が考えられる．

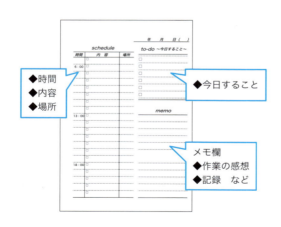

M-メモリーノート（幕張版）
（独立行政法人高齢・障害者雇用支援機構
障害者職業総合センター）

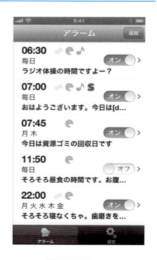

指伝話ぽっぽ
（有限会社オフィス結アジア）

図7　外的代償法の例

B ▌注意障害の訓練

①全般性注意障害

◎**机上での訓練**　Sohlberg らの開発した注意障害のための訓練キット，APT（Attention Process Training）[62] および軽度患者のための APT Ⅱ [63] が参考になる．彼らは注意を持続性注意（sustained attention），選択性注意（slective attention），転換性注意（alternating attention），分配性注意（divided attention）の４つに分け，それぞれに難易度別の複数の課題が用意されている [表 15]．日本版として販売されているものはないが，豊倉ら [64] が APT を一部修正して日本語訳を行った MAPT（Modified Attention Process Training）を作成し紹介している．また西村ら [65] がこれらに基づく具体的な方法を紹介している．

その他，間違い探しやパズルなどゲーム的要素が含まれたものから，日常生活訓練や職業訓練にも関連した計算，集計，パソコン入力作業なども有用である．

◎**タイムプレッシャーマネージメント（Time Pressure Management：TPM）** [66]　脳損傷により情報処理に遅れが生じ，物事を遂行するのに時間がかかるようになる．TPM では，時間が足りなくなったらどのように対処するのか緊急プランを考えるなどの方略を指導し，それを実際に活用してみる．それができるようになったらラジオなどの妨害刺激がある，より厳しい条件下で同様のことを行う．限られた時間の中で自分の処理能力に見合った時間配分ができるようになることで日常生活での支障を減らしていくことを目的とする訓練法である．

◎**生活面での指導**　注意障害があるために起こる生活上の問題については，実施すべきことを言語化する．チェックリストを作って毎回チェックす

表 15　APT，MAPT の訓練課題とその概要 [64]

APT	MAPT
(1) sustained attention 　① number cancellation 　② attention tapes 　③ serial number	(1) sustained attention 　①数字抹消課題：乱数表から標的数字を線で消す 　②数字系列課題：100 から順に 1 桁の数字を足し算あるいは引き算する
(2) selective attention 　① shape cancellation with distracter overlay 　② number cancellation with distraction overlay 　③ attention tapes（with background noise）	(2) selective attention 　視覚的ノイズとして種々の線が書き込まれた透明なセルロイドシートを課題用紙に被せ（ノイズに紛らわされずに），標的を抹消していく 　①図形抹消課題：標的図形を線で消す 　②数字抹消課題：(1) ①と同じ課題用紙
(3) alternating attention 　① flexible shape cancellation 　② flexible number cancellation 　③ odd and even number identification 　④ addition subtraction flexibility 　⑤ set dependent activity	(3) これらは，いずれも 2 通りの施行法があり（①②は複数の標的），15 秒ごとに施行内容や標的が変わる．反応セットの転換が要求される 　①図形抹消課題：(2) ①と同じ課題用紙 　②数字抹消課題：(1) ①と同じ課題用紙 　③偶数，奇数抹消課題：偶数あるいは奇数を線で消す 　④足し算，引き算課題：2 つの数字ペアの足し算あるいは引き算 　⑤〔高ー中ー低〕課題：「高」「中」「低」の 3 語が，位置的にも高い，中間，低い 3 つの異なる高さで配列されている課題用紙を用い，書かれている文字をそのまま音読するか，読みに関係なく文字が配置されている位置を「高」「中」「低」で答える 　⑥「漢字ー平仮名」課題：「漢字」「かんじ」「平仮名」「ひらがな」の 4 文字がランダムに配置された課題用紙を用いる．文字をそのまま音読するか，読みに関係なくその書体が漢字体か平仮名かを答える
(4) divided attention 　① dual tape and cancellation task 　② card sort	*(4) ATP の修正版（MAPT）を作成する際に，「翻訳上の制約や録音テープの必要性から削除した」[65]

るなどの行為を反復し，習慣づける訓練を行う．例えば，車椅子のブレーキのかけ忘れには，毎回「止まったらまずブレーキをかけましょう」と声かけし，本人にも同じように復唱してブレーキをかけてもらう．徐々にST側からの声かけを止めていき，促されなくても自ら「止まったらまずブレーキをかける」と言語化して実行できるようにしていく．自発的にできない場合には，「止まったら，何をするのでしたか？」と質問し，自発的な行為を促す．

②空間性注意障害（半側空間無視）

◎**視覚的操作訓練**　無視側に注意を向けさせるために，無視側に頭部を大きく回旋させたり，目印をつけたりして作業を行う．机上の訓練として，数字をつけたお手玉やチップを順番に拾っていく方法や，ダイナミックに全身を動かす玉入れやボウリングなどを用いて行う方法などもある．

◎**プリズム順応**　Rossettiら[67]は，外界が10°右方にシフトしてみえるプリズム眼鏡をかけた状態で机上におかれた標的を繰り返し触るという訓練を実施し，右側にずれてみえる場所に順応するようになり，眼鏡を外した後も2時間は効果が続いたと報告している．プリズム順応課題は，患者にとっては簡単で病識の欠如があっても導入しやすいという利点があるが，その効果の永続性については異論もある．

◎**環境調整**　病院内などでは，無視があっても安全に快適な生活を送れるよう配慮が必要である．例えば，廊下に道順がわかるようなテープ状のものを貼りつけ，必ずそれをたどって歩くように指導することで，手すりなどにぶつかるリスクを回避する．車椅子のブレーキのかけ忘れなどには，前述の全般性注意障害の指導と同様に，言語化を促す，「左ブレーキ！」と目立つメモを貼るなどの工夫が役立つ．また，掲示物やメモは無視側に注目が行きやすいように目立つ色にしたり，目印をつけたりするとよい．食事場面では，無視側に食器などを置かないようにするが，症状が改善してきたら徐々にずらしていく．いずれの場合も最初は側で声かけをして行動修正や危険回避を促し，

徐々に自発的にできるようにしていく．

C 遂行機能障害の訓練

評価の項で述べた通り，遂行機能は総合的な能力である．その構成要素となる注意の訓練，デュアルタスクを用いたワーキングメモリの訓練，語想起やアイデア想起などの発散的思考の訓練などを実施することもあるが，下記に挙げるような課題解決のプロセスを体験しながら，その方法の整理をしたり，自己の行動を制御したりする訓練が有用である．

①**自己教示法**[68, 69]

言語的媒介を用いて自らの行動を調整する方法．思考の"外言語化"を行うことによって行動を意識的に制御していく方法を身につける．具体的には，与えられた課題行動について，目標，計画，遂行のプロセスを，「何を行う必要があるのか」と声に出しながら実施する．また，途中で変更を迫られた場合には，「ほかの方法はないか」など，最初は一つひとつの行動の手順とその根拠を述べながら実施する．言語化することによって行動の制御が可能になったら，徐々に声を小さくする，声を出さないようにするというプロセスをたどり，外言語化をしなくても同様の行動が行えるようにしていく．

②**問題解決訓練（Problem Solving Training：PST）**

von Cramonら[70]により提案された方法．無意識かつ性急に行動を起こしがちな脳損傷者の行動特徴を変容させることを目的とする．じっくりと課題を分析し，段階的に問題を解決していくプロセスを身につけさせるために，第一段階「問題の分析」：実施すべき活動を分析し，その行動の手順（工程）を細分化して書き出す．第二段階「問題の解決」：それぞれの工程に必要な作業や材料を明らかにする．第三段階「評価」：実際に行った行動が計画通りできたかを振り返り，正確に評価する．ハノイの塔などを用いて行う方法や，「1時間以内に東京駅に行かなければならないが，事故で電車が止まってしまっている．どうしたらよいか」など，具体的な課題を挙げてグループでディ

スカッションする方法などもある．PST の手続きについては，原[71] が紹介している．

③ゴールマネジメント訓練（Goal Management Training：GMT）

脳損傷者の遂行機能障害の要因の一つである達成すべき目標を維持することの問題を改善するための技法である．Levine ら[72] は GMT を，①中止〔課題への方向づけと気づき（止まって自分は何をするか考える）〕，②主課題の定義（やるべきことは何か定義する），③段階のリスト化（作業手順をリストアップする），④段階の学習（自分はその手順を知っているかを確認し，学習する），⑤確認（自分は計画通りにできているかをモニタリングする）の 5 つの過程に分け，遂行中の課題を途中でいったん中止し，遂行状況を評価して再度目標を確認させる訓練を行った．その結果，GMT 群は運動技能訓練を受けた統制群に比して目標の維持の成績が改善し，注意や気づきの機会が増加したと報告している．

④外的補助手段の使用訓練

◎**スケジュール管理**　1 か月，1 週間，1 日の単位での予定を予定表(市販のスケジュール帳など)に書き込み，一日の始まりにやることを確認する．終わったことはチェックをつけ，次の行動を確認することを忘れずに行うようにし，自らの予定を管理できるようにしていく．

◎**「やることリスト」の作成と使用**　種々の日常生活活動を順番に書き出し，それに沿って行動を実施していく．例えば，朝起きてから出かけるまでにすべきことを，□布団をたたむ，□洋服に着替える，□寝間着をたたむ，□洗面所へ行く，□顔を洗う……というようにリストにして，一つひとつ確認しながら行動する．

D　社会的行動障害の訓練

社会的行動障害の改善に効果的な介入技法は十分確立されているとは言いがたい．好ましくない行動が起こる状況やパターンを把握し，そのようなパターンに陥らないよう環境調整を行うとともに，行動が起こらないように防ぐ方法，行動が起こった場合の対処法について，話し合い，実践し

ていく．この場合，周囲の者が一貫した対応をすることが大切である．

なおここでは『手引き』[2] の分類にならい，対人関係のなかで起こる障害の一つとして，認知・コミュニケーション障害の訓練についても解説する．

(1) 環境調整

行動障害の起きるきっかけや状況，回数，時間などを観察・記録し，できるだけそのような状況に陥らせるような環境を作らないようにする．

(2) 未然に防ぐ対処法の獲得

可能であれば，本人にも自分の行動を振り返って記録をしてもらい，それを基に，同じような場面に陥った時にどのように行動すべきかを話し合い，現実的な対処方法について検討する

ルールを決めて，好ましい行動を褒め，好ましくない行動にはペナルティを課す．

(3) 行動が起こった場合の対処法

問題行動が起こった際には，抑制や説得はさらなる興奮を招く恐れがある．場面や話題を変えてクールダウンを促す．いったん患者を分離するタイムアウト法は，行動変容法の一種として広く用いられている．介入者が部屋を出て行く（Time-Out On The Shot：TOOTS），患者を他の部屋か部屋の隅などに移動させる（Situational Time-Out：STO），別に用意した「タイムアウト部屋」に一時的に移動させ，興奮の収まるのを待つなどの方法がある．

(4) 認知・コミュニケーション障害の訓練

①ソーシャルスキルトレーニング（Social Skill Training：SST）

実際の生活場面で起こりそうな状況を想定し，その場に合った適切な振る舞いができるようにして社会適応を促進させる訓練．グループで実施されることが多い．当初は，精神科疾患患者の生活訓練として導入されたものであるが，脳損傷後，感情のコントロールが難しいなどの症状がある患者に対しても改善を目的として汎用されている．対人関係における代表的なやりとりの場面をピックアップし，ロールプレイを交えながら「このよ

うな時にはこのように振る舞うべき」というように，場面と適切な対応を結びつけ指導する．グループで行うため，互いの行動を評価し合う効果や観察学習としての効果も期待される．

②認知行動療法（Cognitive Behavioral Therapy：CBT）

うつ病の治療法の一つであり，わが国では2010年4月より健康保険の適用となっている．脳損傷者がもつうつ症状や怒り，不安などの心理的反応の背景には，自分のおかれた状況や相手の反応に対する認知にゆがみがあるという考えから，そのゆがみを修正していこうとするアプローチである．

③会話・談話を用いた訓練

4コマ漫画の説明などをしてもらい，発話意図に沿った命題の生成ができているか，命題の構造化と配列が正しくできているか，意味のつながり（結束性と一貫性）に問題はないかなどを確認していく．また，会話や談話の場面について問題点を出し合い，改善するためにはどのように振る舞うべきか，方法を話し合う．

④コミュニケーションの相手への指導

患者本人への働きかけだけでなく，患者と話をする相手の関わり方への介入も重要である．高次脳機能障害者のコミュニケーション障害の特徴について理解し，協力的な関わり方をすることでコミュニケーションは改善する．廣實[73]がYlvisakerら[74]の「上手に働きかけるためのスキル」を紹介しているので参照されたい．

4）就労支援と社会資源の活用

（1）就労支援

障害者の就労支援を行う施設として，以下のものがある[75]．

①公共職業安定所（ハローワーク）

希望や適性に応じた仕事のあっせんや職業リハについて関係機関を紹介する独立行政法人高齢・障害者雇用支援機構，都道府県障害者促進雇用協会，障害者雇用支援センターがある．

②地域障害者職業センター

各都道府県に1か所以上設置されており，障害者手帳の有無を問わず，障害者の就職・復職に向けての相談，職業能力などの評価，就職前の支援，就職後の職場適応のための援助などのサービスを提供する．

③障害者就業・生活支援センター

公益法人（社団または財団）や社会福祉法人，特定非営利活動法人（NPO）などが運営しており，身近な地域における関係機関の連携拠点として，就業面および生活面における相談支援を実施している．

④障害者職業能力開発校

障害者が働くうえで必要な基礎知識や技術を身につける．全国19校の障害者職業能力開発校のほか，全都道府県において企業や社会福祉法人，NPO法人，民間教育訓練機関など，地域の多様な能力開発施設を活用して，個々の障害者に対応した内容の委託訓練を実施している．

⑤就労移行支援・就労継続支援

◎就労移行支援　企業などでの一般就労などを希望し，知識・能力の向上，実習，職場探しなどを通じて，適性に合った職場への就労が見込まれる者を対象とする．標準的な利用期間は2年間で，基礎体力の向上や集中力・持続力の習得訓練，職場見学や一般企業での実習，就職活動やトライアル雇用を行う．

◎就労継続支援　一般企業などでの就職が困難な者に就労の機会を提供し，生産活動を通じて知識と能力の向上のために必要な訓練などを行う．利用者が事業所と雇用契約を結び作業などを行う「雇用型」と，雇用契約を結ばない「非雇用型」がある．

（2）社会福祉制度

①障害者手帳

高次脳機能障害を対象として明記した障害者手帳は現在のところないが，障害によって日常生活や社会生活に制約があると診断されれば「器質性精神障害」として精神障害者保健福祉手帳，また身体障害が合併していれば運動麻痺などの障害で

身体障害者手帳が取得できる．これらの手帳を所持していれば，「障害者総合支援法」の各種サービスを利用することができる．また発症（受傷）が18歳未満であり，障害が知的障害と判定されると療育手帳の申請対象となる．

②介護保険

40歳以上であれば，介護保険の各種サービスを利用することができるが，高次脳機能障害者を対象としたサービスはまだ少ない．また高齢者や認知症患者の中に入って適切な支援が受けられない場合もあるので，注意が必要である．障害の特徴や対処法をスタッフに説明し，適切な個別対応をしてもらう．

(3) 当事者の会，家族の会

高次脳機能障害の当事者や家族の会が全国各地にあり，交流会や相談会を実施している．各都道府県の障害者福祉に関するホームページなどで内容や連絡先が確認できる．

文献

1) 国立身体障害者リハビリテーションセンター：高次脳機能障害支援モデル事業報告書－平成13年～平成15年度まとめ，2004．http://www.rehab.go.jp/ri/brain/mokuji.html（2016年5月現在）

2) 厚生労働省社会・援護局障害保健福祉部・国立障害者リハビリテーションセンター編：高次脳機能障害者支援の手引き，改訂第2版，2008．http://www.rehab.go.jp/ri/brain_fukyu/kunrenprogram.html（2016年5月現在）

3) 太田富雄・他：急性期意識障害の新しいgradingとその表現法―いわゆる3-3-9度方式．脳卒中の外科研究会講演集，**3**：61-69，1975．

4) Teasdale G，Jennett B：Assessment of coma and impaired consciousness：A practical scale．*Lancet*，**304**：81-84，1974．

5) Shores EA et al：The diagnostic accuracy of the revised Westmead PTA Scale as an adjunct to identification of cognitive impairment in patients with mild traumatic brain injury．*J Neurol Neurosurg Psychiatry*，**79**：1100-1106，2008．

6) Levin HS，et al：The Galveston Orientation and Amnesia Test．A practical scale to assess cognition after head injury．*J Nerv Ment Dis*，**167**：675-684，1979．

7) 三宅鑛一，内田勇三郎：記憶ニ關スル臨牀的實驗成績（上），（中），（下）．精神神経誌，**23**：458-488，523-565，**24**：12-45，1924．

8) 東大脳研式記銘力検査，医学出版社，1977．

9) Ishiai S，et al：Unilateral spatial neglect in AD：significance of line bisection performance．*Neurology*，**55**：364-370，2000．

10) 石合純夫：高次脳機能障害学，第2版，医歯薬出版，2012．

11) 日本高次脳機能障害学会 Brain Function Test委員会 新記憶検査作製小委員会：標準言語性対連合学習検査，新興医学出版社，2014．

12) Rey A：L'examen Clinique en psychologie，Presses Universitaires de France，1964．

13) 田中康文：検査法2 記憶障害の神経心理学的検査法．*Annual Review* 神経：50-58，1998．

14) Benton AL（高橋剛夫訳）：BVRT ベントン視覚記銘検査，三京房，1966．

15) Rey A：L'examen psychologique dans les cas d'encéphalopathie traumatique．*Archives de Psychologie*，**28**：215-285，1941．

16) Osterrieth PA：Le test de copie d'une figure complexe．*Archives de Psychologie*，**30**：206-356，1944．

17) Taylor EM：Psychological appraisal of children with cerebral deficits．Cambridge MA：Harvard University Press，1959．

18) Wechsler D（日本版作成 杉下守弘）：WMS-R ウエクスラー記憶検査，日本文化科学社，2001．

19) Wilson BA（日本版著者 綿森淑子・他）：日本版RBMT リバーミード行動記憶検査，千葉テストセンター，2002．

20) 数井裕光・他：日本版日常記憶チェックリストの有用性の検討．*Brain and Nerve*，**55**：317-325，2003．

21) Kopelman MD，et al：Retrograde amnesia in patients with diencephalic，temporal lobe or frontal lesions．*Neuropsychologia*，**37**（8）：939-958，1999．

22) 吉益晴夫・他：遠隔記憶の神経心理学的評価．失語症研究，**18**：205-214，1999．

23) 日本高次脳機能障害学会（旧失語症学会）Brain Function Test委員会：標準注意検査法・標準意欲評価法（CAT・CAS），新興医学出版社，2006．

24) 加藤元一郎：前頭葉損傷における概念の形成と変換について―新修正法 Wisconsin Card Sorting．慶應医学，**65**：861-885，1988．

25) 鹿島晴雄・他：注意障害と前頭葉損傷．神経進歩，**30**：847-858，1986．

26) 斉藤寿昭・他：前頭葉損傷と word fluency －特に抑制障害との関連について．失語症研究，**12**：223-231，1992．

27) 豊倉 穣・他：情報処理速度に関する簡便な認知検査の加齢変化―健常人における paced auditory serial addition task および trail making test の検討―．脳と精神の医学，**7**：401-409，1996．

28) 石合純夫（BIT日本版作製委員会代表）：BIT 行動性無視検査日本版，新興医学出版社，1999．

29) 鹿島晴雄，加藤元一郎編著：慶應版ウィスコンシンカード分類検査（KWCST），三京房，2013．

30) Grant DA，Berg EA原案，鹿島春雄，加藤元一郎編著：慶應版ウィスコンシンカード分類検査（KWCST），三京房，2013．

31) 小島祥泰：パソコンを利用した検査法．神経心理学，**18**：188-193，2002．

32) 脳卒中データバンク．http://cvddb.med.shimane-u.ac.jp/cvddb/（2016年5月現在）

33) 今村陽子：臨床高次脳機能評価マニュアル2000，改訂第2版，新興医学出版社，2000．

34) Bechara A，et al：Insensitivity to future consequences following damage to human prefrontal cortex．*Cognition*，**50**：7-15，1994．

35) 加藤 隆・他：ギャンブリング課題―前頭葉眼窩部機能障

害を検出する検査法．脳と精神の医学，**12**：157-163，2001．

36) Bechara A et al：Deciding advantageously before knowing the advantageous strategy．*Science*，**275**：1293-1295，1997．

37) 鹿島晴雄監訳：BADS 遂行機能障害症候群の行動評価日本版，新興医学出版社，2003．

38) Dubois B，et al：The FAB：a Frontal Assessment Battery at bedside．*Neurology*，**55**：1621-1626，2000．

39) 小野　剛：簡単な前頭葉機能テスト．脳の科学，**23**：487-493，2001．

40) 横山和仁，荒記俊一：日本版 POMS の手引，金子書房，1994．

41) Prigatano GP，Altman IM：Impaired awareness of behavioral limitations after traumatic brain injury．*Arch Phys Med Rehabil*，**71**：1058-1064，1990．

42) Corrigan JD：Development of a scale for assessment of agitation following traumatic brain injury．*J Clin Exp Neuropsychol*，**11**：261-277，1989．

43) 神奈川リハビリテーション病院脳外傷リハビリテーションマニュアル編集委員会：脳外傷リハビリテーションマニュアル，医学書院，2001．

44) 久保義郎・他：脳外傷者の認知─行動障害尺度（TBI-31）の作成─生活場面の観察による評価．総合リハ，**35**：921-928，2007．

45) 神奈川県総合リハビリテーションセンター：高次脳機能障害支援．http://www.chiiki-shien-hp.kanagawa-rehab.or.jp/center-for-higher-brain-dysfunction#330（2017 年 1 月現在）

46) 藤田郁代：脳外傷のコミュニケーション障害の病態と談話機能検査開発に関する研究 7．平成 15，16 年度科学研究費補助金研究成果報告書，2005．

47) 藤田郁代：第 13 章 脳外傷　2 コミュニケーション障害．高次脳機能障害学，第 2 版（藤田郁代，阿部晶子編），2015，pp252-260．

48) 日本高次脳機能障害学会 Brain Function Test 委員会：標準高次動作性検査（SPTA）─失行症を中心として，改訂第二版，新興医学出版社，2003．

49) 日本高次脳機能障害学会 Brain Function Test 委員会：標準高次視知覚検査（VPTA）改訂版，新興医学出版社，2003．

50) 日本版 WAIS-III 刊行委員会（藤田和弘・他）：WAIS-III 知能検査，日本文化科学社，2006．

51) Raven JC，et al（原著者），杉下守弘，山崎久美子（日本版著者）：レーヴン色彩マトリックス検査，日本文化科学社，1993．

52) 大脇義一：コース立方体組み合わせテスト，三京房，1966．

53) Mahoney FI，Barthel DW：Functional evaluation：The Barthel index．*Md State Med J*，**14**：61-65，1965．

54) 千野直一監訳：FIM 医学的リハビリテーションのための統一データセット利用の手引き（原著第 3 版），慶應義塾大学医学部リハビリテーション教室，1991．

55) 藤原俊之・他：FAM（Functional Assessment Measure）による外傷性脳損傷患者の ADL の検討．リハビリテーション医学，**38**：253-258，2001．

56) Willer B，et al：The community integration questionnaire．A comparative examination．*Am J Phys Med Rehabil*，**73**：103-111，1994．

57) 渡邉　修：認知リハビリテーションのエビデンス．*Jpn J Rehabil Med*，**7**：530-535，2013．

58) Baddeley A，Wilson BA：When implicit learning fails：amnesia and the problem of error elimination．*Neuropsychologia*，**32**：53-68，1994．

59) 水野　瞳，原　寛美：誤りをさせない学習法（Errorless learning 法）．*J of Clin Rehabil*，**15**：349-351，2006．

60) 綿森淑子，本多留美：間隔伸張法（SR 法）．*J of Clin Rehabil*，**14**：1135-1137，2005．

61) Clare L，Wilson B（著），綿森淑子（監訳）：記憶障害のケア 記憶障害のケア：患者さんと家族のためのガイド，中央法規出版，1999．

62) Sohlberg MM，Mateer CA：Attention Process Training．Association for Neuropsychological Research and Development，1986．

63) Sohlberg MM，et al：The manual for Attention Process Training II．A program to address attentional deficits for persons with mild cognitive dysfunction．AFNRD，1993．

64) 豊倉　穣・他：注意障害に対する Attention process training の紹介とその有用性．リハ医学，**29**：153-158，1992．

65) 西村葉子・他：Attention process training．*J of Clin Rehabil*，**13**：748-750，2004．

66) Fasotti L，et al：Time pressure management as a compensatory strategy training after closed head injury．*Neuropsychological rehabilitation*，**10**：47-65，2000．

67) Rossetti Y，et al：Prism adaptation to a rightward optical deviation rehabilitates left hemispatial neglect．*Nature*，**395**：166-169，1998．

68) Cicerone KD，Wood JC：Planning disorder after closed head injury：A case study．*Arch phys med rehabil*，**68**：111-115，1987．

69) Cicerone KD，Giancino JT：Remediation of exective function deficits after traumatic brain injury．*NeuroRehabilitation*，**2**：12-22，1992．

70) von Cramon D，et al：Problem-solving deficits in brain injured patients：A therapeutic approach．*Neuropsychological rehabilitation*，**1**：45-64，1991．

71) 原　寛美：遂行機能障害に対する認知リハビリテーション．高次脳機能研究，**32**：185-193，2012．

72) Levine B，et al：Rehabilitation of executive functioning：an experimental-clinical validation of goal management training．*J Int Neuropsychol Soc*，**6**：299-312，2000．

73) 廣實真弓：第 4 章 脳外傷にみられるコミュニケーション障害．気になるコミュニケーション障害の診かた（廣實真弓編著），医歯薬出版，2015．

74) Ylvisaker M，et al：Rehabilitation after traumatic brain injury in preschoolers．Traumatic brain injury rehabilitation：Children and Adolescents（In Ylvisaker ed），Butterworth-Heinemann，303-329，1998．

75) 国立障害者リハビリテーションセンター：高次脳機能障害情報・支援センター．http://www.rehab.go.jp/brain_fukyu/how06/（2017 年 1 月現在）

（植田　恵）

第11章 認知症
Dementia

1 認知症の背景疾患の把握

認知症とは，脳の器質的損傷によって生じる非可逆的な認知機能の低下が，日常生活に支障をきたしている状態を指す．ここで用いられる認知機能とは，臨床的用語としての高次脳機能障害とほぼ同義である．認知症の症状は，各種の高次脳機能障害と，それらから生じる，あるいは独立して起こる行動・心理的症候（behavioral and psychological symptoms of dementia：BPSD）から構成される．表1は，認知症の原因となる代表的な疾患ごとに，認知・言語機能とBPSDに分けて症状特性を整理したものである．まず，原因疾患ごとに異なるこれらの症状を把握し，言語聴覚士（ST）が実施すべき検査の種類や支援のベクトルを確認する．

2 認知症に対する言語聴覚士の役割

高齢になると認知症発症率は高くなる．認知症には多彩な高次脳機能障害があり，中でもアルツハイマー病（Alzheimer disease：AD）や前頭側頭葉変性症（frontotemporal lobar degeneration：FTLD）の一部には失語症状が必発であることを考えると，超高齢社会を迎えたわが国で，STが認知症患者に果たす役割は大きい．

ほとんどの認知症は高齢期発症で，かつ進行性であることから，介入によって著しい改善を生むことは難しい．認知症施策推進総合戦略（新オレンジプラン）が示すように，今後は，住み慣れた地域で，専門職と地域住民とが協働して認知症患者を含めた地域生活を営んでいくことが求められる．

表1 認知症の原因疾患別の主な症状

認知症の原因疾患	血管性認知症	アルツハイマー病	Lewy小体病	前頭側頭葉変性症 FTD（前頭側頭型認知症）	前頭側頭葉変性症 PPA（原発性進行性失語）
認知・言語機能の症状	・損傷部位に依拠した症状 ・構音障害や嚥下障害を合併	・記憶障害 ・遂行機能障害 ・失語，失行，失認	・認知機能の変動 ・視覚認知障害	・発話の簡素化 ・常同的発話	・PNFA（進行性非流暢性失語） ・LPA（ロゴペニック型失語） ・SD（意味性認知症）
BPSD	・尿失禁 ・アパシー ・感情失禁	・アパシー ・うつ ・物盗られ妄想 ・徘徊	・幻視	・脱抑制 ・常同行動 ・情意鈍麻 ・社会的行動障害	・SDは中期以降，FTDと類似の症状

以上を踏まえると，認知症に対する ST の役割は，次の 5 つに整理できる．①高次脳機能の適切な評価（低下している機能と保たれている機能の整理），②保たれている機能の生活レベルでの向上・維持・低下防止，③それらを通して情動の安定・BPSD の軽減，④本人と家族にとっての意味ある時間の拡大・提供，⑤家族・介護者・一般の人々への助言・啓発である．

評価

1）評価の目的とポイント

認知症の評価は，他の言語聴覚障害と同様，基本的には，スクリーニング，精査という通常の流れに従う．評価は，認知症の鑑別診断の基礎資料を提供する目的で行うことも多いが，ST として重要なのは，支援の糸口として，低下している機能と保たれている機能を明らかにすることである．易疲労性，集中力や協力性の浮動などにより，精査が実施できない場合が多いが，スクリーニングの下位検査を丁寧に解釈して，生活における問題点を分析する根拠資料にする．

評価の対象となる領域は，主には高次脳機能であるが，加えて，感覚機能（聴覚・視覚），構音といったコミュニケーションの基本機能を一通り押さえることが重要である．また，生活支援に向けて，患者の現在の生活状況や，これまでの生活史を聴取しておくことも有益である．

2）コミュニケーションの基本機能の評価

コミュニケーションとは，複数者間でメッセージをやりとりすることである．送り手が概念を形成し（認知的レベル），内言語化し（言語的レベル），ことばとなって発せられ（構音レベル），それを受け手が，聞き取り（生理的・聴覚レベル），理解し（言語的レベル），新たな概念が生まれる（認知的レベル）．このプロセスのどこに支障が生じてもコミュニケーション障害は起こる．多くの認知症のコミュニケーション障害は，基本的には認知・言語的レベルの障害であるが，加齢による聴覚や視覚といった感覚レベルの低下や構音レベルの障害も高頻度で伴い，コミュニケーション障害を複雑化している[2]．

したがって，ST が認知症の評価を行う場合，障害構造の把握，残存機能を活かしたコミュニケーション方法の支援といった観点から，コミュニケーションの基本的構成要素，聴覚・視覚，認知，言語，構音の各領域を一通り押さえることが重要である．

（1）感覚機能の検査

①視覚の検査：MNREAD-Jk（Minnesota Low-Vision Reading Test-Japanese version for kids）の一部を用いた検査

◎目的　判読可能な文字の大きさを明らかにして，認知・言語機能検査実施時や日常生活で使う文字サイズの目安にする．

◎適応　最重度を除く認知症患者．MMSE が 5 点前後であっても，後述する工夫次第では検査施行可能である．

◎概要と施行上の工夫　MNREAD-Jk は，ミネソタ大学ロービジョン研究室により開発された MNREAD 視力チャート（Minnesota Reading Test）[3]の子ども版である．

患者の目から約 30cm の距離に，仮名文字で書かれた単語が大きいサイズから徐々に小さくなっていくチャート図版を示し，指で単語を示しながら読んでもらう．文字が小さくて患者が読めなくなったところで，検査を中止する．読めなくなったサイズの一つ上が，その患者が読める文字の大きさの目安である．

②聴覚の検査 1：オージオメータを用いた検査

◎目的　左右耳の聞こえのレベルを明らかにして，聴覚障害の有無と程度を把握する．また，認知機能や言語検査を実施する際，あるいは家族や介護者が患者と会話する際の声の大きさの目安や，話しかけの方向を確認する．

◎適応　最重度を除く認知症患者．MMSE が 5 点前後であっても，後述する聴覚検査への反応方

法を工夫すれば，検査施行可能である．

◎**概要と施行上の工夫**　標準純音聴力検査が可能な患者には，正確な手続きに従って検査を施行する．理解力，記憶力，耐久性に問題がある場合は，会話音域における聴力レベルを把握することを目的に，4分法に必要な周波数，0.5KHz，1KHz，2KHzだけでも測定することが望ましい．

音刺激への反応方法として，定式のボタン押しが可能であれば通常の方法で行う．記憶力低下のためボタンを押すのを忘れたり，手指の巧緻性低下や振戦のためボタンが押せない，あるいは複数回押したり，失行のためボタンを耳にあてたりといった反応がみられたら，ボタン押しではなく他の反応方法を用いる．具体的には，①挙手，②表情変化，③口頭表出，④刺激音の模倣などである．

③**聴覚の検査2：高齢者の聞こえの日常生活支障度評価表**

◎**目的**　オージオメータがない場合，高齢者の施設内での日常生活における聞こえの程度を把握する．

◎**適応**　中等度〜軽度認知症患者．

◎**内容と方法**　施設利用者の主な生活場面である居室，食堂・デイルーム，洗面・トイレ，浴室における10項目（言語音聴取6項目，環境音聴取4項目）から構成される [表2] [4]．評定は，認知症患者の理解力を考慮し，言語音については3

段階（普通の声は聞こえる，大声は聞こえる，大声でも聞こえない），環境音については2段階（聞こえる，聞こえない）である．重度認知症患者（MMSE10点未満）は回答への信頼性が低いため，介護者の観察による評価，あるいは後述の聴性行動反応を用いた評価を行う．

④**聴覚の検査3：聴性行動反応を用いた評価**

◎**目的**　「認知症患者の聞こえの日常生活支障度評価表」が適用できない重度認知症患者の聞こえの程度を把握する．

◎**適応**　重度認知症患者．

◎**内容と方法**　聴性行動反応を誘発させる刺激音は，ささやき声・普通の声・大声による呼名である．検査者が患者の1m後ろに立ち，「○○さん」と本人の名前を呼びかける．挙手，振り向き，視線移動，表情変化，口頭表出（「はーい」「誰？」「ここですよ」「私です」など）を反応ありと判定する．騒音計 NL-22®（リオン株式会社）にて測定した防音室におけるささやき声・普通の声・大声による呼名の音圧の目安は，順に36.0dBSPL，63.0dBSPL，70.0dBSPLである．

本人にとって強い意味をもつ「氏名」が重度認知症患者にも刺激音として有用で，ささやき声での呼名に反応した者と反応のなかった者との間に反応閾値の差を認める．この方法では，聴力の左右差は見出せないが，重度認知症患者の聴覚障害の有無をスクリーニングする方法としては一定の有用性がある．

（2）認知機能の検査

①**スクリーニング検査：改訂 長谷川式簡易知能評価スケール（HDS-R）[5]，MMSE（Mini-Mental State Examination）[6]**

短時間で高次脳機能の諸側面を評価できるスクリーニング検査は，実用性が高い．わが国でもっとも多く使われているのは，HDS-R [図1]，MMSE [図2] である．両検査ともに，見当識，記憶，注意，言語（発話）の項目が共通しており，加えて MMSE には言語（読字・書字），構成の項目があることから，やや広い領域を評価できる．

◎**目的**　認知症の鑑別や，重症度判断の基礎資料．

表2　認知症患者の聞こえの日常生活支障度評価表 [4]

	言語音聴取	環境音聴取
居室	居室入口での呼名	ドアの開閉音
	居室での会話	人の足音
食堂	食堂での会話	
	レクリエーション時の会話	
	テレビの音声	
洗面		洗面時の蛇口の水音
		トイレのドアノック
浴室	浴室での会話	

評定 ▷ 3：普通の声は聞こえる 2：大声は聞こえる 1：大声でも聞こえない ／ 2：聞こえる 1：聞こえない

高次脳機能障害の諸側面において，低下した機能と保たれている機能を明らかにする．

◎**適応**　重度〜軽度認知症患者，軽度認知障害（mild cognitive impairment：MCI）患者．

◎**概要と施行上の留意点**　項目順に施行する．患者の心身のコンディションにより，検査の成績が数点上下することがあるので，最大能力を発揮できるような検査環境を作ることが重要である．認知症患者あるいは認知症の疑いで検査を受ける者の多くは，病識の有無にかかわらず，検査項目への苦手意識や答えられないのではないかという不安をもっている．親しみやすい会話調で検査を行うことが原則であり，機械的な尋問にならないように留意する．

両検査とも，満点は30点であり，カットオフポイントはHDS-Rが20点，MMSEが24点である．総得点を出すことに加え，各々の下位項目ごとの集計を行い，低下している機能と保たれている機能を明らかにして，今後の支援の基礎資料とする．例えば，見当識の項目が8割程度得点

改訂 長谷川式簡易知能評価スケール（HDS-R）

（検査日：　　年　　月　　日）　　　　　　　　　　　　　（検査者：　　　　　　）

氏名：		生年月日：　年　月　日	年齢：　　歳
性別：男／女	教育年数（年数で記入）：　　年	検査場所	
DIAG：		（備考）	

1	お歳はいくつですか？　（2年までの誤差は正解）		0　1
2	今日は何年の何月何日ですか？　何曜日ですか？ （年月日，曜日が正解でそれぞれ1点ずつ）	年 月 日 曜日	0　1 0　1 0　1 0　1
3	私たちがいまいるところはどこですか？ （自発的にでれば2点，5秒おいて家ですか？　病院ですか？　施設ですか？　のなかから正しい選択をすれば1点）		0　1　2
4	これから言う3つの言葉を言ってみてください．あとでまた聞きますのでよく覚えておいてください． （以下の系列のいずれか1つで，採用した系列に○印をつけておく） 1：a）桜　b）猫　c）電車　2：a）梅　b）犬　c）自動車		0　1 0　1 0　1
5	100から7を順番に引いてください．（100-7は?，それからまた7を引くと？　と質問する．最初の答えが不正解の場合，打ち切る）	（93） （86）	0　1 0　1
6	私がこれから言う数字を逆から言ってください．（6-8-2，3-5-2-9を逆に言ってもらう，3桁逆唱に失敗したら，打ち切る）	2-8-6 9-2-5-3	0　1 0　1
7	先ほど覚えてもらった言葉をもう一度言ってみてください． （自発的に回答があれば各2点，もし回答がない場合以下のヒントを与え正解であれば1点）　a）植物　　b）動物　　c）乗り物		a：0　1　2 b：0　1　2 c：0　1　2
8	これから5つの品物を見せます．それを隠しますのでなにがあったか言ってください． （時計，鍵，タバコ，ペン，硬貨など必ず相互に無関係なもの）		0　1　2 3　4　5
9	知っている野菜の名前をできるだけ多く言ってください．（答えた野菜の名前を右欄に記入する．途中で詰まり，約10秒間待ってもでない場合にはそこで打ち切る）　0〜5=0点，6=1点，7=2点，8=3点，9=4点，10=5点		0　1　2 3　4　5
		合計得点	

図1　改訂 長谷川式簡易知能評価スケール（HDS-R）[5]

230　第11章　認知症

できている，あるいは，正解に近い誤り（日にちが4～5日ずれている，月が変わったのに前月を答える，引っ越し前の住所を答えるなど）であれば，日記や現実見当識訓練などで見当識を強化することが有効であろう．一方で，正解に遠い誤答〔今の年号が「昭和」と答える，病院入院中であるのに現在の場所を「（自分の出生地である）満州」と答える〕の場合は，現実見当識を強化するより，患者自身の認識に話を合わせた対応を行うことが望ましい．

②MoCA-J（Japanese version of the Montreal Cognitive Assessment）[図3][7]

◎**目的**　HDS-RやMMSEより難易度が高い認知機能，遂行機能を評価する．

◎**適応**　MCIや軽度認知症患者，パーキンソン病などの認知障害のある患者．

◎**概要と施行上の留意点**　HDS-RやMMSEにはない視空間／実行系，抽象概念が含まれているのが特徴である．合計得点は30点，カットオフポイントは26点である．採点の際，教育年数へ

Mini-Mental State Examination

氏名　　　　　　　　　　　様　　　　　　　　検査日：平成　　年　月　日

生年月日：大・昭・平　　年　　月　　日　年齢：　歳　　　検査者：

	質問内容	反応	得点
1 時間の 見当識	「今年は何年ですか?」 「今月は何月ですか?」 「今日は何日ですか?」 「今日は何曜日ですか?」 「今の季節は何ですか?」	年 月 日 曜日	0　1 0　1 0　1 0　1 0　1
2 場所の 見当識	「ここは都道府県でいうと何ですか?」 「ここは何区ですか?」 「ここは何階ですか?」 「ここは何地方ですか?」 「ここはどこですか?」	 区 階 地方	0　1 0　1 0　1 0　1 0　1
3 即時想起	「今からいうことばをくり返し言ってください」 'さくら'・'ねこ'・'電車' *3つすべて言えるようになるまで, 5回までくり返す 「今のことばは, また後で聞きますので覚えておいてください」	 くり返した回数　回	0　1 0　1
4 計算	「100から7を順番にくり返し引いてください」 93・86 ・79・72・65 *「'フジノヤマ'を逆から言ってください」 （計算が不可の場合のみ実施, 得点は与えない）		0　1　2 3　4　5
5 口頭指示	「これから言うことをやってみせてください」 *3つの指示をすべて一度に教示する 『右手でこの紙を持ってください』 『それを半分に折りたたんでください』 『そして, 床の上に置いてください』		 0　1 0　1 0　1
6 書字指示	「これを読んで, 書いてあることをやってください」		0　1
7 自発書字	「ここに何か文章を書いてください」 *必要であれば,「天気について書いてください」と指示する		0　1
8 図形模写	「この図形を書き写してください」		
9 遅延再生	「さっき覚えていただいた3つのことばは何でしたか?」 自由再生（各3点）		0　1　2　3
10 呼称	「（腕時計を見せながら）これは何ですか?」 「（鉛筆を見せながら）これは何ですか?」		0　1 0　1
11 文の復唱	「これから読む文をくり返して言ってください」 『みんなで力を合わせて綱を引きます』		0　1
合計			/30

図2　Mini-Mental State Examination（MMSE）[6]

の考慮があり，12年以下の場合は1点追加される．

(3) 言語機能の検査

① **スクリーニング検査：認知症コミュニケーションスクリーニング検査（Communication Screening Test for Dementia：CSTD）** [図4]

◎**目的** 言語機能の4モダリティ，すなわち聴覚的理解，視覚的理解，発話，書字の機能をスクリーニングし，コミュニケーション手段として使える残存能力を探すことが目的である．

◎**適応** 重度〜軽度認知症患者．MCIレベルは天井効果により適応外．

◎**概要と施行上の留意点** 言語機能の4モダリティについて単語と短文レベルで評価する．頻度・親密度・意味分類を統制した22項目から構成され，平均所要時間は7分程度である．検査道具は，加齢による視覚機能や手指巧緻性の低下を考慮した大きさで，収納ケースをトレイとして利用することで，ベッドサイドでも実施可能である．

厳密に客観的なデータを得るというより，認知症患者へのコミュニケーション支援の手がかりを

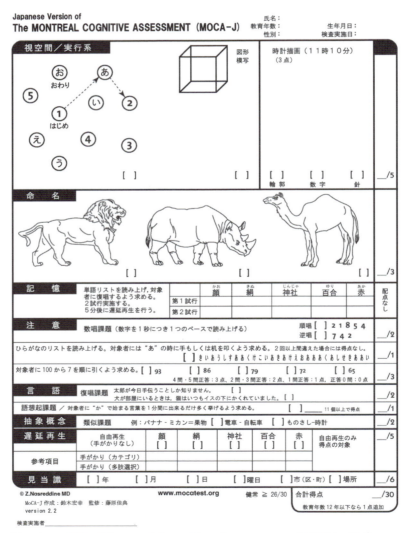

図3　Japanese Version of The Montreal Cognitive Assessment（MOCA-J）[7]

得ることが目的であるため，教示文や反応の待ち時間などの基準は緩やかである．得点範囲は0～22点であり，得点により言語機能の全体的な重症度がわかる．言語機能の4モダリティごとの点数により，障害された機能と，コミュニケーション方法として有効活用できる残存機能を発見できる．

本検査の集計ソフト（エクセル）に，コミュニケーションの基本的構成要素である聴覚，認知，構音の検査結果を入力すると，結果をレーダーチャートで可視化できる．行動観察所見や対応方法のポイントを記入する欄も含めてA4用紙1枚の報告書スタイルとなっており，プリントアウトして他職種に情報提供することが可能である[8]．

② **重度失語症検査**[9]

◎ **目的** コミュニケーションの残存能力を言語・非言語の両領域にわたって調べ，コミュニケーションストラテジーの手がかりや，介入のきっかけを得ることが目的である．コミュニケーション成立のために必要な他者への非言語的な働きかけのレベルから，ジェスチャーなどの非言語的象徴機能，言語機能を検査できる．

◎ **適応** 重度～中等度認知症患者．

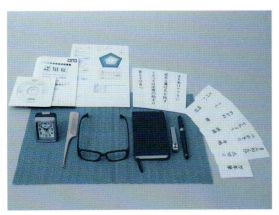

図4 認知症コミュニケーションスクリーニング検査（CSTD）
前列：言語検査用物品，右端：言語検査用文字カード，後列右：構音検査用ことわざカード，後列中央：記録および報告シート，後列左：マニュアルとデータ入力用CD-ROM．

◎ **概要と施行上の留意点** 導入部（あいさつ，名前，年齢，住所），partⅠ：非言語基礎課題（やりとり，指さし，マッチング，身体動作の模倣），partⅡ：非言語記号課題（物品使用，記号の理解，ジェスチャーの表出，描画，意味関連の理解），partⅢ：言語課題（聴覚的理解，視覚的理解，音読，発語，復唱，書字，系列語・母音，数・時計の理解）から構成される．患者に必要なPartだけを実施してよい．いずれも名前などの身近なことや，単語，ごく簡単な文レベルであり，下位検査に含まれる課題項目も5つ前後に抑えて実施時間を短縮するなど，患者への負担を軽減する工夫がなされている．所要時間は導入部から順に，約10分，25分，50分，50分である．検査用の物品は付属していないので，自分で揃える必要がある．

重度認知症患者は覚醒度や注意力，意欲の低下により，実際の認知機能より低く捉えられがちである．partⅠ：非言語基礎課題を用いて，例えば，目をみて挨拶すれば返答が得られる，腕相撲などの身体接触のある活動でやりとりができる，歌唱できるなどの残存する機能を明らかにして介入のきっかけにしたり，介護者に伝えたりすることができる．

③ **実用コミュニケーション能力検査（Communication ADL Test：CADL）**[10]

◎ **目的** 日常のコミュニケーション能力について，コミュニケーション場面のシミュレーションを通じて評価する．生活場面におけるコミュニケーション能力を類推すると同時に，コミュニケーション行為のどのレベルに支障があるか（例えば，買い物では，品物の選択・値段判断・お釣り計算）を分析して，介入の糸口を探すことができる．

◎ **適応** 中等度～軽度認知症患者，MCI患者．

◎ **概要と施行上の留意点** 導入部（あいさつ，氏名，はい・いいえ，住所，年齢，症状をいう），病院（受診申込用紙記入，病院内のサインを読む，薬を飲む），外出（切符を買う，エレベーターの階をいう，買い物，メニューを見て注文，道を尋ねる），電話（出前の注文，電話番号を調べる，

電話を受けメモをとる），その他（時刻を合わせる・告げる，テレビの番組欄をみて判断，新聞を読む，天気予報を聞く，量の概念）から構成される．

発話以外のコミュニケーション手段（身振り，指さし，描画など）や，多少の誤りがあった場合でも伝達できれば得点が与えられる．また，聞き返し，代償反応，自己修正，回避などを観察することにより，コミュニケーション困難場面における有効なストラテジーを発見することもできる．

総得点により，コミュニケーションレベルを全面介助，大半介助，一部援助，実用的，自立の5段階に判定できる．可能であれば全項目を検査することが望ましいが，認知症患者の場合は困難なことが多く，また，患者の現在の日常生活では行わず，将来的にも経験することはないであろう項目もある．遂行困難な項目は，中止基準を活用して速やかに中止し，実施できた項目について反応を詳細に観察し，活用可能な残存機能を発見する視点が大切である．

④鑑別診断や言語訓練立案のため，詳細に症状を分析するための検査

MCI，原発性進行性失語（primary progressive aphasia：PPA）の患者で，確定診断や言語訓練のため言語症状を分析する必要がある場合は，失語症患者用に開発された失語症の系統的検査と掘り下げ検査が活用できる．標準失語症検査，同補助テスト，WAB失語症検査，失語症語彙検査，トークンテストなどが使用できるが，これらの検査の詳細ついては，「第9章　2．評価」（182頁）参照．なお，トークンテスト以外は所要時間が長い．認知症患者は神経心理検査に対する易疲労性が高い．検査目的を明確に絞って必要な下位項目のみを実施し，休憩をとる，複数回に分けて施行するなど患者の疲労に注意を払う．

(4) 構音機能の検査

認知症では，血管性認知症（vascular dementia：VaD）やレビー小体型認知症（dementia with Lewy body：DLB），一部の前頭側頭型認知症（frontotemporal dementia：FTD）を除けば，原理的には晩期まで構音障害は出現しない．しかし，

加齢による筋力低下や骨の形状変化のため適切な姿勢を一定時間保つことが困難になり，十分な呼気を確保できず声の大きさが低下する．また，声帯の厚みや弾力性が損なわれるため，声質も粗糙性や気息性の成分が多いしわがれ声となる．調音についても，口唇，舌の筋力低下やコントロールの低下により，不正確になる[11]．また，会話相手がいない，話す機会がないといった構音に関する行為の不使用，つまり廃用により機能低下が増悪する．加えて，義歯の欠損，不適合などによっても構音は不明瞭になる．嚥下機能評価とも重なる部分があり，構音機能を押さえておくことは重要である．

①スクリーニング検査［図4］

◎**目的**　構音障害のスクリーニングとして，発話明瞭度を評価することで，構音障害の有無と程度を明らかにする．

◎**適応**　重度～軽度認知症患者，MCI患者．

◎**概要と施行上の留意点**　認知症患者は，認知機能や意欲の問題で検査への協力性が低下していることが多く，加えて視覚や聴覚の問題も加わり，分析のために必要な発話が得られないことが多い．本検査は，認知症に由来する協力性の低下，音読や復唱機能の低下を可能な限り排除するために，高齢者に馴染み深いことわざを課題としている．構音障害を検出しやすい9音素（r，s，z，ts，tʃ，t，d，k，g）[12]を多く含む2文節から5文節のことわざ3課題からなる．所要時間は1分前後で，ベッドサイドでも施行できる．

検査手続きは，カードの音読，あるいは検査者の発話の復唱，どちらでもよいが，経験的には，カードをみると重度認知症患者でも反射的に音読することが多い．

得られた発話を検査者の聴覚印象によって，5段階評価（「段階1：よくわかる」～「段階5：全くわからない」）を用いて明瞭度評価する[13]．ことわざは，検査者にとっても親和性が高いことから，評価は厳密に，わずかな音の歪みや声量低下による不明瞭さも聞き逃さずに評価する．ことわざの発話で不明瞭さがあれば，日常生活の会話

ではかなり支障を生じる．

②運動障害性構音障害の精査

VD，DLB，一部のFTD，また，中等度〜軽度ADやMCIで運動障害性構音障害を合併している場合は，通常の精査を行う．運動障害性（麻痺性）構音障害の検査法－短縮版，標準失語症検査補助テスト（SLTA-ST）「1. 発声発語器官および構音の検査」，標準ディサースリア検査（AMSD）などであるが，詳細は，「第12章 A. 2. 検査・評価」（242頁）参照．

4 訓練・支援・助言

1）認知症患者に対する言語聴覚士の訓練・支援・助言の基本原則

介入の目標は単に認知機能や言語機能の検査の得点を向上させるためではなく，患者の生活の質の改善と心理的な安定，家族の介護負担の軽減にある．支援の基本原則は4つある．

①**個別性**：言語聴覚療法すべてにおいて個別性は重要であるが，認知症患者の場合，70〜80年間にわたる家族，教育，職業，趣味，嗜好，信条など，一人ひとり異なる人生の歴史があり，より先鋭化した個別性が重視される．

②**生活指向性**：支援の目的が生活指向であることが重要である．現在の生活そのものに役立つ支援，これまでの生活で大切にしてきたことを活かす支援，今後やりたいことを実現する支援が重要である．

③**成功体験**：多くの患者はすでに日常生活において認知機能低下に由来する数々の失敗や挫折を経験している．失敗体験で傷ついた状況では本来の力を発揮できない．通常のリハビリテーション（リハ）における課題達成率60〜80％より高い課題，場合によっては100％正答の課題で意欲を喚起することも必要である．

④**患者の希望重視**：支援の選択肢は，患者の希望，意思や満足度の高さを基準とし，優先順位の高い課題を患者自身に選んでもらう．

本稿では，以上の原則に沿いながら，患者への個人介入と集団での介入，重度患者への対応，家族や介護者へのBPSDの対応について述べる．

2）個人介入

①MCI，軽度認知症患者に対する認知・言語機能の訓練

◎**目的**　軽度に認知・言語機能の低下を認める場合には，領域特異的訓練により，機能の向上・維持を目指す．

◎**適応**　MCI，軽度認知症患者（PPAを除く）．

※患者に機能低下の自覚と，改善への意欲がある場合

◎**教材および方法**　MMSEなどのスクリーニング検査で失点した領域について，系統的検査（WAIS-Ⅲ，WMS-R，SLTA，SLTA-STなど），それらを一部抜粋した検査，自作の掘り下げ検査などを行い，特に低下している機能を特定する．職業や生活背景を考慮し，患者や家族と相談しながら難易度や題材を決める．課題案を複数用意し，本人の達成感を聞きながら，正答率を調整する（70〜80％程度）．

訓練所要時間の目安は20〜30分，自宅での自習を含め，毎日行う．定期的にSTが進行度をチェックし，難易度を調整する．

②メモリーブックを用いた個人介入

◎**メモリーブックとは**　メモリーブックは，認知症や記憶障害患者を対象にしたコミュニケーション支援ツールの一つで，患者から聴取した生活史を文章にして，写真や地図などとともに，一冊のノートにレイアウトしてまとめたアルバムである[14,15]．カテゴリーとしては，回想法の亜型と位置づけられる．

◎**目的**　①過去を回想することによる情動の安定，②見当識の向上，③人生への肯定感の促進，④発話，書字，音読，読解による言語機能の改善，⑤家族や介護者の患者理解と良好な関係性の促進．

◎**適応**　MCI，軽度〜重度認知症患者（認知症の原因疾患を問わない，MMSEが10点以下で

も雑談に応じることができれば導入可能).

◎**方法**　メモリーブックは,患者から聴取した発話を,原則として,そのままの形で文章化し,写真やイラスト,イメージ画像とともに,アルバムにまとめる.メモリーブックの内容は,「過去」「現在」「未来」の3つのパートから構成される.「過去」では,これまでの人生に関する思い出,すなわち,患者の自伝的記憶を,生い立ち・幼少期・小中高校や大学・就職・結婚や家庭・退職後の時期に分けて,聴取する [表3].家族から入手した写真などとともに,時系列にアルバムに綴る.「現在」では,今の生活に関する事項を記す.例えば,現在入所中の施設の名前や所在地,介護者の名前,家族の動向,入浴やリハなどの定期的スケジュール,朝食後の服薬や,メガネの置き場所などの生活上必要な事項などである.生活場面をいくつか写真に撮り,文章とともに綴る.「未来」は,これから先の生活への希望や期待である.「平和」「無常」といった形而上学的なことでも,「○○を食べたい」といったささやかなことでも何でもよい.経験的には,例え重度認知症患者であっても,丁寧に聴取すると患者なりの希望や願望をもっている.

これら3つのパートすべてを作成することが基本であるが,認知症患者の重症度,あるいは用途によって,一部分のみの作成・利用も可能である.

◎**メモリーブックの実践例**

　i）**作成過程**

　　作成プロセスそのものが訓練プログラムとな

る.患者の自伝的記憶を聞き,文章にして読んでもらい修正し,写真を吟味し,アルバムにまとめるという過程が数回にわたる個人訓練として成り立つ.

　ii）**完成後**

　完成したメモリーブックをもっとも継続して用いることができるのは,中等度～重度認知症患者である.作成した事実を忘却していることが多いため,その都度,新刺激として音読,読解,会話の教材として活用できる.新たなエピソードが得られたら,メモリーブックに追加する.

　MCIや軽度認知症患者は,一度読んだメモリーブックの内容を覚えていることが多く,完成後は新鮮味が薄れ,毎回の訓練で用いにくい.1～2週間,月に1回程度,教材として用い,音読,会話,新たなエピソードの書字といった活用になる.認知機能維持向上のための個人訓練を実施している場合は,フリートークの材料としてメモリーブックに書かれたエピソードを使うことは有益である.

　iii）**患者以外への活用**

　家族や介護者にメモリーブックを公開することで,会話のきっかけや,会話内容の質の向上,家族関係の変化が期待される.ただし,メモリーブックに記載された内容は患者自身から得た自伝的記憶であり,家族が認識している事実と必ずしも一致していないことがある.メモリーブックに注釈を記載するなど,誤解を防ぐ手立てを講じることも重要である[16].

表3　生活史聴取のための6つの時期とキーワード

生い立ち	幼少期	学校	仕事	結婚	退職後
生まれた場所	遊び	小学校の名前	職種	いつ	いつ
両親の名前	幼なじみ	先生	勤務地	馴れ初め	暮らし方
両親の職業	近所の人	好きな科目	仕事内容	相手の仕事	孫
両親の人柄	お祭り	ほめられたこと	苦労したこと	相手の人柄	趣味
きょうだいの数	盆・正月・節句	得意だったこと	やりがい	子ども	生きがい
きょうだいの名前		表彰されたこと	誇り	子育て	人生を振り返る
きょうだいの人柄		以下,中・高と続く	心がけていたこと	楽しかったこと 苦労したこと	

③意味性認知症（semantic dementia：SD）に対する個人言語訓練

◎**目的**　日常生活上で重要な語彙の理解と表出.

◎**適応**　SD患者のうち，①呼称障害が軽度，②言語症状への自覚と訓練意欲がある，③エピソード記憶などの他の高次脳機能が保存されているといった条件を満たす患者[17].

◎**方法**　日常生活で使う語を10語程度選択し（例：洗濯機，洗剤，ポット，湯呑，電子レンジ，財布など），生活で使っている実物の写真をノートに貼り，その下に文字を記す.あるいは，写真と文字カードと別にしてもよい.自宅で，日課として写字，書字を課す.聴覚的理解，呼称ともに80%正解で，次の10語に移る.併せて，今日のできごとについて，簡単に記してもらう.訓練が定着・常態化するように，毎日，同じ時間と場所で訓練を行うよう促す[18].

3）集団での介入

①現実見当識訓練（RO法：reality orientation法）と回想法を併用した集団介入

◎**目的**　RO法は時間・場所・人といった現実見当識を強化して誤った外界認識により生じる情動や行動の障害を是正することが目的である[19].回想法は人生を回想することにより人生の再評価やアイデンティティの強化を促進することが目的である[20].これら2つの方法には共通の考え方が多く含まれ，両者を併用することで知的機能の維持・向上や，情動の安定といった相乗効果を目的とする.

◎**適応**　MCI，軽度〜重度認知症患者.

◎**方法**　1セッション60分程度.頻度は，状況に応じて，週1回〜毎日.同じ時間に，同じ場所で行うことが原則である.介入効果の確認や，患者の達成意欲喚起のため，4〜6か月を1クールとして区切り，第1セッションは開講式，最終セッションは閉講式を行う.

　患者数は15例前後で，様々な認知症の原因疾患，重症度患者で構成する.異質な患者層が重要であり，血管性認知症患者の寡黙をAD患者の多弁が補う，重度患者を軽度患者が助けるといったグループダイナミクスが訓練効果を促進する.患者の重症度にもよるが，治療スタッフは3〜5名である.

　1セッションは，まずあいさつ，呼名による出席確認の後，時間と場所の見当識確認を音読と復唱にて約5分間行う.その後，茶話会，料理，園芸などの活動を通して，季節感，患者の経験，興味を考慮して回想を促す.**表4**に，代表的な回想テーマの一覧を示す.テーマに関連した資料や実物を提示しながら話を進め，ホワイトボードに患者から出された話のキーワードを記す.最後に，日誌に本日の活動の振り返りを記入し，見当識を再確認した後，次回予告をして終了である.

表4　代表的な回想テーマ[16]

行事	正月　旧正月　紀元節　節分　ひな祭り　七夕　盆　お月見　大掃除　大晦日
作業	田植え　稲刈り　子守り　そば打ち　餅つき　機織り　手編み　縫物　藁細工
旅行	旅先での思い出
近隣	隣人　商店街　自然（山・川・公園）　地域の特徴的な建物
衣服	着物　普段着　作業着　よそ行き　晴れ着　下駄　足袋　ズック　手提げ鞄
美容	髪結い　化粧　パーマ　手入れ方法　櫛　三面鏡
遊び	凧　コマ　かるた　おはじき　お手玉　ビー玉　紙芝居　石蹴り　缶蹴り　縄跳び
学校	勉強　先生　読み書き　算術　唱歌　朝礼　運動会　週番　教室　黒板　白墨
習い事	習字　そろばん　踊り　お花　お茶　琴　三味線
娯楽	カフェ　映画　トーキー　パチンコ　麻雀　ダンスホール　煙草　酒
仕事	奉公　集団就職　給料　貯金　景気　上司　部下　やりがい　苦労
家庭	結婚　結婚式　見合い　恋愛　家事　育児　子ども　嫁姑　やりくり

季節を意識できるように，旬の花や，ひな人形などの風物詩を飾る．毎回同じ馴染みの曲を流し，リラックスできる雰囲気を保つ．対人交流を促す基礎資料として，生活歴，趣味などの個人プロフィールを作成し，治療スタッフは個々の患者の生活歴を踏まえ，失敗体験をなるべく排除したerrorless-effortlessな手続きで，残存能力を発見し賞賛するよう心がける．

4）重度患者への対応

①慣習的な動作，残存機能の活用
—あいさつ・表情・笑い

◎**目的**　残存する機能を活用して，対人的コミュニケーションを維持する．

◎**適用**　重度認知症患者，BPSDの顕著な患者，言語的コミュニケーションに限界のある患者．

◎**方法**　重度認知症患者には向上や改善といった目的での対応は馴染まない．しかし，温度や騒音といった不快要因を取り除く，場面に応じた挨拶をする，微笑みながら優しく呼名する，握手などのボディタッチを多用する，花や写真，趣味の物品などを用いて笑いを誘発することを通して，コミュニケーション機会を提供することは意義深い．

あいさつは2者での特定の単語の復唱であり，一部の認知症を除いて末期まで温存される[21]．重度認知症患者においても，あいさつ時のお辞儀と視線での反応は保たれる[22]．

また，微笑みながら優しく呼名して暖かく握手する快適な態度に対して，重度認知症患者は健常者と同様の積極的に関心を寄せること，喜びや幸福感，生理的な心地よさから出る笑いは，認知症の晩期まで保持されることも示されている[23]．

5）コミュニケーションに適した環境調整

◎**目的**　コミュニケーションを円滑にするための環境を整える．

◎**方法**

i）聴覚的環境

静かに話せる状態を作る．例えば，誰もみていないのに食堂のテレビがつけっぱなしである，

会話しているすぐ隣で職員が音を立てて椅子を移動させるなどは，加齢性難聴の罹患率の高い認知症高齢者のコミュニケーション能力を著しく阻害する．

ii）視覚的環境

空間の明るさ，掲示物の色調などを考慮する．視力低下と白内障罹患の多さを考慮すると，「晴れた日に窓のレースのカーテン越しに入る日差し」程度の，明るすぎず暗すぎない状態が，コミュニケーション相手の顔，掲示物の絵や文字がみえやすい適度な明るさである．

iii）空間的環境

できるだけトイレの位置に近いところが望ましい．あるいは，トイレの位置を教えておくことで，安心してコミュニケーションに参加できる．

6）家族，介護者に対する助言

①家族，介護者へのBPSDへの対応の助言

◎**目的**　認知症の対応でもっとも困難であるBPSDへの対応方法を助言することで，認知症患者とのコミュニケーションの糸口を見出し，介護負担感を軽減する．

◎**適応**　認知症患者の家族，介護者．

◎**方法**　BPSDの中で最も介護負担につながるものは，繰り返しの言動，トイレ以外での排泄，物盗られ妄想，夜間徘徊，暴力・暴言，介護拒否である[24]．

介護者のうち仕事に高い満足感をもつ者は，これらのBPSDに対して，受容，誘導，協働，原因追求，試行，環境調整といった行動特徴をもつことが示されている．**表5**に具体的な行動例を示す[25]．家族，介護者にチェックしてもらうことで，おそらく自動化しているであろう自分の介護行動を客観視するきっかけとなると思われる．

表5　仕事に対する満足度高群の BPSD に対する行動特徴

カテゴリー	具体例
原因追究	危険性の高低を客観的に分析し，介入の是非を判断
受容	正・負どちらの結果も受容し，分析，修正
試行	患者に定着しやすい役割を，患者と介護者双方に負担の少ない形で試行
環境調整	BPSD 発生時以外の声掛けや付添いを重視し，通常と異なる BPSD 時に介入
誘導	患者に合わせた定時誘導と，患者の思う目的地への誘導
協働	多職種，家族との連携，協働

文献

1) Denes PB, Pinsons EN：The Speech Chain－The Physics and Biology of Spoken Language, 2nd ed, Freeman and Company, 2007.

2) 飯干紀代子：コミュニケーション支援におけるエビデンスの可能性―；言語聴覚士の立場から自験例を通して．高次脳機能研究，**32**（3）：468-476，2012.

3) 新井千賀子・他：MNREAD-JK を使用したロービジョン児童・生徒の読書評価とその教育的活用に関する研究．第9回視覚障害者リハビリテーション研究発表大会論文集，2000, pp105-108.

4) 飯干紀代子・他：介護老人保健施設における聴覚障害の実態―スクリーニング方法の検討（3）．*Audiology Japan*, **48**（5）：373-374，2005.

5) 加藤伸司・他：改訂長谷川式簡易知能評価スケール（HDS-R）の作成．老年精神医学雑誌，**2**（11）：1339-1347，1991.

6) 森　悦朗・他：神経疾患患者における日本版 Mini-Mental State テストの有用性．神経心理学，**1**：82-90，1985.

7) 鈴木宏幸，藤原佳典：Montreal Cognitive Assessment（MoCA）の日本語版作成とその有効性について．老年精神医学雑誌，**21**：198-202，2010.

8) 飯干紀代子監修：CSTD（Communication Screening Test for Dementia）－ 認知症コミュニケーションスクリーニング検査，エスコアール，2013.

9) 竹内愛子・他：重度失語症検査－重度失語症者へのアプローチへの手がかり―，協同医書出版社，1997.

10) 綿森淑子：実用コミュニケーション能力検査－ CADL 検査，医歯薬出版，1990.

11) Linville SE：Vocal Aging. Singula Thomson Learning, pp139-188，2001.

12) 柴田貞雄：運動障害性（麻痺性）構音障害 Dysarthria に対する治療と対策．リハ医学，**28**（6）：447-479，1991.

13) 伊藤元信：単語明瞭度検査の感度．音声言語医学，**34**（3）：237-243，1993.

14) Bourgeois MS：Enhancing conversation skills in patients with Alzheimer's disease using a prosthetic memory aid. *J Appl Behav Anal*, **23**（1）：29-42, 1990.

15) Bourgeois M：Evaluating memory wallets in conversations with persons with dementia. *J Speech and Hearing Research*, **35**（6）：1344-1357, 1992.

16) 飯干紀代子：メモリーブックを用いた支援．認知症のコミュニケーション障害―その評価と支援（三村　將，飯干紀代子編著），医歯薬出版，2013, pp154-165.

17) 一美奈緒子・他：意味性認知症における言語訓練の意義．高次脳機能研究，**32**（3）：417-425，2012.

18) 北村伊津美・他：前頭側頭葉変性症，高齢者の言語聴覚障害―症例から学ぶ評価と支援のポイント（飯干紀代子，吉畑博代編著），建帛社，2015, pp35-40.

19) Holden UP, Woods R T（川島みどり訳）：痴呆老人のアセスメントとケア―リアリティオリエンテーションによるアプローチ，医学書院，1994, pp135-155.

20) Subramaniam P, Woods B：The impact of individual reminiscence therapy for people with dementia：systematic review. *Expert Rev Neurother*, **12**（5）：545-555, 2012.

21) Giraud AL, Price CJ：The constraints functional neuroimaging places on classical models of auditory word processing. *J Cogn Neurosci*, **13**（6）：754-765, 2001.

22) 加藤直子・他：最重度痴呆性高齢者に残存する言語使用能力―面接における適切性の評価．聴能言語学研究，**19**（3）：159-165，2002.

23) 矢富直美・他：痴呆性老人における笑いの表出．老年精神医学雑誌，**7**（7）：783-791，1996.

24) Delphin-Combe F, et al.：Experience of a care pathway for psychological and behavioral symptoms of dementia. *Geriatr Psychol Neuropsychiatr Vieil*, **11**（4）：416-222, 2013.

25) 永山　唯，飯干紀代子：認知症の職業介護者における職業継続要因に関する研究，鹿児島高次脳機能研究会会誌，2015.

（飯干紀代子）

第12章 成人の構音障害と発語失行

Management of Speech Disorders in Adults

ことばの音や，プロソディを正常に産生することが難しい状態には，構音障害，発語失行，吃音がある．本章では，成人によくみられる構音障害と発語失行を取り上げる．

A. 運動障害性構音障害

1 運動障害性構音障害とその鑑別

構音障害とは運動の実行過程の問題により，ことばを正確に産生することが難しい状態をいう．原因により，①機能性構音障害，②器質性構音障害，③運動障害性構音障害（dysarthria）に分類される．

dysarthriaの原因は発声発語器官に生じた運動障害であり，発話（speech）の明瞭さと自然さが損なわれるのが特徴である．成人のコミュニケーション障害の中でも発現頻度が高く，発声発語器官に運動障害があるという点で失語症，認知機能低下，発語失行とは明確に識別される．そして，失語症，認知機能低下とは言語理解・表現など言語（language）の問題の有無によって，発語失行とは音の誤りの種類や探索行動の有無などによって，鑑別できる．

dysarthriaの背後にある運動障害は中枢・末梢神経系や筋の異常が原因であり，筋力，筋緊張，運動の速度，範囲，精度，安定性といった諸側面[1]に多様な症状がみられる．神経・筋系の損傷部位および運動障害の性質により，発話の聴覚印象に違いが生じる．そのためdysarthriaを理解しようとする際にはまず，＜発話＞－＜発声発語器官の運動機能＞－＜神経・筋系＞のそれぞれがどういう状態で，それらがどのように関連づけられるかという視点が重要である [図1]．例えば，発声発語器官の筋力低下や筋緊張低下は，呼気制御の困難さ，声門閉鎖不全，鼻咽腔閉鎖機能不全，舌・唇などの運動範囲の制限をもたらし，結果として，呼気持続時間の短縮，気息性嗄声，開鼻声，構音の歪みなどをきたす．これらの症状は，弛緩性dysarthriaに顕著であり，下位運動ニューロンの損傷を疑わせる．

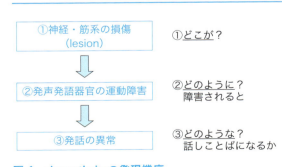

図1　dysarthriaの発現機序

検査・評価

言語聴覚士（ST）が実施する検査・評価の目的は，dysarthria のある人を理解することである．そのため，dysarthria のある人やその周囲の人と協働して，その人の日常生活にどのような変化が起きているか，対象者らが何を希望しているかを理解するよう努める．そしてその希望を支援するために，dysarthria の状態への理解を深める．

検査・評価においては，まずおおまかに，明瞭度および自然度の低下や，それに伴うコミュニケーション上の困難の有無を把握する．これらが認められた場合には，現病歴と関連づけながら，その時点での運動障害の有無や，原因疾患の進行などによって出現する可能性を推察して，dysarthria 自体の精査に進む．

1）主訴の把握，対象者のコミュニケーションの状態，思いの理解

表1にインテーク面接などにおける質問項目の一例を示す[1, 2]．これらは一般的な質問項目であり，対象者の個別性，ニーズに合わせて，質問の選択，追加を行う．

対象者や家族は，STの面接前に他の専門職や医療・福祉機関で繰り返し類似の質問を受けていることが多い．対象者の心身の負担の軽減に配慮し，STによる支援に特に重要な事項を中心に面接を構成する．そのため，事前にカルテや他の専門職からできるだけ情報を入手しておく．面接は，

表1　インテーク面接時の質問項目の例

① 主訴と経過
・現在，ことばのことで何かお困りのことがありますか 　　ない→どなたか，以前と比べて変わった点や問題があるという人がいますか
・ことばの問題は，いつから始まりましたか（突然／徐々に）
・最初にそれに気づいたのは誰ですか
・ことばの問題と同時に（前に／後に），何かほかの問題が起きましたか
・子どもの頃（これまで）に，ことばや聞こえのことで困ることがありましたか
② 対象者の障害認識
・ことばの問題が始まった時，どのような話し方でしたか．話す時，違和感がありましたか
・今，話す時に難しいのはどのようなことですか．どのような感じがしますか
・現在のことばの様子（以前と比べて） 　　話す速さ（遅い／速い／変化なし／変動する） 　　声の大きさ（小さい／大きい／変化なし／変動する） 　　声の高さ（低い／高い／変化なし／変動する） 　　発音の正確さ（誤り・言いにくい音が増えた／変化なし） 　　話をするのに努力が必要ですか
・口や顔面で変わった点がありますか（外見，感覚，流涎）
・ことばの問題には，これまで変化がありましたか
・感情の表現に変化がありましたか（病前よりも泣き／笑いやすくなったなど）
③ dysarthria による影響
・周囲の人が，あなたの話を理解できないことがありますか
・一度で伝わるのは何パーセントぐらいですか
・伝わらない時はどうしますか．何回くらいの言い直しで通じることが多いですか
・1日のうちや，場面により違いがありますか
・一番困るのはどのような時ですか
・ことばの問題のために，しなくなったことはありますか
・これからやってみたいと思うことはありますか
・これまでに言語聴覚士に相談したり，訓練を受けたことがありますか

ST 側が一方的に情報収集する場ではなく，対象者と家族が疑問や不安を軽減するために情報を得る機会でもある．対象者との信頼関係を築く第一歩でもあることを念頭におく．

2）検査

dysarthria は発声発語器官の運動障害を原因とする発話の異常である．検査も発話と発声発語器官の形態・機能の 2 側面に分かれているが，検査実施，結果の解釈を通じて，両者を統合的な視点でみる姿勢が必要である．

（1）発話の検査

発話に関する検査は構音検査と明瞭度検査に大別できる．日本音声言語医学会の運動障害性（麻痺性）構音障害 dysarthria の検査法[3] に示されているような単音節，2 音節，単語，文章レベルの構音検査と，5 段階尺度の会話明瞭度検査[4] は，ST がほぼ必ず実施している検査である．

構音検査では ST が各音の構音の可否と誤り方を聴覚印象により判定する．一方，明瞭度検査は音声あるいは意味情報の伝達性の度合いを調べる検査で，ST または対象者と面識がない人が判定する．

①構音検査

広く用いられている検査としては，運動障害性（麻痺性）構音障害 dysarthria の検査法と新版 構音検査[5] があり，いずれも日本語のすべての音節を網羅し，それらの構音の可否が単音節，単語（語頭，語中など語内出現位置に配慮），文の各レベルで調べられるよう構成されている．結果を分析する際には，目標となる構音動作が意識しやすく，着実な運動を実行しやすい単音・単音節レベルと，連続運動の中で，より高速の構音が要求される単語・文・文章レベルの状態を比較検討する．

構音検査の目的は特定の音の構音の可否や誤り方を調べることなので，発話モダリティは音読，復唱のいずれでもよいが，文字の判読が可能な対象者では，まず検査音節などを音読してもらい，音の誤りがみられた場合には復唱により再施行し，被刺激性の有無を調べる．復唱では，音読や自発話の

場合にはない目標音のモデルが聴覚的に提示される．モデル刺激が与えられれば正しく構音可能な場合に被刺激性があるとする．

検査時の発話は必ず録音し，精密な聴取判定および再評価時の資料として利用する．音響分析を行う可能性がある場合には，録音形式に留意し，WAV 形式のような非圧縮データとしてモノラル録音をしておくのが望ましい．デジタル録音では MP3 形式など，データ容量をコンパクトにするため，圧縮加工して保存する形式がよく用いられるが，WAV 形式が選択できるレコーダーを選ぶとよい．

i ）運動障害性（麻痺性）構音障害 dysarthria の検査法

単音節（109 音節），2 音節（57 音節），単語（54 語），文章（「桜」）の検査のほか，プロソディ（アクセント・イントネーションおよび感情的表現）の検査も含まれており，必要に応じて利用できる．

図2 に運動障害性（麻痺性）構音障害 dysarthria の検査法に含まれている発話特徴抽出検査の項目を示す．会話場面や構音検査で得られた音声を資料として，対象者の発話特徴を分析的，全体的に整理するのに有用である．本検査法の利点は評価用基準音声テープ[6] が作成されており，聴覚印象評価をする際に拠り所とできることである．聴覚印象評価の妥当性，信頼性を確保するために，本サンプルテープを繰り返し聞き，判定基準を把握しておく．また対象者の発話の聴覚判定が難しい場合にも適宜参照する．

図 2 に dysarthria の各タイプにみられる発話特徴を示した[7]．

ii ）新版 構音検査〔第 4 章（75 頁）参照〕

小児用に作成された検査であるが，単語検査で絵カードを用いることができるため，自発話による発話サンプルが得られる利点がある．構音障害のある人では発話モダリティの違いにより，しばしば構音の状態が異なる．こうした違いや被刺激性の有無は，前述の単発的な構音と連続的な構音における可否と同様に，支援内容

A．運動障害性構音障害 **243**

を決定するうえで有用な資料となるため，綿密な評価が大切である．

これら発話の検査は，dysarthria 検査の最初に実施し，異常所見が認められた場合には引き続き発声発語器官の検査を行う[3]．

②明瞭度検査

明瞭度検査には，会話明瞭度検査[4]のほかに単音節明瞭度検査，単語明瞭度検査[8, 9]があり，同様に情報の伝達性に焦点をあてた検査法として文章了解度検査など[10]が公表されている．

ⅰ）会話明瞭度検査

対象者の自由会話時の発話を聞き，5段階尺度を用いて評価するものである（1：よくわかる，2：時々わからない語がある，3：話題を知っていればわかる，4：時々わかる語がある，5：全くわからない）．通常，会話明瞭度の評定はST が行うが，話し相手，場面など条件によって異なる可能性があるため，併せて主なコミュニケーション相手や，対象者自身にも評定してもらうと参考になる[2, 11]．

		dysarthria のタイプ （文献7で福迫らが調査対象とした疾患もしくは運動症状名）	痙性 （仮性球麻痺）	一側性上位運動ニューロン性	弛緩性	失調性 （小脳変性症）	運動低下性 （パーキンソン病）	運動過多性 （舞踏病）
声質	1	粗糙性	8			6	4	
	2	気息性	9			12	1	一過性
	3	無力性	11				8	
	4	努力性	13					
声の高さ・大きさ	5	高さの程度	低い					
	6	声の翻転						
	7	大きさの程度					小さい	
	8	段々小さくなる	12				7	
	9	大きさの変動				9		
	10	声のふるえ					4	
話す速さ	11	速さの程度	10 (遅い)	遅い		遅い	速い（遅いケースも）	
	12	段々速（遅）くなる						
	13	速さの変動				5		
話し方	14	音・音節がバラバラに聞こえる	7			4		
	15	音・音節の持続時間が不規則にくずれる				2		
	16	不自然に発話がとぎれる	4			10		
	17	抑揚に乏しい	2			8	2	
	18	繰り返しがある				11	6	
共鳴	19	開鼻声	5					断続的
	20	鼻漏れによる子音の歪み	6					
構音	21	母音の誤り	3			6		
	22	子音の誤り	1			1	3	
	23	構音の誤りが不規則に起こる				3		
その他の特徴		オーラル・ディアドコキネシス	遅いが比較的規則的			リズム不規則，音圧変動	速く，音が不明瞭	リズム不規則
			短い発語		短い発語		短い発語	発語間隔の延長
					吸気性雑音（声帯麻痺の場合）		同語反復（palilalia）	突然起こる強制的な吸気・呼気

・青色および灰色の項目は，各タイプにみられることが多い発話症状（文献1を参考に作成）．ただし常に認めるとはかぎらない．
・青色の項目は，Duffy によるタイプ鑑別に有用な特徴．詳細は文献1の pp338-339 を参照．
・数字の記載のある項目は，文献7における各疾患もしくは運動症状における高得点項目（順位）．

図2 発話特徴抽出検査の項目と dysarthria の話しことばの特徴[1, 7]

ⅱ）単音節明瞭度検査

対象者に日本語のすべての音節をランダムに発話してもらう．構音検査における単音節検査をランダム順で録音しておくと，単音節明瞭度検査の音声サンプルとしても利用できる．音声サンプルを対象者と面識がない3名程度の人に書きとってもらい，正しく聴取された音節数を調べて百分率で表し，対象者の明瞭度とする．

ⅲ）単語明瞭度検査

伊藤[8]が作成した単語リストがよく用いられる．音声学的バランスが配慮された全120語（2〜5音節語各30語）で構成されており，聴取者が正確に書きとれた語数から明瞭度を算出する．2音節語と多音節語間の明瞭度の比較もでき参考になる．会話明瞭度検査は5段階と尺度の目が粗い点が短所であるが，本検査は対象者の明瞭度の変化をより敏感に捉えられたり，数値の変化が対象者の励みになることもある．

ⅳ）文章了解度検査

「6月は秋ですか」のような質問形式の文を対象者に音読してもらい，聴取者がその質問に正確に答えられるかどうかを調べる方法で行う．単音節明瞭度検査，単語明瞭度検査，文章了解度検査の聴取判定者は対象者と面識がない人に依頼する．いずれもルーティン検査として用いられることは少ないが，対象者の明瞭度レベルをより客観的に把握するために有用である．

(2) 発声発語器官の形態・機能の検査

発声発語器官の形態と機能を部位別に観察し，それぞれの部位が現在の発話の問題点とどのように関連しているかを分析的，総合的に評価する．事前に，発話を聴取して把握した問題点をもとに，どの部位に異常が認められる可能性があるか仮説を立ててから検査を行う．

広く用いられている検査法として，運動障害性（麻痺性）構音障害 dysarthria の検査法[3, 12]，標準ディサースリア検査（AMSD）[13]，標準失語症検査補助テスト（SLTA-ST）[14]がある．

ⅰ）運動障害性（麻痺性）構音障害 dysarthria の検査法

第一次案[3]と，その短縮版[12]がある．口唇，頬部，下顎，舌，軟口蓋・咽頭の安静時および運動時の状態などを調べる項目があり，症状の有無と性質をチェック項目に基づき記録する．短縮版は，dysarthria の有無の鑑別，dysarthria タイプ間の判別に有用な検査項目から作成されている．

ⅱ）標準ディサースリア検査（Assessment of Motor Speech for Dysarthria：AMSD）

呼吸機能，発声機能，鼻咽腔閉鎖機能，口腔構音機能の検査と補助検査（全身運動機能，各部位の安静時の状態，筋緊張，摂食・嚥下機能）から構成されている．本検査の特徴は，各課題の検査結果を0〜3の4段階で評定できるため，運動機能の経時的変化が把握しやすいことである．発声発語器官の検査のほか，短文・長文の音読および自発話検査（自由会話，情景画の説明）が含まれている．

ⅲ）標準失語症検査補助テスト（Supplementary Tests for Standard Language Test of Aphasia：SLTA-ST）〔第9章（186頁）参照〕

こうした検査は，基本的な検査項目を網羅的に提示してくれるが，これらの項目を足がかりとして，発声発語器官の問題点を構音運動に関連づけて，さらに掘り下げて検討していく心構えが必要である．例えば，発声発語器官検査では，単発の粗大運動課題が多いが，構音は微細で迅速な連続運動であるので，問題の所在が疑われる部位に対しては，発話に近似した運動（/pipupipu/，/kitakita/，/korareru/ のような特定部位の連続構音など）の様子を追加的に調べていくとよい[15]．

検査実施時に大切なことは，ST自身が各課題を通して調べたいことを十分に理解しておくことと，対象者の最大能力を引き出すよう配慮することである．検査課題は，必ずしも対象者が日常意識して行っている運動ではないので，特に目標となる運動が難しい場合には，対象者の負担にならない範囲で繰り返してもらうなどして，最大の能力を確認できるよう留意する．また結果の記録に

A．運動障害性構音障害　245

おいては遂行の可否だけでなく，形態，運動の様子を詳細に記録し，問題点および再検査時の変化を敏感に検出できるようにする．

3 支援

1）支援目標の設定

dysarthria のある人への支援の最終目標は，コミュニケーション活動の向上・維持，参加制約の軽減である．

支援には，①発話へのアプローチ（speech-oriented approaches）と，②コミュニケーションへのアプローチ（communication-oriented approaches）がある[16]．発話へのアプローチは，dysarthria のある人を対象としたものであり，残存機能の利用の促進による運動障害の代償や，運動障害自体の改善により，発話の明瞭度と自然度の向上を目指す取り組みを指す．コミュニケーションへのアプローチは，コミュニケーション相手との相互作用や環境を視野に入れたアプローチであり，コミュニケーションのとり方の工夫，環境の調整により，失われた機能へのニーズを減少させる取り組みを指している．前者は国際生活機能分類（ICF）における機能障害に対する，主として ST 室で行われるアプローチで，後者は活動制限・参加制約，すなわち日常コミュニケーションに立脚したアプローチと考えられる．

発話明瞭度と自然度の低下がコミュニケーションに与える影響の大きさは，対象者の生活環境によって異なる．支援計画の立案にあたっては，その生活環境（必要なコミュニケーションの形態，相手）と対象者の希望を理解することが重要である．対象者および主たるコミュニケーション相手と協働して，現実的なゴールのありかを探る．そして短期的〜中期的および長期的目標を具体化する．

（1）発話の実用性が低い場合（重度ケース）

短期的〜中期的な目標は，意思伝達手段として発話の実用性がどのレベルにあるかで異なる．

明瞭度が著しく低下しており（会話明瞭度 4〜5 レベル），コミュニケーション上，発話の実用性が低い場合には，当面のコミュニケーションを確保するため，拡大・代替コミュニケーション（AAC）手段の導入を検討する．そのうえで必要性と可能性に配慮しつつ，発話の実用性を高めるアプローチを計画する．

（2）発話の実用性がある程度保たれている場合（軽度〜中等度ケース）

会話明瞭度 3〜4 レベルで発話の実用性がある程度残存している場合にも，必要に応じて AAC 手段を併用する．

発話の実用性がある程度高い場合には（会話明瞭度 2〜3 レベル），明瞭度，自然度の改善が当面の目標となる場合が多い．

いずれの重症度でも，発話の実用性の改善を促す訓練に先行または並行して，dysarthria のある人と主なコミュニケーション相手に対して，コミュニケーションのとり方の工夫や留意点について助言を行う．

2）支援方法

支援目標を達成するために用いられている方法は，次の 5 つに大別できる［表 2］．

（1）発話へのアプローチ

表 2 の①は，例えば，発話速度や呼気の使い方の最適化，適切な声量の保持・般化練習など，明瞭度を向上させるために有効な話し方の獲得を支援する方法をいう．次の②，③の方法が低下し

表 2　支援方法

発話へのアプローチ
① 最適な発話方法の再学習（代償的方法）
② 運動機能訓練（運動療法的方法）
③ 運動機能補助器具の装用（補綴的あるい補装的方法）
コミュニケーションへのアプローチ
① コミュニケーションのとり方の工夫
② 拡大・代替コミュニケーション（AAC）手段の導入

た運動機能自体を正常な方向に近づけることを目標とするのに対して，①は残存している機能の活用を促す，いわば代償的方法である．軽度～中等度のケースでは，この代償的方法の効果が期待でき，当面のコミュニケーション・ニーズに対応するために，まずこの方法による明瞭度，自然度の改善を図り，必要に応じて，その後または並行して，②の適用が検討されることが多い．

②，③は低下した運動機能を改善させたり，軟口蓋挙上装置などの装用により補助する方法である．重度で発話方法の再学習のみでは必要な運動を引き出すことが難しいケースや，運動機能の改善により，さらなる発話の改善が期待できる軽度～中等度のケースにおいて検討される．運動機能の改善が最も顕著なのは急性期～回復期であり，運動機能訓練もこの時期に最も適応があると考えられる．

①最適な発話方法の再学習

i ）呼吸・発声

・発話時の姿勢・呼吸

呼吸・発声機能は発話の源であり，明瞭度低下への影響が大きい場合には優先課題となる．一息で無理なくいえる文節（単語）数（breath group length）[17]が少ない，声量が小さい，段々小さくなるような場合は，呼吸器系をより有効に活用できるように発話時の姿勢に配慮する．そして，一息でいえる文節数に見合った息継ぎタイミングで話すことを助言する．

・声量

声量の低下はパーキンソン病による運動低下性タイプに顕著にみられるが，このタイプでは意識的に声量を増加させることが可能なケースが多い．目標となる声量を習慣化させるプログラムとして，リー・シルバーマン音声治療（LSVT）が提唱され効果が報告されている[18]．

声量に焦点をあてた訓練は，呼吸・口腔構音運動も活発化させ，全体として明瞭度向上につながる効果が期待できる．パーキンソン病では自分の声は病前から小さいと捉えていたり，発症後もそれほど小さいとは思っていないなど声量の認識が他者と異なることがある．適切な声量の般化を促すために ST のフィードバックにより，こうした感覚の修正も図っていく．

・声質

努力性嗄声は痙性タイプで目立ち，喉頭の筋緊張亢進（過緊張）が原因であることが多い．発声の困難さから，さらに過大な努力で発声を行っているケースもある．まず無理のない楽な発声を促すことで，声質および声帯振動のオン－オフ制御等が向上し，発話全体の明瞭度が改善することがある．

気息性嗄声は声門閉鎖不全との関連が強く，運動低下性，弛緩性タイプによくみられる．音声障害に適用されるプッシング（プリング）法〔第 13 章（279 頁）参照〕により改善が期待できる場合がある．

ii ）口腔構音

・発話速度の調節

単音節レベルの構音検査において，母音・子音の正確さがある程度保たれているものの，単語，文レベルの発話になると明瞭度が低下するケースでは，運動速度，運動範囲の低下などにより構音動作が不確実（アンダーシューティング：構音点に達しない）となっている場合がある[17]．

こうしたケースでは舌，口唇が確実に構音点に到達できる，あるいは舌，口唇が呼吸，発声，鼻咽腔閉鎖機能と協調できるような運動速度で発話することにより（発話運動の低速化），音の省略，歪みが減少し，結果として明瞭度の向上が期待できる．ケースによっては，発話速度を意識させるのではなく，「はっきりと」などと声がけし，明瞭さを意識させることによっても，構音動作の確実化と速度調節効果がみられる．Duffy[16]は，発話速度の調節法はそれ単独で，大きく明瞭度を高めうるパワフルな方法としており，比較的幅広いタイプと重症度で有用である．

発話速度の調節法には表 3 のような方法がある．重度のケースでは,モーラ指折り法,ペーシングボード ［図 3 ］でモーラ単位での速度調

A. 運動障害性構音障害 247

節を行う方法が有効であるが，一方で発話全体の自然さをある程度犠牲にせざるを得ない．軽度〜中等度ケースでは，単語（文節），文単位でもっとも明瞭度と自然度が高くなる話し方を目指すフレージング法やリズミック・キューイング法などが適応となる．

練習の初期段階では短文の音読，復唱を用い，適切な速度を理解してもらうが，日常会話への般化を促すため，できるだけ早期に自発話による練習を導入していくとよい．自発話練習も文の完成課題（ST が提示した語句を交えた文を対象者が作る），特定の語について説明する課題，動作絵・情景画説明，簡単な質問に答えてもらう課題などから会話へと段階化した課題を設定する．

特定の母音・子音の構音に困難がみられる場合には，構音類似運動，単音・単音節レベルから文，会話レベルへと系統的に再学習を促していく．単語レベルでは，音声学的ミニマル・ペアによる対照的ドリル練習も行われている〔例：ピン－ビン（有声音－無声音），見る－ビル（通鼻音－非通鼻音）〕．

dysarthria のある人では口腔内に唾液が貯留したまま話し続けようとする人がいるが，構音操作の不確実さや声量の低下を招くことがあるので，こまめに飲み下すなどの意識的な処理を促す．

iii）プロソディ

プロソディには，抑揚やアクセントのような声の高さ，大きさの変化や，発話速度，休止のタイミングなどの時間的側面が関与している．プロソディの改善は発話の自然さとともに，伝

表3　発話速度の調節法

調節法	方法	適応
モーラ指折り法	指を折る動作に合わせて，1モーラずつ構音する	明瞭度低下が重度だが，モーラ（1音節）レベルの構音は，ある程度弁別可能なケース．指折り動作が容易な人であれば，いつでも用いることができる．机下，ポケットに手を入れた状況，また電話中には聞き手に知られずに使用できる
ペーシングボード	細長い板上を区切り，各スロットをタッピング移動しながら発話する．市販品もあるが，図3のように紙に丸いシールを貼り，折り曲げ可能な透明のビニールケースに入れて作成すると携帯が容易である	重度ケースでは，1スロットに1モーラを割り当てる．中等度ケースではモーラごとではなく，1文節ごとにタッピングしてペーシングするとよい．パーキンソン病で発話速度が顕著に速いケースで有効とされる
五十音表	聞き手とともに，五十音表をみながら，語頭音を指差しながら発話する	重度ケース．発話前に該当する仮名文字を探し，指差す動作が必要となるため，低速化される．また，聞き手は語頭音キューにより推測しやすくなる．ペーシングボードや五十音表は使用したがらない人もいるので留意する
フレージング法 phrasing	文節など意味的区切りごとに，休止を挿入しながら発話する	軽度〜中等度ケース．文を短く分割することで，発話速度の加速を抑える効果が期待できる．また，情報が小分けに伝達されること，推測の時間的余裕ができることで，聞き手の理解を助ける
リズミック・キューイング法 rhythmic cueing	練習文を文字で提示し，ST が指でなぞりながら，対象者にとって最適な発話速度を示す．ST の指よりも先を読まないこととし，文節区切りなどで指移動をいったん停止した時は発話も休止する．意味的に強調したい部分では速度を緩やかにするなど，自然な速度，高低変化をつけることも可能である	軽度〜中等度ケース．対象者とともに，その時点で，明瞭度と自然度が最も高くなる発話速度を検索し，習慣化を促す

達性の向上にも役立つ可能性がある．コミュニケーション上は明瞭さが優先され，自然さに意識を向けることは困難なケースも多いが，可能な範囲で意識を促していく．

抑揚の乏しさはdysarthriaの多くのタイプにみられる．明瞭度改善のために発話速度を低速化させているケースでは，抑揚がいっそう平板化するおそれがある．必要に応じて，意味的に強調したい文節とそうでない文節間で高低や強弱の変化をつけることを推奨する．この際，リアルタイムピッチ®［ビジピッチⅣ：図4（KAYPENTAX社）］のような機器による視覚的フィードバックも有用である．

モーラ指折り法やペーシングボードを用いた発話速度の調節は，各モーラの構音の確実化が期待できる一方で，発話の自然さが大きく損なわれる．速度調節に慣れてきたら，指折りをモーラ単位から語，文節単位に変更したり，会話中，伝わらなかった際に補助的に用いる方法もある．

一息で無理なくいえる文節数を意識して発話することは，明瞭度の保持だけでなく，不自然な発話の途切れを防ぐのにも役立つ．一方，機能回復とともに一息でいえる文の長さが伸長した場合には，それに合わせて息継ぎの時間間隔を長くすることも自然度の向上に効果的である．

② 運動機能訓練

運動機能訓練は重症度に応じて，部位ごとの介助による他動運動から，徐々に自力による自動運動へ，さらに部位間の協調的運動が可能となるように進める（後述の「筋緊張」「筋力」の項などを参照）．

発声発語器官検査は各部位の最大能力を調べる比較的粗大な運動課題が多い．しかし，それに比べると発話時に必要な能力は小さく，微細かつ高速な運動であることが特徴である．dysarthriaに対する運動機能訓練の目的は，発話の実用性の向上であることを念頭におき，発話に最低限必要な機能の回復を目指し，できるだけ早期に構音（類似）動作練習を導入する．

ⅰ）姿勢

姿勢の異常は呼吸運動に関連するだけでなく，体幹・頭頸部の安定性，運動の自由度は喉頭などの筋活動にも影響を与えている[19]．運動機能訓練に先立ち，配慮が必要である．体幹・頸部の過緊張もしくは低緊張が著しい場合には，理学療法士，作業療法士の協力を得ながら，発話に適した体幹・頭頸部の位置関係の調整や運動性の改善を図る．

ⅱ）呼吸・発声

発話に最低限必要な呼気圧の生成，声門の閉鎖が難しいケースでは，これらが最初の達成目標となり，続いて呼気・声門閉鎖持続時間の伸長，呼気と声門閉鎖の協調による発声，発声持続が課題となる．

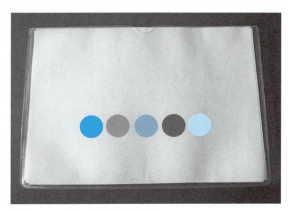

図3　ペーシングボードの例

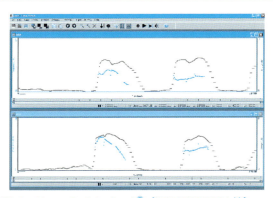

図4　リアルタイムピッチ®（KAYPENTAX社）
経時的に周波数（青線）と音圧（灰色）の変化が表示される．

A．運動障害性構音障害

発話時には素速く短い吸気と長い呼気が必要となる．発話に最低限必要な呼吸・発声機能の目安として，5cmH₂Oの呼気圧を5秒間程度保持可能か調べ，これを目標として訓練を行う方法が提唱されている（5 for 5）[17]．ストローとペットボトルによるブローイング器具を用いるとよい．

呼気圧生成の補助器具として腹帯などが用いられることがある[17]．使用にあたっては医師に安全性の承認を得る．背臥位での発声が有利であることもある．

神経損傷による筋緊張亢進と低下は性質上，随意的なコントロールが難しいが，まず過度に努力性の腹部，喉頭の運動を行っていないかを確認し，不必要な力は抜くようにしてもらう．そして必要に応じて，姿勢補正による喉頭の筋緊張の調整[19]，呼気圧の増加（腹式呼吸など）による声帯振動の改善を試みる．あくび・ため息法〔第13章（277頁）参照〕やハミングを用いることもある．声門閉鎖不全がみられる場合には，プッシング法による閉鎖運動促進も試みられる．

発声課題においては，痙性タイプなど過緊張がみられるケースでは，開口による頸部過伸展を招きにくい /fuː/，/muː/ などの音から，一方，弛緩性など低緊張のケースでは /iː/，/eː/ のような緊張を高めやすい音から始めるなど題材の選択も考慮する[19]．

発話課題においては前項で述べたように，一息で無理なくいえる文節数に見合った息継ぎタイミングかどうかに配慮する．

ⅲ）鼻咽腔閉鎖

鼻咽腔閉鎖機能不全は，開鼻声，呼気鼻漏出による子音の歪みの原因となる．痙性，弛緩性タイプなどで発話明瞭度低下への影響が大きい場合に支援の対象となる．

軽度～中等度の鼻咽腔閉鎖機能不全があり，発話時に比べてブローイングや持続発声時などでは比較的適切な閉鎖が得られる場合には，シースケープ®（SEE-SCAPE）〔図5，PRO-ED社〕やナゾメーター®（KAYPENTAX社）のような機器を用いて呼気鼻漏出の程度をフィードバックし，発話時の鼻咽腔閉鎖運動の調整を試みることがある．

また，鼻咽腔閉鎖力の増強を目的に，睡眠時無呼吸症候群の治療に用いられる持続的陽圧負荷（continuous positive airway pressure：CPAP）装置を用いた訓練も行われている[17]．

Yorkston[17] は鼻咽腔閉鎖機能への行動的方法は，一般にごく軽度の鼻咽腔閉鎖機能不全のある人にのみ効果が期待できるとしている（注：Duffy[16] の分類では，投薬，手術のような医学的方法および補装具を用いる方法以外のすべての取り組みを行動的方法としており，表2の発話へのアプローチの①，②と，コミュニケーションへのアプローチの①，②が含まれる）．効果を報告した文献は少ないのが現状で，適用にあたっては，こうした筋力増強訓練は長期間にわたる高頻度の訓練を要する可能性があり負担が大きいこと，改善の度合いに個人差がありうることを念頭におき，対象者の同意を得たうえで実施する．そして聴覚印象評価，鼻息鏡検査のほか，ファイバースコープなどによる定期的な効果測定を行い，妥当性を検証しながら進

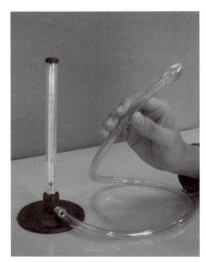

図5　シースケープ®（PRO-ED社）

める．口蓋・咽頭への冷却刺激（アイシング）などや，ブローイングによる運動訓練についても，効果について一致した見解がみられないことから適用には同様に留意する．

iv）口腔構音

・筋緊張

痙性タイプにおいて特定部位の選択的運動が難しい（異常運動パターン）ケースでは，徒手的な抑制などにより，発話運動の基盤となる各部位の分離的な随意運動を促す．

舌の過緊張に対してはガーゼで保持し慎重に操作しながら，前後，左右，上方への動きや舌内の選択的な動きを促したり，低緊張には摂食時のような自律的な運動を通して可動性を高める働きかけがある[19, 20]．

頬・口唇など顔面下部の過緊張に対しては手指での筋の伸長やバイブレーションによる緊張の低減，低緊張にはタッピング，寒冷刺激による筋収縮刺激が試みられることがある．運動に左右差がみられる場合には，必要に応じて非訓練側を徒手的に抑制し，訓練側の活動を促す．

口唇の過緊張に対して，筋電図を用いたバイオフィードバック法により抑制効果がみられたとする報告もある[17]．

これら口腔領域に ST が直接接触する運動機能訓練では，痛み，苦痛などの心理面と衛生面にも十分配慮する．

・運動範囲

パーキンソン病のように進行に伴い運動範囲の制限が生じうる場合には，可動域を意識した呼吸・発声発語器官の運動を早期から自主練習として導入し，機能保持を図る．軽度〜中等度の運動範囲制限がみられる場合でも，早期であれば改善がみられるケースがある．

・筋力

発話時に使う筋力は舌，口唇で最大筋力の $10 \sim 30\%$，顎で 2% 程度とされている[1]．したがって，筋力増強訓練が発話に好影響をもたらすのは，筋力低下による運動範囲の制限が顕著などの重度のケースと考えられる．筋力増強

には頻回の練習を一定期間継続する必要がある．その部位の筋力増強による明瞭度改善への効果など，その必要性を吟味して実施する[17]．訓練は他動運動から自動運動，運動範囲の一定時間の保持，外部からの負荷をかけた抵抗運動へと段階的に進めていく[21]．

運動機能訓練はエビデンスの蓄積が待たれる方法であること，個人差もありうることから，適用にあたっては十分な評価と，対象としている機能および改善による発話への効果を定期的に検証することが必須である．

日常会話における発話の改善に向けて：

「①最適な発話方法の再学習」と「②運動機能訓練」のような，いわゆる行動的方法では，しばしば，「できる発話」と「している発話」の差が問題になる[11]．日常会話では発話の内容などに，より意識を向けているため，発話動作はどうしても無意識なものとなり，ST 室内で可能になった発話を実現することが難しい場合が多い．

行動的方法による訓練は，その時点で最適な発声発語器官の使い方を学習する「運動学習」の過程といえる．運動学習には認知段階（cognitive stage：何をすべきか，what is to be done），連合段階（fixation stage：どう行うか，how the skill is performed），自律段階（autonomous stage：自動的に可能，automatic）の3段階がある[22]．

認知段階は，例えば，明瞭度を向上させるために，発話速度を低下させることが有効であり，その方法を理解している段階である．連合段階は，実際の練習の中で試行錯誤とフィードバックを繰り返しながら，適切な構音・発話運動が何かを理解している段階である．そして，自律段階は，日常コミュニケーションにおいても，ほとんど意識的な努力をせずに，目標となる発話動作が迅速に可能な段階である．

Duffy[1] は発話障害のある人が連合段階を超えることが可能かどうかは明らかではないが，行動的方法による訓練では，対象者が少なくともこの連合段階に到達することを目標とすべきであるとしている．実際に自律段階に到達するには，かな

A. 運動障害性構音障害　251

り多くの練習量と練習方法への配慮が不可欠と考えられ，dysarthria において目標として設定するためには諸条件の吟味が必要であろう．日常会話においては，最初から一度で相手に伝わる発話の実現を目指すのではなく，当面は 1〜2回言い直せば確実に伝えられる場面を増やすなどの現実的な目標の設定や段階化が必要と考えられる．

訓練場面で習得した新しい発話動作を定着させ，日常での使用を促すために，例えば，次のような配慮が有効と考えられる．

・できるだけシンプルな練習目標の選択

dysarthria では同時に複数の発声発語症状がみられ，それらが複合的に明瞭度および自然度に影響を及ぼしている．行動的訓練は，随意的な運動調節により発話の改善を目指すものであるが，日常会話では発話動作に多くの意識を向けることは困難である．そのため，対象者にとって比較的コントロールが容易でかつ，明瞭度を大きく改善させる効果がある側面を調べて，目標として取り上げていく配慮が必要である．この観点から，例えば，発話速度の低速化は dysarthria のある人にとって比較的コントロールが容易な側面に働きかけている点で，また，LSVT は声量の増加に焦点を絞り込みながらも，副次的に口腔構音運動にも改善効果がみられる点で優れた方法といえる．

・自発話練習の早期導入

代償的な発話方法が理解できたら，日常場面での使用を促すためにできるだけ早期から少しずつ自発話レベルでの課題を実施する．また，LSVT で用いられているファンクショナル・フレーズの反復練習は，dysarthria のタイプを問わず有用な方法である．対象者自身に毎日のようによく使うことば・文を 10 程度挙げてもらい，適切な声量や速度など，訓練内で学習した発話方法に留意して発話する課題で，練習目標を日常場面で運用したり，自己チェックを促すことができる．

・効果的な練習条件への配慮

発話障害に対して運動学習理論の原則が適用

可能かについては研究が少なく検証途上であるが，dysarthria のある人の発話練習においてもこれらの原則への配慮は有意義と考えられている[16, 17]．例えば，自主練習メニューの提供，管理を含めて，ニーズや意欲など対象者の状況に応じた十分な練習量と頻度を確保すること，適度な休息を導入すること，目標となる運動を多様な条件で練習すること，練習の進行に伴い多種の課題をランダムに配置することなどが挙げられる．

発話運動の適否をフィードバックすることは，発話練習における ST の重要な役割である．般化の観点からは，一般にフィードバック頻度を徐々に減らしたり，フィードバックまでの時間を遅延させることが効果的とされている[23]．この ST による発話運動のフィードバックの目的は，対象者が自己の発話に注意を向けて，訓練において学習した最適な発話方法が実現できているかを確認し，必要に応じて自己修正を行えるよう支援することである．これを促すため，練習時には対象者自身が発話を自己評定する機会を意識的に設けることが有効と考えられる．

③運動機能補助器具の装用

発声発語運動を補助する器具には，鼻咽腔閉鎖機能不全に対する軟口蓋挙上装置（Palatal Lift Prosthesis：PLP）と，舌と硬口蓋の閉鎖不全に対する舌接触補助床（Palatal Augmentation Prosthesis：PAP）[24] がある．これらは歯科医師の処方によるもので，補綴的あるいは補装的方法と呼ばれる．いずれも重度のケースで適応となるが，装置固定のための歯牙の状態，装置作成・調整環境，口腔内の違和感，不快感への対応（特に PLP では嘔吐反射など，不快感の減弱に長期間を要することがある），対象者自身の装着管理など条件の確保について，あらかじめ十分な検討が必要である．

鼻咽腔閉鎖機能の医学的治療として咽頭弁形成術などがあるが，侵襲的な方法であること，実施可能な機関が限られていることなどから，dysarthria に対してはそれほど広く施行されてはおらず，神経疾患例における効果は小さいとする見解もある[17]．

(2) コミュニケーションへのアプローチ

　dysarthria のある人と，その主なコミュニケーション相手の双方を対象に，コミュニケーションのとり方や，環境への配慮の仕方を支援するアプローチである．同じ重症度でも，自然なコミュニケーション場面では話し相手との相互作用や，わずかな環境の違いがコミュニケーションの妨げとなったり，促進因子となったりする．発話だけでなくコミュニケーションに焦点を合わせることで，より対象者の状況や希望に合わせた支援が可能になる．

①コミュニケーションのとり方の工夫

　一般的な工夫として，次のようなものがある．

ⅰ) dysarthria のある人に対して

・話しかける前に，相手の注意を引き寄せる（呼びかけや視線を合わせるなど）．
・大事な話は，できるだけ相手と近距離で顔を合わせてする．
・キーワードを強調したり，話の要点を絞る．
・言い直す時には，前回よりもゆっくりと区切りながらいう．
・通じにくかった時は，ほかの語や表現に言い換えてみる．
・言い換えが難しい数字や固有名詞は，特に留意して発音する．
・話し始める時や話題を変える時は，テーマを簡潔に伝えておく．
・身振りや補助手段を活用する（書字，五十音表，コミュニケーションボードなど）．
・周囲の話の流れに乗れない時は，手振りなどで話したいというサインを出す．

ⅱ) コミュニケーション相手に対して

・傾聴的態度を示す（姿勢，相槌，うなずき）．
・話題が何かを確認する．
・問いかけは，「はい−いいえ」など，短く答えやすい形式を用いる．
・わかったふりをしない．わかりにくかった時は確認する．
・聞きとれた部分を繰り返す（言い直すべき内容が特定され，補いやすい）．

・表情や口元の動きを参考にする．
・ゆっくりとした速度で話す（相手も落ち着いて，よりわかりやすく話しやすい）．

　日常生活の場は ST 室とは異なり，生活騒音があったり，近距離で対面して話す場面ばかりではない．わずかな発話明瞭度の低下であっても，環境の影響を受けやすい可能性があり留意を要する．

　コミュニケーション相手が家事や作業に意識を集中している時に，dysarthria のある人が急に話しかけたため伝わらなかったということもよくある．本題に入る前に，呼びかけるようにしたり，dysarthria のある人から発話意図が示された時には，テレビの音量を下げる，水道を止める，窓を閉めるなど，環境の整備が有用である．

　また，dysarthria のある人は複数の人とのテンポが速い会話では，言いたいことがあってもタイミングを逸し，結局，話しそびれてしまうこともある．dysarthria のある人が，しばらく聞き手に徹しているように思われる場面では，会話の中に適度に間を挿入することで発言しやすくなる可能性がある．

　dysarthria のある人の発話が理解できなかった時，相手は遠慮して聞き返したり確認することをためらうことがある．しかし dysarthria のある人自身は聞き直されることはそれほど気にしておらず，むしろ理解してもらうことを強く望んでいることもある．また，周囲が気を回して代わりにいおうとすることがあるが，時間がかかっても自分で伝えたいという気持ちをもっている人もいる[25]．助言や調整は場合によって対象者らの人間関係に立ち入ることになるので，極めて慎重な配慮が必要であるが，こうした点への目配りは dysarthria のある人の理解とコミュニケーションの向上につながる可能性がある．

②拡大・代替コミュニケーション（Augmentative and Alternative Communication：AAC）手段の導入

　筆談や五十音表（文字盤），コミュニケーションボード（ノート）などの該当箇所を指差したり注視して伝える簡易な方法や，コンピュータと対

A. 運動障害性構音障害　253

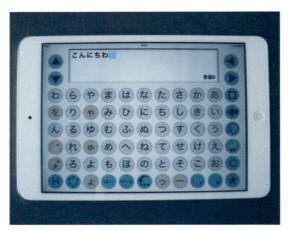

図6　タブレット型PC用アプリケーションソフト

象者が操作可能な入力デバイスを組み合わせた電子的な機器など，様々なものが提案されている．最近はタブレット型PC用のアプリケーションソフト［図6］も多く開発されており，選択の幅が広がっている．

　対象者のニーズや状況に応じて導入が検討されるが，簡易な方法は直感的に使用できるため随時導入が可能だが，電子的な機器は使いこなすまでにある程度の期間を要する．特に進行性疾患のある人の場合には，あらかじめ導入時期を検討しておく必要がある．

文献

1) Duffy JR：運動性構音障害―基礎・鑑別診断・マネージメント，医歯薬出版，2004，pp55-59，338-339，366，382．
2) 小澤由嗣：クライエントの日常コミュニケーションの自己評価を主軸に据えたSTアプローチ．ディサースリア臨床研究，**1**：27-32，2012．
3) 伊藤元信・他：運動障害性（麻痺性）構音障害dysarthriaの検査法―第1次案．音声言語医学，**21**：194-211，1980．
4) 田口恒夫：言語障害治療学，医学書院，1966，p37．
5) 構音臨床研究会編：新版 構音検査，千葉テストセンター，2010．
6) 日本音声言語医学会：麻痺性構音障害の評価用基準テープ．耳で診断することばの異常，メディカルリサーチセンター，1994．
7) 福迫陽子・他：麻痺性（運動障害性）構音障害の話しことばの特徴―聴覚印象による評価―．音声言語医学，**24**：149-164，1983．
8) 伊藤元信：成人構音障害者用単語明瞭度検査の作成．音声言語医学，**33**：227-236，1992．
9) 小澤由嗣・他：音声学的対立を利用した単語明瞭度評価法（日本語版）の試み．音声言語医学，**44**：119-130，2003．
10) 今井智子・他：構音障害者用文章了解度検査法の開発―口腔・中咽頭癌術後患者への使用経験．音声言語医学，**38**：357-365，1997．
11) 西尾正輝，志村栄二：Dysarthriaにおける「できる発話」と「している発話」．音声言語医学，**46**：237-244，2005．
12) 福迫陽子・他：「運動障害性（麻痺性）構音障害dysarthriaの検査法―第一次案」短縮版の作成．音声言語医学，**40**：164-181，1999．
13) 西尾正輝：標準ディサースリア検査，インテルナ出版，2004，pp25-26．
14) 日本高次脳機能障害学会 Brain Function Test委員会：標準失語症検査補助テスト（SLTA-ST），改訂第1版，新興医学出版社，2011．
15) 椎名英貴：運動性構音障害の評価―脳卒中，頭部外傷を中心に―．運動性構音障害（日本聴能言語士協会講習会実行委員会編），協同医書出版社，2002，pp72-75，96，98．
16) Duffy JR：Motor Speech Disorders, Substrates, Differential Diagnosis, and Management, 3rd ed., Elsevier Mosby, 2013, p278, 385-386, 389-390, 417.
17) Yorkston, KM・他：運動性発話障害の臨床　小児から成人まで（伊藤元信・西尾正輝監訳），インテルナ出版，2007，pp1-2，150，160，165，197-205，212，234-236，256-258．
18) Fox CM, et al.：Current perspectives on the Lee Silverman Voice Treatment (LSVT) for individuals with idiopathic Parkinson disease. *American journal of speech-language pathology*, **11**：111-123, 2002.
19) 長谷川和子：運動性構音障害の治療―機能障害へのアプローチ―．運動性構音障害（日本聴能言語士協会講習会実行委員会編），協同医書出版社，2002，p96，98，100-106．
20) 長谷川和子：運動障害性構音障害の臨床から．コミュニケーション障害学，**24**：41-44，2007．
21) 廣瀬　肇・他：言語聴覚士のための運動障害性構音障害学，医歯薬出版，2001，p269．
22) Schmidt RA, Lee DT：Motor Control and Learning, A Behavioral Emphasis. 5th ed., Human kinetics, 2011, pp430-431.
23) Maas E, et al.：Principles of motor learning in treatment of motor speech disorders. *American journal of speech-language pathology*, **17**：277-298, 2008.
24) 日本老年歯科医学会，日本補綴歯科学会編：摂食・嚥下障害，構音障害に対する舌接触補助床（PAP）の診療ガイドライン，2011．
25) 中村 文，小澤由嗣：Dysarthria患者とその家族のコミュニケーションに対する意識―予備調査．人間と科学：県立広島大学保健福祉学部誌，**12**：91-102，2012．

（小澤由嗣）

B. 口腔がんおよび中咽頭がんの構音障害

1 構音障害の特徴

　口腔がんの発生部位は，口唇，舌，口底（口腔底），下顎歯肉，頬粘膜，上顎，軟口蓋である．これに中咽頭がんを加えて，口腔周辺領域のがんである．この領域の組織は，構音・共鳴に関係の深い部位であるので，これらの組織の運動機能や感覚機能を損傷されることによって構音障害をきたすことは容易に予想できる．この分野の構音障害は古くから器質性構音障害に分類されているが，治療によって欠損が生まれるだけでなく，神経の損傷が生じることもあり，末梢性の運動障害性構音障害の面ももつことを念頭におきたい．しかし，多くの運動障害性構音障害と異なり，がんに伴う構音障害の原因は末梢の器官の問題のみであり，認知障害を伴わないことがリハビリテーション（リハ）にはプラスの要因として働く．また，がんという疾患は治療の開始後，数年の間は再発というストレスがあり，多くの患者に心理的な支持が必要であることが特徴として挙げられる．

2 がんの治療法について

　わが国の場合，口腔周辺領域のがんの治療法の第一選択は手術であることが多い．手術によってがんの切除を行い，そこを縫縮，あるいは再建する．再建は手術形式によって異なるが，一般的には患者自身の皮膚，筋，血管，骨，軟部組織を皮弁として使用する．そのほかの治療法として，放射線療法，化学療法があり，これらは同時期あるいは時期をずらして併用することもある．がんに伴う構音障害の場合は，がんが存在することで起こる障害もあるが，その場合，生命予後が悪くなることから，多くの場合は疾患の治療後に起こる障害を対象とすることになる．したがって，治療法の選択と内容，その時期に関する知識が必要で，それぞれに予測される影響を考えながらリハを実施する必要がある．

3 手術部位による構音への影響

　手術範囲はそれぞれ単独ではなく，拡大して切除されることも多い．頭頸部の筋および神経の走行を理解しておくことで，手術部位がどのような構音に影響を与えるかを知ることはそれほど難しいことではない．

4 放射線療法・化学療法による構音への影響

　放射線療法による影響には，表4に示す早期反応・晩期反応がある．炎症などの一過性の反応を除いて，この中で構音に直接影響があるのは神経の萎縮，筋の線維化，唾液腺の変化や口腔乾燥などの口腔内環境の変化である．まず神経の萎縮は早期には起こらないが，数か月・数年の単位で発症する．筋の萎縮や線維化が起こると，筋の運

表4 放射線療法・化学療法による影響

放射線療法	早期反応	放射線宿酔，浮腫，口腔内の炎症，疼痛，皮膚炎，皮膚の黒色変化，消化器症状，唾液腺の変化
	晩期反応	神経（脳，末梢，脊髄）麻痺，筋の線維化，皮膚硬縮，骨壊死，唾液腺の変化
化学療法		悪心，嘔吐，末梢神経障害，心機能障害，脱毛，骨髄抑制，腎機能低下，肝機能低下，消化器症状，浮腫，口腔内の粘膜変化

動が制限され，構音に影響を与えることがある．放射線療法による影響の多くは回復が望めないことからそれを予防することが必要だと思われるが，現在のところ明らかな根拠のある手段は開発されていない．唾液腺の変化や極度の口腔乾燥によって，構音動作がしにくくなる，発話明瞭度が低下するといったことが起こる．化学療法による影響は単独では一過性のものが多いが，放射線療法との併用（化学放射線療法）が実施されると強い副作用があり，構音にも影響があるといわれている[1]．

5 評価

1）構音器官の形態・運動・感覚の評価

(1) 構音器官の形態の評価

口唇，舌，口底（口腔底），下顎歯肉，頬粘膜，上顎，軟口蓋，中咽頭における安静時の形態について，形態の異常がないか視覚的に確認し，欠損している場所とその形態を記録する[図7]．また，手術によって切除あるいは影響を受けた神経の情報は他科から得ておく[表5]．

(2) 構音器官の運動の評価

口唇，舌，下顎，軟口蓋の運動の範囲，力（瞬発性・持続性），巧緻性などを評価する．運動の異常が，欠損によって出現しているのか，皮弁などの再建された組織が関与しているのか，あるいは神経の損傷が影響しているのかについて，正しいリハを計画するうえできちんと考える必要がある．

(3) 構音器官の感覚の評価

正しい構音動作の実現には口腔内の正常な感覚があることが重要である．口腔内が汚染されていると感覚に影響があるので，衛生状態にも気をつける必要がある．

2）構音・音声の評価

単音節，単語，短文，長文，会話での構音およびプロソディの評価を行う．重症度は，切除部位・範囲，再建皮弁の有無やその種類や形状，頸部郭清術の有無，前後の放射線療法・化学療法の有無などによって影響があると報告されている[2,3]．日常生活実用性には発話明瞭度が予測因子となるといわれており[3]，100音節の発話明瞭度を測定するとよい．

6 リハビリテーション

1）治療前からの関わり

がんに伴う構音障害のリハは，その疾患の治療前から始まる．予定している治療内容から治療後の障害をある程度予測することができるが，これ

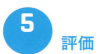

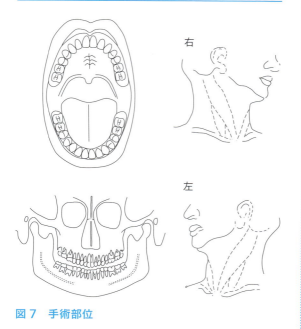

図7　手術部位

表5　損傷された神経

舌骨上筋群	舌骨下筋群
V．三叉神経	VII．顔面神経
XI．副神経	IX．舌咽神経
	X．迷走神経
	XII．舌下神経
	横隔神経

には外科医や腫瘍内科医などとのコンタクトが必要である．われわれSTは，その予測をもとに患者に治療後の障害を説明し，どのような対応を行うかのアウトラインを説明する．そのことによって，患者は不安をある程度軽減することができ，治療後のリハをスムーズにすることが可能となる[表6]．

2）構音器官の運動機能のリハビリテーション

切除した部位や神経・筋の影響で動かなくなった症状は末梢性の麻痺であるため，リハで運動機能が賦活されることはあまり期待できないし，移植された皮弁には運動性は全く望めない．したがって，この場合の運動機能のリハのターゲットは，まず残された部位の運動性を高めることにある．例えば，舌の前部を切除され，皮弁で再建された患者の場合，残存した舌後方で皮弁を動かし，構音動作に必要な舌の形を変えることが最大の目標となる．

次に，皮膚や筋の治癒の過程で起こる瘢痕防止も目標となり，術後早期には出血・感染・壊死などの危険性がないと判断された時期から運動を始める．また，下顎の区域切除患者では顎位の偏位，頬粘膜の切除患者などでは開口障害が予測されることから，障害の出現の予防のために，早期から運動を開始する．これらは，維持期になってもある程度の運動が必要だといわれているが，メインテナンスに必要な運動量についてはまだ議論のあるところである．

構音動作のためには，運動の範囲と力（瞬発性・持続性），巧緻性，確度が必要で，それが十分発揮されるようなプログラムを考える必要がある．その基本的な考え方は他の構音障害とそれほど変わりはない．

3）歯科補綴装置を使用したリハビリテーション

欠損が生じる口腔がんの術後は，特に歯科補綴装置の適応がある症例が多い．形態的な死腔ができるだけでなく，皮弁の形，重さに影響を受けて残存する部位が特有な動きをするので，それに合わせて適切な歯科補綴装置を歯科医師と協働して作製する[4, 5]．口腔がん術後によく使う装置には，舌（口蓋）接触補助床（Palatal Augmentation Prosthesis：PAP）[図8]，軟口蓋挙上装置（Palatal Lift Prosthesis：PLP）[図9]，上顎補綴[図10]などがある．装置の作製に関しては，企画段階からSTも参加したい[5]．

PAPは，舌の運動に応じて，どこで「その音と聞こえる音」の産生ができるかの予測をつけて，厚みを付与する口蓋の位置と容量を決定する．PLPは，軟口蓋の運動不全を補完する装置である．どの装置も装着直後から構音機能が改善する

表6　構音障害のリハビリテーションの流れ

治療前	治療前のリハビリテーション ・治療前の構音評価	
	・治療予定内容から障害の程度と症状を予測し，障害の程度と症状，構音動作について説明する	
	・治療後に行うリハビリテーションの説明と事前練習	
治療後	評価	構音器官の形態・運動・感覚の評価 構音・音声評価 歯科補綴装置の適応
	機能訓練	運動機能訓練 構音機能訓練 歯科補綴装置の装着訓練
	フォロー	治療内容による変化に対応 長期の変化に対応 再発のチェック

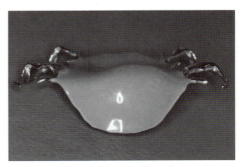

図8　舌（口蓋）接触補助床（PAP）

ことは望めず，装置の調節とともにそれを使って新しい構音動作を行う訓練が必要である．上顎補綴は，上顎を切除した患者に対し，口腔と鼻腔との交通を塞ぐ役割をする．装着によって口腔と鼻腔の交通を100%ではないものの遮断することができることから，過度な鼻腔共鳴や開鼻声による母子音の歪みを改善させる．装置の装着に関しては，口腔内に装置を入れること自体に慣れない患者もおり，その患者に合わせた対応が望まれる．

4）代償的な発話行動のリハビリテーション

治療後の患者は構音器官の運動が制限されることから，構音障害のリハは，「その音に聞こえる音」をどのように出すのが適切か検討し，新しい動作を獲得することを目標とする．

また，発話速度をコントロールする，発話に際してキーワードから説明する，構音しにくい音が含まれることばを他のことばで代用するなどの全般的な発話行動に関する配慮も必要である．がんの患者はこれまでに述べたように，基本的には認知機能の低下がないことから，代償的な手段を実用的レベルまで活用できるようになることが多く，STの工夫や指導が大きな意味をもつ．

構音障害のある患者の多くは，摂食嚥下障害もあることが多い．さらに放射線療法などで唾液腺の性状が変化した患者もおり，口腔内に貯留した唾液の処理が困難となることが認められる．唾液が口腔咽頭に残留していると発話明瞭度に悪影響を及ぼすことから，適切な処理を指導することが必要である．

5）経過の観察

がん治療後の構音障害の患者には，術後の管理が必要である．術後の口腔内，再建された皮弁は形態的な変化を生じることがある．また，体重の変化や加齢の影響も受けやすい．歯科補綴装置の調整の必要性，再発などの経過観察において，STも役割をもつことが必須である．

7 心理的支持

コミュニケーションは構音だけではない．口腔がんおよび咽頭がんの場合，治療部位が顔面頸部に至ることが多く，変形することもある．外見は人間社会にとって大きな要素であり，そのことが社会参加に制約をもたらすこともある．またがん疾患は常に再発の危険性をもっており，そのことに対する患者のストレスは，人によっても異なるが大きいと考えられる．話すことの難しい構音障害患者にとってSTは気持ちを表現できる存在である．患者の気持ちを十分に受け止める必要がある．

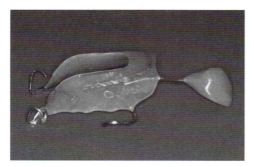

図9　軟口蓋挙上装置（PLP）

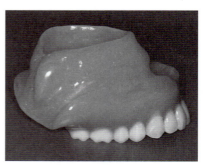

図10　上顎補綴

8 ターミナル期の患者への言語聴覚士の関わり

わが国の医療におけるがん患者の5年生存率は年々に上昇し，今やがんに罹患してもサバイバーとして生活を持続できるようになってきた．しかし，死亡率第1位は他の疾患に譲らず，再発などを繰り返しターミナル期に入る患者も少なくない．ターミナル期でのSTの役割は，構音障害の側面に限っていえば，最期まで患者が自分の意思を表明できるように援助することであろう．先に述べたように，口腔がんおよび中咽頭がん患者は基本的には認知障害はないことから，特にSTの役割が重要であるといえる．音声言語を遂行できることの確実さ，治療内容における意識レベルの変化や体力的な低下など，日々変化するがんターミナル期の症状に対応しながら，本人が実践する手段のほか，コミュニケーションの受け手が行う支援手段を考えなければならない．

文献

1) Lazarus CL：Effect of chemoradiotherapy on voice and swallowing. *Curr Opin Otolaryngol Head Neck Surg*, **17**：172-178，2009．
2) 花澤　秀，今野昭義：舌癌再建後の構音障害と対策．*JOHNS*, **16**：643-647，2000．
3) 熊倉勇美：舌切除後の構音機能に関する研究—舌癌60症例の検討．音声言語医学，**26**：224-235，1985．
4) 西脇恵子：舌接触補助床の構音障害に対する効果．顎顔面補綴，**36**：75-77，2013．
5) 熊倉勇美：歯科医師と言語聴覚士との連携，開業医のための摂食・嚥下機能改善と装置の作り方 超入門（小野高裕・他監著），クインテッセンス出版，2013，pp84-88．

（西脇恵子）

C. 発語失行

1 発語失行とその鑑別

発語失行（apraxia of speech）は，構音運動のプログラミングを担う神経回路の損傷で起こる構音異常である[1]．

発話の生成には，①運動の企画過程，すなわち個々の音の動作（構音位置，構音方法）とその組み合わせ（音連続）を適正に神経指令化（プログラミング）する過程と，②その神経指令に基づいて筋活動を起こす運動の実行過程がある[1]．①の異常により生じるのが発語失行で，②の異常により生じるのがdysarthriaである．Darleyらはこの2つを総称して，運動性発話障害（motor speech disorders）とした[1]．

dysarthriaにおける音の誤りは，運動麻痺や失調などの運動機能障害を反映して，子音・母音の歪みと省略が主体である．それに対して発語失行では，音の置換（保続的置換 "potato" → "popado"，予期的置換 "banana" → "nanana" など），付加が多く，歪み，省略もみられる[2,3]．そして，これらの音の誤り方，起こり方の一貫性が低いことが特徴である．またプロソディ障害（発話速度の低下，音の引き延ばし，抑揚・アクセント異常など），流暢性の低下（試行錯誤しながら正しい構

表7　発語失行の構音の誤りとプロソディ障害の特徴[3]

構音の誤り
1. 置換の誤りが最も多く，次いで付加が多い
2. 歪みも多く，置換の多くが歪みの極端な場合であるという報告がある
3. 音韻論的に目標音に近い音への置換が多い（失語では目標音から遠い音へ）
4. 摩擦音や破擦音の誤りが多く，破裂音や母音の誤りは少ない
5. 語頭での誤りが多い
6. 単音より連続音の表出が困難である
7. 発話の長さが長くなると誤りが増える

プロソディ障害
1. 発話速度の低下
2. 均等の強勢
3. 抑揚の制限・変動
4. 発話リズムの乱れ

音動作を自ら探索，音・音節の繰り返しなど），自動的・反射的発話と随意的・目的的発話の乖離（自動的発話が容易）もみられる[2, 3] [表7].

 検査・評価

発語失行の鑑別では，まず第一に，末梢の発声発語器官レベルに問題がないことを確認する．発語失行とdysarthriaは併発することもよくあるため，発声発語器官検査を用いた運動機能障害の有無とその程度の把握が重要である．発話面では，dysarthriaでは一般に呼吸，発声，共鳴，構音の諸側面に症状がみられることが多いが，発語失行では，構音およびプロソディの症状が主体であることも鑑別の一助となる．

発語失行に特有の検査としては，発話特徴に関する検査と，発声発語器官自体の失行症の有無を調べる検査がある．

1) 発語失行症検査

患者に単音節，単語，文レベルで実際に発話してもらい，構音の誤りや反応の質的側面（正確さ，迅速性，一貫性など）を調べていく．

具体的には，構音検査を用いた単音節，単語，文章の復唱，音読課題，自発話（情景画の叙述，自由会話）のほか，あいさつことば，系列語（曜日をいう，10まで数えるなど）のような自動的・反射的な発話，音節数が徐々に長くなる単語の復唱（例：じ，じてん，じてんしゃ，じてんしゃつう，じてんしゃつうがく／さく，さくら，さくらもち），誤りの一貫性を調べる課題（同じ音節，単語を3回いう，特定の単語を単独および文内でいう，同じ単語を呼称と復唱形式でいう），オーラル・ディアドコキネシス検査（音の置換や，/pataka/の反復で一部が/pakata/になるなどの順序不整が起こりうる）が挙げられる[3]．

これらの検査の結果をもとに，図11のような評価票を用いて，患者の発話特徴を抽出する[4]．

図11 〈発語失行〉話しことばの評価票[4]

2）発声発語器官の検査

　発語失行のある人では，非言語的な運動時に失行症状が認められることがある．そのため，図12のような発声発語器官の単発的・連続的な運動（舌の挺出，後退など）や協調的な運動（舌打ち，咳など）を口頭命令および模倣により行い，随意的・目的的動作の可否を調べる[4]．

（小澤由嗣）

患者名＿＿＿＿＿＿＿＿＿　男　女　年齢＿＿＿＿＿＿　検査年月日＿＿＿＿＿＿＿＿＿＿　検者＿＿＿＿＿＿＿＿＿

発症＿＿＿＿＿＿＿＿＿　DX.＿＿＿＿＿＿＿＿＿　言語 DX.＿＿＿＿＿＿＿＿　発語器官の麻痺　＋　±　－

指　示："これから，唇や舌の動きを見る検査をします．私の言う通りに動かしてください．"
　　　　まず，口頭命令で行い，次いで検者が見本を示し，真似させる．口命に対して患者が反応し終ったら，検者は以下のようにする．
　　　　"はいそれで結構です．_少し時間をおく_　今度は，私のする通り真似して下さい．（見本を示す）"
記　録：項目の所に記された基本動作をすみやかに滞りなく行えば○，それ以外の場合は患者が行ったことをすべて記述する．発語器官以外の随伴運動がある時はそれも記述する．
　　　　例）舌を出す：患者は口を開け，口腔内で舌を前後左右に動かした．
　　　　　　吹　く：患者は口を大きく開け，アーアーと発声した．この時眼は固く閉じていた．

項目（基本動作）	口命	模倣
1. 舌を出す （舌を下唇を越えて口腔外に出す）	指示：舌を出して下さい	指示：私のする通り真似して下さい 以下同じ
2. 舌の出し入れ （1 の動作を行い，次いで舌を口腔内に引っこめる）	舌を出したり，引っこめたりして下さい	2 度してみせる
3. 舌を上唇中央につける （舌先を上唇中央部につける）	舌を上唇の真中につけて下さい	
4. 舌を下唇中央につける （舌先を下唇中央部につける）	舌を下唇の真中につけて下さい	
5. 舌を左右口角につける （舌で口の両端をさわる）	舌を口の両端につけて下さい	ゆっくり左右へ 1 回ずつ行う
6. 唇をつき出す （唇を丸め，とがらす）	唇をとがらせて下さい	
7. 舌打ちをする （舌を口蓋に強く押しつけ，急激に放すことによって破裂音を出す）	舌打ちをして下さい	1 回舌打ちをしてみせる
8. 頬をふくらませる （空気を口腔内にため，唇を固くとじて頬を両側ともふくらませる）	ほっぺたをふくらませて下さい	
9. 口笛を吹く （唇をとがらせその間から空気を出すことによって音を出す）	口笛を吹いて下さい ただし，病前にもできなかった人の場合，音は出なくても可	
10. 吹く （唇を丸め息を吹き出す）	マッチを吹き消す真似をして下さい	唇を丸め 2 ～ 3 度吹く真似をする
11. 噛む （下顎を上下にゆっくり一定のリズムで動かす）	食べ物を噛む真似をして下さい	唇を半開きにして下顎を動かし 3 ～ 4 度食べ物を噛む真似をする
12. 咳をする （喉頭で呼気流をせき止め，次いで急激に解放する）	風邪をひくと咳が出ますね．咳をしてみて下さい	2 度咳をする
13. 笑う （左右口角を遠位上方に向かって動かす）	にっこり笑ってみて下さい	
14. 歯をガチガチさせる （下顎を上下に早く動かし，歯を噛み合せて音を出す）	寒い時，歯の根が合わなくなりますね．その時のように歯をガチガチさせて下さい	数回歯をガチガチさせる

図 12　発語器官失行症検査[4]

C．発語失行　　261

3 訓練

1) 訓練の原則

伊藤[5]は，発語失行の訓練の原則として以下の4つを示している．第1は，発話運動を意図的・意識的に行わせること，第2は，視覚，聴覚，運動覚などのモニター機能を活用することである．第3は，発話材料を吟味することで，患者にとって出しやすい音から難しい音へと訓練を進める．第4は，筋力増強訓練や関節可動域（Range of Motion：ROM）訓練は行わないことである．

上記の原則に基づくと，発語失行の訓練は，患者にとって出しやすい音，難しい音を明らかにすることが重要である．構音検査を実施し，分析結果から訓練対象とする音を決定する．構音検査を行う際には，音の誤りの一貫性の低さを考慮して，反応を複数回求めることが重要である．また，発語運動を意図的・意識的に行うことが原則であるため，口腔顔面失行の合併は阻害要因になる．訓練を行ううえで，口腔顔面失行の有無と重症度について評価することが必要である．

2) 訓練の実際

（1）発声訓練

発語失行が最重度の患者は，発声も意図的には困難な場合がある．そのような患者に対しては，意図的な発声を目的とした訓練を行う[1,6]．伊藤[6]によれば，訓練者が患者の腹部に手を添え，圧迫するのに合わせて息を吐くよう求め，ため息をつかせる．ため息の際に，腹部を圧迫すると「アー」の声が出やすい．

（2）構音運動訓練

発語失行では，発声発語器官の運動の巧緻性の低下がみられることが知られている[1,6,7]．そのような患者に対しては，発声発語器官を意図的に動かす訓練を行う．この訓練は，構音動作につなげる基礎的な訓練である．具体的には，口唇の突出・引き，舌の左右運動などを行う．

（3）構音訓練

目標の音を意図的に産生することを目的とした訓練である．どの音を訓練対象とするかを決め，順序立てて訓練を進めることが重要である．構音検査の結果をもとにして，訓練の順序を設定する．

①訓練の順序[1,6]

訓練は，構音動作の易しい音から難しい音の順に進め，口型や口唇の動きなど視覚的な手がかりがあるものから実施するとよいとされている．Darley[1]によれば，母音，半母音，鼻音は比較的容易で，破裂音はやや難しく，摩擦音，破擦音は難しい．

目標の音の産生が，単音節で可能になったら，前後に母音をつけた2〜3音節の無意味語，単語で練習を行う．その後，短文，会話へと進める．

②目標の音を導くための伝統的な方法

ⅰ）模倣

臨床でもっとも古くから用いられてきた訓練法である[1,8]．いわゆる「私の言うことをよく聞き，やることをしっかりみなさい」という方法である[1]．統合刺激（視覚刺激と聴覚刺激）を与え，正しい構音を促す方法である．

ⅱ）発音定位法

伝統的な訓練法で，目標の音を構音する際の構音点を理解させる方法である[1,8]．舌の位置を図・絵・写真などで示すほか，実際に舌や軟口蓋に触れて位置や動かし方を示すことなども含まれる．

視覚的に正しい構音を示すことが困難な軟口蓋破裂音については，図や絵のような視覚的な手がかりでは正しい構音を導きにくい．小嶋ら[9]は，軟口蓋破裂音 /k/ が困難であった症例に対し，奥舌と軟口蓋に対して冷却刺激を加える方法を試み，有意な改善を報告している．

ⅲ）発音派生法

発音派生法も古くから用いられてきた伝統的な訓練法で，患者が可能な口唇や舌の動作，すでに可能な構音を利用して，目標とする構音を導く方法である．広実ら[10]は，舌を上下の歯で挟む動作を利用して，そこから /θa/ の産生を導き，さらに /θa/ を確実にした後に舌を後

退させ /sa/ の産生を導く方法を試み，短期間で効果を認めている．

iv）8段階統合刺激法[11]

統合刺激（視覚刺激と聴覚刺激）および文字キューを用いて，段階的に発話能力を高める方法である．最初は，視覚刺激と聴覚刺激を与え斉唱する段階から開始し，徐々に手がかりを減らして，最終的に手がかりなしの発話を目指せるようになっている．

(4) プロソディ訓練

発話の単調さ，不自然さが目立つ患者には，より自然に発話することを目的とした訓練を行う．音の引き伸ばしや，1音1音区切るような部分に注意を向けさせ，その部分の円滑化に焦点をあてた訓練を行う．アクセントの平板さに対しては，音の高低の調節に注意を促す訓練を行う．アクセントの調節訓練では，異なる同音異義語（例：はし，橋／箸）がよく用いられる．音読が可能な患者には，漢字で書かれた同音異義語をアクセントに注意して音読するよう求める．

（阿部晶子）

文献

1) Darley FL, et al.：Motor Speech Disorders, W. B. Saunders Company, 1975（柴田貞雄訳：運動性構音障害，医歯薬出版，1982）.
2) Duffy JR：Motor Speech Disorders：Substrates, Differential Diagnosis, and Management, 3rd ed., Elsevier Mosby, 2013, p278, 385-386, 389-390, 417.
3) 伊藤元信：発語失行症について．音声言語医学，**31**：242-252, 1990.
4) 福迫陽子・他：言語治療マニュアル，医歯薬出版，1984, pp56-63.
5) 伊藤元信：発語失行症の訓練．失語症研究，**16**（3）：233-237, 1996.
6) 伊藤元信：言語障害に対するアプローチ―発語失行症．総合リハビリテーション，**20**（9）：989-992, 1992.
7) 越部裕子・他：純粋語唖例における非構音時の高次口腔顔面動作と構音の関係について―口腔顔面動作訓練と構音訓練．失語症研究，**11**（4）：262-270, 1991.
8) 吉野真理子：発語失行の治療．標準言語聴覚障害学　失語症学（藤田郁代，立石雅子編），第2版，医学書院，2015, pp309-316.
9) 小嶋知幸・他：発語失行における軟口蓋破裂音に対する訓練法―構音点に対して冷却刺激を加える方法．音声言語医学，**43**（2）：141-147, 2002.
10) 広実真弓，田中宇一郎：音の派生法を用いた発語失行訓練で効果が認められた1症例．上智大学言語障害センター紀要，**3**：21-28, 1999.
11) Rosenbek JC, et al.：A treatment for apraxia of speech in adults. *J Speech Hear Disord*, **38**（4）：462-472, 1973.

第13章

音声障害（発声障害）

Dysphoria

はじめに

　喉頭で音声つまり喉頭原音を作ることを発声（phonation）といい，発声の障害があれば音声（voice）の障害をきたす．喉頭の病変によって生じる音声の障害は，本来「発声障害」と呼称すべきであるが，臨床医学の領域では音声障害と呼ばれる．

　われわれは，声の正常範囲というものについて暗黙の了解をもっている．そこから逸脱すれば声の異常，音声障害があると判断する．喉頭に何らかの問題があるために生じる異常な声のことを病的音声と呼ぶ．

　音声は，両側の声帯が近接した状態で肺から気管を経て喉頭に呼気流が送り込まれ，声帯が振動することで発せられる．言語聴覚士（ST）として音声障害を専門的に捉えるには，正常の発声の機構について深く理解しておく必要がある．詳細は成書を参照されたい．

評価

　声の音質の異常の多くは嗄声であり，音声障害の代表的な症状である．嗄声がなくても病的音声とみなされる場合もある．例えば，声帯の緊張度の制御の問題で，男性が女性のような声の高さで話したり，逆に女性が男性のような低い声で話したりすれば音声障害と判断される．また，声の震えや音声振戦（voice tremor）も音声障害として扱われる．

1）音声障害の分類[1]

　音声障害は，表1のように分類される．器質的な異常については，機能的な異常が複雑にからみ合っている症例が多い点には注意しなければならない．例えば，声帯結節は声帯の器質的な異常であるが，その発生要因として声の濫用や誤用のみならず，習慣的な喉詰め発声などの機能的な問題

表1　音声障害の分類

1. 声帯の器質的な異常に基づくもの
声帯結節，声帯ポリープ，ポリープ様声帯，声帯溝症，喉頭炎，声帯嚢胞，喉頭肉芽腫，喉頭白板症，喉頭乳頭腫，喉頭がん，喉頭外傷，声帯硬化性病変など
2. 声帯の運動障害に基づくもの
喉頭麻痺，パーキンソン病による喉頭運動障害，小脳性失調による喉頭運動障害など
3. 声帯に著変を認めないもの
機能性発声障害（心因性を含む），変声障害，痙攣性発声障害，ホルモン音声障害，老人性喉頭など

265

を有することがよくある．あるいは結節という腫瘍性病変があることで，発声時に結節の前後に隙間が生じて息が漏れる（気息性嗄声になる）ため，声帯をより強く閉じた発声の悪習慣（硬起声発声）が身についてしまうこともある．同じように一側喉頭麻痺や声帯溝症という声門閉鎖不全をもたらす器質的な異常があると，声門閉鎖不全への過度な代償による喉頭上部の絞扼や仮声帯発声といった機能的な異常が出現することが多い．

2）臨床の流れ

音声障害の患者をみる際には，十分な問診と喉頭の視診が不可欠である．音声そのものの評価もとても重要である．ただし，何を基準に音声障害と判断するかについては，多分に主観的な要素を含んでいる．問診，喉頭視診，音声評価の結果という複数の客観的な情報を踏まえて，患者と診察をした耳鼻咽喉科医，STの3者が同じ場面で直接話し合い，音声障害の診断，治療の必要性や方針を決めることが必要となる．

音声障害の治療は，耳鼻咽喉科医による医学的な治療（外科的治療，保存的治療）のほかに，STによる行動学的治療つまり音声治療（voice therapy：VT）がある．音声治療の実施には，運動学習理論に基づいた考え方なども必要になる．また，① right client（音声治療の適応），② right voice therapy（適切な音声治療技法），③ right time（適切な音声治療の開始と終了），④ right dose（適切な訓練頻度），⑤ right route（適切な練習方法）の「5つのR」を考慮に入れることも必要といわれている[2]．

3）評価の実際[3]

（1）耳鼻咽喉科医による問診，言語聴覚士による面接

音声障害の種類は多く，発現機序や患者のニーズも様々であるため，治療を行う際には患者の様子をよく観察し，十分に話を聞かなくてはならない．

①主訴

患者自身のことばで説明させ，声についてどの

ようなことで困っているのかを具体的に把握する．また，声について何を望んでいるかも必ず聞く．ここで「嗄声があっても気にならない」「がんでなければよい」ということであれば，音声治療の適応ではない．

②現病歴

急性発症なのか慢性的か，改善・悪化傾向はないか不変か，日内変動や日間変動があるか，原因は何か，随伴症状があるか，治療歴はあるかなどを聴取する．

③既往歴

原因となるような疾患や加齢による影響がないかを確認する．加齢現象については，女性の場合は閉経時期などのホルモン系について，男性の場合は体重減少について確認するとよい．

④職業や職場環境

慢性的な音声障害の原因になるような音声使用の習慣を知るために聴取する．職業的に声を多用・濫用する可能性が高い職種としては，教師，保育士，販売員，僧侶，ボーカリスト，スポーツインストラクター，騒音下で話すことが多い作業員や接客業のスタッフなどがあり，こうした職種では声帯結節，声帯ポリープの患者が多い．職業的に精神的なストレスが大きいかどうかも確認する．

⑤家庭環境

音声酷使の原因となり得るような患者の周囲の聴覚障害者の存在の有無や，子育て中かどうかを確認する．

⑥生活習慣

喫煙習慣（Brinkman指数の算出，喫煙習慣がなければ受動喫煙の有無），胃食道逆流を誘発させやすい習慣（食事内容・時間など），声の使用状況（飲酒時の談話，カラオケ，コーラス，詩吟，スポーツ，応援，重い物を運ぶ時のかけ声など），1日の水分摂取量を聴取する．

⑦その他

問診や面接の場は，話すことのみを観察して情報収集をするわけではない．患者の歩行の様子や姿勢，表情，態度などから，音声症状をきたす可能性のある脳卒中や神経筋疾患の疑いはないか，

心理的要因の有無を推測する声の様子や話し方に変化はないかなど，よく観察する．

ST による面接において，QOL の観点から患者の声に対する自覚的評価のチェックも実施する．評価法としては，Voice Handicap Index（VHI）[図1] と Voice-Related Quality of Life（V-RQOL）

声に関する質問紙（VHI）

声の問題であなたの日頃の生活がどのように影響を受けているかについて教えて下さい。この質問紙には声に関して起こりうる問題が記載してあります。この2週間のあなたの声の状態について以下の質問に答えて下さい。以下の説明を参考に該当する数字に〇をつけて下さい。

0＝全く当てはまらない、問題なし
1＝少しある
2＝ときどきある
3＝よくある
4＝いつもある

1.	私の声は聞き取りにくいと思います。	0 1 2 3 4
2.	話していると息が切れます。	0 1 2 3 4
3.	騒々しい部屋では、私の声が聞き取りにくいようです。	0 1 2 3 4
4.	1日を通して声が安定しません。	0 1 2 3 4
5.	家の中で家族を呼んでも、聞こえにくいようです。	0 1 2 3 4
6.	声のせいで、電話を避けてしまいます。	0 1 2 3 4
7.	声のせいで、人と話すとき緊張します。	0 1 2 3 4
8.	声のせいで、何人かで集まって話すことを避けてしまいます。	0 1 2 3 4
9.	私の声のせいで、他の人がイライラしているように感じます。	0 1 2 3 4
10.	「あなたの声どうしたの？」と聞かれます。	0 1 2 3 4
11.	声のせいで、友達、近所の人、親戚と話すことが減りました。	0 1 2 3 4
12.	面と向かって話していても、聞き返されます。	0 1 2 3 4
13.	私の声はカサカサした耳障りな声です。	0 1 2 3 4
14.	力を入れないと声が出ません。	0 1 2 3 4
15.	誰も私の声の問題をわかってくれません。	0 1 2 3 4
16.	声のせいで、日常生活や社会生活が制限されています。	0 1 2 3 4
17.	声を出してみるまで、どのような声が出るかわかりません。	0 1 2 3 4
18.	声を変えて出すようにしています。	0 1 2 3 4
19.	声のせいで、会話から取り残されていると感じます。	0 1 2 3 4
20.	話をするとき、頑張って声を出しています。	0 1 2 3 4
21.	夕方になると声の調子が悪くなります。	0 1 2 3 4
22.	声のせいで、収入が減ったと感じます。	0 1 2 3 4
23.	声のせいで、気持ちが落ち着きません。	0 1 2 3 4
24.	声のせいで、人づきあいが減っています。	0 1 2 3 4
25.	声のせいで、不利に感じます。	0 1 2 3 4
26.	話している途中で、声が出なくなります。	0 1 2 3 4
27.	人に聞き返されるとイライラします。	0 1 2 3 4
28.	人に聞き返されると恥ずかしくなります。	0 1 2 3 4
29.	声のせいで、無力感を感じます。	0 1 2 3 4
30.	自分の声を恥ずかしいと思います。	0 1 2 3 4

図1 Voice Handicap Index（VHI）日本音声言語医学会推奨版[4]

[図2] が代表的であり，その日本語版は日本音声言語医学会が推奨し，公開している．

(2) 生理学的検査

発声機能の生理学的検査としては，喉頭内視鏡などによる喉頭視診，喉頭ストロボスコピーや電気声門図などによる声帯振動の検査がある．

①喉頭視診

喉頭の視診は ST が同席しながら耳鼻咽喉科医により実施され，経鼻的な軟性内視鏡（電子スコープ，ファイバースコープ），経口的な間接喉頭鏡や硬性側視鏡が用いられる．喉頭の器質的な変化，喉頭麻痺，機能性発声障害などについてチェックする．患者に様々な声（普通の声，高い声および裏声，低い声，大きめの声，小さめの声，ハミング，咳払いなど）を出してもらい，その時の声の聴覚心理的評価と喉頭の様子を観察すると症状を理解しやすくなる．

経口的な硬性側視鏡による喉頭視診では，評価は母音発声時のものに限定される．そのため，経鼻的な軟性内視鏡によって，文レベル，会話レベル時の喉頭の様子を評価することも必要である．さらに，その場で音声治療に使用する可能性が考えられる発声課題を必ずいくつか試行することが望ましい．これは試験的音声治療と呼ばれ，その時の音声の聴覚心理的評価と声帯振動や声道の視覚的な改善が得られるかどうかを検証する過程である．即時効果の有無をチェックすることで効率的な治療方針を見出すことができる．試験的音声治療は初期評価の段階だけで行われるものではなく，定期的な喉頭視診の場で繰り返し行われる必要がある．ただし，声の症状のある患者にとって厳しい課題となることが多いため，ST は患者を

声に関する質問紙（V−RQOL）

声の問題であなたの日頃の生活がどのように影響を受けているかについて教えて下さい。
この質問紙には声に関して起こりうる問題が記載してあります。この2週間のあなたの声の状態について以下の質問に答えてください。以下の説明を参考に、該当する数字に○をつけてください。

1＝全く当てはまらない、問題なし
2＝少しある
3＝ときどきある
4＝よくある
5＝これ以上ないぐらい悪い

1.	さわがしい所では、聞き返されたり、大きな声で話さなければならなかったりと大変です。	1 2 3 4 5
2.	話していると息が切れて何度も息継ぎしなければなりません。	1 2 3 4 5
3.	話し始めた時に、どんな声が出るのかわかりません。	1 2 3 4 5
4.	声のせいで、不安になったりイライラしたりします。	1 2 3 4 5
5.	声のせいで、落ち込むことがあります	1 2 3 4 5
6.	声のせいで、電話で話すときに困ります。	1 2 3 4 5
7.	声のせいで、仕事（家事・学業）に支障をきたしています。	1 2 3 4 5
8.	声のせいで、外でのつきあいは避けています。	1 2 3 4 5
9.	自分の言うことをわかってもらうまで何度も繰り返して言わなければなりません。	1 2 3 4 5
10.	声のせいで、前ほど活発ではなくなりました。	1 2 3 4 5

図2　Voice-Related Quality of Life（V-RQOL）日本音声言語医学会推奨版[5]

励ましつつも労わりながら発声を誘導する.

②声帯振動の検査

発声時の声帯振動は数百Hzにも及ぶため,振動の様子を肉眼で観察することはできない.そこで機器を使用した検査法が必要となる.代表的な検査法は喉頭ストロボスコピーである.ストロボスコープの断続的な閃光を,硬性側視鏡や軟性ファイバースコープの先端から発して,声帯振動を観察するものである.閃光の発光周期と声の基本周波数の周期を同期させ,わずかに位相をずらす方法などにより,残像効果によって声帯はゆっくりと振動しているようにみえてくる.ここで観察すべき項目は,声の基本周波数,振動の振幅や位相の左右対称性,振動の規則性,声門閉鎖状態(閉鎖の完全性,閉鎖期の長さ),粘膜波動の有無と大きさ,声帯振動のない部分の有無である.声帯振動が非常に不規則な場合は,喉頭ストロボスコピーによる観測はできない.そのような場合は高速度デジタル撮影であれば毎秒数千コマでの記録ができるため声帯振動の観測が可能となるが,高価な機器のため普及していない.電気声門図(electroglottogram:EGG)は,左右の甲状軟骨板の位置に電極を当て経皮的に高周波電流を流し,左右の電極間の抵抗値の変化をみることで声門閉鎖の状態を観測するものである.間接的な評価法ながら,安価で簡便な声帯振動の検査法として有用である.

(3) 音声検査と録音

患者の様々な発話を録音し,聴覚心理的評価,声の高さの評価,音響分析に活用する.声の強さについては,騒音計などを用いて評価する.

声の録音の場は外部からの雑音や振動が入らないように防音され,かつ声が内部の壁で跳ね返らない部屋とする.臨床現場では録音の場にふさわしく作られたST室や聴力検査室を使用する.録音機器は様々なものがあるが,後の聴覚心理的評価のみならず,音響分析にも耐えうる音質で録音できることが望ましい.今日では安価なデジタル・ポータブルレコーダーが普及しており,WAVE形式(.wavファイル)で記録できるものであれ

ば使用可能である.MP3形式(.mp3ファイル)など,音声データを圧縮して処理をするポータブルレコーダーは,聴覚的心理的な評価には使用できるが,音響分析には使用できないと考えた方がよい.PCにUSBオーディオインターフェイスを介してマイクロフォンを接続する方法は,音声臨床の現場でよく用いられる.サンプリング周波数は16kHz以上とする.マイクは単一指向性のコンデンサー型を使用することが多い.マイクの位置は口唇から20cmとし,呼気を拾わないように風防をかけることもある.絶対にマイクを叩いたり落としたりしてはならない.マイクや録音機器の周波数特性はできるだけ平坦にし,音の強さなどを自動で調整するような機能は使用しないように行う.

(4) 聴覚心理的評価 (聴覚印象評価)

音の聴覚的要素には,声の高さ,強さ(大きさ),長さ,音質(音色)がある.声の高さ,強さ,長さは機器を使用した評価で数値化することが容易である.ところが,音質の評価はとても複雑な音響の性質を判定することであり,機器的な評価よりも実は聴覚的な評価の方が優れている.音質の悪さは嗄声と判断される.標準的な声とは,声を発している人の年齢,性別,言語的環境,文化的環境などによって,その環境に住む人が聴覚的に判定するものである.音声治療後の再評価で,機器的な評価によって音響学的な様々なパラメータの数値が改善したことを患者に説明しても,患者はあくまで聴覚的に声がよくなっていなければ納得しない.このようなことから,音質の評価には聴覚心理的評価が絶対に欠かせない.

しかし,聴覚的な評価はもともと主観的なものであるため,同じ声を聞いても聞き手によっては異なる評価をする可能性がある.このことを避けるため,事前に評価法のトレーニングを十分に行わなければならない.聴覚心理的評価の能力を鍛えるためには,その基準となるデータを定期的に繰り返し練習に活用する.熟練することによって,比較的高い再現性が得られるようになる.なお基準となるデータとしては,日本音声言語医学会企

269

画・監修の『動画で見る音声障害 ver.1.0』およびそれに同梱されている CD 版の『耳で診断する音声検査の手引き—嗄声のサンプルテープ』[6] や，『耳で診断することばの異常．麻痺性構音障害の評価用基準テープ』[7] などがある．

聴覚心理的評価は，複数の評価者で判定し客観性を高めるようにする．やむを得ず一人の評価者で判定せざるを得ない場合は，音声を繰り返し聞いて判定する．いずれにしても音声の再現が必要であることから，音声検査の場での録音が必要となる．声の聴覚的評価には，嗄声の判定としての GRBAS 尺度のほか，嗄声以外の声の特徴の評価として発話特徴抽出検査などがある．

① GRBAS 尺度

全体的な嗄声の程度を grade（G）で示す．声帯の比較的軟らかい病変の存在などで不規則な声帯振動があり，ガラガラした声の状態を粗糙性嗄声：rough（R），声門閉鎖不全があって，息漏れのあるかすれ声を気息性嗄声：breathy（B），声帯の緊張が低く，弱々しい声を無力性嗄声：asthenic（A），喉頭全体の緊張が高く，気張った声を努力性嗄声：strained（S）で示す．それぞれ（0）～（3）の 4 段階で評価し，（0）は嗄声のない正常音声とし，病的音声を 3 段階に分けて，(3) はもっとも嗄声が強い状態，（1）は弱い嗄声がある状態，（2）はその中間である．

GRBAS 尺度の判定に用いる音声は，2 秒程度，持続した母音を使用する．5 母音をアイウエオの順に 1 音ずつ息つぎをしながら，話声位ならびに自然な声の大きさで発声してもらう．症例によっては症状の変化をみるために，5 母音をイエアオウ・ウオアエイのように順番を入れ替えたり，声の高さ・強さ・持続時間を変えた発声を追加する．

②発話特徴抽出検査

音声の症状は嗄声だけではない．声の高さ・強さの異常やその変動，声の翻転，声の震えなどがある．こうした症状は GRBAS 尺度では評価ができないため，日本音声言語医学会版の発話特徴抽出検査［図 3］を使用して評価する．この検査は dysarthria の評価法として作成されたものであるため，発話速度，プロソディ，共鳴・構音，明瞭度，異常度（自然度）の記録を行うことができ，話しことばの広範な評価が可能である．

発話特徴抽出検査に用いる発話サンプルは，自由会話，情景画の説明，文章音読（童話「北風と太陽」「ジャックと豆の木」などの一部を使用することが多い）などの比較的長い話しことばのほか，短文の復唱も用いる．声の高さ・強さ，発話速度が変化した時の発話を追加して録音することもある．

③その他

主に呼吸機能の低下によって生じる「発話の短い途切れ」，有響成分がなくささやき声のように雑音成分のみになる「失声」，左右の声帯の周期が異なって二つの異なった高さの声が聞こえる

患者名　　　　　歳　男・女　　　　評価年月日　　年　　月　　日

原因疾患　　　　　　　　　　　　　評価者

評価資料（　文・繰り返し音）

		項目	異常の程度【0：正常，±4：最も異常】	備考
声質	1	粗糙性	0 2 4	
	2	気息性		
	3	無力性		
	4	努力性		
声	5	高さの程度	低 −4 −2 0 2 4 高	
	6	声の翻転		
	7	大きさの程度	小 大	テープの場合，評価不要
	8	大きさの変動		
	9	段々小さくなる		
	10	声のふるえ		
話す速さ	11	速さの程度	遅 −4 −2 0 2 4 速	
	12	段々速（遅）くなる	遅 速	
	13	速さの変動		
話し方	14	音・音節がバラバラにきこえる	0 2 4	
	15	音・音節の持続時間が不規則にくずれる		
	16	不自然に発話がとぎれる		
	17	抑揚に乏しい		
	18	繰り返しがある		
共鳴・構音	19	開鼻声	0 2 4	
	20	鼻漏れによる子音の歪み		
	21	母音の誤り		
	22	子音の誤り		
	23	構音の誤りが不規則に起こる		
全体評価	24	異常度	0 2 4	
	25	明瞭度	1 3 5	

（留意事項）

1　各患者の年齢・性別に留意して評価すること．

2　音声資料は，評価項目の各カテゴリー，すなわち声質，声の高さ，声の強さ，話す速さ，話し方，共鳴・構音，全体について少なくとも 1 回以上聞き，評価を行う．つまり，1 人の発話サンプルを少なくとも 7 回聞くことが望ましい．

図 3　発話特徴抽出検査[8]

「二重声」，声門を硬く閉じて発声動作を開始する声立ての仕方の「硬起声」，喉頭以外にも筋緊張を高めた状態で話す「過緊張性」，わずかな呼気流によって声門下圧を小さくして出した低い声の「フライ音」などを聴取した場合は，録音して記述する．痙攣性発声障害の聴覚的な評価には，童話「ジャックと豆の木」の中の「むかしあるところに，ジャックというおとこのこがいました」部分の25モーラを使用して，音読中にいくつのモーラに声質，音韻，流暢性の問題が生じたかを測定するモーラ法が有用である．

(5) 声の高さ，声の強さの検査

声の高さと強さの定量的な評価は，発声機能検査装置による空気力学的検査と音響データの同時測定［図4］で容易に得ることができる．こうした機器を使用しない場合は，以下のような方法で測定する．

①声の高さの測定

声の高さは声帯振動数が反映する．測定する項目は，話声位，生理的声域，声区の変換点の三つである．話声位と生理的声域の関係などを図5に示す．

i) 話声位

話声位とは，普段の話し声の高さをいう．とはいえ日常会話における声の高さは，プロソディの調節によって1オクターブ程度の変化をしている．よって話声位の測定方法には工夫が必要となる．測定方法には様々なものがあるが，声の高さの変化をさせない単調な言い方で，最後の母音を伸ばして「ありがとうー」「こんにちはー」「あいうえおー」などを復唱させ，最後の母音の延長部分をキーボードの鍵盤を使って同定し，記録する方法がある．

ii) 生理的声域，声区の変換点

生理的声域とは，その人が出すことができるもっとも高い声（声域上限）と低い声（声域下限）の間の範囲をいう．キーボードの鍵盤で話声位付近から順に上昇音階をゆっくり奏で，それに合わせて適宜息つぎをしながら /a/ や「ド，レ，ミ，ファ…」などと発話させることで，高い声を誘導する．この際，声区の変換点（地声から裏声に変化する声の高さ）も記録する．もっとも高い声が出たところを声域上限として測定する．次に話声位付近から順に下降音階を奏で，同様に声域下限を測定する．患者の理解が悪い場合は，STがモデルを示す．どうしても音階に合わせた発声が困難な場合は，例えば［a：］をサイレン音のように持続的に徐々に高さを変化させてみるのも一案である．キーボードで声域上限と声域下限の間の半音を含めた鍵盤数を数えると，生理的声域を量的に記載できる．

②声の強さの測定

声の強さは，呼気努力による声門下圧の強さと声門閉鎖力による声門抵抗の強さという二つの要素がある．C特性にセットした騒音計を用いて音圧レベルを測定する．口唇と騒音計のマイクの間の距離は20cmとする．楽な声，強い声，弱い声について，/a/ を2〜5秒間持続させて測定する．60〜100dBSPLが正常値の範囲である．

(6) 空気力学的検査

呼気がどの程度効率的に発声に用いられているかを評価するものである．発声機能検査装置を使

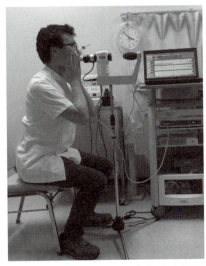

図4 発声機能検査装置による空気力学的検査と音響データの同時測定の様子

用して発声時呼気流率の測定が可能であり，さらにこの機器の気流阻止法という機能によって声門下圧を測定することが可能である．

①スパイロメトリー（呼吸機能検査）

そもそも呼気が産生できなければ発声はできない．音声障害の原因として呼吸機能低下の要素が強い場合は，スパイロメトリー[図6]を実施する．スパイロメーターを使用して肺気量分画を記録する．

②最長発声持続時間（Maximum Phonation Time：MPT）

最大吸気後に /a/ をできるだけ持続させ，その最長時間を計測する．声の高さや強さは，普段の話し声と同じぐらいとする．適宜練習，休憩，深呼吸をしながらストップウォッチを用いて3回測定し，0.5秒単位で記録する．最終的にはその最大値を採用する．持続時間が短縮していれば，声門閉鎖不全のほか，肺気量の低下，呼吸・発声の調節機構の低下を疑う．健常者の平均値は男性で約30秒，女性で約20秒である．異常値は男性で15秒未満，女性で10秒未満である．

③最長呼気持続時間

呼気の最長持続時間を測定する．同時に，一気に呼気を出さないように調整する能力もみる．測定方法は最長発声持続時間と似ているが，/s/ または /ʃ/ の気流雑音を持続的に産生させる．

臨床的には併せて /z/ の最長持続時間の測定も実施するとよい．/s/ と /z/ の最長持続時間を比較すること（s/z比の測定）で，呼気がどの程度効率的に発声に使われているかを調べることができる．もし /s/ の持続が5秒，/z/ の持続が5秒であれば，発声の効率は高く喉頭機能は良好であるが，呼吸機能の問題や意欲の問題が示唆される．これに対して /s/ が20秒，/z/ が5秒であれば，呼吸機能は良好であるにもかかわらず発声時間が短いため，発声の効率が悪いということになり，声門閉鎖不全があることなどを推測することができる．

④声門下圧，呼気圧

発声機能検査装置の気流阻止法の機能により，間接的にではあるが声門下圧の測定をすることができる．正常値は個人差があるものの，2〜12

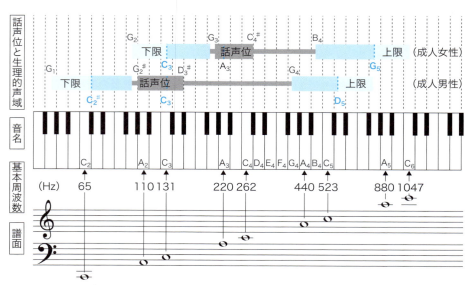

図5 話声位と生理的声域[9]

話声位は，男性では C_3（131Hz）付近，女性では A_3（220Hz）付近である．生理的声域は，男性ではおおよそ $C_2^{\#} \sim D_5$，女性では $C_3 \sim G_5$ である．

cmH$_2$Oの範囲にある．

簡易的な測定法として，ノーズクリップで外鼻孔を閉鎖した状態で，ブローイングすることで測定が可能である．ストローの先端を水深5cmまで入れた状態 [図7] でブローイングができれば，呼気圧（≒声門下圧）は5cmH$_2$O以上と判断できる．声帯が安定して振動するための呼気圧の条件を「5cmH$_2$Oを5秒以上持続的に産生すること」とし，これを「5 for 5」と呼ぶ．

⑤発声時呼気流率

発声機能検査装置によって，持続発声における1秒間当たりの呼気量を測定する．声門閉鎖の状態や喉頭調整の能力を推測するのに有用である．声門閉鎖不全であれば値は上昇し，喉頭の過緊張による声帯の過内転では値は低下する．正常値は成人男性では平均110ml/sec，成人女性では平均92ml/secとされる．

(7) 音響分析

声の音響分析は，聴覚心理的評価による全体的な評価を補完するために，音響学的な様々なパラメータを客観的に数値化，視覚化するものである [図8]．PC上で音響分析を行うことができるフリーウェアとして，Praat (http://www.praat.org)やWaveSurfer (http://www.speech.kth.se/wavesurfer/index.html)があり，臨床現場での音響分析のツールは身近にある．発した声をその場で分析することや，音声検査で録音した音声を入力して分析することもできる．2～3秒持続した母音の分析を行う際には，平均基本周波数（F$_0$），声のゆらぎ（変動性），喉頭雑音成分が代表的なパラメータとなる．声のゆらぎには2種類あり，周期のゆらぎをjitter，振幅のゆらぎをshimmerという．またそれぞれを変動指数にしたものを，PPQ (pitch perturbation quotient)，APQ (amplitude perturbation quotient) という．聴覚心理的評価との関連では，声のゆらぎは特に粗糙性嗄声と密接に関わると考えられている．PPQの正常値は0.13～1.00％，APQの正常値は0.75～3.37％であり，これらの値が大きくなると声は粗糙性嗄声の印象が強くなる．喉頭雑音成分の分析には，調波成分と雑音成分の音響エネルギー比のHNR (harmonics-to-noise ratio)，信号と雑音のエネルギー比のSNR (signal-to-noise ratio：SN比)，規格化雑音エネルギーのNNE (normalized noise energy) などがある．聴覚心理的評価との関連では，気息性嗄声が高度になると音声の中の雑音成分が増加し，調波成分が減少する．例えば，HNRの正常値は7～17dBで，嗄声の程度が強いほどその値は小さくなる．音響分析の装置のオプションには，声の音響学的なパラメータを視覚化するもの（Multi-Dimensional Voice Program：MDVP）があり，患者への説明などによく用いられる [図9]．

(8) その他の検査

患者自身に聴覚障害がある場合，声の強さや高

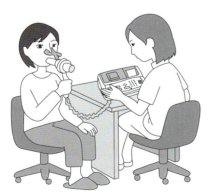

図6 スパイロメトリー

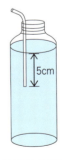

図7 「5 for 5」の簡易的な測定法
　ストローの先端を水深5cmとし，ノーズクリップで外鼻孔を閉鎖した状態で，ブローイングを5秒間以上持続する．

さの異常が生じることがあるため，必要に応じて聴力検査を行う．構音にも問題がある場合はdysarthriaが疑われるため，構音面の聴覚的な評価（発話特徴抽出検査など）を入念に行い，必要に応じて構音器官の運動機能の検査を行う．音声障害の原因に心因性の要素があると考えられる場合は，必要に応じて精神科医や臨床心理士へ紹介し，心理検査などを施行する．

3 治療

1）治療方針の決定

問診・面接のほか，各種評価結果のまとめから音声障害に対する治療方針を決定する．音声障害の治療法には，医学的治療としての外科的治療（音声外科）と保存的治療（薬物療法）のほかに，行動学的治療としての音声治療がある．音声治療の適応の有無，適応がある場合はどのような手段を選択するべきかなどについて，患者のニーズや生活環境を考慮に入れながら，耳鼻咽喉科医とSTがチームとなって判断する．

（1）音声治療の適応の判断

音声治療の適応であると判断するためには，以下の点に考慮する．

①耳鼻咽喉科医の診察において

音声障害があると判断され，その原因疾患の診断がついていること．医学的な診断に時間がかかる場合（特に進行性の神経筋疾患など）は積極的な音声治療の適応にはならないが，経過観察を十分に行う．症状の変化があれば耳鼻咽喉科医に報告する．音声障害があっても音声治療の適応のない原因疾患（喉頭乳頭腫，喉頭がんなど）があることに留意する．

②STによる面接や検査において

耳鼻咽喉科医の診察以外に，STによっても音声障害があると判断されること．音声の症状があっても，患者のQOLに影響していなければ，音声治療の適応ではない．また歌唱指導のような正常よりさらに上の発声能力を求める場合も，医療現場における音声治療の適応にはならず，専門的な歌唱指導者への紹介が必要となる．

③耳鼻咽喉科医とSTの協議において

耳鼻咽喉科医とSTの双方によって，音声治療の適応があると判断されること．なお，この協議には，耳鼻咽喉科医による喉頭視診の際に，STが行う試験的音声治療の過程が含まれる．試験的音声治療の段階で良好な反応がまったく得られない場合は，音声治療を行っても改善が認められない可能性があることに留意しながら経過を観察する．

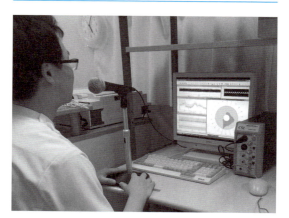

図8　音響分析に使用する装置の例

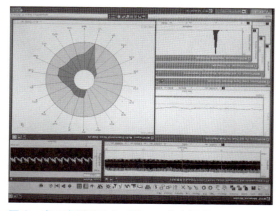

図9　声の音響学的なパラメータを視覚化したもの

④患者側の環境

患者に音声治療のニーズがあり，定期的に通院できること．さらに声の様々な側面に配慮できる精神的な余裕があることも必要である．

⑤ST側の問題

音声治療を担当することができるSTは，当然ながら発声の生理とその障害に対する深い知識と評価・訓練技能をもっていなければならない．技能の側面では，特に発声の誘導法はたいへん難しく，熟練した音声臨床家の指導を受ける必要がある．さらに実際に訓練を進める中で，どのようなフィードバックを行うか，訓練難易度の設定はどうするかなども問題であり，心理学の学習理論に基づいた運動学習についての知識をもつ必要もある．加えて，患者自身が声の問題に対して積極的に取り組む姿勢を作るためには，動機づけ面接法や認知行動療法の知識が必要となる．また多くの音声障害の患者は不安や葛藤を抱えているため，カウンセリング能力も必要である．音声治療に相応しい訓練室（耳鼻咽喉科の診察室に近い場所にあること，遮音されかつ患者のプライバシーが保たれていること，必要な備品が備わっていること）があることも大切である．

⑥その他

音声治療を開始しても，数回でドロップアウト（患者が自主的に通院をやめてしまうこと）に至るケースもある．こうした事態を防ぐための方策として，耳鼻咽喉科医からSTへの評価・訓練依頼があった際には速やかに初診を行うこと，それ以降の比較的初期の訓練は，週2回以上の比較的高い頻度で行うこと，訓練開始から2週間以内に何らかの結果を提示することが必要である．

(2) 音声治療の方法の選択

音声治療は大きく分けると，声の衛生指導，症状対処的音声治療，包括的音声治療，心因性発声障害に対する音声治療，dysarthriaの音声障害に対する音声治療がある．どの方法を選択するかは，評価結果のまとめからもっとも効果的と思われる訓練法からいくつかの方法を試験的に実施していく．喉頭視診下での試験的音声治療も必要である．

チーム内で治療の仮説を共有することはたいへん重要である．

「声門閉鎖不全があれば声帯内転訓練をする」というような機械的な判断はよくない．声門閉鎖不全の背景の問題が，声帯の低緊張だけでなく過緊張の場合もある．さらに声門閉鎖不全の過度の代償としての発声時の喉頭前庭の絞扼を認めることもある．これらの場合，声門内転訓練はむしろ禁忌であり，過緊張性発声に対するアプローチからはじめるべきである．このように，いくつかの要因が重なり合っている音声障害があり，音声治療の方法の選択には多様性がある．

(3) 音声治療の終了

音声治療を終了する際の判断基準は，患者の状況により様々である．音声の症状に改善がみられる場合は，治療目標を達成した時や，患者が適切な発声能力を身につけそれを維持できると判断した時におおむね終了となる．改善が認められない，あるいは各種の評価で改善を示した所見があっても患者が納得しない場合は，訓練期間が延長することがある．耳鼻咽喉科医との協働の中で，なぜ改善しないのか，なぜ患者が納得しないのかをよく調べる必要がある．

2）治療法

音声障害の治療法には，医学的治療としての外科的治療と保存的治療のほかに音声治療がある．

(1) 外科的治療

音声外科とも呼ばれる．外科的治療法には，声帯ポリープなどの病的な組織を除去する際に用いられる「顕微鏡下喉頭内腔手術（喉頭微細手術，ラリンゴマイクロサージェリー）」，喉頭麻痺や痙攣性発声障害に対して声帯の位置や緊張度を矯正する「喉頭枠組み手術」，声帯溝症や老人性喉頭などに対する声帯の組織欠損の修復のための「声帯内注入術」，痙攣性発声障害に対するボツリヌムトキシンの注射などがある．

(2) 保存的治療

薬物療法である．喉頭粘膜に急性の炎症所見があれば，抗炎症製剤や抗生物質の投与が行われる．

喉頭ネブライザーも効果的である．喉頭肉芽腫に対しては，ステロイド剤の吸入療法を行うことで肉芽腫の消失が期待できる．慢性化した咽喉頭酸逆流症は，喉頭炎や喉頭肉芽腫，さらには過緊張性発声障害の原因になることが指摘されており，こうした疑いがある場合はプロトンポンプ阻害剤（proton pump inhibitor：PPI）の内服を試行して，酸逆流による症状の改善がみられるかを確認する．

(3) 音声治療

訓練方法の詳細については成書を参照されたい．ここでは声の衛生指導，症状対処的音声治療，包括的音声治療に分けて述べる．

①声の衛生指導

声の衛生指導は，声帯によくない影響を及ぼす習慣や生活環境を取り除くために行われるものである．音声治療の中のいわば間接的訓練である．主な対象は，声の濫用や誤用が原因となって，声帯に器質的な異常をきたした，あるいはきたす可能性のある患者である．その他に，声の濫用・誤用が原因で生じた声帯結節や声帯ポリープなどの外科的治療を受けた患者に対して，再発予防の観点からも実施することが強く勧められる．声の濫用・誤用以外にも，声門閉鎖不全のある患者に対して過剰な代償による努力性発声傾向を抑制するためにも行うべきである．このように声の衛生指導は，音声障害のほとんどすべての症例に適応となると考えてよい．

手順としては，はじめに発声器官の構造と発声の機構に関する基礎知識を与え，どのように声を出しているのかを説明する．次に患者自身の声帯に何が起こっていて音声障害を呈しているのかについて，患者の理解を促すようわかりやすく説明する．声帯の状態が悪いと，患者は完全な無声である「ささやき声」で話そうとすることがよくあるが，ささやき声は喉頭上部の過緊張をきたすことがあるので禁止項目であることも伝える．表2のような指導用のパンフレットを用いて，声の衛生を守るために避けなければならないこと（Don'tの項目）とその対応策（Doの項目）を説明する．その際には，患者の個別性にも十分な

配慮をしながら実施することが肝要である．例えば，職業的に声を使用している患者の場合，「発声を控えなさい」というだけの指導は到底受け入れることができないだろう．患者とSTがともに具体案を探り，試行錯誤的にできるところからはじめ，わずかにでも改善があればそれを数値化するなどして可視化し，自覚を促していくといったきめ細かなプロセスが必要になる．また，患者とSTの間に信頼関係が成立していることが前提条件となる．声の衛生指導が一回のセッションで終わるということはほとんどない．

近年は胃食道逆流症，咽喉頭酸逆流症によって喉頭への悪影響がある患者が多くいることが明らかになっている．こうした症状を予防するための指導（就寝前の飲食の禁止，刺激物や脂肪分の多い食べ物の摂取を避ける，高い枕を使うなど）を声の衛生指導に追加した方がよい場合がある．

②症状対処的音声治療

音声治療の直接的訓練である．症状対処的音声治療は促通法とも呼ばれる．声の病態に応じた訓練法であり，Booneによる促通法[10]が基礎になっている [表3]．それぞれの訓練法は，声の高さ・声の強さ・声質のいずれか一つ，または複数の要素に対しての訓練となる．つまり，声が高すぎるという問題があれば声を低くする訓練を，声が小さいという問題があれば声を強く出す訓練を，声質の異常があれば声帯の緊張を高めたり緩めたりする訓練を行うという考え方の基に選択する．

ⅰ）声を低くする訓練

高すぎる声の多くは，変声障害によるものである．声を低くするためには，輪状甲状筋の活動を抑制することが必要となり，指圧法やKayser-Gutzmann法 [図10] が用いられる．声を低くするための指圧法は，徒手的に甲状軟骨の甲状切痕のやや下（喉頭隆起）を背側に押し，声帯長を短くする．Kayser-Gutzmann法は甲状切痕に指をかけて甲状軟骨を下方に押さえることで声帯長を短くする．こうした徒手的な介助を使ってその場で声を低くすることができる．はじめのうちは母音の持続発声を行い，

徐々に安定した大きめの声での発声を繰り返し，地声の定着化を図る．次第に徒手的な介助をなくし，音読や自由会話での発声訓練に移行する．なお，こうした手技は診断的な意味も含んでおり，徒手的に輪状甲状筋の活動を抑えることによって，正常な地声発声をもたらすことができれば変声障害と診断する．

ii）声を強くする訓練

声の強さは，声門閉鎖の強さと呼気の強さによるものである．よって，声を強く出す訓練の適応としては，声門閉鎖力が弱い場合と呼気力が弱い場合が考えられる．声門閉鎖力が弱い場合は，後述する声帯の緊張を高める訓練が適応になる．呼気力が弱い場合は，まずその原因をつかむ必要がある．全身状態の悪さや呼吸・循環器疾患によって呼気力が弱い場合は，訓練の実施が困難となる．音声治療における呼吸訓練が行われる場合の多くは，吸気と発話に要する呼気の時間的な割合に関するものである．吸気と呼気の時間比は発話時に 1：9 にもなることがある．つまり発話中の呼吸運動は，素早い吸気の後に持続的な呼気が必要となる．腹部を触りながら吸気と発声を行うことで横隔膜の随意性の能力を高めるようにする．

iii）声帯の緊張を緩める訓練

・あくび・ため息法

あくびやため息を出す時には声道が開いている．つまり喉頭の過緊張が起こりにくくなっており，このことを利用した訓練である．はじめは本物のあくびや疑似のあくびなどから発声を誘導し，特に喉頭前庭が開く感覚を患者に意識させることが大切である．徐々に

表2　声の衛生指導用のパンフレットの例

避けなければならないこと（Don't の項目）	その対応策（Do の項目）
長時間話す	発声を控える 話を短くする 無言で相づちを打つ 聞き役にまわる
大声で話す	騒音下で話さない 相手の近くで話す 優しい口調で話す マイクを使う 笛や拍手などで合図する
ささやき声	柔らかい発声をする
力んだ発声 手や腕に力をいれて話す	喉の力を抜いて話す 身体の力を抜いて話す 笑顔で話す（笑いを含んで話す）
不自然な高さの声	楽な高さの声で話す
早口で話す	ゆったりと話す
咳払いをする	水や唾液を飲む
喉の乾燥	水を飲む 加湿器を使う マスクをする
ほこりや煙を吸う	ほこりや煙のある環境で話さない 禁煙する マスクをする たびたび換気をする
風邪（上気道感染）	予防対策をする 早めの治療を心がける
身体の疲労	睡眠，休養をとる 栄養管理に気をつける

あくびの動作がなくても声道が開いた状態での発声へ移行していく．

・気息性発声，軟起声発声

　硬起声発声がある患者に行う．気息性発声は声門を少し開いた状態で，呼気と発声を同時に行うものである．完全な無声のささやき声ではなく，有響性の発声を含めた状態であることに留意する．はじめのうちは，手を口の前にかざして呼気の流出を確認しながら発声するとよい．軟起声発声は発声の直前に/h/を生成することで声門が開くので，その状態で柔らかく母音の発声を行い，徐々に短い発声に移行し，最終的には/h/を先行させなくても軟起声ができるようにする．

・内緒話法

　内緒話法は，声帯結節の患者に対し声帯に負担をかけない発声法として指導することが多い．普段よりも多めの息つぎを行いながら，ゆっくりとした発話速度で内緒話の時のように小さな声で話す．この時，喉頭の過緊張を誘発する「ささやき声」にならないように留意する．

・喉頭マッサージ

　外喉頭筋の過緊張により，安静時にも喉頭が挙上して舌骨と近接している場合がある．これは甲状披裂筋の伸張を誘発し，声が高くなり過緊張性の発声を呈する原因となる．甲状軟骨や舌骨の後縁部周辺に，外喉頭筋の過緊張に伴う疼痛を訴えることもある．喉頭

表3　症状対処的音声治療（促通法）と影響を受ける要素[10]

促通法の種類	声の高さ	声の強さ	声質
聴覚的フィードバック（Auditory Feedback）		○	○
声の強さの調節（Change of Loudness）	○	○	○
詠唱法（Chant-Talk）		○	○
咀嚼法（Chewing）	○	○	○
内緒話法（Confidential Voice）		○	○
問題点の説明（Explanation of the Problem）	○	○	
指圧法（Digital Manipulation）			○
声の濫用の防止（Elimination of Abuses）		○	○
新しい声の高さの確立（Establishing New Pitch）	○		○
開口法（Open-Mouse Approach）		○	○
共鳴の協調（Focus）	○	○	○
フライ発声（Glottal Fry）	○	○	○
頭位変換法（Head Positioning）	○		○
階層的分析法（Hierarchy Analysis）	○	○	○
吸気発声（Inhalation Phonation）	○	○	
喉頭マッサージ（Laryngeal Massage）	○		○
マスキング法（Masking）	○	○	
/m/発声（Nasal/glide Stimulation）			○
声の高さの変調（Pitch Inflections）	○		
/um-hum/法（Redirected Phonation）	○	○	○
リラクゼーション法（Relaxation）	○	○	○
呼吸法（Respiration Training）		○	○
舌突出法（Tongue Protrusion）	○		○
視覚的フィードバック（Visual Feedback）	○	○	○
あくび・ため息法（Yawn-Sigh）	○	○	○

マッサージは，数十分かけて徒手的に愛護的に喉頭全体を下げる方向に動かしていく．患者にハミングをしてもらい，過緊張性の発声が軽減されて声が低くなっているかを確認する．効果があれば，最終的には患者自身でマッサージができるように指導していく．

・トリル，ハミング，声の配置法，チューブ発声法

　トリルは舌を使うものと口唇を使うものがある．舌トリルは，/r/ の連続であり，前舌をできるだけ速く振動させながら発声する．口唇トリルは，唾を飛ばすような口の構えで口唇を速く振動させながら発声する．

　ハミングや声の配置法は，口を閉じて「んー」の発声を行う．この時に鼻梁や上顎洞上方の顔面を両手で軽く触りながら共鳴による振動をよく確認し，これを強調した発声を促す．

　チューブ発声法は，長さ20〜30cm，内径8mm程度の管（タピオカ用の太いストローをイメージするとよい）をくわえながら5〜10秒程度，出せる声を持続して発声させるものである．

　いずれの方法も，声道の一端（口唇）の径を細くすることや閉鎖しながらの発声によって，口腔から喉頭にかけての気圧が高まることから，声道が広がることで共鳴が改善すること，両側の声帯がわずかに開放されて適切な声門閉鎖での発声になることを期待したも のである．

・吸気発声法

　吸気と同時に発声すると，唯一の声門開大筋である後輪状披裂筋が活動するため，仮声帯の内転を呈さない状態での裏声様の声が生成される．この直後に通常の発声を行うと，声帯の過緊張が軽減された良好な音声の生成が可能になる．吸気発声と通常発声を反復し，安定して可能になったら，軟起声発声のアプローチを取り入れる．

iv）声帯の緊張を高める訓練

・プッシング法，硬起声発声

　プッシング法は，上肢に力を入れると強い声門閉鎖運動が促通されることを利用した訓練法である．息こらえの動作ができればプッシング動作にこだわる必要はなく様々な方法がある．例えば，図11のように，胸の前で両手を合わせながら母音を持続発声したり，母音で構成されたフレーズの発話から開始したりする．ただし，上肢に入れる力はあまり強すぎない方がよい．力を入れすぎての実施を繰り返した結果，仮声帯発声が習慣化する危険性があるからである．笑いを含んだ発声で行うと過度の喉詰め発声を防止しやすい．とにかく慎重に実施することが必要であり，喉頭視診下での訓練を定期的に行い，過度の喉詰め発声となっていないかを頻繁にチェックする．プッシング動作を使った訓練は2セッション程度で終了し，その後はプッシング動作を伴わない硬起声発声の訓練に移行する．

　硬起声発声は，息こらえ動作をして声帯を強く内転させた状態を作り，そのままの状態から勢いよく大きな声を出す方法である．この方法で適切に声門閉鎖がされれば，高い声門下圧を得ることができるので声の強さが改善する．母音発声からはじめ，有響性のある大きな声が出たら母音で構成されたフレーズなどへ移行する．プッシング法よりも大きな声を出す訓練となるため，防音室などでの実施で患者の心理的な抵抗感をなくすように配

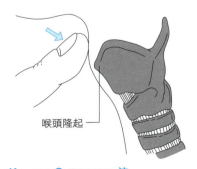

図10　Kayser-Gutzmann法
喉頭隆起を後下方に押し下げた状態で発声させる．

慮をするとよい．プッシング法よりもリスクは少ないと考えられるが，それでも過度の喉詰め発声がないかどうか，定期的に喉頭視診下で訓練を行って確認すべきである．

・指圧法，頭位変換法

　指圧法は，甲状軟骨をつまむようにして，外力を使って物理的に両側声帯を正中位に近づける方法である．実際には声帯の緊張の程度には変化はないが，それと同じような効果があるといえる．

　頭位変換法は，一側の声帯麻痺や声帯溝症などで声門閉鎖不全がある場合に，頭部を左右どちらかに回旋して発声することで，一方の声帯が物理的に内方に寄って声門閉鎖の程度が改善し，良好な音声が生成できることがある．頭部の回旋のみならず，頸部屈曲・伸展・側屈といったあらゆる方向の頭位における声の変化を試行錯誤的に確認するとよい．頸部前屈・後屈は甲状軟骨の位置の変化をもたらすため，喉頭の過緊張または低緊張状態がある場合に有効なことがある．

③ 包括的音声治療

　音声治療の直接的訓練であるが，症状対処的音声治療と異なり，呼吸・発声・共鳴といった生理的な発声のすべての過程の調節能力を高めることを目的に行う．よって対象は音声障害の患者のみならず，健常者がさらによい声にする場合や音声障害を予防するためにも行う．アクセント法（Accent Method），発声機能拡張訓練（Vocal Function Exercise），共鳴強調訓練（Resonant Voice Therapy）などがある．包括的音声治療については視聴覚教材（DVD）が市販されているので，参考にするとよい．

ⅰ）アクセント法[11]

　簡易な声の衛生指導を経てから，リズミカルな腹式呼吸による低音での発声を反復することで，頸部や上胸部の過緊張の緩和，発話に要する呼気の支えの強化，呼気と起声のタイミングなどの強化を図る訓練方法である．腹式呼吸の練習からはじめ，3種類のリズム（ラルゴ，アンダンテ，アレグロ）での発声を行う．患者への説明はあえてあまり行わず，STがモデルを示し，それを患者が模倣するというパターンをとる．リズミカルな発声の反復は，いわばグルーヴ（groove）を感じることで身体的な緊張が緩和しながらの発声となり，発声の機能が高まることにつながるものと考えられる．

ⅱ）発声機能拡張訓練

　理学療法的な考え方で喉頭筋の筋力や調節機能を高める訓練である．喉頭筋のウォームアップとして発声持続を行い，ストレッチは上昇音階の発声で，筋収縮は下降音階の発声で，筋力アップは特定の高さの発声で持続させる．毎日の反復訓練が必要となるため，家庭でも練習ができるように指導する．誤った発声法で練習を繰り返し行うことがないよう，十分に注意する必要がある．

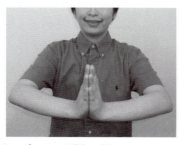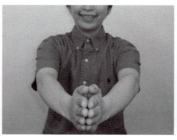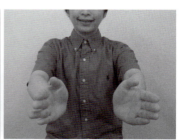

図11　プッシング法の例
　左から，胸の前で両手を合わせながら母音［i］を発声し，徐々に手を前に突き出しながら持続発声を行う．最終的には手を放しても発声ができるようにする．

ⅲ）共鳴強調訓練

　声の衛生指導，構音器官・頸部・体幹の筋緊張緩和のためのストレッチ運動に，トリル，ハミング，声の配置法と同じような声の響きを重視した発声の反復訓練を組み合わせたものである．

4 無喉頭音声

　無喉頭音声は，喉頭全摘出術後の代用音声である．喉頭全摘出術は，喉頭がん，下咽頭がんのほか，重度の摂食嚥下障害でも施行されることがある．気道と食道が分離するため，永久気管孔を介した呼吸となり音声を喪失する［図12］．そのほかにも身体面，精神面，生活面の様々な異常（においがわからない，鼻をかむことができない，麺類をすすって食べられない，息こらえができないなど）をきたす．無喉頭音声のリハビリテーション（リハ）を行ううえで，こうした異常を知ることは患者との信頼関係を構築するうえで大切である．

1）無喉頭音声のリハビリテーションの流れ

　耳鼻咽喉科医からの依頼によってSTは言語療法を行う．はじめに患者の医学的情報と社会的背景，コミュニケーション環境のほか，無喉頭音声の選択に関わる事項（構音器官，聴力，高次脳機能，上肢・手指機能），訓練実施可能な期間について情報収集をする．初回面接の場はできる限り喉頭全摘出術の前に行う．術前であれば患者は話しことばの産生ができるため，術直後の筆談などによる方法に比べて効率的な面接ができる．さらに患者の実際の話し方を知っていることは，後の訓練における細かい配慮ができることにつながる．術前から無喉頭音声についての重要な情報（無喉頭音声の種類と特徴，訓練方法，音声産生に必要な装置，永久気管孔があることに対して配慮すべきこと，福祉のサポート，喉摘者団体の存在など）をあらかじめ説明できれば，術直後からの訓練をスムースにはじめることができる．

　喉頭全摘出術後も情報収集を継続する．入院中から無喉頭音声の種類を選択し，頻回な訓練を実施するようにする．退院後も音声産生が可能になるまでは，週に1回以上の比較的高い頻度で外来での訓練を行うようにする．音声獲得ができるようになってきた段階で訓練頻度を徐々に減らし，自主的訓練ができるように指導を行う．

　なお国内のSTによる無喉頭音声の訓練は，一部の施設でしか行われていない．むしろ，喉摘者団体での相互扶助による訓練に長い歴史があるため，STは日本喉摘者団体連合会に所属している団体と緊密な連携をもつとよい．喉摘者団体との有機的な訓練環境が形成できれば，最低限の音声獲得は医療の場で，日常会話に向けたより高いスキルを磨くためには喉摘者団体で訓練をするといった役割分担が可能になる．

2）無喉頭音声の種類とその選択

　無喉頭音声には，外部音源を使用する方法として電気式人工喉頭と笛式人工喉頭，新声門を音源とする方法として食道発声，シャント発声がある［図13］．患者の身体的，社会的，家族的，地域的条件などや希望に応じて，また耳鼻咽喉科医の助言を参考にしながら，STが最適と思った方法を選択する．患者に対してそれぞれの方法の特徴を具体的に説明し，患者が十分納得したうえで選択することが必要である．いくつかの方法を簡単

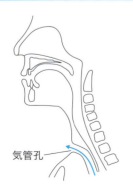

図12　喉頭全摘出後の永久気管孔のある状態

な指示や誘導によって試験的に実施するトライアルセラピーは，STの手腕が大いに発揮されるところであり，訓練効果を左右する．

音声獲得を狙う際は，一つの方法よりも複数の方法を使えるようにする．例えば，普段は食道発声を使っていても，騒音下では電気式人工喉頭を使えるようにしておくといったように，場面によって使用する方法を使い分けることができるようにする．

ただし，全身状態が不安定な場合，コミュニケーション意欲が低い場合，訓練意欲が低い場合は，患者が努力的に気流を産生する必要のある食道発声やシャント発声は適さない．このような場合は，比較的楽に音声産生が可能な人工喉頭を使用した方がよい．訓練期間が短い場合（1か月以内）も人工喉頭の指導が適応になる．気管孔への操作が必要な笛式人工喉頭やシャント発声は，気管孔のサイズや形状に問題がある場合には適応にならない．また，新声門となる食道入口部に狭窄やけいれんがある場合は，食道発声やシャント発声は適応にならない．構音器官に問題がある場合（義歯不適合を含む），すべての方法に困難を生じるが，中でも笛式人工喉頭の使用は難しくなる．人工喉頭は上肢での保持が必要であり，またシャント発声は手指での気管孔の閉鎖が必要となるため，上肢・手指の運動機能の問題がある場合は食道発声のみが適応となることが多い．高次脳機能障害がある場合は，すべての方法での音声産生が困難となる可能性がある．いずれにしても患者によって様々な要素があるため，詳細に評価することが必要である．

3）無喉頭音声の種類と訓練

人工喉頭は，摘出した声帯の代用として器具を使った機械的な振動によって音源を作る方法である．ただし，人工喉頭は食道発声を習得できなかった時に選択するものではない．初期から人工喉頭による発話を習得し，同時に食道発声も習得していくという流れがあるべき姿である．

(1) 電気式人工喉頭（電気喉頭）

音源は電気的な振動盤である．この振動盤を頸部または頬部に押し当て，経皮的に口腔内に伝播させる．口腔用のアダプター［図14］を使用して振動を直接的に口腔内に導くこともでき，この方法は術創が安定しない術後早期からの使用に適している．いずれかの方法を行いながら，同時に構音運動をすることで発話が可能になる．電気喉頭の長所は，短期間の訓練で使いこなすことができるようになること，音量が大きいこと，筆談よりも意思表出の効率がよいこと，初期から用いることで気管孔雑音や口腔囁語などの食道発声の習得のうえでの悪い習慣を予防できることなどであ

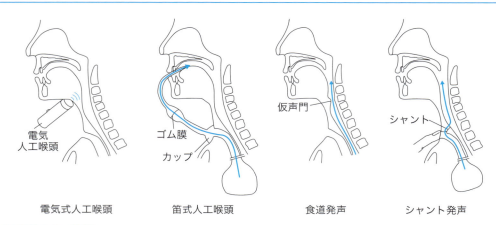

図13　無喉頭音声の種類

る．反面，器具を要すること，音が人工的でピッチ変化が困難なことが主な短所である．身体障害者手帳の交付を受けていれば，障害者総合支援法上の日常生活用具として支給される．

電気喉頭における訓練目標は，初対面の人とも問題なく話せることである．放射線治療によって頸部の皮膚の柔軟性がない場合は，振動盤の当てる位置などを工夫しながら，発話明瞭度 2/5（時々わからない語がある）程度を目標とする．

訓練内容としては，仕組みの説明とデモンストレーション，振動盤を当てる位置と角度の工夫，音の大きさと高さの設定，スイッチの操作法とフレージング法，発話速度の制御と子音の強調による構音の明瞭化である．通常はわずかな訓練回数で終了できることが多い．ST がデモンストレーションを行う場合は，下気道に共鳴させないよう声門を閉鎖した状態（息こらえ）を維持しながら行うとよい．振動盤を当てる位置は，通常顎下部の正中からやや左右にずれた平坦な場所であることが多い．当て方は，皮膚に密着させないと振動音が雑音となって発話明瞭度が低下するので注意する．音の大きさはあまり大きくならないように，本体の目盛で調節する．スイッチを入れた時に発話を開始し，発話終了時にスイッチを切る．文法的に適切な箇所で区切って発話をするフレージング法を行うことで，発話明瞭度を高めることができる．発話努力の強さによって呼吸が荒くなり気管孔雑音が出ることがあれば，楽な呼吸をしながら口だけを動かすように指導する．発話速度の制御については，構音障害が合併している場合は遅くするが，そうでない場合は必要以上に遅くせずにもっとも発話明瞭度が高い速度とする．

(2) 笛式人工喉頭

音源は空気的に駆動するゴム膜である．永久気管孔にカップのような部品を当てて肺からの呼気を導き，カップの上方に張ったゴム膜を振動させて音源とする．この音源に伴った呼気流をゴム管やプラスチック管などで口腔内に送り，構音運動を加えると語音の産生が可能になる．カップの装着に問題がなければ，ほとんど訓練せずに話すことができる．長所は，十分な音量を出すことができ，さらに呼気の強弱によって抑揚をつけられる（呼気を強く出すとゴム膜の振動回数が増して高い音になる）点である．反面，器具を要すること，器具の操作に両手を使うこと，管をくわえる外観が目立つこと，唾液によって音源の振動が停止することが短所である．最近ではあまり使用されない傾向にある．

訓練内容としては，気管孔にカップを当てて管に呼気を送ること，発話の直前に管の先端を口角に近い位置から口腔内に速やかに挿入すること，呼気の強弱による音の高さの変化を使ったプロソディ訓練がある．

(3) 食道発声

鼻腔あるいは口腔から食道内に空気を摂取し，次いでそれを吐き出すようにして新声門（食道入口部の粘膜ヒダ，甲状咽頭筋と輪状咽頭筋の残余部）と呼ばれる部分を振動させることで音声を産生する方法である．この代用発声法の最大の長所は，器具を使用しないということである．患者が自分自身の身体の一部を使って発話することができるため，話し方が自然にみえる．したがって食道発声を獲得することは患者の満足感や喜びを得ることになる．発話の抑揚をつけることができる場合もあり，感情表現しやすいことも長所の一つである．反面，音量が小さく騒音下では使いにくいこと，習得までに時間を要することが短所である．熟練した ST による訓練では，4～5 か月で日常会話を可能にすることができる．

訓練前に行うチェックとして，患者が食道発声

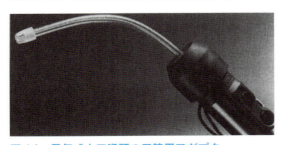

図 14　電気式人工喉頭の口腔用アダプター

の訓練を開始してよい状態であること，食道発声の機構に関わるその患者特有の術後の解剖学的な形状について，耳鼻咽喉科医に確認する．訓練内容は大きく分けると三段階ある．第一は食道への空気摂取の段階，第二は発声訓練の段階，第三は構音訓練の段階である．

無喉頭音声で産生しにくい語音があるが，これは代償や協調のテクニックによって発話明瞭度を高めることができる．不適切な発話習慣には，気管孔雑音，反復した空気摂取，空気摂取に伴う雑音，渋面，不必要な身体の動きなどがある．多くは過剰な発話努力によるものである．こうした現象が習慣化しないよう防止し，発見したらすぐに修正を行う．まずは誤った行動に気づくことが重要で，その次に一度で多量の空気摂取を静かに行うように根気強く誘導する．

正しい食道発声の訓練を行わなかった場合に，コミュニケーションとしての効率が悪い音声を習得してしまうことがある．代表的なものとして口腔囁語や咽頭発声がある．口腔囁語は，本来は新声門で作られるべき有響成分をもった音源がなく，口唇や舌の動きだけで口腔内圧を高めて破裂音や摩擦音を生成するため，雑音性が高い音が作られる．咽頭発声は，本来の新声門よりも上の咽頭部分で音源が作られるために，甲高く響きの悪い音質で，発声持続時間は短いことが多い．口腔囁語も咽頭発声も発話明瞭度と音圧が低く，コミュニケーションの手段としては有用ではない．これらの音声が定着すると，正しい食道発声の習得が困難になるため，早期からの言語聴覚の介入が必要である．

①空気摂取

訓練者がデモンストレーションを行うことで，患者の空気摂取が誘導されやすくなる．よってSTも空気摂取（少なくとも注入法）と母音の産生がある程度できるように練習しておくとよい．

ｉ）吸引法

素速い努力的な吸気をすると胸郭が拡張し食道内が大気圧に比べ陰圧になるため，鼻腔や口腔の空気が食道内に引き込まれることがある．

口を閉じて鼻から空気を吸う，下顎を少し突き出して吸気をするのも一方法である．気管孔からの呼気の後，気管孔を徒手的に塞ぎながら吸気の動作をすると食道内に空気が吸引されることもある．空気摂取に成功した時の食道入口部の感覚を確認し，覚えておくことも大切である．

ⅱ）注入法

口唇を強く閉鎖させる，または前舌を歯茎部に接触させた状態で，ポンプのような運動をすることで口腔内圧が高まり，食道に空気を押し込むことができる．教示の例としては，「ピンポン玉程度の空気の塊を舌の上において，舌の先を歯茎に押しつけて，空気の塊を喉の奥に押し込みましょう」などがよい．空気が食道に引き込まれる際に「グッ」という雑音（klunk）がすることがある．この空気摂取に伴う雑音はいずれ消失するように訓練するが，初回に限っては空気摂取の証としてフィードバックに用いてよい．空気の塊を飲み込む「嚥下法」は，流暢な食道発声の阻害因子となる．訓練においては，空気の塊を「飲み込む」のではなく「押し込む」という表現を使う．

ⅲ）子音注入法

破裂音，破擦音，摩擦音を強く構音する際に口腔内圧が高まり，食道に空気が少量だが押し込まれることを利用した空気摂取法である．「パ，パ，パ…と強くいってください」と指示し，繰り返し努力的に語音産生させる．同じ音節を5回以上繰り返して産生しないと音声が出現しないことがある．同様に「タ」「カ」「チャ」なども行う．構音動作を強く行わせるための教示には，STは手で構音動作を示すなどのモデルの提示を併用するとよい．ただしあまりに過度な構音動作は，食道入口部や咽頭の狭まりを誘発し，逆に発声が困難になることがある．このようなときは，柔らかい構音動作を指導するとよい場合がある．

②発声訓練

空気摂取の次に随意的発声が重要となる．空気摂取ができた際には，素速く開口して空気を押し

出すイメージで発声させる．発声のタイミングが遅いと，空気は胃に落ちてしまう．発声ができたタイミングで頸部を触って振動位置を確認する．振動する感覚があるか患者に確認する．患者は大きな声を出そうと努力している場合がある．これでは肩や頸部に力が入り，新声門周辺が強く閉まりすぎて振動が阻害されやすい．むしろリラックスさせ柔らかい静かな声を出すように誘導する．空気摂取ができていても発声が困難な場合には，食道にスパズムが生じて硬くなっていることもある．

③構音訓練

　随意的発声が可能となったら，摂取した空気を効率よく発声に使用して音節数を段階的に増やし，会話を有効に行えるように般化を図る．

　吸引法や注入法で空気摂取を行っている場合は，はじめのうちは，口腔の狭めの少ない母音 /a//o//e/ や半母音 /w/ を用いる．子音注入法による空気摂取を行っている場合は，すでに破裂音，破擦音，摩擦音の子音の生成が可能で母音の訓練が後になることがある．母音や半母音を語頭においた無意味音節を訓練に使用する．2音節目は患者によって様々になる．食道発声では困難な /ha//he//ho//h/ は代償構音のテクニックが必要となるため，訓練初期には用いない．/h/ 音の代償構音は，舌の操作によって軟口蓋摩擦音を作ることで可能になる．食道に多量の空気を摂取することができない食道発声は，摩擦音の生成そのものが難しい．このため，/sa/ であれば子音 /s/ の持続時間を延長し強調することで，発話明瞭度を高めるようにする．

　構音訓練が進んでいくとより，長く発声を持続させることが求められるため，発声訓練の要素が必要になる．語頭音で爆発的な発声をしないこと，語尾を柔らかく伸ばすこと，あくびをこらえるような動作をすることで発声が持続しやすくなる．一回の空気摂取で 3〜4 音節の生成が可能になったら，音節数を増やしていく訓練を行う．さらに大切な訓練として，空気摂取と発声の連続動作を繰り返し行う．例えば，「/ 月曜日 / 火曜日 / 水曜日 / 木曜日 /…（/ は空気摂取）」と行うことであり，

このことで空気摂取と発話の協調動作の安定を図る．ここから徐々に短文レベルの発話に進み，文節ごとの空気摂取を行い，さらに会話への般化を行う．

(4) シャント発声（気管食道瘻発声）

　喉頭全摘出術と同時（一期的形成）あるいはその後（二期的形成）に，残存する気管後壁の粘膜を用いて頸部食道との間に外科的に瘻孔形成術を施行する．永久気管孔を手指や弁で塞げば，肺からの呼気はこの瘻孔を通って食道・咽頭へ流入する．通常の食道発声と大きく異なる点は，鼻や口から食道に空気を摂取する必要がなく，比較的自動的に新声門を振動させた発声法ができるということであり，最大の長所である．ほかにも食道発声に比べて少ない訓練回数で発話が可能になること，呼気を使用するために抑揚をつけることができ自然な発話になることといった長所もある．反面，その構造的な問題から誤嚥の危険性があること，瘻孔の狭窄，閉鎖，離開の可能性があること，患者の状態によっては瘻孔形成術ができない場合があることが短所である．なお，チューブやボタンのようなボイスプロテーゼを使用することで，永久気管孔の閉鎖や誤嚥の防止を図ることが多いが，このプロテーゼの管理（交換，清掃）が必要なことも短所になる．

　訓練内容としては，初回は瘻孔に呼気を通すことを目標に訓練を行う．患者をできるだけリラックスした状態にし，[a] の口形で深くゆっくりと腹式呼吸を繰り返し行う．しばらく繰り返したところで，ST は呼気相で永久気管孔を徒手的に愛護的に塞ぐ．そうすることで多くは [a] の持続発声が可能になる．そこで柔らかい発声を繰り返し，患者が慣れてきたところで，自身の非利き手で気管孔を軽く塞ぐようにし，柔らかい発声を誘導する．気管孔を強く抑えすぎるとボイスプロテーゼが食道の後壁にあたり，空気が通らなくなるので注意が必要である．発声が可能であれば，あいさつ語などから会話による発話訓練へ移行する．

　発声が困難な場合は，永久気管孔からの空気の

285

漏れ，気管孔を強く塞ぎすぎている，過度な発話努力がある，ボイスプロテーゼのサイズが不適切である，新声門の問題（過緊張，けいれん，適度な狭めができていないこと）が考えられる．新声門に適度な狭めがない状態の場合，気管孔を塞ぐ手の反対の手で新声門の周辺を軽く押しながら発話することを指導する．

5 気管切開 12, 13)

　気管切開下の患者は，発声の動力源としての呼気流が気管切開孔から漏れるため，音声による意思表出が困難になることがある [図15]．このような場合，代替的な意思表出手段としての身振りでのYes-No表出の確立，筆談，文字盤の使用法などを速やかに指導する．さらに，患者のニーズがあれば呼吸管理に支障のない範囲で，音声表出の確保を検討する．ただし気管切開という生命維持に関わる医学的管理が施されている患者への対応については，ミスが許されない．指導にあたっては，熟練したSTのほか，複数の呼吸管理の専門家が同席する必要がある．

1) 気管切開とは

　短期間の呼吸管理が必要な場合は，気管内挿管を実施する．気管切開は1～2週間以上の気道確保に用いられる．上気道の閉塞や狭窄，下気道に貯留した分泌物の処置，呼吸不全に対して適応となる．呼吸死腔量と気道抵抗の減少によって，呼吸仕事量の軽減に有効である．ただし感染，気管壁損傷による出血や狭窄の合併症を引き起こす危険性が数多くある．気管切開をしたうえで人工呼吸器を装着している場合もある．人工呼吸器は肺胞換気量の維持を機械的に行うもので，気道内へ空気を圧入し，肺を肺内部から押し広げて吸気とする「陽圧呼吸」である．

2) 気管切開チューブ（気管カニューレ）

　気管切開チューブには様々な構造上の違いがある．これらの機能を理解することが重要である [図16]．わが国には10以上の気管切開チューブの製造・販売元があり，各社のカタログが手元にあると便利である．商品名を覚えるのではなく，その構造と機能を理解することが臨床で有用な知識となる．

(1) 単管と複管

　複管には外筒と内筒がある．側孔つきの外筒と

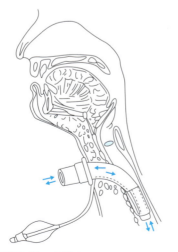

図15　気管切開は声帯よりも下方で行われるため，発声が困難になる

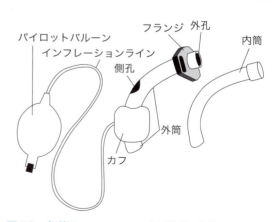

図16　気管カニューレの一例（複管，外筒側孔つき，内筒側孔なし，カフつき，吸引ラインなし）

286　第13章　音声障害（発声障害）

側孔なしの内筒を組み合わせた場合，内筒の有無によって，側孔の有無を調節できる．

(2) 側孔つきと側孔なし

側孔つきの場合，呼気の際に徒手的に，または一方向バルブで気管切開チューブの外孔を塞ぐことによって，側孔から上気道方向への気流が生じ，発声が可能になる．

(3) カフつきとカフなし

カフは適正なカフ圧（一般的に 20 ～ 25mmHg）で膨らませる．カフは本来，人工呼吸器による陽圧換気のために上気道と下気道を遮断するためのものである．気管切開チューブは声帯よりも下方に留置されるため，唾液や食物がカフ上に貯留した時点で「誤嚥」してしまう．さらに，カフと気管壁には隙間ができやすいこと，嚥下圧はカフ圧よりも高いことから，カフ上に溜まったものは容易に下気道にたれ込んでしまうため，誤嚥防止にはならない．

(4) 吸引管つきと吸引管なし

カフ上の吸引管は，シリンジなどによってカフ上の貯留物を吸引して除去するためのものである．

(5) 発声用の一方向弁（ワンウェイバルブ）

気管切開チューブの外孔に取りつける．吸気時に開放し，呼気時に閉鎖する．

(6) 特殊な形状の気管切開チューブ

カフスボタン型カニューレ（レティナ）は，気管切開孔の保持のためのものである．一方向弁を取りつけることも可能である．Tチューブは，肉芽形成などによる気管狭窄に対して留置するものである．

3) 音声確保の方法

(1) 電気式人工喉頭

気管切開患者の音声確保を試みる際，第一に検討されるべきものである．気管切開チューブがあることで電気式人工喉頭の振動盤を頸部にあてるのが難しい場合は，頬部にあてる．口腔用アダプターを使用して，振動を直接的に共鳴腔に伝えてもよい．喉頭音源を必要としないため，声門閉鎖不全例にも適している．集中治療室など，気管切開患者のベッドサイドに赴く際などは，電気式人工喉頭を持参するよう心がける．

(2) 発声用気管切開チューブ

発声用気管切開チューブは発声用気流の送気管が装着され，その管の開口部はカフの上に位置する．毎分約 8 ～ 10l の空気を流すと，気流は開口部から喉頭に向かい発声が可能となる [図 17]．人工呼吸器を装着している患者にも使用することができる．ちなみにカフ上の吸引管を備える気管切開チューブは，元来は発声用気管切開チューブとして開発されたものである（例：PORTEX® ボーカレイド vocal-aid）．

(3) リーク（leak）による発声 [図 18]

ここでいう「リーク」とは，気管切開チューブと気管壁の隙間や，気管切開チューブの側孔から上気道方向に気流を漏出させることをいう．人工呼吸器を装着した患者に用いる場合は，呼気相よりも吸気相で発声しやすくなる傾向がある [図 19]．ただしリークする空気量を考慮したうえで，一回換気量，呼吸数，酸素濃度を増加させるなど，高度な人工呼吸器の調整が必要となる．

(4) 一方向弁（ワンウェイバルブ）

リークをさせたうえで一方向弁を追加する．一方向弁は，気管切開チューブの外孔に取りつけるが，取りつける前に必ずリークが可能であること

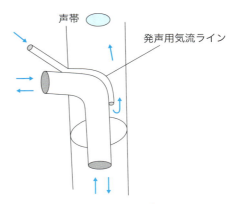

図 17 発声用気管切開チューブ

を必ず確認しなければならない．もしリークができない状態で一方向弁をつければ，患者は窒息する．こうした医療事故は後を絶たない．呼吸管理の専門家の下で，患者の様子を注意深く観察しながら実施することが極めて必要である．

吸気時に一方向弁は開いて，気流は肺方向へ進む．呼気時には一方向弁は閉まるので，すべての呼気流が喉頭方向に漏出し，発声が可能となる [図20]．リークによる発声と同様の注意点があるが，人工呼吸器を装着している患者もこの方法で発声することができる．呼気や声門閉鎖が良好な気管切開患者の場合，一方向弁を装着すると，喉頭付近に貯留している分泌物を喀出する機能（喉頭クリアランス機能）の改善を図ることができ，摂食嚥下能力が大きく向上することがある．

4) 気管切開患者に対する音声確保のポイント

音声確保が可能となるためには，いくつかの条件が考えられる [表4]．気管切開チューブの変更だけでも発声が可能になることがあるが，発声法の再学習のために音声治療の手技を行う必要性についても検討する．これらの過程において，

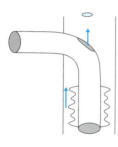 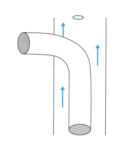 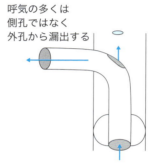

a. カフの脱気　　　b. カフなし気管カニューレ　　　c. 側孔つき気流カニューレ

図18　リークによる発声

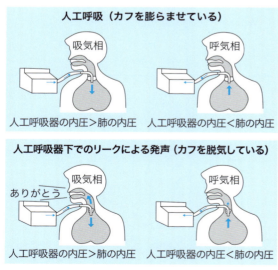

図19　人工呼吸器下での発声
人工呼吸器下では吸気相で発声ができることが多い．

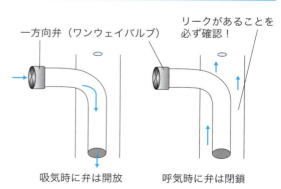

図20　一方向弁
カフつきカニューレに弁を取りつける際は，事前に十分にカフを脱気し，リークがあることを必ず確認する．

表4　気管切開患者（人工呼吸器装着患者を含む）における音声コミュニケーションが可能となるための条件

患者側の条件
1.　音声コミュニケーションが可能なレベルの精神機能，聴覚機能，言語（language）機能を有すること
2.　喉頭や構音器官の機能的・器質的障害がない，または軽微であること
3.　患者自身に音声コミュニケーションのニーズがあること
4.　呼吸障害が安定していること
5.　コミュニケーション・パートナーの理解と協力があること

医療者側の条件
1.　適切な音声コミュニケーション手段を選択すること
2.　適切な気管カニューレを選択すること（サイズなど）
3.　スタッフの理解と協力があること

STは耳鼻咽喉科医，看護師，理学療法士らとの綿密な話し合いをもち，呼吸管理に支障のない範囲内で活動しなければならない．また，音声確保の手段によっては，カフの操作や分泌物の吸引，人工呼吸器の操作など，多様で高度な臨床手技が伴う．こうしたアプローチについて，熟練者であってもSTが単独で対応をすることは必ず避けなくてはならない．多職種チームによるアプローチの展開が必須である．

文献

1) 廣瀬　肇：音声障害の臨床，インテルナ出版，1998.
2) 城本　修：音声障害の行動的治療—言語聴覚士による音声障害の治療—．耳鼻臨床，**100**：697-705，2007.
3) 日本音声言語医学会（編）：新編 声の検査法，医歯薬出版，2009.
4) VHI（Voice Handicap Index）日本音声言語医学会推奨版．http://www.jslp.org/pubcomm/vhi.pdf（2017年1月現在）
5) V-RQOL（Voice Related Quality of Life）日本音声言語医学会推奨版．http://www.jslp.org/pubcomm/vrqol.pdf（2017年1月現在）
6) 日本音声言語医学会：動画で見る音声障害　ver1.0（DVD-ROM），インテルナ出版，2005.
7) 日本音声言語医学会：耳で診断することばの異常．麻痺性構音障害の評価用基準テープ，メディカルリサーチセンター，1982.
8) 日本音声言語医学会言語障害検査法検討委員会：運動障害性（麻痺性）構音障害 dysarthria の検査法—第1次案．音声言語医学，**21**：194-211，1980.
9) 廣瀬　肇監修：STのための音声障害診療マニュアル，インテルナ出版，2008.
10) Boone DR, et al.：The voice and voice therapy, 9th ed. (Allyn & Bacon Communication Sciences and Disorders), Pearson, Boston, 2013.
11) Kotby MN：音声治療アクセント法（渡辺陽子訳），医歯薬出版，2004.
12) Dikeman KJ, Kazandjian MS：Communication and Swallowing Management of Tracheostomaized and Ventilator Dependent Adults. 2nd ed. Delmer Learning, 2013.
13) Yorkston KM：拡大・代替コミュニケーション入門　医療現場における活用（伊藤元信監訳），協同医書出版社，1996.

（中山剛志）

第14章

小児の摂食嚥下障害
Dysphagia in Children

1　はじめに

小児の摂食嚥下障害の原因は，大きく4つのカテゴリー：①器質的原因，②神経学的原因，③心理・行動的原因，④発達的原因に分類される[1] [表1]．神経学的原因には，非進行性の脳性麻痺，染色体異常などがあり，進行性としては筋ジストロフィーなどがある．出生時にはあまり問題が認められなくても，成長とともに次第に問題が生じてくる場合がある．これは，頭頸部や咽頭の形態の成長変化に対して，神経学的な発達が追いつかないためである[2]．進行性の疾患でないにもかかわらず，変形や拘縮などにより機能獲得が困難になるばかりでなく，獲得された機能の低下も起こりうる[2]．また，後天性に発症するものとして脳炎や事故による脳外傷が挙げられるが，最近は虐待による脳外傷も増えてきている．発達期の患者は成長とともに加齢の影響を被り，さらに医療技術の高度化により高齢の障害者が増加している現状があるため，発達期障害の人の加齢の問題についても対応していく必要がある．

表1　小児の摂食嚥下障害の原因[1]

原因	定義
器質的原因	①先天性：唇顎口蓋裂，不正咬合，無舌症など ②後天性：感染，炎症，腫瘍，異物などに関連した障害や異常などによる扁桃肥大，口腔・咽頭領域の手術後の欠損，咽頭炎など
神経学的原因	摂食嚥下に関係する神経筋の障害による ①非進行性：脳性麻痺，知的障害，染色体異常，多くの症候群，脳血管障害など ②進行性：筋ジストロフィー，色素性乾皮症など
心理・行動的原因	①拒食：特定の食物や飲み物を嫌がったり拒否したりする ②経管依存症：出生後早期からの経管栄養などのために，摂食機能はほぼ正常と考えられるにもかかわらず，経口から摂取しようとしない ③食事恐怖症：嘔気，窒息，嘔吐などによって，食べることへの恐怖が条件づけされた状態 ④異食症：体内に取り込まれても栄養にならないものを食べる ⑤反芻：一度嚥下した食物を口腔内に戻して再度嚥下する ⑥嘔気の亢進：わずかな口腔内への刺激に対しても嘔気や嘔吐を誘発しやすい状態
発達的原因	離乳期に適切な形態の食物が与えられなかったために，咀嚼や嚥下などの経験が不足したり，欠如したりすることによる．定型発達児では自然に改善されることが多い

（文献1より一部改変）

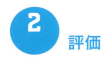

2 評価

1）医療面接（問診）

(1) 生育歴 [表2]

全身状態を含めた生育歴，病歴については，主治医からの診療情報提供書を参考に，家族から丁寧に聴取する．服薬状況やアレルギーの有無の確認は必須である．また，出生時の状況は，現疾患とともに摂食嚥下障害の原因や経過を知るうえで重要な情報である．

生活状況では，日常生活の活動を知り，多職種連携につなげるためにも通園や通学，通所を利用しているのか，リハビリテーション（リハ）の経験があるのかを確認する．日常生活の自立程度の中では，特に粗大運動能力の確認も重要である．摂食嚥下機能の発達と粗大運動能力は関係があるという報告は多い[3-6]．一方では，発達年齢で1歳6か月以下かつ粗大運動能力で歩行以下の段階では摂食嚥下障害が多く，しかも障害度が強くなることも示されている[3]．

食事に関しては，実際の食事時の外部観察評価でも確認することだが，事前に現在の状況を把握するために聴取しておく．食欲や偏食は食行動に大きな影響を及ぼす．実際には食べられる食形態であっても，意欲の欠如のため「食べられない」という結果となり，時に栄養状態の悪化にもつながりかねない．

さらには，理解力や会話能力も重要である．摂食指導を進めるうえで本人が理解できるか，他者とコミュニケーションをとれるかは，摂食指導における摂食嚥下機能の発達促進に影響を及ぼす[6]．

(2) 口腔の診査

①口腔内環境

重症児では，形態異常や機能障害により，口腔内の自浄作用のメカニズムが低下する[7] [図1]．先天的異常として，歯の萌出の遅れや先天的欠損，形態異常（矮小歯，癒合歯，短根歯など）がみられることがある．疾患によっては，顎骨や口蓋の形態異常（高口蓋，狭口蓋，口蓋裂など）を有する場合もある．

ⅰ）口蓋

口蓋の形態異常は染色体異常に多いが，脳性麻痺においても少なくない．健常乳児の口蓋は吸啜窩という窪みがあり，哺乳期には高く狭くなっている [図2]．しかし通常は成長とともに歯列弓が広がり，口蓋も拡大していく．しかし，口輪筋の力が弱いことや，口唇や顎が開けっ放しになること，ほとんど寝たきりで顔を枕に押し付けた状態で過ごしていることにより，歯列弓は側方（頬側）からの圧迫を受け続けてしまう．そうすると，口蓋の側方への拡大成長が阻害され，後天的に高口蓋や狭口蓋になると考えられる．形態異常があると，その部分に食物残渣がたまりやすく，機能的な不全もあいまって不潔になりやすい．

ⅱ）咬み合わせ・開咬

筋機能の異常の影響により，口唇閉鎖が弱く，舌突出があると，前歯部が開咬してしまい，臼歯部（奥歯）のみでしか咬合できない場合も多い．開咬があるとその部分に舌を介在させ，さらに開咬が進むこともある．

ⅲ）歯の摩耗，咬耗，破折

全身の過緊張や不随意運動により，強い歯軋りが多く，摩耗や咬耗，破折などが起こる．ひどい場合では歯髄が露出し，痛みを伴うが，本人がそれを訴えられない場合には，機嫌が悪い，よく泣くなどの行動として表れる．摩耗，咬耗，破折に関しては，歯に過剰な力が加わることを予防するため，咬合面を覆うようなマウスガードを使用させるのも効果的である．

ⅳ）歯周病

歯を喪失する大きな原因の一つに，歯周病がある．歯周病は，歯肉の腫れ，発赤，出血，歯の動揺，口臭などの症状が現れる．歯周病の予防法は，ブラッシングで歯垢を除去するプラークコントロールを行うことである．また，原疾患によっては歯周疾患に罹患しやすい特性を有している場合もある．特にダウン症候群は歯周

病に罹りやすく，早期から歯を喪失する可能性が高いことから，乳幼児期からの口腔管理が重要である．

ⅴ）歯肉増殖

　抗てんかん薬を服用していると歯肉増殖をきたす場合もある [図3]．ひどくなると歯冠全

表2　生育歴調査項目

1．主訴
2．原疾患
3．現在通院している他の医療機関
4．毎日続けて飲んでいる薬
5．身体状況
　　・血圧　　　　　mmHg　　　　　・脈拍　　　　bpm
　　・体重　　　　　kg　　　　　・身長　　　　cm　　　・平熱　　　　℃
　　・喘息　　　　　　　　　　□はい　　　　　　□過去にあった　　　□いいえ
　　・アレルギー体質（過敏反応）　□はい　　　　　　□いいえ
　　　　　　　　　　　　　　　「はい」の場合：□薬品　□食品　□金属　□その他（　　　　　　）
　　・睡眠リズム　　　　　　　　□不良　　　　　　□どちらともいえない □良
6．出生時の状況
　　・出生週数（在胎週数）　　　　　週　　　日
　　・出生時の体重　　　　　　　　　　　g
　　・出生時の身長　　　　　　　　　　cm
　　・分娩方法　　　　　　　　□普通分娩　　　　□吸引分娩　　　　□鉗子分娩　　　□帝王切開
　　・仮死状態　　　　　　　　□有　　　　　　　□無　　　　　　　□不明
　　・アプガール（Apgar）スコア　1分後　　点　　5分後　　　点　　□不明
　　・黄疸　　　　　　　　　　□弱　　　　　　　□普通　　　　　　□強
　　・哺乳力　　　　　　　　　□弱　　　　　　　□普通
　　・泣き声　　　　　　　　　□弱　　　　　　　□強
　　・生後1年までに病気などで入院したことが　　□あった　　　　　□なかった
　　・首のすわり　（　　　か月）　　　　　・はいはい　（　　　　か月）
　　・つかまり立ち　（　　　か月）　　　　　・歩き始め　（　　　　か月）
　　・意味のあることばを話し始めたのは　（　　　歳　　　か月）
7．生活状況
　　1）居住形態・活動
　　　　　□在宅　　　　　　　□通園　　　　　□通学　　　　　□通所　　　　□入所
　　　　　□その他（　　　　　）　（施設名：　　　　　　　　　　　　　）
　　2）手帳
　　　　　□身体障害者手帳（　　級）　　　　　□愛の手帳（　　度）
　　　　　□その他（　　　　　　　　　　　　）
　　　　　□手帳なし
　　3）リハビリテーションの経験
　　　　　□理学療法（PT）　　□作業療法（OT）　　□言語聴覚療法（ST）　　□摂食機能療法（摂食指導）
　　　　　□その他（　　　　　　　　　　　　）
　　4）日常生活の自立程度
　　　　　・排尿　　　　　　　□自立　　　　　□半介助　　　　□全介助
　　　　　・排便　　　　　　　□自立　　　　　□半介助　　　　□全介助
　　　　　・便通　　　　　　　□問題なし　　　□便秘　　　　　□下痢
　　　　　・生活の自立　　　　□自立　　　　　□半介助　　　　□全介助
　　　　　・粗大運動能力　　　□首すわり　　　□おすわり　　　□つかまり立ち　□介助歩行　　□独歩
　　5）食事の状況
　　　　　・栄養摂取　　　　　□経口　　　　　□経管栄養（経鼻）□胃ろう　　　　□その他（　　　　　）
　　　　　・食事時間（具体的に：　　　　　　　分程度）
　　　　　・摂食時の姿勢　　　□クッションチェア □三角マット　　□車椅子　　　　□姿勢保持椅子　□その他（　　　）
　　6）経口摂取している場合の状況
　　　　　・食欲　　　　　　　□旺盛　　　　　□普通　　　　　□乏しい
　　　　　・偏食　　　　　　　□有　　　　　　□無
　　　　　・食形態　　　　　　□普通　　　　　□一口大　　　　□きざみ　　　　□ペースト食　　□流動食
　　　　　　　　　　　　　　　□その他（　　　　　）
　　7）理解力　　　　　　　　□まったくできない　□少しわかる　　□よくわかる
　　8）会話能力　　　　　　　□まったくできない　□少しできる　　□よくできる
　　9）患者が同居している家族とその年齢・罹っている病気の有無など

体を覆ってしまい，歯が萌出できなくなっていることもある．歯肉増殖は歯周病によって悪化しやすい．口腔清掃により予防することができるが，すでに増殖してしまった場合は，歯肉切除を行うことがある．

②口腔の感覚の評価

感覚と運動の不統合性が生じるために感覚統合障害が起こりやすい．感覚閾値の上昇による鈍麻や，逆に閾値の低下による過敏がある．感覚の評価は，子どもの身体を末梢から中心に向かってゆっくり触れていき，反応をみて評価する．

ⅰ）感覚鈍麻

触れられても何も反応しない状態を感覚鈍麻という．また脳性麻痺などの患者では，麻痺側の感覚が失われていることがある．そのような場合，流涎が多かったり，食べこぼしたものが口の周囲に付着していたりしても気づきにくい．口に食物が入っても口が動かなかったり，口腔前庭や口腔底に唾液や食物残渣が停滞したりする原因にもなる．

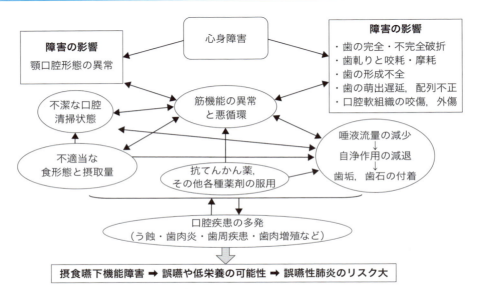

図1　重症児にみられる口腔内環境の悪循環[7]
（文献7より一部改変）

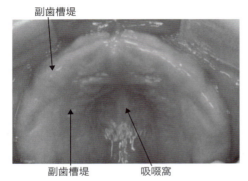

図2　健常乳児の口蓋[25]

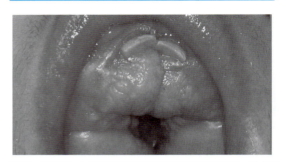

図3　抗てんかん薬の副作用による歯肉増殖（上顎歯肉）（日本歯科大学附属病院小児歯科ハイリスク診療センターセンター長 楊秀慶先生の提供による）

294　第14章　小児の摂食嚥下障害

ⅱ）感覚過敏や接触拒否

　感覚過敏があると，口腔清掃の拒否や，摂食の拒否につながる場合が多い．過敏の原因は，中枢神経系の異常のほか，乳児期での感覚運動体験不足によるとされているが，過剰で不適切な刺激が繰り返し行われた場合にも起こりうる．この過敏は，身体の他の部位に比べて顔面口腔領域での発生率が高い[8][図4]．過敏の症状は，触れられたところを中心に筋の攣縮が広がっていき，関係のない部位まで緊張することもある．なお，感覚過敏に似た症状に心理的な接触拒否があるが，両者が混在していることも多く，完全に区別するのは困難である．

2）摂食嚥下障害のスクリーニング

　摂食嚥下機能に関する食事時の外部観察評価に入る前に，どのような点が問題かをスクリーニングしておく．

（1）摂食嚥下の問題点・症状の把握

　摂食嚥下障害症状はさまざまなものがあるが，特に聴取しておくべき項目を表3に示す．

①むせ・誤嚥

　むせは誤嚥のサインともいわれる．誤嚥とは，食物や唾液などが肺の方へ入ることであるが，重度障害児ではむせのない誤嚥（不顕性誤嚥）が多く，誤嚥性肺炎を起こしてはじめてわかる場合もある．また，重度障害児の場合，乳児期から検査をせずに誤嚥とわからないまま経口摂取していることが少なくない．思春期くらいになって急に誤嚥性肺炎を繰り返して判明することもある．

②舌突出

　脳性麻痺児などでは全身的な筋緊張に伴って，摂食時や，何かの動作をする時に力強く舌を突出してしまう．同時に口唇の閉鎖機能が弱いことが多く，前歯部の開咬などの原因になることもある．一方，ダウン症児など，筋の低緊張を特徴とする子どもにも多い．舌は低緊張状態で，前歯または口唇より外に突出しているが，力強さはあまりない．また，上下の前歯部に舌を介在させ，嘔吐するかのように舌の奥を押し広げるようにして，そこに食物を落とし込んで嚥下することもあり，これを逆嚥下という．乳児嚥下から成人嚥下の獲得がなされず，乳児嚥下が極端になった動きである．原因として，過去に寝たまま食べさせられていたり，食物を口の奥に入れ込まれていたりすること

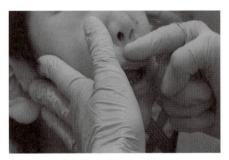

図4　上唇の感覚過敏の評価

表3　摂食嚥下機能スクリーニング項目

摂食嚥下機能の問題
　□むせ・誤嚥　　□誤嚥性肺炎の既往　　□窒息の既往　　□流涎　　□嘔吐しやすい　　□胃食道逆流症
　□哺乳困難　　□口腔内貯留　　□丸呑み　　□口唇閉鎖不全　　□舌突出　　□過開口
　□スプーン咬み　　□離乳食が進まない　　□偏食　　□拒食　　□経管依存　　□体重増加不良
　□感覚過敏　　□感覚鈍麻　　□原始反射残存　　□原始反射出現なし（生後一度も認められなかった場合に✓）
　□嚥下に影響する薬の服用　　□便秘　　□下痢　　□てんかん
　□経管栄養（NGチューブ・胃瘻・その他：　　　　　　　　　　　　　　　　　　　　　　　　　　　　）
　□その他（　　　）
口腔領域の麻痺（運動障害）
　□口唇（右・左）　　□頰（右・左）　　□舌（右・左）　　□軟口蓋（右・左）
　□その他（　　　）

が挙げられるが，そのような環境にない場合でも起こりうる．

③胃食道逆流症

嚥下に伴わない一過性の下部食道括約部の弛緩によって起こる．胃瘻を造設していると，逆流防止手術を受けている場合が多いが，それでも逆流が改善していないこともある．逆流していると食欲不振や嚥下困難，反芻などの症状の要因となる．また，口腔内にまで逆流していると，胃酸によって食道粘膜のみならず口腔咽頭粘膜の炎症や，歯の酸蝕の原因となる．その場合，歯の内側が溶けて白くなっているので判断できる．

④丸呑み

咀嚼が必要な食物を，噛まずに飲み込んでしまう．ペースト状の食物を丸飲みしていると心配されることがあるが，あくまでも咀嚼が必要な固形物について丸呑みしていた場合が問題である．咀嚼機能が獲得されずに無理やり飲み込んでいることもあれば，咀嚼機能が獲得されているにもかかわらず，心理的満足感のために行ってしまうこともある．また，どのような物性の食物でもすべて，舌で上顎に押しつけて，つぶしながら嚥下する「押しつぶし嚥下」を行っている場合もある．丸呑みと同じように心理的満足感と結びつきやすく，治すのは難しいことが多い．

⑤スプーン咬み

捕食の際，スプーンを口唇で挟めずに，前歯で咬みこんでしまう．歯にあたる衝撃で捕食を嫌がってしまうこともある．そのため，金属製のスプーンを避け，シリコン製などを使用する場合があるが，スプーン咬みが強いとシリコンがちぎれて誤飲してしまう．スプーン咬みが強い場合には，金属製で，薄く平らなものが適している．

⑥過開口

捕食の際に，顎関節の最大可動域まで口を開き，なかなか捕食できず，突然勢いよく閉じてしまう．筋緊張のコントロールができない場合に起こりやすいが，一方，介助の際に口の奥に食物を入れ込まれていた経験が要因となることもある．上記の「スプーン咬み」の一因にもなりえ，重度の場合には，前歯が破折することがある．

⑦拒食（摂食拒否）

食物を食べさせようとすると泣いて口を開けない，激しく拒否するなどの行為がみられる．過去の不快な経験が引き金になっている場合もあれば，強度の偏食が高じた場合もある．さらに，自分の意思をことばで表せないと，拒否が意思表示の手段となっている場合もある．

⑧経管依存

出生後，早期からの経管栄養により，嚥下には問題がないにもかかわらず口から食べようとしない状態で，食への意欲が認められない．乳児期における「空腹−満腹」の経験不足，味覚体験不足などが原因とされる．経管依存の場合，空腹になると口からではなく，経管から注入してもらうことを要求するようになる．味覚体験や触圧覚体験が乏しいため，機能的に摂食が可能だとしても，感覚過敏や心理的拒否のため経口摂取に移行することが難しい場合もある．

⑨便秘

運動の少ない肢体不自由児や，筋力の弱い（筋の低緊張のある）知的障害児，ダウン症児などでは，高率に便秘が認められる．腸内に多量のガスがたまり，腹部膨満感や食欲低下に影響している可能性もある．

⑩てんかん

重度障害児におけるてんかんの合併率は，50〜70％にのぼる（一般人口では1〜2％）．てんかんそのものは摂食嚥下機能に影響はないが，食事中の発作により誤嚥や窒息の危険性が高まる．また，抗てんかん薬を服用している場合，薬の副作用により低緊張になったり反応が悪くなったりすることがあり，嚥下に影響を及ぼす．

（2）摂食嚥下機能発達の診かた

摂食嚥下機能評価を行うにあたっては，その子どもが普段どのように食事をしているのかを診ることが最も大切である．精密検査だけで機能獲得段階や障害の程度を判断するのではなく，経口摂取が可能な場合には，必ず外部観察評価を行う．

できるだけ子どもがリラックスできる環境を整

え，保護者と一緒に家庭で食べているのと同じような食事を食べさせ，その子どもが今どのような動きで食べているのか，どこに問題があるのかを観察する．その際，摂食嚥下機能の定型的な発達過程を基準にし，その子どもの発達段階，問題点を評価する．

定型発達児における哺乳機能から摂食嚥下機能の各発達段階の動きや特徴について，向井の8段階[9]に沿って解説する[表4]．

①経口摂取準備期：哺乳期の特徴（定型発達児の場合；出生〜4，5か月頃）

哺乳機能は原始反射のうちの哺乳反射によってなされる[表5]．生後1か月頃まで哺乳時の口の動きは，哺乳反射による吸啜反射による規則的で単純な動きがみられる．口は大きな開口状態のまま舌の蠕動運動により嚥下を行う．その際に上下の口唇全体が乳房に触れることで口腔内の陰圧を保ち，乳首を上顎の奥まで引き込み嚥下を行う．この動きは「乳児嚥下」と呼ばれる[図5]．成人と異なり，乳児では喉頭の位置が高いという形態的な特徴から，哺乳を継続しながらの呼吸が可能であるが，この時期の哺乳時の呼吸は早く浅いため，哺乳による全身への負担は大きい．指しゃぶりを始める生後2〜3か月頃には哺乳反射が少し弱まるが，口に手指など乳首以外の刺激を入れることが反射の減弱にも関わると考えられる．吸啜時の動きは規則的な動きではなく，「遊び飲み」や「ながら飲み」が可能となり，乳首の吸引も強くなり，呼吸を整えながら効率のよい哺乳がみられるようになる．大脳が発達してくると本人の意思によって飲み方が変わってくる．つまり，飲みたい時に飲み，飲みたくない時には飲まないようになるため，親からすると「飲みが悪くなった」というような印象を受けることがある．さらに生後4〜5か月頃になると哺乳反射はまだ認められるが，吸啜時の呼吸は整い，他の活動をしながらも哺乳を行うことが可能となる．吸啜反射が消失する生後5〜6か月頃には離乳を開始する．生後6〜7か月頃になると乳汁摂取の動きはほとんど随意によってなされるため，哺乳反射が消えた頃が離乳の開始にちょうどよい時期と判断することができる．

②嚥下機能獲得期・捕食機能獲得期：離乳初期の特徴

離乳が開始されると，はじめに口唇を閉じて飲み込む〔嚥下，取り込む（捕食）〕機能が獲得さ

表4　摂食嚥下機能発達の8段階[9]

一般的表現	摂食嚥下機能発達の8段階	特徴的な動き
哺乳期	経口摂取準備期	哺乳反射（原始反射），乳児嚥下
離乳初期	嚥下機能獲得期	成人嚥下の獲得（口を閉じて嚥下できる）
	捕食機能獲得期	口を閉じて食物を取り込める
離乳中期	押しつぶし機能獲得期	舌や下顎の単純上下運動（マンチング）
離乳後期	すりつぶし機能獲得期	舌や下顎の複雑な回転様運動
自食へ〜	自食準備期	口におもちゃや歯固めなどを入れて遊ぶ，遊び食べなど
	手づかみ食べ機能獲得期	手に把持した食物を口に運んで食べることができる
	食具・食器食べ機能獲得期	スプーンやフォークなどの食具を把持して食べることができる

表5　哺乳に関係する原始反射（哺乳反射）

吸啜反射	口唇の正中から口腔内に入ってきた乳首や指を，舌で包み込んで引き込み，吸啜窩に押し付けながらチューチューとリズミカルに吸う反射
探索反射	「乳探し反射」「唇の追いかけ反射」ともよばれる．頬や口の周囲に触れられると，触れた方向へ顔を向け，口腔内に取り込もうとする反射
咬反射	歯槽堤の奥（臼歯部相当部）にものが触れると，顎を咬みしめる反射．後の咀嚼運動につながる動きであるともいわれるが，一方，異物が口腔内に進入するのを阻止する動きであるともされ，はっきりとはわかっていない

れる．この時期は，定型発達児では5，6か月の離乳初期に相当する．

この時期の口の動きの特徴は，口に入ってきたペースト状の食物を，口唇を閉じて捕食し，舌で受けとって舌の前後運動により咽頭に移送して嚥下するといった単純なものである [図6]．したがって外部からみると，それまで哺乳をしていた上唇はまだぽってりと厚ぼったくあまり動かず，口唇は閉じているが下顎の1，2回の上下運動により嚥下に至ることが観察される．時々，下唇が上唇の下にめくれ込む動きもみられる．

水分摂取の動きであるが，水分は固形食と異なり，顎を大きく開けて食物を捕食するわけではない．水分の場合は顎をやや閉鎖した状態で，下唇で食具（コップやスプーンなど）を支えて上唇を下ろし，上唇を水分に触れさせてそこから入ってくる量やスピードを感じとり，すする動きを調節することができなければならない．しかし，この時期の水分摂取は，スプーンの縁をある程度は口唇で挟めるが，舌突出と下顎のコントロール不良があるため，顎が上下にガクガク動いてしまう．角度のついたコップを口唇で挟むことはできないため，コップからはほとんど摂取できない．

発達遅延のある子どもの場合，口唇閉鎖機能を完全に獲得するのは困難な場合が多い．仮に咀嚼が可能となっていたとしても，口唇閉鎖不全を呈する子どもは少なくない．

③押しつぶし機能獲得期：離乳中期の特徴

離乳初期に口唇閉鎖機能が獲得されると，やがて舌は上下運動できるようになり，舌と口蓋で食物を押しつぶす機能が獲得される．この時期は定型発達児では7，8か月の離乳中期に相当する．

この動きを外部からみると，舌での押しつぶしに伴って下顎が上下運動を行うのがみられる．また，同時に左右の口角に力が入り，キュッキュッと引かれる動きもみられる [図7]．この時，下顎が上下するからといって「咀嚼している」と勘違いされることがあるが，単純な上下運動の場合は，咀嚼ではないので注意する．この頃に前後して，咀嚼のもととなるマンチングの動きもみられることがある．マンチングとは食べ物を処理する際に，歯がカチカチいうような，口腔器官の左右対称な単純な上下運動であるが，まだ固形物を咀嚼することはできない．

水分摂取については，スプーンの縁を口唇で挟めるが，まだ下顎が上下運動しているため，こぼすことが多い．コップでは，縁を上手に挟めず，舌が前後運動してしまうので，うまく飲むことはできない．また，コップに口をつけてブクブク吹くことができるようになる．

一方，発達遅延のある子どもでは，舌が上下運動できるようになっても口唇閉鎖が未熟なため，顎の動きが大きくなり，舌が前方に突出してしまうことがある．あるいは，形のある食物を押しつぶすことができるのに，ペースト状の食物になると舌が前後運動し，それに伴い突出してしまう，ということもよくみられる．

④すりつぶし機能獲得期：離乳後期の特徴

離乳後期には，舌の側方運動が可能となり，歯槽堤（歯肉）ですりつぶす（咀嚼）機能が獲得される．この時期は，定型発達児では9～11か月の離乳後期に相当する．

この時の外部の動きでは，食物を左右どちらかの奥の歯肉に舌で寄せてすりつぶす動きを行うので，口唇や下顎は噛んでいる方にねじれるように動き，それに伴って片側の口角や頬だけが引かれる．また，少し口を開けて噛んでいる場合，舌が側方に寄るのも観察される [図8]．

水分摂取については，自分でスプーンを口唇で

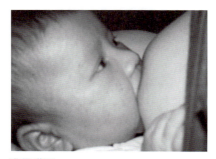

図5　乳児嚥下

298　第14章　小児の摂食嚥下障害

挟み，舌突出はほとんどなく，水分を吸い込む動作とともに下顎を上下に動かして飲むようになる．また，下顎のコントロールが安定してくるため，コップの縁をしっかり挟めるようになる．自分でコップをもって口唇に触れた水分の感覚情報を捉え，手でコップの傾きを調節して飲むこともできるようになる[図9]．やがて11か月頃には，コップから連続飲みができるようになる．

この段階でも，口唇閉鎖機能の未熟さがすりつぶし機能の獲得に影響を及ぼす．口唇閉鎖不全があると，すりつぶしの動きに伴い顎の上下運動距離は大きくなり，非効率な咀嚼になる．また，すりつぶしている間に食べこぼしやむせなどの症状が出やすくなる．

⑤**自食準備期・手づかみ食べ機能獲得期（離乳の完了）の特徴**

咀嚼機能が獲得されるのと前後して，自分の手を使って食べる自食の機能がはじまる．また，離乳後期頃から遊び食べやおもちゃしゃぶりなどが頻繁にみられ，これは自食の準備をしていると考えられる．自分の手で食物の感触を確かめたり，手指でのつかみ方，口への運び方などを学んだりすることにつながる．子どもが自分から手を出してきたら，それが自食開始のサインである．危険だから，汚いからと禁止ばかりせず，本人の意欲を引き出してあげることが大切である．

離乳期に口腔の摂食機能が獲得され，やがて離乳の完了を迎えると，自食機能の獲得期となる．定型発達児では，1歳～1歳6か月頃に相当する．

この時期からは，口腔機能だけでなく，手と口の協調運動についても変化をみていくようにする[10, 11]．介助で上手に食べられるようになったこの時期においても，自分の手で食べはじめると，未熟な手の機能に引っ張られ，口の機能がうまく発揮されなくなってしまう．具体的には，手のひらでの押し込み食べや，指での入れ込み食べ，食べこぼし，詰め込みなどである．

しかし，やがて自分の適量がわかるようになり，前歯でのかじりとりが上手にできるようになる[図10]．

また，手の位置は，はじめは上腕が体幹に接した状態で手が口の横からくるか，あるいは顔を手の方に向けて（頸部の回旋）捕食する．しかし，次第に上腕が体幹から離れて肘が前方に動くようになり，正面を向いたまま捕食することができるようになっていく．

一方，手指の機能にも発達段階があり，未熟な段階では尺側に力が入るため手のひら全体で食物を握る（つかむ）（パームグラスプ）が，次第に指先が使える（フィンガーグラスプ）ようになり，上手になると橈側の3指（母指，示指，中指）で小さなものをつまむ（ピンチ）ことが可能となる．

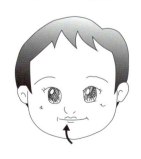

図6 嚥下機能獲得期・捕食機能獲得期の口の動き

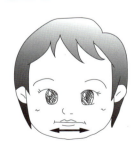

図7 押しつぶし機能獲得期の口の動き

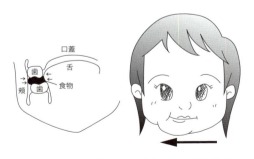

舌・頰・顎・口唇の協調　　噛んでいる方に寄る

図8 すりつぶし機能獲得期の口の動き

⑥食具・食器食べ機能獲得期（自食機能の獲得）の特徴

手づかみ食べが上手になったら，スプーンやフォークなどの食具を用いて食べるようになっていく．手づかみと同様に手と口の協調運動や，手指の機能発達の段階を踏んで上手になっていく[12, 13]．[図11]．

定型発達児の場合では，およそ3歳頃を目処に自食機能が獲得されていくが，乳歯の萌出完了期もこの頃である．したがって，3歳くらいになると，大人と同じようなものが自分で上手に食べられるようになると考えてよい．

(3) 食事時の外部観察における摂食嚥下機能の評価基準

①外部観察評価基準

実際の外部観察評価では，表6のような評価基準を用いる．評価基準は金子らが開発したもの[14]を基礎として，各医療機関，施設で様々なものが改変され用いられている[15]．

外部観察評価においては，口唇・口角・顎・舌・頬といった口腔諸器官の協調運動をみることにより，子どもの摂食機能段階を判定する．

②咀嚼の評価の注意点

ⅰ）顎がほとんど動かない

食物が口に入ってもほとんど口唇や顎が動か

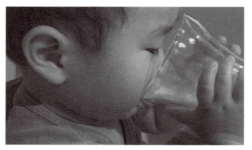

図9 コップ飲み時の下顎のコントロールと上唇でのすすり

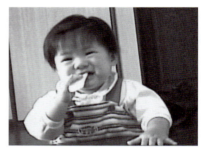

図10 手づかみ食べによる前歯でのかじりとり

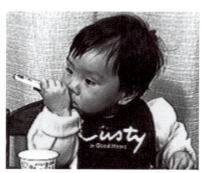

上腕が体幹に接して肘が肩と同一．
スプーンが横から口に入る．
頸部の回旋が認められる．
スプーンの持ち方は逆手の手掌握り．

上腕が体幹から離れて肘が前方に出るようになる．
スプーンは口の斜め前方から入る．
頸部は回旋していない．
スプーンは手掌握りから指先握りへ移行．

図11 スプーン食べにおける手と口の協調発達

ず，いつ嚥下したのかわからない状態では，ペースト食の摂取も困難である．重度の嚥下障害か，あるいは食物の認知ができなくなっている可能性を疑う．

ⅱ）顎の単純な上下運動

　口に入った食物を舌で後方に送り込むか，舌で口蓋に押し付けてつぶしてから嚥下するなどの，単純な動きに伴う顎の上下運動では，口唇などの口腔器官は左右対称に動くのがみられる．

表6　外部観察評価基準[14]

●食事の方法

一口量：多量・適量・少量

（☆口の大きさや機能に合っているかを評価する）

介助の有無：自食・介助

（☆摂食方法や心理的配慮が適切かを評価する）

●口唇閉鎖

安静時：ーー・ー・±・＋・＋＋

（☆ーー：上唇が上方にそり返ってしまう　ー：全く上唇が動かない　±：閉鎖はできないが閉じようとする動きがみられる　＋：時々閉鎖できる　＋＋：常に閉鎖できる）

捕食時：ーー・ー・±・＋・＋＋

（☆ーー：上唇が上方にそり返ってしまう　ー：全く上唇が動かない　±：口唇でははさみ取れないが閉じようとする動きがみられる　＋：何とか口唇ではさみ取ることができる　＋＋：しっかりと口唇で食物を取り込める）

処理時：ーー・ー・±・＋・＋＋

嚥下時：ーー・ー・±・＋・＋＋

（☆ーー：上唇が上方にそり返ってしまう　ー：全く上唇が動かない　±：閉鎖はできないが閉じようとする動きがみられる　＋：時々閉鎖できる　＋＋：常に閉鎖できる）

●口角（頰）の動き

ほとんど動かない・水平左右対称・左右非対称複雑

（☆水平左右対称：同時に引かれたり縮んだりする　左右非対称複雑：咀嚼側に引かれたり縮んだり複雑に動く）

●舌運動

ほとんど動かない・前後・上下・側方

（☆前後：舌が主として前後運動をしている　上下：舌を上下に動かすことができる　側方：舌を左右に動かすことができる）

●舌突出

安静時：＋＋・＋・±・ー

捕食時：＋＋・＋・±・ー

処理時：＋＋・＋・±・ー

嚥下時：＋＋・＋・±・ー

（☆＋＋：常に口唇の外側へ突出する　＋：時々口唇の外側へ突出する　±：歯列の外側〜口唇　ー：歯列の内側）

●顎運動

動き：ほとんど動かない・単純上下（マンチング）・移行・側方臼磨

（☆単純上下（マンチング）：下顎が単純上下運動をしている　移行：単純上下運動から臼磨運動への移行的状態　側方臼磨：下顎が側方運動を伴った咀嚼運動をしている）

スプーン咬み：頻繁・時々・無

（☆頻繁：捕食時に常にスプーンを咬む　時々：捕食時に時々スプーンを咬む　無：捕食時にスプーンを咬むことはない）

顎のコントロール：不良・やや良・良

（☆不良：捕食時に下顎を上下に動かす　やや良：不良とも良ともいえない　良：捕食時に下顎を安定させる）

☆は評価の解説

（文献14より一部改変）

301

また嚥下する際に，口角が左右対称に引かれる．

iii）マンチング

嚥下動作に伴う単純な動きよりは咀嚼に近いが，舌の動きは前後上下が中心で側方に寄ることはほとんどない．

iv）回転咀嚼

咀嚼運動が可能な状態では，口唇を閉じながら舌や顎，頬は協調し，すりつぶしである臼磨運動を行う．その際，外部からみると口角は咀嚼側に引かれ，頬も歯列に寄るように動くため，複雑に力が入っているのがみられる．環状の回転咀嚼が可能な状態では，ほとんどの食物を問題なく摂取することが可能である．

3）精密検査

スクリーニング検査，外部観察評価にて嚥下の精査が必要と判断された場合，嚥下造影検査（VF検査）や嚥下内視鏡検査（VE検査）を行う．

(1) 嚥下造影検査―VF検査―

①検査の注意点

VF検査は嚥下機能評価のゴールドスタンダートといわれ，摂食嚥下過程の先行期から食道期まですべてを評価でき，誤嚥の検出も可能である．しかしVF検査の目的は，単に誤嚥の有無を確認するだけのものではなく，適切な姿勢や食べさせ方，食物の性状，一口量を検索するために用いられる．

小児の場合，大人と同じように撮影できないこともある．検査室が通常の食事場所と異なるために，食べようとしない，泣くなど本来の嚥下を評価できないことがあり，保護者に介助してもらう場合が多い．

撮影に際しては，身体の変形や拘縮，筋緊張などがあると姿勢保持が難しく，検査台や椅子の工夫が必要となる [図12]．また多くの場合，知的発達の遅れや肢体不自由のため，指示による嚥下の開始が困難であり，撮影条件を規定した評価が難しい．指示に従わず（あるいは従えず）口の中に検査食を溜め込むこともみられ，検査時間が必要以上に長くなる可能性も高い．検査食の味に

我慢できずに吐き出したり，むせや誤嚥を起こしたりすることがある．

検査に使用する造影剤は成人と同様に，硫酸バリウムが一般的である．誤嚥のリスクが高い場合は，低浸透圧非イオン性ヨード造影剤（イオメロン，イオパミロンなど）を希釈して用いる．

X線被曝による影響は，成人に比べて小児の方が大きいため，照射時間の制限が重要である．1歳未満の乳児の液体摂取の検査では60〜90秒以内，6か月〜3歳の小児の離乳食摂取検査では2〜3分以内が提唱されている[8]．

②小児の特徴

乳児では，正常であっても舌を突出し，口を開けて嚥下する「乳児嚥下」がみられる [図13]．障害児のVF検査を評価するうえでは，小児と成人の違いを理解しておくことが大切である．解剖学的には乳児の中咽頭から下咽頭へかけての径が相対的に大きいこと，舌骨が前方位に位置し，かつ下顎に近いことが報告されている[16]．また，喉頭の位置は成人に比べて高く，軟口蓋と喉頭蓋が接触している[17]．喉頭の位置は小児期から成長発達に伴って下行し，形状も変化していく．定型発達児のVF検査については，倫理上の観点から報告が極めて少ない．蓜島ら[16]によれば，乳児と成人の嚥下を，明確な嚥下反射が生じてから

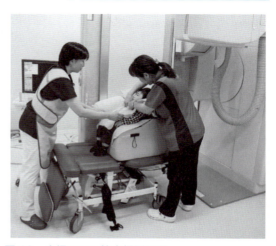

図12　小児のVF検査撮影風景

比較した結果，もっとも特徴的な差異は嚥下反射の誘発時期であった．成人では，舌による食塊の咽頭への送り込み時と嚥下反射の誘発時がほぼ同時期であるのに対し，乳児の嚥下反射の誘発の遅れが認められると報告している[16]．Kramer[18]は乳児嚥下には2つのパターンがあり，液状食塊が咽頭に流入すると同時に嚥下反射が誘発されるパターン，もう一つは液状食塊が咽頭に貯留してしばらく動きが休止してから嚥下反射が誘発されるパターンがあるとしており，舩島ら[16]の報告は後者のパターンと考えられる．このように乳児の場合，正常であっても嚥下反射惹起遅延と捉えられる所見を呈するため，正常と異常の判断については慎重を期する必要がある．

(2) 嚥下内視鏡検査―VE検査―

①検査の注意点

VE検査はVF検査と並んで嚥下機能の評価に有用な精密検査の一つである．長所としては，VF検査と異なり被曝がないため繰り返し行うことができ，装置の移動が可能なためベッドサイドで簡便に施行できることである．また，カメラでの直視下での観察評価が可能である．一方，短所としては，嚥下時の軟口蓋や舌骨の挙上，咽喉頭腔の収縮に伴い，ファイバーが咽頭壁に押しつけられるため，画面が一瞬真っ白になり嚥下の瞬間がみえなくなり（ホワイトアウト），嚥下中の誤嚥が確認できないことである．また，鼻孔から中咽頭を経て下咽頭までカメラを挿入するため，口腔期，咽頭期後半，食道期の観察はできない．さらに，挿入時にはある程度の不快感があるため，拒否的な反応が起こりやすい．VE検査では鼻腔からカメラを挿入された状態で摂食嚥下動作を行わなくてはならず，通常の動きが評価しにくいともいわれる．これらの利点，欠点を総合的に判断しながらVE検査の選択を行うべきである．

②小児の特徴

VF検査でも述べたように，乳児の嚥下の場合には，食塊が咽頭に達した後，なかなか嚥下運動が認められなくても，単純に嚥下反射惹起遅延とは診断できない．細川[19]は，摂食嚥下障害児を対象にVE検査を行った結果，嚥下前喉頭腔に唾液が貯留し，呼吸時に声門上・下を移動したり，唾液嚥下時に呼気とともに唾液の喀出が認められる所見が多かったと報告している．われわれの行った検査においても，同様の所見が認められた[図14]．

3 指導

1) 発達の原則

小児の摂食指導においては，発達の原則の考え方が重要である．摂食嚥下機能の発達には，以下の6つの原則がある[20]．子どもの障害や発達遅延の有無にかかわらず，この原則に従って伸びてい

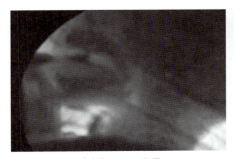

哺乳瓶からの吸啜

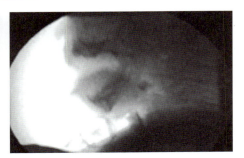

開口し，舌を突出させて嚥下している

図13 乳児嚥下のVE検査所見

くと考えられ，これが摂食指導を行ううえでの基本的考え方となる．

(1) 個体と環境の相互作用による

摂食嚥下機能の発達には，「個体と環境の相互作用」が重要である．子ども本人の「発達する力」と，周りを取り巻く「環境」からの刺激がバランスよく働きかけ合うことで感覚運動の統合がなされ，発達が促進される．

(2) 発達には最適な時期がある

摂食嚥下機能の発達には適切な時期があり，年齢が低いほど内発的な力が旺盛である．特に，生後1歳6か月〜2歳くらいまでの時期が，摂食嚥下機能の発達促進には最適であるとされる．

(3) 一定の順番がある

摂食嚥下機能は，ある一定の順番で発達していく．全身の粗大運動発達で例えると，はじめに頸定し，座位がとれ，つかまり立ちをし，一人歩きをするといった順番がある．摂食嚥下機能も同様で，哺乳からいきなり咀嚼が獲得されるわけではなく，口唇を閉じたり，舌が前後から上下，左右へと動いたりすることができるようになってはじめて，咀嚼の動きを獲得していく．

(4) 予行性がある

予行性とはReadinessのことであり，ある動きが上手になると，次の段階の動きに進みやすくなるということである．つまり，あまり急いで先を進めるよりも，獲得されている現段階の動きを十分に行わせることが，その先の機能獲得を引き出すことになる．

(5) 直線的ではない

発達は，日々順調に進んでいくわけではなく，階段を上がったり下りたり，あるいは螺旋階段を上がるように伸びていく．今日食べられたものが明日は食べられなかったり，逆に次の日にはもっと難しいものが食べられるようになっていたりを繰り返しながら上手になっていく．

(6) 個人差が大きい

ヒトほど個人差の大きい動物はいないといわれる．それくらい，摂食嚥下機能の発達過程にも個人差がある．これは機能面のみならず，歯の萌出時期の違いや口腔形態の違い，個人の性格や家庭環境による違いなど，様々な要因が影響するためである．したがって，同じ月齢，年齢で比較することはあまり意味がないといえる．

以上のように，発達には原則がある．小児の摂食指導では，発達を理解したうえで，しかも「急ぎすぎない」ことが大切である．子どもが現在獲得している機能段階に合わせ，適切な刺激を与えながらしっかり機能を獲得させていくこと，これが結局は早道となる．

2) 摂食指導の3本柱

外部観察評価，精密検査の結果を総合し，子どもの摂食機能獲得段階，あるいは摂食機能不全段階を見極め，それぞれの発達段階に合わせて食事の調理形態や食具・食器，食事姿勢，介助方法な

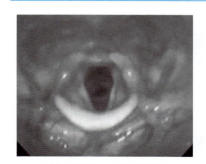
唾液を吸引した後の咽頭内

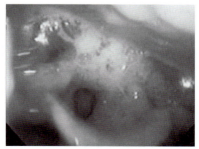
唾液が呼吸とともに気管内を出入りする

図14 重度摂食嚥下障害児のVE検査所見

どを決定していく．摂食指導は，図15に示す「食環境指導」「食内容指導」「摂食機能訓練」の3本柱から構成される[21]．

上手に食べられることだけを目標にしてしまうと，ともすれば子どもや保護者を追い込むことにもなりかねない．子どもや保護者の心理状態を常に念頭において取り組みたい．

(1) 食環境指導
①姿勢
食べる時の姿勢は，筋緊張が強い場合，身体がリラックスできるように反射抑制姿勢（ボールポジション）をとらせる．頸部の角度は，嚥下しやすく，かつ誤嚥しにくいように適度に前屈させるが，身体の変形などにより，子どもによって適切な姿勢が異なるため，個々の調整が必要である．また，自食をしている場合には，テーブルと椅子の関係が重要となる．

②食具・食器
使っている食具・食器も摂食機能獲得段階に合わせる必要がある．特に，スプーンのさじ部の深さや幅は口唇を閉じる機能に影響する．摂食機能獲得段階に合わせてスプーンやコップ，ストローなどを使い分けていく．

③雰囲気や介助者の心づかい
食べる，という行為は，機能だけの問題ではない．本人の食べる意欲を引き出すことが重要である．食事の雰囲気や，介助している人の心づかい一つで，うまく食べられたり食べられなかったりすることもある．

(2) 食内容指導と食べさせ方
適切な食形態は，いわば摂食機能発達の勉強をするための教科書である．まだ口の動きが発達していないのに，咀嚼を必要とするような固い食物を与え，「噛んで」と願うのは無理のあることであるが，往々にしてこのようなことが見受けられる．もちろん，いつまでも柔らかい食物を与えていても機能は発達しない．子どもの現在の機能で食べられる形態の食事を与えながら，食べる練習を併せて行っていくことで，摂食機能の獲得を促していくようにする．また，食事の内容を考える際には，栄養面の管理も忘れてはならない．十分な栄養を確保し，身体の成長を促しながら機能面の発達をみていく必要がある．

①経口摂取準備期：哺乳期
固形食を経口摂取する前の段階のことで，哺乳反射が優位に残存して乳児嚥下が顕著な場合や，逆に脳障害が重度で哺乳反射が出ていない場合，また嚥下機能が不良なためにまだ経口摂取を開始できない時期のことを示す．哺乳反射が出ていない，あるいは誤嚥が多く嚥下が不良である場合には，実際に食物を食べさせることはできないため，唾液の嚥下を促したり，味物質だけをなめさせる程度にとどめる．哺乳反射が優位で乳児嚥下である場合，乳児期は哺乳瓶や直接母親からの授乳で構わないが，年齢が進んでいくとともに，乳児嚥下から成人嚥下へ移行させていく必要がある．母乳やミルク以外の栄養素が必要となる時期は，なめらかなペースト食を開始する．

②嚥下機能獲得期・捕食機能獲得期：離乳初期
口唇閉鎖が弱く，舌は前後運動が主であるため，口に入ったらそのまま嚥下できる形態がよい．裏ごししてペースト状にしたり，裏ごししなくても

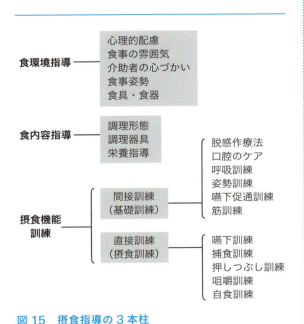

図15　摂食指導の3本柱

つぶつぶが残らないなめらかなものがよい．つぶつぶや繊維が水分と分離すると，流れの速い水分だけが先に嚥下され，口腔内に食渣が残留してむせの原因となることがある．また水分に関しては，まだ口唇を閉鎖してのすすり込みができず，成人嚥下も未成熟であるために，哺乳瓶を使うか，あるいは水分にとろみをつけて食べるように摂取させる．

③押しつぶし機能獲得期：離乳中期

この時期は舌の動きが発達し，前後運動に加えて上下運動できるようになってくるため，舌を使って口蓋で押しつぶせるくらいの柔らかさの固形食が適当となる．ムース状やマッシュ状からはじめて，徐々に柔らかく煮た5mm〜1cm角くらいの形のあるものに変えていく．柔らかさの目安としては，大人の母指と示指で簡単につぶせる程度とする．水分は，とろみをつけずにスプーンから飲む練習を開始する．スプーンを横向きにして前歯より奥にスプーンが入り込まないようにして上下唇に挟ませ，一口ずつすすり込ませるように与える．スプーンでは効率が悪い場合，レンゲを横向きにして使う場合もある．効率が悪いために哺乳瓶を継続的に使用していることも多いが，舌の動きに吸啜様の動きが残ってしまうため，なるべく使用しない方がよい．哺乳瓶からスプーン・コップへの移行の時期によく使用されるスパウトやストローについては，その使用に注意が必要である．スパウトは舌の前後運動を残存させ吸啜動作を誘発しやすい[22]，またストローは，ストローを舌で包み込むようにして吸引動作を行うため，吸啜動作を残存させやすく，幼児がストローを上手に使用するのは3歳頃から[23]という報告もある．

④すりつぶし機能獲得期：離乳後期

この時期の乳児は奥歯（臼歯）が萌出していないため，歯肉ですりつぶせる固さのものが適当である．また，咀嚼の動きが出ているといってもすりつぶすための歯がないため，繊維の強い食品（葉野菜，海藻，筋の強い肉など）や，弾力性があってつぶれない練り製品（かまぼこ，こんにゃくなど）は避ける．また，粘りが強くちぎれにくい餅

は要注意である．

水分に関しては，自分で食具を用いて連続飲みができるようになっており，通常の性状の液体で与えてよい．まだこぼすことも多いが，経験を積んで上手になっていく．またコップ飲みで舌が出ずに上手にすすれていれば，ストローを使いはじめてもよい．その際，ストローが口の奥まで入り込まないよう，口唇だけで咥えるようにする．

⑤自食準備期・手づかみ食べ機能獲得期

手づかみ食べが始まるのは，すりつぶし機能獲得期の途中あたりからが多い．1歳6か月くらいまでは奥歯（臼歯）が萌出していないため，この時期においても歯肉ですりつぶせる固さがよい．ただし，手と口の協調発達を促していくためには，手でもてる長さの形状がよく，例えば，煮野菜（ニンジンや大根）や，長めに握ったおむすび，柔らかい食パンなどが適している．

手づかみ食べを上達させるには，積極的に手づかみでかじりとりをする機会を増やすことが大切であるが，子どもによっては触圧覚過敏や精神的拒否により，手づかみをすることを嫌がる場合もある．そのような場合は無理強いせず，少しずつ感覚に慣れさせていく．

⑥食具・食器食べ機能獲得期

食形態は基本的に大人が食べている物と同じと考えてよいが，この時期も歯の萌出程度や，咬み合わせの状態の考慮が必要である．乳歯が生え揃うのは2歳6か月〜3歳すぎまでが一般的であるが，個人差が大きい．

食具の使いはじめには，口に運びやすいフォークを使用されがちであるが，フォークの場合，一口で口の奥に入れてしまうことがある．そうするとせっかく獲得した口唇での捕食機能や一口量の調節をする機会が失われてしまうことがある．したがって，スプーンを使って口唇を閉鎖しながら一口ずつ食べられるような食品や，フォークの場合は大きめにしてかじりとりをしながら食べられるような形状に工夫するとよい．

（3）摂食嚥下訓練

摂食嚥下訓練は，食物を使う直接訓練と，食物

を使わない間接訓練の2つに分けられる．子どもの間接訓練の場合，多くは能動的な動きを行うことが困難であるため，介助者が直接摂食にかかわる筋を動かしたり，食事の介助の時に動きを誘導したりする．受動的な訓練が中心になることが多い．また，介助を受ける子どもの場合には，介助方法によって摂食嚥下機能は大きな影響を受けることから，適切な介助方法の指導が重要である．介助方法の指導は，直接訓練に含まれる．

なお，摂食嚥下訓練においては，呼吸リハ，言語療法，理学療法，作業療法などが必要になってくる場合が多い．小児科の主治医はもとより，食環境や食事の内容への対応ともに，看護師，歯科衛生士，言語聴覚士，栄養士，作業療法士，理学療法士などの多職種で関わるチームアプローチが望ましい．

①直接訓練：食事介助法

上手に口唇や顎が閉じられない場合，介助が必要となる．口唇や顎閉鎖の介助をする際の注意点としては，子どもの「食べるために動かす筋や関節の動きを邪魔しない」ということである．頬骨と下顎下縁には，筋が表面を覆っていないため，これらの部位には力を入れて触れても構わない．それ以外の筋は，摂食嚥下機能を遂行するために自由に動けるようにしておかねばならない．また，変な方向に向けて力を入れると，口を開け閉めする顎関節の動きを邪魔することにもなりかねない．これらのことから，正しい筋の位置や顎の運動について理解しておく必要がある．

ⅰ）前方からの介助 ［図16］

子どもが頸定している，あるいは頭部が安定して固定されていれば，前方からの介助を行う．前方からの介助は子どもと介助者の顔がお互いにみえるので，子どもは安心であるし，介助者も子どもの口を観察しながら介助することができる．

介助者の示指を子どもの下顎下縁に添え，親指をオトガイにあてて下顎のコントロールを助ける．母指だけでは不安定なため，中指を横向きにし，下顎の左右を橋渡しするような形で支える．

ⅱ）側方または後方からの介助 ［図17］

子どもが頸定していない場合や，動いてしまって不安定な場合には，側方または後方から介助の手を回し，口唇・顎を閉じる介助を行う．介助の指は，薬指を下顎下縁に添え，中指を下唇，示指を上唇にあてる．この際，母指の付け根を頬骨にあてると安定しやすい．

②間接訓練（基礎訓練）

ⅰ）感覚過敏の脱感作

感覚の異常として，触れられることに対し，とても不快な強い刺激と受けとってしまい，嫌がったり泣き出したりすることがある．これは，中枢神経系の異常も一つの原因であるが，一方で環境からの刺激が乏しく，感覚統合がなされなかったことが一つの原因ともされている．一

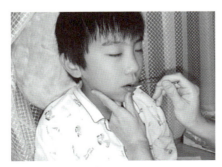

図16　前方からの介助

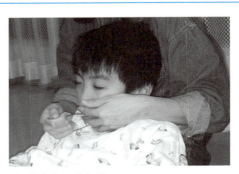

図17　後方からの介助

般に，身体は末梢よりも中心の方が敏感なため，口の周囲や口の中に，もっとも感覚過敏が残りやすい．これがあると，介助や訓練をしたくても，すべてが不快な刺激となり，行うことができない．まずは過敏を取り除くことが必要となる．

脱感作は，子どもがもっとも安心できる人が行う．まずはじめに，子どもの喉の部分に過敏が存在するかを確認する．過敏があると，その部分に触れられた途端，顔をそむけたり，全身に緊張が走ったりするなどの反応がみられるため，反応をみて判断する．

脱感作を行う際には，いきなり一番敏感なところからはじめてはならない．末梢から順番に，次第に中心へ向かって行う．介助者の手のひらをしっかりとその部分に押しあて，ずらしたり離したりせずに，子どもの緊張が緩むまで圧迫し続ける．そして子どもの緊張が抜けたら，ゆっくり離していく [図18]．

程度にもよるが，過敏がとれるまでに数か月以上かかることもあるため，気長に行う．

ⅱ) 鼻呼吸の練習

食べるということは「口」を使って食物を処理するため，口の中に食物が入っている時は鼻で呼吸している．しかし，口唇の力が弱いなど，常に開口状態であると，鼻呼吸ではなく口呼吸になってしまっていることも多い．その場合，鼻から呼吸する練習を行う．

鼻呼吸の訓練は，口唇と顎を介助して閉口させ，鼻の前に細くちぎったティッシュペーパーなど，風になびくものをあてる．この状態で鼻から呼吸することを練習していく．ただし，鼻疾患により鼻閉があれば物理的に鼻呼吸はできないため注意が必要である．

ⅲ) 筋刺激訓練法（バンゲード法）

バンゲード法とは，デンマーク コペンハーゲンのバンゲード小児病院（Children's Hospital in Vangede）の歯科医師 Bjorn G. Russell らによって開発された障害児のための筋刺激訓練法である[24]．その病院の院内指導書を金子が1977年に日本に紹介した[24]．院内指導書の中には，筋刺激法だけではなく，食内容，摂食姿勢，介助姿勢，食器具などの食環境についても示されている．

ただし，筋刺激法であるバンゲード法だけを行えば摂食嚥下障害が治るわけではない．バンゲード法は一つの刺激方法，一つの手段でしかなく，その他に食環境，食内容などを調整することが重要である．本稿では，バンゲード法Ⅰの受動的刺激法について紹介する．

バンゲード法Ⅰ

主として口唇，頬，舌の各筋群を個別に刺激し，吸啜，嚥下，咀嚼のパターンを改善することを目的とする．本人の協力が得にくい，重度脳性麻痺児・者，精神発達遅滞児・者などを対象とする．

◎受動的刺激法

a. 口唇訓練

・a-1　口唇をつまんで口輪筋を筋線維の走行に対して垂直に縮める [図19a]．
・a-2　口唇と歯肉の間に示指を入れ，口輪筋を筋線維の走行に対して垂直に，外側に膨らますようにする [図19b]．
・a-3　示指を口唇の赤唇部にあて，口輪筋を筋線維の走行に対して平行に押し上げるようにして縮める [図19c]．
・a-4　示指を口唇の外側におき，口輪筋を筋線維の走行に対して平行に，前歯を押し付

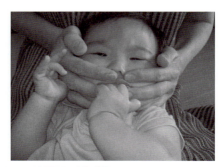

図18　口腔周囲の脱感作

けるようにして押し下げる［図19d］．
b．頬訓練
・b－1　示指を，頬が最も膨らむあたり，ちょうどえくぼのできるあたりに入れ，外側に膨らませる．この時，口角を引っ張らないように気をつける［図20a］．
・b－2　示指を，b－1と同じ位置を狙って入れ，母指を挟んで揉みほぐす［図20b］．
c．舌訓練（口外法）
・c－1　オトガイ部に介助者の母指をあて，下顎の骨のすぐ後を示指でまっすぐに上に押し上げる．首が上を向いていると筋が突っ張ってしまって指が入らないので，少しだけ顎を引き気味にするとリラックスして行える［図21］．
d．舌訓練（口内法）：舌の前後運動の抑制
・舌が前方に出やすい場合に，抑制するための訓練として行う．スプーンの裏側を舌の先に押しあて，下の方に向かって押し下げる．

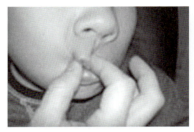
a．口輪筋の走行に対して垂直方向に縮める

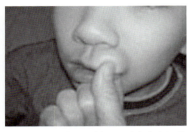
b．口輪筋の走行に対して垂直方向に伸ばす

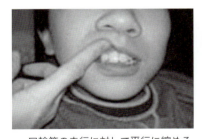
c．口輪筋の走行に対して平行に縮める

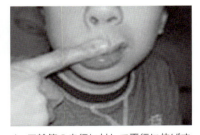
d．口輪筋の走行に対して平行に伸ばす

図19　口唇訓練

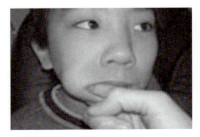
a．頬の内側から筋を伸ばす

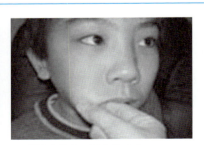
b．頬筋を挟んで揉みほぐす

図20　頬訓練

e. 舌訓練（口内法）：舌の側方運動の促進
- すりつぶし（咀嚼）の動きの時には，舌が側方に動く必要がある．その動きを促すための訓練である．スプーンのボール部のくぼみを舌の前側方に押しあて，反対側に向かって押し下げる．

f. ガムラビング（歯肉マッサージ）

嚥下反射がなかなか出ないような場合に，口腔中の感覚を高めるために行う．マッサージにより，刺激で唾液が出てくるため，出てきた唾液を飲み込む練習にもなる．
- f－1 口腔中を，上下左右に4分割して行う．
- f－2 介助者の指の腹を，歯と歯肉の境におき，敏感な中心から末梢へ向かってこする．
- f－3 戻ってくる時（末梢から中心へ）は，こすらずに力を抜く ［図22］．

●その他の訓練

a. 咀嚼訓練

舌による押しつぶしの機能を獲得した後，なかなかすりつぶし（咀嚼）の動きが出てこないような場合に行う．
- a－1 パイナップルの芯やドライフルーツなど，簡単には噛み切れないような食物をスティック状に切る．
- a－2 スティック状の食物の片方を介助者がしっかりともち，子どもの口の真ん中から奥歯（臼歯）の歯列に添わせて乗せる．
- a－3 すりつぶす動きがなければ，介助者のもう一方の手で子どもの下顎を支え，すりつぶし（咀嚼）の動きを誘導する ［図23］．

b. 嚥下動作の誘発訓練
- 口に物をためてなかなか飲み込まないような場合，喉のところを下から上，または上から下へ向かってゆっくりさする．通常は，刺激が終わってしばらくしてから，嚥下が起こる．

c. 味覚刺激法

なかなか飲み込みの動き（嚥下反射）が出てこないような場合に行う．
- c－1 下唇の内側に，飴の味だけ（味物質）を塗りつける ［図24a］．
- c－2 口唇と顎を閉じさせ，下唇を内側に押して介助する．
- c－3 味物質が口の奥に広がるにつれ，刺激唾液（主に耳下腺と顎下腺から出てくる唾液）が出てくる ［図24b］．
- c－4 出てきた唾液を，顎を介助して嚥下させる．

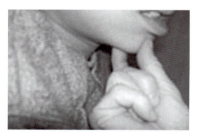

舌筋を顎の下から刺激する

図21　舌訓練（口外法）

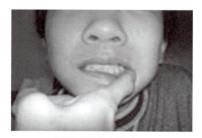

深部感覚を刺激する

図22　ガムラビング（歯肉マッサージ）

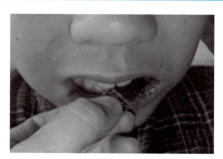

図23　咀嚼訓練

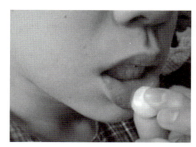
a. 下唇の内側に味物質を塗る

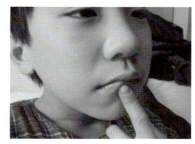
b. 下顎を閉じさせて味を広がらせて嚥下を待つ

図24　味覚刺激法

3）目標設定の考え方

　摂食指導は発達療法の考え方が基本である．しかし，定型的な発達の順番に合わせることを厳守するがあまり，逆に発達を阻害してしまうこともある．例えば，ある段階の動きを完全に獲得しないと，次に進んではならないという考え方である．定型的な発達の場合，捕食や嚥下機能を獲得するということは，舌突出せずに口唇閉鎖して食物を捕食する機能を発揮できるということになる．そうすると，機能に遅れがある場合，仮に舌が上下運動や側方運動していたとしても，舌突出がなくならない限りペースト食（初期食）から先に進めないということが現実として多く起こっている．軽度な発達遅延の場合は，本人の成長に合わせてゆっくりと段階を踏んで進めていくことが大切であるが，障害がある場合には，完全な定型発達を呈することはまれで，ある部分は機能獲得したけれどもある部分は未獲得であったり，異常な運動パターンを獲得してしまったりといったことが圧倒的に多い．そのため，完全な定型発達を期待しているばかりでは，せっかく獲得している一部の機能はいつまでたっても発揮されない．もちろん発達の道筋をたどることは重要であるが，あまりそこにこだわってしまうと，食の楽しさそのものを見失ってしまう恐れがある．

　目標設定のポイントは，嚥下機能が良好であるかを見極めることである．嚥下機能が良好であるということは，呼吸器を守り，確実に栄養を消化管に送り込むことができる．嚥下機能が良好であれば，現時点で口の動きが未熟でも，積極的に食形態を進めていくこと目標に機能訓練していくことが可能である．一方，嚥下機能が不良であれば，仮に咀嚼が可能であっても，常食を食べることは難しい．

　それぞれの子どもの摂食嚥下障害の程度は様々であり，発達の進み方も個人差が大きい．しかし，「必ず発達していく」．この信念のもと，気長に取り組むことが大切である．

文献

1) 尾本和彦：第1節　摂食・嚥下障害の原因．第3章　摂食機能の評価と診断．障がい児者の摂食・嚥下・呼吸リハビリテーション―その基礎と実践（金子芳洋監修，尾本和彦編），医歯薬出版，2005, p127.
2) 尾本和彦：第3節　障がい児の摂食機能発達の特徴．第1章　摂食・嚥下機能の発達．障がい児者の摂食・嚥下・呼吸リハビリテーション―その基礎と実践（金子芳洋監修，尾本和彦編），医歯薬出版，2005, p39.
3) 金子芳洋：6）全身発達との関係．2. 機能異常は発達の遅れから．第3章　心身障害児における摂食機能の異常．食べる機能の障害―その考え方とリハビリテーション（金子芳洋編），医歯薬出版，1987, pp58-59.
4) 大岡貴史・他：障害児の摂食機能障害と粗大運動発達との関連性について．障害者歯科，26（4）：648-657, 2005.
5) 村田尚道・他：障害児における摂食・嚥下機能の発達段階と全身状態との関連について．障害者歯科，34（4）：609-615, 2013.
6) 水上美樹・他：ダウン症候群児の粗大運動能と摂食に関わる口腔異常習癖との関連．障害者歯科，36（1）：17-24, 2015.
7) 金子芳洋：7）悪循環．2. 機能異常は発達の遅れから．第

3章　心身障害児における摂食機能の異常．食べる機能の障害—その考え方とリハビリテーション（金子芳洋編），医歯薬出版，1987，p60．

8) 金子芳洋：5）口腔感覚の異常．2．機能異常は発達の遅れから．第3章　心身障害児における摂食機能の異常．食べる機能の障害—その考え方とリハビリテーション（金子芳洋編），医歯薬出版，1987，pp56-57．

9) 向井美惠：摂食機能療法 —診断と治療法—．障害者歯科，**16**：145-155，1995．

10) 石井一実・他：手づかみ食べにおける手と口の協調の発達（その1）食物を手でつかみ口に運ぶまでの過程．障害者歯科，**19**：24-32，1998．

11) 千木良あき子・他：手づかみ食べにおける手と口の協調の発達（その2）捕食時の動作観察と評価法の検討．障害者歯科，**19**：177-183，1998．

12) 田村文誉・他：スプーン食べにおける「手と口の協調運動」の発達（その1）捕食時の動作観察と評価法の検討．障害者歯科，**19**：265-273，1998．

13) 西方浩一・他：スプーン食べにおける「手と口の協調運動」の発達（その2）食物を口に運ぶまでの過程の動作観察と評価法の検討．障害者歯科，**20**：59-65，1999．

14) 金子芳洋：付図．第5章　まとめ—摂食障害児のリハビリテーションを成功させるために—．食べる機能の障害—その考え方とリハビリテーション（金子芳洋編），医歯薬出版，1987，pp144-151．

15) 尾本和彦：第2節　臨床評価．障害児者の摂食・嚥下・呼吸リハビリテーション—その基礎と実践（金子芳洋監修，尾本和彦編），医歯薬出版，2005，pp133-136．

16) 舩島弘之・他：エックス線テレビによる9か月乳児の嚥下動態の観察—乳児嚥下と成人嚥下の比較—．摂食・嚥下リハ学会雑誌，**1**：33-44，1997．

17) Morris SE, Klein MD：Pre-Feeding Skills-A Comprehensive Resource for Mealtime Development. 2nd ed, Therapy Skill Builders, Tuscon, Arizona, 2000.

18) Kramer SS：Special swallowing problems in children. *Gastrointestinal Radiology*, **10**：241-250, 1985.

19) 細川賀乃子：2．ビデオ内視鏡検査．第3節　検査機器を用いた評価．第3章　摂食機能の評価と診断．障害児者の摂食・嚥下・呼吸リハビリテーション—その基礎と実践（金子芳洋監修，尾本和彦編），医歯薬出版，2005，pp182-183．

20) 向井美惠：第2章　正常摂食機能の発達．食べる機能の障害—その考え方とリハビリテーション（金子芳洋編），医歯薬出版，1987，pp9-10．

21) 金子芳洋：付図．第5章　まとめ—摂食障害児のリハビリテーションを成功させるために—．食べる機能の障害—その考え方とリハビリテーション（金子芳洋編），医歯薬出版，1987，p152．

22) Arvedson JC, Bronsky L：Pediatric Swallowing and Feeding-Assessment and Management-. 1st ed, Singular Publishing Group Inc, San Diego, California, 1993.

23) Ogg HL：Oral-pharyngeal development and evaluation. *Physical Therapy*, **55** (3)：235-241, 1975.

24) 尾本和彦：7．筋刺激訓練法．第4章　摂食機能訓練．食べる機能の障害（金子芳洋編），医歯薬出版，1987，pp114-129．

25) 楊　秀慶，田村文誉：小児の摂食嚥下障害における歯科的問題．臨床リハ，**24**（7）：652-658．

（田村文誉）

第 15 章

成人の摂食嚥下障害

Clinical management of Dysphagia in Adults

はじめに

　成人の摂食嚥下障害に対する対応は，超高齢社会を迎えたわが国では最重要課題の一つとなっている．わが国は，2014年に65歳以上の人口が総人口の26.0％，75歳以上は12.5％となり，8人に1人が75歳以上となっている[1]．2011年以降，肺炎が死因は第3位となり[2]，この死亡のうち65歳以上が9割を占める[3]．肺炎で入院した患者の6割が誤嚥性肺炎であり，70歳以上では8割が誤嚥性肺炎であるとされる[4]．誤嚥性肺炎は摂食嚥下障害が基盤にあり，今後さらなる高齢化とともに，誤嚥性肺炎の割合や摂食嚥下障害が関連した死亡数の増加が予想され，摂食嚥下障害に対する適切な対応はますます重要性を増している．

　摂食嚥下とは，食物を認知し，口腔に取り込み，口腔内で咀嚼・形成した食塊を咽頭・食道を経て胃まで送り込む一連の過程である．摂食嚥下とは，生きて活動をしていくための必要な栄養摂取であり，さらに食を通して社会的な交流を深めたり，味を楽しむなど，ヒトの生命・生活に欠かせない活動である．摂食嚥下障害になるとこれらの活動が難しくなるだけでなく，誤嚥性肺炎，窒息，脱水，低栄養など生命に関わる医学的問題を引き起こす．脳卒中による嚥下障害患者では，嚥下障害のない患者に比べ約3倍も誤嚥性肺炎を併発しやすいと報告されている[5]．これらの合併症は，二次的に嚥下障害を悪化させるなどの悪循環をもたらす．それだけでなく積極的な嚥下訓練の開始の時期を遅らせる・中断させることにもつながり，早期の回復を阻害する．また摂食嚥下障害により生じる問題は医学的問題にとどまらず，食べる楽しみの喪失という生活の質の低下にも影響する．このように摂食嚥下障害が生命・人生に与える影響は計り知れず，迅速かつ適切な摂食嚥下障害の評価および対応は不可欠である．

　成人の摂食嚥下障害は，脳卒中，神経筋疾患，代謝障害など神経原性によるもの，頭頸部腫瘍，食道がんなど器質的問題，その他，薬剤や加齢による摂食嚥下障害など様々な原因で起こる．近年では言語聴覚士（ST）が対象とする障害の中ではもっとも頻度の高い領域の一つとなっている[6]．生命に関わる障害であることから医学的な知識が必要とされ，また病院という枠組みを超えて生活の場を考慮して対応していくことから，多様な医療職による多面的対応が必要であり，チームアプローチが基本となる．病院や施設や自宅で想定されるチームの構成人員は異なる．それぞれのチームでそのチーム内で果たすべきSTの役割を考え，職種独特の知識・技術の枠を超えて，他職種と連携しながら役割を果たしていく．

検査・評価

摂食嚥下障害に対するアプローチとして重要なことは安全性の確保である．摂食嚥下障害では，常に窒息や誤嚥性肺炎など，生命に関わる問題がリスクとしてある．これらのリスクを回避するためには，摂食嚥下障害を引き起こしている原因やリスク要因を明らかにして，適切な対応法を導く必要がある．

1）診察と評価の流れ

基本的な流れは，問診→身体所見→スクリーニング検査→画像診断→重症度判定→ゴール設定／治療法の決定である．この流れに沿って，それぞれの目的，内容，注意事項を挙げながら説明する．

(1) 問診

◎目的　現在の症状を把握して，摂食嚥下障害の有無や原因を判断していく手がかりとなる診断の第一段階である．見逃されていた摂食嚥下障害が発見されることもある．効率よく行うために自覚症状からの判断方法として質問紙も有効であり臨床場面で活用されている [表1]．

◎聴取内容

ⅰ) 主訴：むせる，喉に詰まる，飲みにくい，食事に時間がかかる，最近痩せてきたなど

ⅱ) 徴候：食事中や食後のむせ，夜間の咳嗽，湿性嗄声，痰の増加，体重減少など

ⅲ) 病歴（一般・摂食嚥下に関連するもの）：いつ頃から主訴あるいは徴候がみられるか，徴候の頻度の変化，摂食嚥下障害の原因となる疾患の既往，内服中の薬剤など

ⅳ) 摂食状態：現在の食形態，食事摂取量，食事摂取時間，食欲など

ⅴ) 薬剤：嚥下機能に影響を及ぼす薬剤の服薬の有無〔てんかんや精神科関連疾患（抗けいれん薬，抗うつ薬），神経因性膀胱（抗コリン薬），高血圧（カルシウム拮抗薬），痙縮（筋弛緩薬）〕

◎注意事項　摂食嚥下障害は主訴を伴わないことも多い．嚥下障害を起こしやすいとされる疾患やその既往がある場合は，嚥下障害の可能性が高いことを考慮しながら聴取していく．患者や家族が答えやすいように質問内容を工夫して，重要な項目に聴取もれがないように心がける．

(2) 身体所見

◎目的　全身症状，局所症状を把握して，摂食嚥下障害が引き起こしている二次的問題の有無や種類，嚥下障害のリハビリテーション（リハ）の阻害となる問題点などを把握する．摂食嚥下リハの立案に重要な情報となる．

◎内容

ⅰ) 意識

ⅱ) 全身状態：体温，血圧，脈拍，体重，乾燥・るい痩・浮腫の有無など，脱水・低栄養の徴候の有無

ⅲ) 呼吸器症状：誤嚥性肺炎の徴候の有無（発熱，呼吸困難，肺雑音，チアノーゼなどの有無）

ⅳ) 血液検査結果：低栄養，貧血，感染症（炎症反応）の有無 [表2]

ⅴ) 口腔・咽頭状態：食物残留，舌苔，乾燥，口臭，う歯，歯牙と義歯の有無，義歯の適合性，唾液の性状など

ⅵ) 神経学的所見：主に嚥下に関連する脳神経（三叉神経，顔面神経，舌咽神経，迷走神経，

表1　各種質問紙

名称	項目数	感度	特異度
Eating Assessment Tool（Eat-10）日本語版（渡邊，2014）	10	0.77	0.76
聖隷式嚥下質問紙（大熊，2002）	15	0.92	0.90
嚥下障害リスク評価尺度改訂版（深田，2006）	23	0.57	0.56
SWAL-QOL 日本語訳（和田，2003）	44		
Swallow Disturbance Questionnaire 日本語版：SDQ-J（山本，2012）	15	0.78	0.85

舌下神経）．嚥下に関係する運動感覚神経を**表3**に示す．それぞれの神経の支配筋と嚥下における働きを考慮しながら所見をとる[7]．

vii）**認知・情動機能，高次脳機能**：従命動作の可不可，意欲の有無

viii）**声**：声質（湿声の有無），声量，最長発声持続時間，咳払いの可不可

ix）**運動機能所見**：嚥下運動に影響を与える頸部・体幹・上肢機能の運動・感覚機能

x）**ADL**

（3）スクリーニング検査

嚥下障害の患者を判別する「ふるい分け」が目的となる．そのため，簡便，短時間で行えること，侵襲が少ないこと，低コストが条件となる．

現状では，どれ一つをとっても完全なスクリーニング検査はないため，複数の検査を組み合わせて精度を上げる必要がある．スクリーニング検査の精度は感度，特異度で示される．感度とは，実際に嚥下障害がある患者を検査で正しく嚥下障害ありと判定する率であり，特異度とは，嚥下障害がない患者を検査で正しく嚥下障害なしと判定する率である．感度が高い検査では，実際は嚥下障害があるのに嚥下障害なしと判定される（偽陰性者）ことが少ない．嚥下のスクリーニングは「ふるい分け」が目的で，異常の見落としが一番問題になるため，感度が高いことが重要である．

スクリーニングでは，対処法などに関する情報は乏しいため，結果次第で次項に述べる画像検査による評価が必要である．

以下はわが国でよく用いられるスクリーニング検査である．

①**反復唾液嚥下テスト（Repetitive Saliva Swallowing Test：RSST）**[8,9]

◎**目的**　嚥下反射の惹起性，誤嚥のスクリーニング．

◎**方法と判定**　空嚥下を促し，30秒間で何回嚥下できるかを測定する．この時，示指と中指で舌骨と甲状軟骨を触知して嚥下を確認する．3回/30秒未満であれば陽性（問題あり）となり，誤嚥が疑われる．誤嚥検出の感度は0.98，特異度は0.66．

◎**注意事項**　覚醒が低い場合や指示に従えない患者には実施できない．口腔内が汚れている場合は口腔ケア後に実施，また口腔内が乾燥している場合は綿棒などで湿らせてから実施する．嚥下が起こりにくい患者では，甲状軟骨の小さな上下運動が触知されカウントするかを迷うことがあるが，指を乗り越えて挙上する嚥下のみをカウントする．

②**改訂水飲みテスト（Modified Water Swallow Test：MWST）[表4]**[10]

◎**目的**　誤嚥のスクリーニング．

◎**方法と判定**　冷水3mlを口腔底に注ぎ，嚥下を促し評価する．カットオフ値を3点とすると，誤嚥検出の感度は0.70，特異度は0.80．

◎**注意事項**　不顕性誤嚥については評価できない．むせがなくても誤嚥している場合があるため，咳の有無だけでなく，呼吸状態や声質の変化を評価する．口腔内に水を入れる時，咽頭に直接流れ込

表2　血液検査結果[21,25,48]

	検査項目	標準値
感染症（炎症反応）の有無	C反応性蛋白（CRP）	0.6mg/d*l*以下
	白血球（WBC）	3,700〜8,700
貧血	赤血球（RBC）	男性　430〜570×10^4/μ*l* 女性　380〜480×10^4/μ*l*
	血色素量（Hb）	男性　13〜18g/d*l* 女性　11〜15g/d*l*
	ヘマトクリット値（Ht）	男性　39〜52% 女性　33〜45%
栄養状態	血清アルブミン（Alb）	57.7〜75.3%
	尿素窒素（BUN）	7〜18mg/d*l*

むことを防ぐために，舌背ではなく必ず口腔底に入れるようにする．

③食物テスト（Food Test：FT）[10]

◎**目的**　誤嚥のスクリーニング．

◎**方法と判定**　茶さじ一杯のプリンを舌背前部におき，嚥下を促し評価する．判定基準は改訂水飲みテストに準じる［表4］．カットオフ値を4点とすると，誤嚥検出の感度は0.72，特異度は0.62．

④嚥下前後X線撮影[11]

◎**目的**　誤嚥のスクリーニング．

◎**方法と判定**　50%バリウム溶液4mlの嚥下前後に単純X線撮影を行い，前後の像を比較して，誤嚥や嚥下後の咽頭残留などの所見を同定する．誤嚥検出の感度は0.84，特異度は0.94．咽頭残留検出の感度は0.88，特異度は0.63．

⑤咳テスト[12]

◎**目的**　誤嚥，不顕性誤嚥のスクリーニング．

◎**方法と判定**　ネブライザーを用いて1.0重量%クエン酸生理食塩水を経口に噴霧して吸入させ，咳反射を誘発させる．1分間の吸入で，咳が4回以下の場合を不顕性誤嚥ありと診断する．不顕性誤嚥検出の感度は0.87，特異度は0.89．

表3　脳神経と筋と機能の関係[7]

神経		支配筋・器官	運動／感覚	機能
三叉神経	運動	口蓋帆張筋	軟口蓋を緊張，口腔後方の食塊保持	食塊保持
			咽頭後壁に対して軟口蓋挙上・緊張・後退	咽頭への送り込み
		咬筋	閉口のため下顎を挙上	食塊形成・咀嚼
		翼突筋	内側：閉口のため下顎を挙上 外側：下顎前方・開口・側方運動	食塊形成・咀嚼
		側頭筋	閉口のため下顎を挙上	食塊形成・咀嚼
		顎舌骨筋	食塊保持・食塊形成・咽頭への送り込み時の口腔底の安定	食塊保持・食塊形成・咽頭への送り込み
		顎舌骨筋 顎二腹筋前腹	舌骨前方移動	舌骨移動
			他の上筋群と舌骨前上方移動に伴う喉頭蓋の前上方運動を形成	喉頭蓋反転
			他の上筋群と舌骨前上方移動による輪状軟骨の咽頭後壁からの牽引	UES開大
	感覚	V2: 口蓋・上歯・歯肉	触覚・立体認知	食塊操作・準備・前方口腔保持
		V3: 前舌・下歯・歯肉	触覚・立体認知・固有感覚・痛覚・温覚	食塊操作・準備・前方口腔保持
顔面神経	運動	口輪筋	口唇閉鎖，食塊前方保持	口唇閉鎖，食塊形成・咀嚼
		上唇挙筋		
		上唇鼻翼挙筋		
		口角挙筋		
		小頬骨筋		
		大頬骨筋		
		笑筋		
		口角下制筋		
		オトガイ筋		
		頬筋	食塊形成時に頬を歯に押し付ける	食塊形成・咀嚼
		茎突舌骨筋	口腔底の安定化をはかり，咀嚼効率と舌の動きを支持	食塊形成・咀嚼・咽頭への送り込み
			他の上筋群と舌骨前上方移動による輪状軟骨の咽頭後壁からの牽引	UES開大
	感覚	舌前方・オトガイ	味覚	
	自律	舌下腺・顎下腺		唾液の生成

表3　脳神経と筋と機能の関係（つづき）[7)]

神経		支配筋・器官	運動／感覚	機能
舌咽神経	運動	茎突咽頭筋	咽頭を短縮・拡張	咽頭収縮
			喉頭挙上	喉頭挙上
			喉頭挙上に伴い喉頭蓋を水平に位置	喉頭蓋反転
	感覚	舌咽頭・口峡・後舌	味覚・触覚・痛覚	咽頭嚥下開始／口腔後方保持
	自律	耳下腺		唾液分泌
迷走神経	運動	口蓋舌筋	舌後方を挙上，口蓋を下降させ，舌口蓋閉鎖を形成	食塊保持・食塊形成・咽頭への送り込み
			口腔後方の食塊保持	食塊保持・食塊形成・咀嚼
			食塊を後方に送り込むために，口蓋に向かって舌背挙上	咽頭への送り込み
			舌根後退	喉頭蓋反転
		口蓋帆挙筋	軟口蓋を挙上・緊張・後退	軟口蓋挙上
			舌根を後退	舌根後退
		耳管咽頭筋	咽頭を短縮・拡張	咽頭収縮
			喉頭挙上	喉頭挙上・UES 開大
		口蓋咽頭筋	咽頭を短縮・拡張	咽頭収縮
			喉頭挙上	喉頭挙上・喉頭蓋反転・UES 開大
		上咽頭収縮筋	上方から下方への連続した咽頭収縮	咽頭蠕動波
		中咽頭収縮筋	上方から下方への連続した咽頭収縮	咽頭蠕動波
			舌根と並置，喉頭蓋の動き	咽頭後退
		下咽頭収縮筋	上方から下方への連続した咽頭収縮	咽頭蠕動波
			UES 開大の機能的要素	UES 開大
		甲状披裂筋	披裂軟骨を下方，内方，前方へ回転	喉頭前庭閉鎖
		外側輪状披裂筋	喉頭挙上時に披裂を喉頭蓋へ接近	喉頭前庭閉鎖
		披裂内筋	声帯閉鎖を促進し，仮声帯を内転	喉頭前庭閉鎖
	感覚内枝	舌根・喉頭蓋谷・喉頭蓋・咽頭後壁・披裂・披裂口蓋・仮声帯・声帯・梨状窩	触覚	咽頭期嚥下誘発　気道防御・気道クリアランス
	自律	反回神経：声門下，気管・気管支		気道クリアランス
舌下神経	運動	上縦舌筋	①食塊保持のために舌の形を変える②咀嚼・食塊形成ために食塊を歯列にのせる③食塊を後方に送り込むために，舌背挙上し口蓋に押し付ける④舌と口蓋で食塊の形を適切な形で保持する	食塊形成・咀嚼　咽頭への送り込み
		下縦舌筋		
		横舌筋		
		垂直舌筋		
		オトガイ舌筋	食塊保持・操作のために舌の形を変える	食塊保持
			舌を左右に動かす左右に動かす	食塊形成・咀嚼
			食塊を後方に送り込むために，口蓋に向かって舌背挙上し固定	咽頭への送り込み
		舌骨舌筋	舌を押し下げる	食塊形成・咀嚼
			食塊を後方に送り込むために，口蓋に向かって舌背挙上し固定	咽頭への送り込み
			舌根後退	喉頭蓋反転
		茎突舌筋	口腔後方の保持	食塊形成・咀嚼
			食塊を後方に送り込むために，口蓋に向かって舌背挙上し固定	咽頭への送り込み
			舌根後退	喉頭蓋反転

317

⑥Three Test [13]

②の MWST，③の FT，④の嚥下前後 X 線撮影の 3 つの検査を組み合わせたものである．

◎**目的**　誤嚥のスクリーニング．

◎**方法と判定**　3 つの検査を実施し，その合計点を判定に用いる．合計点が 12 点以下を誤嚥ありと判断する．感度は 0.90，特異度は 0.71．また④が実施困難な場合は，②と③の合計点で判定できる．この場合は，合計点が 8 点以下を誤嚥ありと判断し，感度は 0.90，特異度は 0.56．

⑦頸部聴診 [14]

◎**目的**　誤嚥や下咽頭部の残留．

◎**方法と判定**

ⅰ）聴診器の接触子を頸部（輪状軟骨直下気管外側）に接触させ，呼気をできるだけ一定の強さで出してもらい聴診する．

ⅱ）準備した検査食を与え「いつものように飲んでください」と指示し，嚥下音を聴診する．

ⅲ）嚥下終了後，貯留物の排出行為は行わずに呼気を出してもらい聴診する．

ⅳ）嚥下前後の呼気音の比較を行う．ⅱ）の嚥下音で泡沫音やむせに伴う喀出音や嚥下音の合間の呼吸音が聴取されたら誤嚥を疑う．また，ⅳ）で湿性音や嗽音や液体振動音，むせに伴う喀出音，喘鳴様呼吸音が聴取されたら誤嚥や咽頭部における液体の貯留を疑う [表 5]．

◎**注意事項**　①聴診を行う前に咳嗽を複数回行わせ，貯留物を排出させる．②呼気を出してもらう時は，発声を伴わないように指示する．③接触子をあてる位置は，嚥下時の喉頭挙上運動や頸部の運動を妨げないようにする．

(4) 画像診断（VF 検査，VE 検査，CT，MRI）

嚥下運動はいったん口腔に取り込まれからは外からはみえない運動である．みえない運動に対し，症状を分析して訓練内容を決めていくことは非常に難しい．そこで嚥下障害が疑われたら，嚥下造影検査（VF 検査）や嚥下内視鏡検査（VE 検査）による画像診断を行う．両者の検査は，嚥下運動，食塊の動きを可視化できるため，嚥下動態を分析し，摂食嚥下障害の原因の評価および対策を決めていくことができる．

①嚥下造影検査（VF 検査）[15]

X 線透視下に口腔期から食道期までの嚥下動態を観察する検査法である．

◎**目的**

ⅰ）誤嚥や咽頭残留などの症状を把握し，諸器官の形態的異常や機能的異常を評価して症状と病態の関係を明らかにする．特に不顕性誤嚥を含め，誤嚥の評価に関してもっとも標準的な検査法である．

ⅱ）ⅰ）にとどまらず，誤嚥や咽頭残留を軽減させる姿勢や食形態，訓練アプローチを検討する（治療指向的評価）．

表 4　改訂水飲みテスト手技と判定基準 [10]

手技	① 冷水 3ml を口腔底に注ぎ，嚥下を指示する ② 嚥下後，反復嚥下を 2 回行わせる ③ 評価基準が 4 点以上なら最大 2 施行繰り返す ④ 最低点を評点とする
判定基準	1．嚥下なし，むせる and/or 呼吸切迫 2．嚥下あり，呼吸切迫（不顕性誤嚥の疑い） 3．嚥下あり，呼吸良好，むせる and/or 湿性嗄声 4．嚥下あり，呼吸良好，むせなし 5．4 に加え，反復嚥下が 30 秒以内に 2 回可能

表 5　頸部聴診の判定 [14]

	初見	判定
嚥下音	長い嚥下音や弱い嚥下音，複数回の嚥下音	舌による咽頭への送り込み障害，咽頭収縮の減弱，喉頭挙上障害，食道入口部の開大障害
	泡沫音（bubbling sound），むせに伴う喀出音	誤嚥
	嚥下音の間の呼吸音	呼吸と嚥下の協調障害，喉頭侵入，誤嚥
嚥下後の呼吸音	湿性音（wet sound），嗽音（gargling sound）など	咽頭残留，喉頭侵入，誤嚥
	むせに伴う喀出音，喘鳴様呼吸音	誤嚥

（文献 14 より一部改変）

◎**方法** X線透視室で実施する．透視装置にビデオを接続し，録画の準備をする．検査食として，造影剤（硫酸バリウム，水溶性ヨード系造影剤）を混ぜたとろみ水，液体，半固形物（ゼリー，ペースト），固形物（クッキー，コンビーフなど），混合物（液体と固形物の混合）を準備する．患者のレベルに合わせ，検査食の施行順や量を決定し，嚥下動態を観察，記録する．検査の中で，頸部・体幹の姿勢や嚥下手技の効果を判定し，誤嚥や咽頭残留軽減のためのアプローチを検討する．主に側面像で実施するが，咽頭収縮や食道入口部（UES）開大の左右差が疑われた場合，また食道機能を評価する時は，正面像で評価する．評価項目を**図1**に示す．

◎**注意事項**

ⅰ）**評価**

誤嚥の有無を確認するだけではなく，誤嚥の原因となっている機能的異常を見出し，誤嚥を軽減させるための方略をみつけ，訓練に役立てる．読影には経験を有するため，普段から画像をコマ送りでみて評価する練習を重ね，習熟しておく必要がある．

ⅱ）**リスク管理**

誤嚥のリスクが高い患者の場合には，吸引装置を準備する．また多量に誤嚥した場合に備え，理学療法士に排痰を依頼できるラインを作っておく．

ⅲ）**実施**

X線を用いるためSTが実施することはできないが，検査場面には同席する．STの役割は，スクリーニング検査結果や適切と考えられる姿勢，食形態・量について情報提供をしていくことである．さらに検査中にも有効性を評価すべき姿勢や食形態や嚥下手技について提言していき，介入の手がかりや訓練に必要な情報を収集していく．

ⅳ）**禁忌**

①意識レベルが低い，②造影剤のアレルギーがある，③重症肺炎に罹患している，④呼吸状態が不良，⑤VF検査実施の同意書が得られな

かった場合は禁忌となる．以上が認められたら検査の時期を再考する，または次に述べるVE検査の適応を検討する．

②**嚥下内視鏡検査（VE検査）**[16)]

経鼻的に内視鏡を挿入し，安静時と嚥下時の咽頭と喉頭を直視下に観察する検査法である．

◎**目的**

ⅰ）嚥下後の咽頭・喉頭の観察から咽頭残留，誤嚥の症状を把握し，咽頭，喉頭の形態的異常や機能的異常，衛生状態を評価して症状と病態の関係を明らかにする．

ⅱ）咽頭残留や誤嚥を軽減させる姿勢や食形態，訓練アプローチを検討する（治療指向的評価）．

また VE 検査画像は実際の食物を使うため，食塊が通過していく状態がわかりやすく，症状の説明や指導に有効である．

◎**方法** 外鼻孔から軟性内視鏡を挿入し，ⅰ）上咽頭（側壁・後壁）・軟口蓋，ⅱ）中咽頭，下咽頭，ⅲ）喉頭前庭を観察，評価する **[図2]**．

ⅰ）では，発声時，唾液嚥下時の鼻咽腔閉鎖（軟口蓋挙上，上咽頭収縮の程度を左右差に留意しながら評価する．

ⅱ）では，咽頭・喉頭蓋の構造，発赤，腫脹，浮腫の有無を確認する．咽頭の衛生状態を観察する．食物残渣，唾液・痰の貯留位置（喉頭蓋谷，梨状窩，咽頭全体）量を確認する．唾液嚥下を指示し，ホワイトアウトの強さを評価する．また経鼻経管栄養チューブが挿入されている患者では，その走行を確認する．

ⅲ）では，披裂，声帯の構造や発赤，腫脹，浮腫の有無を確認する．唾液や痰の喉頭内の貯留，誤嚥の有無を確認し，量や性状についても評価する．発声や息止めを指示し，喉頭閉鎖の程度を左右差に留意しながら評価する．咳払いを指示し，喉頭外への痰の喀出能力を評価する．さらに内視鏡の先端で喉頭蓋や披裂に触れ，感覚の程度を評価することも可能である．

ⅰ）～ⅲ）の観察・評価後に検査食を嚥下させ，食塊の咽頭への進行状況，喉頭蓋谷や梨状窩の咽頭残留の有無，喉頭侵入や誤嚥の有無を評価する．

VF検査と同様に，患者のレベルに合わせ，検査食の施行順や量を決定し，検査の中で，頸部・体幹の姿勢や嚥下手技の効果を判定し，咽頭残留や誤嚥軽減のためのアプローチを検討する．

◎注意事項

i）評価

嚥下の瞬間はホワイトアウトによって観察できないため，誤嚥を直接的に評価することはできない．色のついた液体や食物を嚥下させ，嚥下後に喉頭内を観察し，食塊が声門下に侵入していることを直視できた場合に，誤嚥の診断が可能である．また誤嚥が疑われた時は，咳をさせて排出される侵入物を確認することで判定したり，発声をさせ湿性嗄声の有無を評価する．評価項目は図３の通りである．

ii）実施

VF検査と同様に，STが実施することはできないが，同席して適切と考えられる姿勢や食形態・量について情報提供をしていく．また読影ができるように画像の所見や観察・評価の練習を重ねる必要がある．

③嚥下CT[17)]

嚥下動態をはじめて３次元で捉えることを可能にした検査法で，嚥下中の全諸器官の観察が制

VF-NO
氏名：　　　　　　（男・女）　歳　ID：
病名：　　　　　　障害
科　病棟・外来　主治医：　　　実施医：
検査日：　年　月　日　回目　ST：　　　記録者
造影剤　　　O_2SAT：検査前（　　）%　検査後（　　）%

体幹角度（体位）						
頸部						
検査食の種類 量 形態 温度						
義歯（要・不要）	着・非	着・非	着・非	着・非	着・非	着・非
摂食方法						
嚥下手技						
指示嚥下・自由嚥下	指・自	指・自	指・自	指・自	指・自	指・自
撮影方向	側・正	側・正	側・正	側・正	側・正	側・正
食物の取り込み	3 2 1	3 2 1	3 2 1	3 2 1	3 2 1	3 2 1
咀嚼・押しつぶし	3 2 1	3 2 1	3 2 1	3 2 1	3 2 1	3 2 1
口唇からの漏出	3 2 1	3 2 1	3 2 1	3 2 1	3 2 1	3 2 1
口腔内保持	3 2 1	3 2 1	3 2 1	3 2 1	3 2 1	3 2 1
食塊形成	3 2 1	3 2 1	3 2 1	3 2 1	3 2 1	3 2 1
口腔残留（前庭部）	3 2 1	3 2 1	3 2 1	3 2 1	3 2 1	3 2 1
（口腔底）	3 2 1	3 2 1	3 2 1	3 2 1	3 2 1	3 2 1
（舌背）	3 2 1	3 2 1	3 2 1	3 2 1	3 2 1	3 2 1
咽頭への送り込み	3 2 1	3 2 1	3 2 1	3 2 1	3 2 1	3 2 1
嚥下反射惹起時間	3 2 1	3 2 1	3 2 1	3 2 1	3 2 1	3 2 1
口腔への逆流	3 2 1	3 2 1	3 2 1	3 2 1	3 2 1	3 2 1
鼻咽腔への逆流	3 2 1	3 2 1	3 2 1	3 2 1	3 2 1	3 2 1
食道入口部の通過	3 2 1	3 2 1	3 2 1	3 2 1	3 2 1	3 2 1
喉頭侵入	3 2 1	3 2 1	3 2 1	3 2 1	3 2 1	3 2 1
誤嚥	3 2 1	3 2 1	3 2 1	3 2 1	3 2 1	3 2 1
通過経路	右 左 両	右 左 両	右 左 両	右 左 両	右 左 両	右 左 両
反射的なむせ	3 2 1	3 2 1	3 2 1	3 2 1	3 2 1	3 2 1
誤嚥物の喀出	3 2 1	3 2 1	3 2 1	3 2 1	3 2 1	3 2 1
喉頭蓋谷残留	3 2 1	3 2 1	3 2 1	3 2 1	3 2 1	3 2 1
	右 左 両	右 左 両	右 左 両	右 左 両	右 左 両	右 左 両
梨状陥凹残留	3 2 1	3 2 1	3 2 1	3 2 1	3 2 1	3 2 1
	右 左 両	右 左 両	右 左 両	右 左 両	右 左 両	右 左 両
食道残留	3 2 1	3 2 1	3 2 1	3 2 1	3 2 1	3 2 1
食道内逆流	3 2 1	3 2 1	3 2 1	3 2 1	3 2 1	3 2 1
胃食道逆流	3 2 1	3 2 1	3 2 1	3 2 1	3 2 1	3 2 1
コメント						

氏名：　　　　　（男・女）　歳　ID：
気切：有・無　カニューレの種類（　　　）　意識レベル
【解剖学的構造・動きの評価】

口唇	口唇閉鎖	3 2 1	
	下顎の開閉（開口・閉口）	3 2 1	
	咀嚼運動（下顎の動き）	3 2 1	
	咀嚼運動（舌の動き）	3 2 1	
	送り込み運動（舌の動き）	3 2 1	

咽頭	形態学的異常	3 2 1	
	舌根部の動き	3 2 1	
	舌骨の動き	3 2 1	
	喉頭挙上	3 2 1	
	咽頭収縮	3 2 1	
	食道入口部の開大	3 2 1	
	喉頭閉鎖	3 2 1	
	喉頭蓋の動き	3 2 1	

食道	食道の変形・蛇行・狭窄	3 2 1	
	食道蠕動	3 2 1	
	下部食道括約筋部の開大	3 2 1	

（解剖学的異常を図示）

図１　嚥下造影検査の評価表[15)]

限なく可能となり，定量評価をもたらし，嚥下運動のメカニズムの解明や病態理解を促進している．

◎**目的** 嚥下運動を3次元で描出し，咽頭残留や誤嚥などの症状を明らかにする．運動時間や距離・体積・面積などの定量評価により，諸器官の形態的異常や機能的異常を評価して，症状と病態の関係を明らかにする．咽頭残留や誤嚥を軽減させる姿勢や食形態，訓練アプローチを検討する（治療指向的評価）[図4]．

◎**概要** 320列面検出器型CT®（Toshiba製）に専用の椅子（Offset Sliding CT Chair®；イーメディカル，東名ブレース製）を設置し，仰角45°～60°に調整し，嚥下動態を撮影する．検査食として造影剤（硫酸バリウム，水溶性ヨード系造影剤）を混ぜたとろみ水，液体を患者のレベルに合わせて用いる．撮影後，3D-CT画像を作成し，諸器官の運動を計測し，病態の把握，訓練法の決定，経時的変化などを捉える．特に咽頭残留の評価は，咽頭縮小率やUES開大面積を定量評価できることで正確な病態理解につながり，有用である．

(5) その他の検査

①嚥下圧検査[18]

◎**目的** 嚥下中の咽頭および食道の継時的な圧力変化を計測することで，嚥下器官の運動様式およびそのタイミングを定量的に評価でき，嚥下障害の病態把握につながる．

◎**概要** 圧センサつきのカテーテルを鼻孔から挿入し，先端を食道内に留置し測定する．食塊が咽頭から食道へ送りこまれる時に，上咽頭，中咽頭，下咽頭の順に収縮し，UESが弛緩する．この際に生じる接触圧を計測する．咽頭内圧の時間的・空間的変化を記録し評価することが可能である．VF検査と同期させて評価することで，圧変化と嚥下動態を併せて評価できるため，より有用な評価となる[図5]．

②舌圧検査

◎**目的** 口腔期における舌の運動機能の一要素として舌の押す力を定量的に評価する．

◎**概要** 舌圧プローブを使用したバルーン式とセンサシートを口蓋表面に貼付し計測する方法がある．バルーン式は，舌圧プローブを前舌－口蓋間に配置し，前舌部を最大の力で口蓋に向けて挙上することで最大舌圧値を測定する[19]．センサシート式は，5点のセンサからそれぞれ得られる舌圧のデータをもとに，嚥下時における舌運動の順位性や左右バランスを詳細に分析できる[20]．初期時の舌圧評価，中間時点や終了時の訓練効果を含めた再評価など，評価目的だけでなく，後述する筋力増強訓練の一環や舌機能訓練機器としても用いることができる[図6]．

(6) 食事観察[21]

◎**目的** 患者の嚥下機能に現在の嚥下調整食が適切かどうかを評価する．

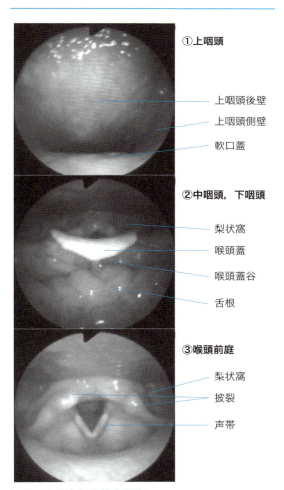

図2 嚥下内視鏡検査画像

①上咽頭
- 上咽頭後壁
- 上咽頭側壁
- 軟口蓋

②中咽頭，下咽頭
- 梨状窩
- 喉頭蓋
- 喉頭蓋谷
- 舌根

③喉頭前庭
- 梨状窩
- 披裂
- 声帯

◎方法　実際の食事場面に立ち会い，摂食を観察，評価する．評価のポイントは，①姿勢・食形態は機能に合ったものが提供されているか，②訓練で指導した一口量や嚥下手技で摂取できているかである．またむせの有無や摂取時間と摂取量，食事終了まで同じように摂取できているか（疲労していないか）などを評価する．

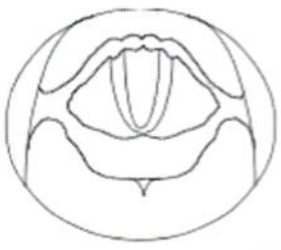

◎注意事項

ⅰ）観察中に，むせが止まらない・呼吸状態の変化・チアノーゼ・意識レベルの低下などが認

ID　　　録画機器 No.

氏名　（男・女）　年　月　日（　）歳　　検査医

検査日　年　月　日　（　回目）前回　年　月　日　科　主科主治医

原疾患名　　科担当医

発症日　年　月　日

障害名　嚥下障害　疑・確　（他：　）

意識レベル　　気切　有・無　　気切カニューレの種類：

摂食状況　　経管栄養　有・無　　経管栄養の種類　：NG(Fr)，PEG，その他（　）

構造・機能の評価

鼻腔　衛生状態：良・不良　出血：有・無
その他：

軟口蓋　発声時　動き：良・不良　左右差：有・無　麻痺側：左・右
嚥下時　動き：良・不良　左右差：有・無　麻痺側：左・右

咽頭腔　衛生状態：良・不良　出血：有・無　その他：
唾液貯留：無・少量・中等量以上
部位：喉頭蓋谷・梨状窩・全体
発声時　壁の動きの左右差：有・無　麻痺側：左・右
空嚥下時　壁の動きの左右差：有・無　麻痺側：左・右
ホワイトアウト：有・不明瞭・無

喉頭　前庭　唾液貯留：無・有　唾液の誤嚥：無・有
披裂部　動き：良・不良，左右差：有・無　麻痺側：左・右
声門　動き：良・不良，左右差：有・無　麻痺側：左・右

摂食・嚥下時の評価

食品の種類　　体位角度：
咽頭残留：無・少量・中等量以上　部位：喉頭蓋谷・梨状窩・全体
喉頭侵入：無・少量・中等量以上　喀出：可・不可，自発的・要指示
誤嚥：無・少量・中等量以上　喀出：可・不可，自発的・要指示
その他：

食品の種類　　体位角度：
咽頭残留：無・少量・中等量以上　部位：喉頭蓋谷・梨状窩・全体
喉頭侵入：無・少量・中等量以上　喀出：可・不可，自発的・要指示
誤嚥：無・少量・中等量以上　喀出：可・不可，自発的・要指示
その他：

食品の種類　　体位角度：
咽頭残留：無・少量・中等量以上　部位：喉頭蓋谷・梨状窩・全体
喉頭侵入：無・少量・中等量以上　喀出：可・不可，自発的・要指示
誤嚥：無・少量・中等量以上　喀出：可・不可，自発的・要指示
その他：

食品の種類　　体位角度：
咽頭残留：無・少量・中等量以上　部位：喉頭蓋谷・梨状窩・全体
喉頭侵入：無・少量・中等量以上　喀出：可・不可，自発的・要指示
誤嚥：無・少量・中等量以上　喀出：可・不可，自発的・要指示
その他：

総括・コメント

誤嚥　無 / 有（顕性・不顕性）

食品調整効果　無 / 有　　姿勢調整効果　無 / 有　　手技効果 無 / 有（　）

対策　訓練

図 3　嚥下内視鏡検査の評価表 [16]

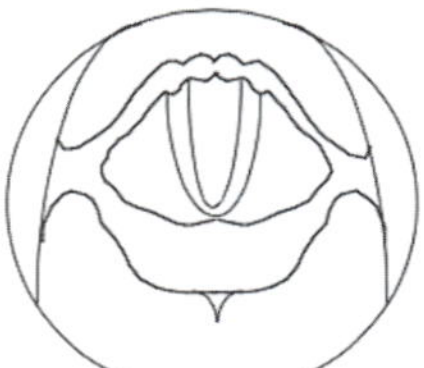

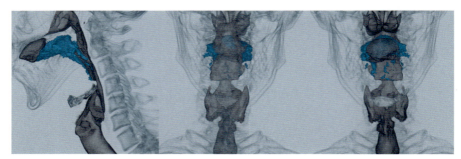

図 4　嚥下 CT 3D-CT 画像

められた場合には，直ちに摂取を中止し，医師・看護師に報告する．

ⅱ）患者や介助者はSTが観察していることを意識すると，より慎重に摂取・介助するため，習慣的な摂食状況を評価できない．できるだけ自然な状況下で摂取してもらう必要がある．

2）重症度判定

スクリーニング検査，VF検査やVE検査などで得られた情報をもとに摂食嚥下障害の程度を重症度分類に従って分類し，治療方針を決定していく．重症度分類はいくつか考案されているが，わが国で広く用いられている分類は，臨床的重症度分類と摂食・嚥下能力グレード／摂食・嚥下状況のレベルである．

①臨床的重症度分類（Dysphagia Severity Scale：DSS）[22]

臨床的に重症度の判定を行うため，VF検査やVE検査が行えなくても判定可能である．重症度が決まれば，適した食形態，経管栄養や訓練の必要性などの対応方法が導かれる．7段階の尺度で，1が最重症，7が正常である．1～4が誤嚥のありで，誤嚥のレベルによって4段階に分けられる[表6]．

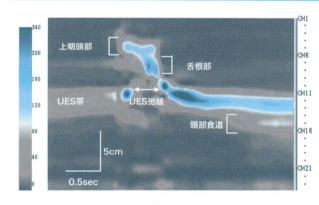

図5　嚥下圧検査で得られるグラフ

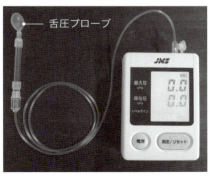
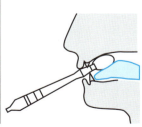

図6　舌圧装置（JMS co.）

②摂食・嚥下能力グレード／摂食・嚥下状況のレベル[23, 24)]

摂食・嚥下能力グレードは患者の摂食嚥下の「できる」能力を評価し，摂食・嚥下状況のレベルは「している」状況を評価し，嚥下能力と実際の状況の差を評価することができる．10段階で1が最重症，10が正常である [表7, 8]．

①または②を用いて，重症度を判定したうえで，推奨食形態，訓練の適応を判断していく．

3 訓練・指導

リハ医学は生活に焦点を当てた医学であり，リハは患者のよりよい生活を再建する．摂食嚥下のリハとは「食べる」ことで，訓練は「食べる」に必要な活動依存要素である可動域，筋力，持久力，協調性などを改善することに重きをおく間接訓練と，実際に食べることを練習してこれらの諸要素を「食べる」という行動に統合していく直接訓練からなる．言い換えると，間接訓練は食物を用いずに嚥下諸器官の運動を行うことで機能を改善させる基礎訓練であり，直接訓練では食物を用いて実際に嚥下をさせ機能改善を図る摂食訓練である．

間接訓練は，リスクが低く安心して施行できるが，諸器官の運動が実際の嚥下と結びつきにくいため，訓練の理解が得られにくい．一方で直接訓練は，食べる機能をよくするために食べる練習をするというロジックがわかりやすく，理解が得られやすい．また運動の転移も得られやすい．しかしその反面，肺炎や窒息などリスクを伴う訓練である．当然のことながらどちらか一方で十分ということはなく，基礎訓練での土台作り，それを実践させた摂食練習の両方が必要であり，重症度に応じて，適切な量の間接訓練，直接訓練を実施することが大切である．

A 間接訓練

1) 目的・前提

諸器官の可動域（舌は伸張性）拡大，筋力増強，筋の持久力増大，協調性の改善が目的となる．改善すべき嚥下機能に対して，その機能に必要な諸器官を考え，その諸器官の可動域，筋力，筋持久力，協調性を上げていく．

嚥下に必要な機能は，開口，口唇閉鎖，食塊保持，咀嚼，食塊形成，咽頭への送り込み，鼻咽腔閉鎖，舌骨・喉頭挙上，喉頭閉鎖，咽頭収縮，UES開大であり，これらには下顎，頬，口唇，舌，

表6 臨床的重症度分類[22)]

			定義	食事の対応法	直接訓練
誤嚥なし	7	正常範囲	臨床的に問題なし	必要なし	必要なし
	6	軽度問題	主観的問題を含め，何らかの軽度の問題がある	簡単な訓練，食事の工夫，義歯調節などを必要とする	症例によっては施行
	5	口腔問題	誤嚥はないが，捕食や咀嚼に問題がある	摂食訓練，食形態・食事法の工夫，食事中の監視が必要	一般医療機関や在宅で施行可能
誤嚥あり	4	機会誤嚥	ときどき誤嚥する．もしくは咽頭残留が著明で臨床上誤嚥が疑われる．代償法で誤嚥が防止できる	VFやVEで代償法の評価とその応用を適切に行う	一般医療機関や在宅で施行可能
	3	水分誤嚥	水分は誤嚥するが，工夫した食物は誤嚥しない	調整食のほか，代償法も応用する．水分摂取に経管を併用することもある	一般医療機関で施行可能
	2	食物誤嚥	水や食物を常に誤嚥するが，呼吸状態は安定	経口摂取は不可能で経管栄養が基本となる	専門医療機関で施行可能
	1	唾液誤嚥	唾液を含めすべてを誤嚥し，呼吸状態が不良	医学的安定を目指した対応法が基本となり，持続的な経管栄養法を要する	困難

軟口蓋，舌骨，喉頭，咽頭，食道が関与する．機能と諸器官の関係は1対1ではなく，通常一つの機能は複数の諸器官の運動からなる．さらに症状は，複数の機能障害にまたがっていることがほとんどである［表3］．そのため評価にて，問題となっている主症状から機能障害を抽出し，諸器官を特定し，訓練を考える必要がある．

嚥下障害患者は，複数の機能障害を併せもつことが多い．その場合，訓練の対象となる諸器官の運動は多数にわたる．しかしすべての訓練を限られた時間内に同時に行うことは困難である．十分な効果が得られなくなる上に疲労を招く原因ともなる．そこで重要となるのは，どの機能を優先して改善すべきかを考え訓練の優先順位を検討することである．評価結果よりもっとも重要度の高い機能改善訓練から開始する．

筋力トレーニングで重要なことは，十分な負荷をかけることである．さらに常に適切な負荷量（強度，回数，頻度）を考慮し，訓練時間だけでなく，自主トレーニングにて十分な訓練量を確保する．適宜，再評価を実施して，訓練効果を評価し，訓練内容と負荷量を再検討する．

2）全般

①頸部ストレッチ・頸部可動域訓練

◎**目的**　頸部の過緊張が原因で，舌や喉頭の運動を妨げていたり，呼吸の妨げになっている場合には，ストレッチを行って緊張を和げ，可動域を拡大する．覚醒を上げる効果もあり，摂食前の準備体操としても有効である．

◎**方法**

ⅰ）**体幹を安定させる**

体幹が不安定であると，頭頸部でバランスをとろうとして，頭頸部の緊張を上げてしまうた

表7　摂食・嚥下能力グレード[23]

Ⅰ．重症 経口不可	1	嚥下困難または不能，嚥下訓練適応なし
	2	基礎的嚥下訓練のみの適応あり
	3	条件が整えば誤嚥は減り，摂食訓練が可能
Ⅱ．中等症 経口と補助栄養	4	楽しみとしての摂食は可能
	5	一部（1～2食）経口摂取
	6	3食経口摂取＋補助栄養
Ⅲ．軽症 経口のみ	7	嚥下食で，3食とも経口摂取
	8	特別に嚥下しにくい食品を除き，3食経口摂取
	9	常食経口摂取可能，臨床的観察と指導を要する
Ⅳ．正常	10	正常の摂食・嚥下能力

表8　摂食・嚥下障害患者における摂食状況のレベル[24]

摂食・嚥下障害を示唆する何らかの問題あり	経口摂取なし	Lv. 1	嚥下訓練を行っていない
		Lv. 2	食物を用いない嚥下訓練を行っている
		Lv. 3	ごく少量の食物を用いた嚥下訓練を行っている
	摂取と代替栄養	Lv. 4	1食分未満（楽しみレベル）の嚥下食を経口摂取しているが，代替栄養が主体
		Lv. 5	1～2食の嚥下食を経口摂取しているが，代替栄養も行っている
		Lv. 6	3食の嚥下食経口摂取が主体で，不足分の代替栄養を行っている
	経口摂取のみ	Lv. 7	3食の嚥下食を経口摂取している．代替栄養は行っていない
		Lv. 8	特別食べにくいものを除いて，3食を経口摂取している
		Lv. 9	食物の制限はなく，3食を経口摂取している
		Lv.10	摂食・嚥下障害に関する問題なし

め，座位で実施する場合も，ベッド上でリクライニング臥位で実施する場合も，まずは体幹を安定させることに留意する．座位では両足を床にしっかりとつける．ベッド上では背部とベッドの間の隙間をタオルや枕などで埋めて安定した姿勢を作る．

ii）頸部の屈曲，伸展，側屈，回旋

頸部を屈曲，伸展，側屈，回旋の順にゆっくりと頸部の筋を引き伸ばしていくように動かしていく．最大可動域に到達したら数秒間止める．自動的に動かせるところまで動かしてもらい，そこから他動的にさらに動かしストレッチをする．全く動かせない場合は他動的に数回実施後，自動的に動かすことを促す．ゆっくりと動かすこと，動かしたところで止めることを原則とする．

◎**禁忌**　重篤な頸椎症などがある場合は実施しない．

3）口腔期

（1）取り込み

取り込みに必要な諸器官の運動としては，下顎下降，口唇開閉である．

①下顎下降訓練 [25]

◎**適応**　開口範囲が十分でない患者，咀嚼時にリズミカルな上下運動が得られていない患者が対象となる．

◎**方法**　安楽な座位をとらせ，全身をリラックスさせて行う．側頭筋や咬筋の緊張が高い場合は，アイシングやマッサージを行って筋緊張を落としてから可動域訓練を実施する．下顎を上下，前後，左右にゆっくりと大きく動かすように指示する．可動域が得られるようになったら（正常範囲参考値：開大38〜60mm，患者の2横指より少なければ制限あり），筋の持久力増大を目的に開閉の交互運動の回数を増加し，リズミカルな交互運動ができるようにすすめる [26]．

◎**注意事項**　顎関節の拘縮や脱臼が原因で開口障害が疑われる場合は，歯科／口腔外科に相談する．

②口唇閉鎖訓練 [25]

◎**適応**　口唇閉鎖が弱く，食物を取り込む時に口唇からこぼれる患者，取り込んだあとに口唇から食物がこぼれる患者が対象となる．

◎**方法**　可動域拡大を目的に，突出・横引きを最大可動域までゆっくりと行う．次に筋力増強を目的に，上口唇と下口唇を接触させる，または舌圧子や指を上下口唇ではさみ，力を入れたまま閉鎖を1〜数秒間保持させ脱力する．上唇，下唇それぞれに上方向，下方向に抵抗をかけて保持させる．また舌圧子や指を引き抜く力に抵抗して閉鎖を保持させ筋力を増強する．

（2）食塊保持，食塊形成，咽頭への送り込み

①頬訓練

◎**適応**　嚥下後に歯列と頬の間に口腔内残留を認める患者が対象となる．

◎**方法**　頬の筋力増強を目的に，口唇を閉鎖したまま頬を歯列に向かって最大可動域までへこませ，1〜数秒間保持した後，緩める．この運動を5〜10回繰り返す．

②舌訓練

◎**適応**　ゼリー，液体などで口腔内保持が不良で，口腔に取り込んだらすぐに咽頭内に流入してしまう患者，食塊形成，咽頭への送り込みが不十分で口腔内残留を認める患者が対象となる．

i）可動域（伸張性）訓練

◎**適応**　前後，上下，左右方向の可動域が不十分な患者が対象となる．

◎**方法**　舌を前方へ突出，後方に後退させる運動（前後），舌尖を歯茎部へ挙上，後舌を口蓋に向け上方へ挙上（上下），舌尖で左右口角を舐める（左右），後舌を捻転させ舌尖で左右歯列を舐める運動を1つずつ最大可動域で実施する．それぞれの運動において最大可動域で1秒程度保持する．1回の運動で各運動5〜10回程度繰り返す．

ii）筋力増強，持久力増大

◎**適応**　ある程度可動域が保たれている患者，または可動域が得られるようになってきた患者が対象となる．舌尖，舌背，舌根部のそれぞれ

の部位の筋力増強を行う.

・舌背挙上訓練

舌と口蓋の閉鎖を強め口腔内圧を高める，後続する舌根後退運動につながる重要な運動である．大きな筋力を要し，持久力も必要とされる運動である．

◎**方法** スプーンの背や指や舌圧子を舌背に載せ，軽く力を入れて押し，その抵抗に抗して舌を挙上させ，脱力させることを繰り返す．また抵抗を加えた状態で数秒間舌を挙上したまま保持させる．筋力に応じて，抵抗の力や持続時間や回数を調整する．訓練器具であるペコぱんだ®（JMS社製）を用いることも有効である．

・舌尖挙上訓練

舌尖を歯茎部に接触し送り込みの最初のアンカーを作る重要な運動であり，筋力は小さいが持久力を要する運動である．

◎**方法** 開口した状態で舌尖を上顎前歯の歯茎部に向かって挙上させ，押しあて，脱力することを繰り返す．または舌尖で舌圧子を前上方に押し，脱力させることを繰り返す．5〜10回の連続運動から開始し，段階的に回数を増加させて疲れる程度まで行う．

（3）咀嚼・食塊形成

①下顎下降訓練

「（1）取り込み」（326頁）を参照．

②舌訓練

ⅰ）筋力増強，持久力増大，協調性改善

・舌捻転訓練

咀嚼，食塊形成時に咀嚼の必要な食塊を歯列の上に運ぶ，咀嚼を終えた食塊を歯列から舌上に運ぶ運動に必要とされ，比較的筋力は小さいが，持久力と協調性を必要とする運動である．

◎**方法** 指や綿棒を舌背後方に載せ，軽く力を入れ押し，その力に抗して舌を左右いずれかの歯列・頬内に動かすように指示して，到達したら元に戻す運動を繰り返す．同側に5〜10回実施後，反対側にも同様に実施し，段階的に回数を増加させて疲れる程度まで行う．

4）咽頭期

（1）喉頭挙上

① Shaker Exercise（シャキア訓練，頭部挙上訓練）[27]

◎**目的** 舌骨上筋群を強化して，舌骨喉頭前上方挙上を改善させ，UES開大を改善させる．

◎**適応** 舌骨喉頭挙上不良が原因でUES開大が不十分となり，咽頭残留を呈する患者が対象となる．

◎**方法**

ⅰ）頭部挙上位保持―等尺性運動

仰臥位で両肩が上がらないようにして，臍やつま先をみるように指示して頭部のみを挙上させる．この挙上位を1分間保持した後，1分間休憩する．これを3回繰り返す．

ⅱ）頭部挙上反復―等張性運動

同様に仰臥位で両肩を床につけたまま，頭部のみを上げ下げする運動を30回繰り返す．

ⅲ）ⅰ）とⅱ）を1セットとして1日3セットを6週間継続する．

◎**注意事項** 頭部挙上運動では舌骨上筋群と同時に，頸部筋群や腹筋群にも力が入りやすい．頸部筋群や腹筋群に余計な力が入らないように姿勢を調整する．1分間の挙上や30回連続は負荷が大きすぎて困難な場合が多いため，個々の患者の筋力に応じた持続時間と回数およびセット数を設定することが重要である．

◎**禁忌** 頸椎症や高血圧患者に実施する場合は，医師と相談して実施を検討する．

（2）舌根後退・咽頭収縮

①舌根後退訓練 [28]

◎**目的** 舌根部の後方運動を強化して，咽頭壁との接触を強化する．

◎**適応** 喉頭蓋谷を中心とする咽頭残留を認める患者が対象となる．

◎**方法**

ⅰ）「舌をできるだけ後方に引く」「強くうがいをする」「あくびをする」という教示で舌が後方に引く運動をつかんでもらう．

ⅱ）舌尖をガーゼで軽くつかみ前方へ引く．引

く力に抵抗して後方へ引かせることを繰り返す．その後，数秒間舌を後方に引いたまま保持させる．筋力に応じて抵抗の力や持続時間や回数を調整していく．

② Tongue Hold Swallow Exercise (Tongue Hold Swallow, 前舌保持嚥下訓練)[29-31]

◎**目的**　舌根と咽頭壁の接触を強化する．当初は咽頭収縮を促す手技として考案されたが，舌の後退運動訓練にもなり得る可能性が示唆されている．

◎**適応**　喉頭蓋谷を中心とする咽頭残留を認める患者が対象となる．

◎**方法**

ⅰ）挺舌し，舌尖部を上下切歯で軽く噛むように保持し，そのまま空嚥下をする．挺舌位が大きくなるほど負荷が増大するため，漸次的に挺舌位を大きくして抵抗運動の負荷量を上げていく．

ⅱ）ⅰ）を6～8回繰り返すことを1セットとして，1日3セット，6～12週間継続する．

5）気道防御のための訓練

（1）呼吸訓練

◎**目的**　嚥下時に必要な呼吸コントロール機能を改善させる．呼気圧を高め，誤嚥物の喀出力を改善させる．

◎**適応**　浅呼吸になっていて十分な呼気圧が得られない患者，呼気・吸気の調整が困難な患者，呼吸を止めることが不良な患者が対象となる．

◎**方法**

ⅰ）深呼吸の練習

鼻から息を吸い，口からゆっくり吐く．下部肋骨に手をあて，吸気時には外側上方へ引っ張り上げるように介助し，呼気時には内側下方へ圧迫するように誘導し，呼吸のリズムと胸郭の動きに合わせて介助する．

ⅱ）呼吸コントロール訓練

吸う・吐く・止めるが随意的にコントロールできるようにする．呼気を促し，合図で息を止めることを行う．徐々に息を止める時間を増やしていく．息が適切に止められているかを確認

する目的で，鼻の下に鏡をおいて，鏡が曇るか曇らないかをみることで成功したか失敗したかのフィードバックとなる．呼気を止めることができるようになったら，息を吸う・吐く・止める・強く吐く練習を実施する．これは，直接訓練の中で言及する Supraglottic Swallow の準備練習ともなる．失行や指示が入りにくく吸気・呼気の随意的な調整が困難な場合は，排痰・呼吸訓練器（ボーテックス・アカペラ®；スミスメディカルジャパン株式会社製，**図7**）のような道具を用いて，練習をすることも有効である．

ⅲ）呼気筋力増強訓練（Expiratory Muscle Strength Training：EMST）

呼吸と嚥下に共通に働く神経・筋群を直接的にトレーニングすることで呼気圧だけでなく，嚥下機能改善を図ることができると報告されている[32, 33]．専用の器具を使って，最大呼気圧の75％の抵抗をかけ，呼気訓練を行う **[図8]**．1～2週おきに呼気圧を再計測，計測結果に応じて漸増的に負荷量を上げていく．1日25回（5呼気×5セット），6日／週，4週間継続する．

◎**注意事項**　①過換気症候群がある場合は，時間を制限する．1回の訓練は3～5分以内にとどめる．②痰が多い患者では，体位排痰法，バイブレーション，ハフィングなどの排痰訓練が必要となる場合もある．理学療法士と協力して行うことが望ましい．

（2）咳嗽訓練

◎**目的**　痰・誤嚥物を喀出する力をつける．

◎**適応**　誤嚥時のむせが弱く十分に誤嚥物や痰を喀出できない患者，不顕性誤嚥を呈している患者，反射的・自発的な咳が弱化している患者が対象となる．

◎**方法**

ⅰ）腹筋が十分に機能するように，やや前かがみの姿勢を作る．

ⅱ）深く吸気をして息を強く止めて，胸腔内圧を高める．

ⅲ）腹圧をかけ，咳払いまたは強く咳をする．タイミングがつかめない場合や十分な強い咳が

困難な段階では，STが咳嗽に合わせ下部肋骨に手掌をあて前下方に押し下げるように圧迫する介助を行う．

◎**注意事項** 口腔・咽頭内に唾液や痰が貯留している場合は，吸気時に唾液や痰を誤嚥するリスクがあるため，吸引をしてから実施する．

(3) 声門閉鎖訓練

◎**目的** 嚥下中の声門閉鎖を促す．

◎**適応** 嚥下中の喉頭閉鎖が不十分なため誤嚥が生じる患者が対象となる．

◎**方法** 声帯麻痺があり，声帯の内転が十分に得られない患者は，プッシング・プリング動作（椅子を押さえる・引っ張る）を行いながら，同時に「いー」や「えー」などの母音の発声を行い，発声を通して声帯閉鎖の運動感覚を強化する．麻痺はないが，随意的な声帯の閉鎖ができない場合は，内視鏡でフィードバックしながらハミングや発声時に声帯が閉鎖することを確認させ，声帯閉鎖のタイミングを学習する．最終的には，内視鏡によるフィードバックがなくても随意的に声帯を開閉できることを目標とする．これは，直接訓練の中で言及する Supraglottic Swallow の部分練習ともなる．

◎**禁忌** 全身や頸部の筋緊張が高い患者，高血圧の患者，血圧が変動しやすい患者に実施する場合は，医師と相談して実施を検討する．

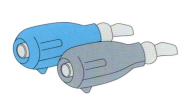 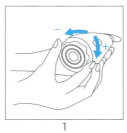 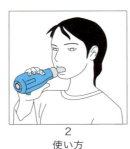 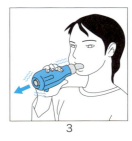

使い方

図7 ボーテックス・アカペラ®とその使い方
　図のように，唇でマウスピースを息漏れしない程度にくわえ，通常の呼吸より大きく息を吸い込み，2～3秒間息を止める．そして吸気時の3～4倍の時間をかけて吐き出す．

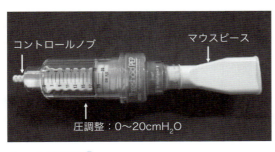 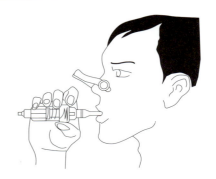

図8 スレショルドPEP®
　PEPRESPIRONICS製．わが国では，チェスト（株）が製造販売業者である．
　図のように，鼻にクリップをつけ，唇でマウスピースをしっかりくわえ，深く息を吸い込んだら，吸気時の2～3倍の時間をかけて息を吐き出す．圧は最大 20cmH$_2$O まで負荷できる．

(4) 発声訓練

◎**目的**　声門閉鎖，喉頭挙上を強化する．

◎**適応**　嚥下中の喉頭閉鎖が不十分なため誤嚥が生じる患者，喉頭挙上が不十分な患者が対象となる．

◎**方法**

　ⅰ）安定した座位をとる．
　ⅱ）できるだけ高い声（裏声）を出す．
　ⅲ）喉頭が発声に伴って挙上することを意識しながら，そのまま発声を数秒間持続する[28]．

◎**注意事項**　高血圧の患者では，必要に応じて血圧を測定し，顔色の変化に留意しながら実施する．

B 直接訓練

1）目的・前提

　直接訓練では難易度の調整が重要である．目標の課題（常食を調整なしで摂食する）に至るまでには何段階かのステップがあり，患者のレベルに合わせ最適課題をみつける必要がある．難しすぎる課題は達成度が得られにくく無気力となってしまい，簡単すぎる課題ではプラトーに到達しやすくそれ以上の達成はない．学習曲線から難易度設定を考えると，最適な課題は成功率が7割程度で伸びしろがある課題である．直接訓練ではこの7割程度の成功率の課題を繰り返し練習し，できるようになったら次の段階に進む．次の段階で7割以上できるようになったらさらにその次の段階に進むことを繰り返し，ゴールを目指していく．この難易度の調整にかかわるのが，食形態，姿勢，嚥下手技である．さらに難易度を調整するとともに，促通して一時的にレベルを上げた上で実施することが有効である．嚥下において促通とは，嚥下を起こりやすくする状況を作ることである．直接訓練では，促通して嚥下反射の惹起性を高めた上で，最適な難易度の食形態，姿勢，嚥下手技を用いて嚥下を繰り返し練習する[図9]．

2）促通：嚥下反射を誘発させるための手段

①冷圧刺激法（Thermal Tactile Stimulation：TTS）[28, 34-37] [図10]

　前口蓋弓に冷刺激や触圧刺激が加わると，嚥下を誘発するための感受性が高まる．

◎**目的**　嚥下反射の惹起を一時的に高める．

◎**適応**　嚥下反射惹起不全の患者が対象となる．

◎**方法**　凍らせた綿棒，氷水で冷やして水気をとった綿棒，冷やした間接喉頭鏡を用いて前口蓋弓を上下に5回擦る．左右で嚥下の誘発のされ方が異なる場合は，嚥下が誘発されやすい側を中

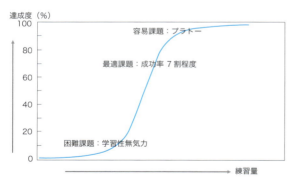 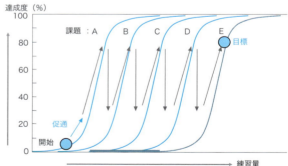

図9　学習曲線と難易度を考慮した練習課題の設定
段階的に課題を調整し，目標とする課題へと進む
例）課題A：仰臥位30°，訓練用ゼリー
　　課題B：仰臥位45°，ペースト食
　　課題C：仰臥位60°，咀嚼調整食・水分とろみあり，努力嚥下
　　課題D：仰臥位60°，咀嚼調整食・水分とろみなし，Supraglottic Swallow
　　課題E：座位，常食

心に行い，左右差がない場合は，両側で実施する [図10]．

◎**注意事項** あくまで促通であり，刺激後数回の嚥下までは嚥下時間の短縮を認めるが，長期的な効果はないことに留意する．冷圧刺激により嚥下反射惹起をしやすくした上で，嚥下の練習を行うことに意味がある．

②**喉のアイスマッサージ**[23, 38, 39]

冷圧刺激法と異なり，前口蓋弓だけでなく，舌後半部や舌根部，軟口蓋や咽頭後壁を軽くなでたり押したりするなどのマッサージ効果により嚥下反射を誘発する方法で，より適応が広い．綿棒による機械的刺激，水の化学的刺激，氷による温度刺激の相乗効果によって嚥下反射が惹起されやすくなる．摂食訓練前の2〜3分間に実施すると摂食訓練中の嚥下運動がスムーズとなって効果的である．

◎**適応** 嚥下障害患者全般に有効であり，意識障害や指示に従えない患者も対象となる．中枢性神経疾患に伴う嚥下障害患者で，特に核上性の皮質延髄路に病変をもつ患者に有効である．

◎**方法** 凍らせた綿棒に少量の水をつけて，軟口蓋や舌根部を2〜3回軽くなでたり押したりして刺激し，その直後に空嚥下を促す．咽頭反射がない場合は，咽頭後壁にも数秒間触れて行ってもよい．

◎**注意事項** 口腔内と咽頭が乾燥していると嚥下反射は誘発されにくいため，十分粘膜を湿潤してから実施する．

③**K-point刺激**[40] [図11]

K-pointは臼後三角後縁のやや後方の内側に位置する．K-pointに軽い触圧刺激を加えると，咀嚼様運動に続き，嚥下反射を誘発させることができる．

◎**適応** 仮性球麻痺による嚥下障害患者で，嚥下反射が起こりにくい患者が対象となる．球麻痺による嚥下障害患者には有効でない．

◎**方法** スプーンや舌圧子や凍らせた綿棒を用いてK-pointに軽い触圧刺激を加える．麻痺の強い側を刺激したほうが反応を引き出しやすい．食事前や食事中に食物を口腔に取り込んでからなかなか嚥下反射が起こらない場合に実施する．

3）嚥下手技

嚥下手技には，メンデルゾーン手技，Supraglottic Swallow（SGS），Super-Supraglottic Swallow（SSGS），努力嚥下の4つがある．前述の通り，嚥下手技は，直接訓練において難易度を適正化する手段の一つである．嚥下手技の獲得は，通常は意識しない嚥下運動に意識を向け，随意的な調整をして嚥下方法を変え，より安全に嚥下できる「こつ」をつかむことである．比較的容易に随意的な

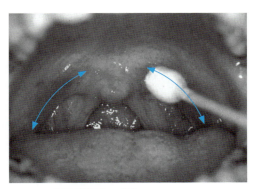

図10 冷圧刺激法の方法
前口蓋弓を5回上下に擦る．左右差がない場合は，両側で実施する．左右差がある場合は，誘発されやすい側を中心に実施する．

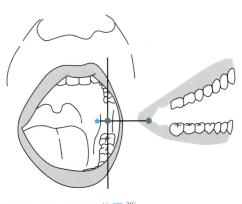

図11 K-pointの位置[39]

運動調整ができる患者には，VE検査評価中に手技を教え，その場で嚥下手技の効果を確認できる．しかし多くの場合，嚥下手技の獲得には練習が必要であり，評価で嚥下手技の有効性が判断されたら，訓練場面で獲得練習を実施し，再度嚥下手技の効果を評価する必要がある．最初は食物を用いず，唾液の嚥下で練習し，食物を用いた嚥下での練習に移行していくとよい．手技の獲得は，教示方法や教示のタイミングに左右される．教示内容や教示をどのように分割し，運動のどのタイミングで次の教示を入れると効率がよいかをよく考慮して実施する．また必ず患者に運動の結果（KR）と運動パターンの情報（KP）を言語化してフィードバックすることである．単によい，悪いだけではなく，どの運動がどのように足りなかったか，どうするとよかったかなどの情報を与える．適切なフィードバックは，より効率的な学習をもたらし，早期の嚥下手技獲得，安全な嚥下方法の獲得につながる．

◎**目的**　嚥下運動の一部を随意的に調整し嚥下方法を変え，誤嚥や咽頭残留を軽減させ，より安全な嚥下を促進する．

①メンデルゾーン手技[28, 41-44]

◎**意義**　喉頭挙上を随意的に調整し，喉頭挙上量と挙上時間を増加させ，それによるUESの開大幅と開大時間の増加を促進させる．諸器官の運動タイミングの協調性や，咽頭のクリアランス能力，舌骨喉頭挙上を改善する効果がある．

◎**適応**　喉頭挙上が低下しており食道が十分に開大せず，咽頭残留を認める患者が対象となる．また嚥下運動の失調があり諸器官間の運動タイミングがずれている患者も対象となる．

◎**方法**　嚥下中に舌骨喉頭が最大挙上位に達した時，そのまま舌骨喉頭を数秒間保持させ，以下のように教示を与えて実施する．

ⅰ）唾を飲んでください．

ⅱ）飲み込む時に喉仏に意識を向けてください．飲み込む時に喉仏が挙上し，その後下降するのがわかりますか．

ⅲ）飲み込む時に喉仏があがったら，そのまま喉に力を入れて喉仏を数秒間持ち上げたままにしてください．

ⅳ）力を抜いてください．

ⅱ）とⅲ）の段階で理解が得られにくい時は，STが見本をみせ，必要に応じて喉頭が挙上する状態を手で触ってもらいながら理解を促進する．また手技を理解しても，喉頭を挙上し続けることが困難で，すぐに下降してしまう場合は，挙上位でSTまたは患者の手で喉頭を支え，徐々に支えなしでも保持できるように進めていく．

②Supraglottic Swallow（SGS）[28, 45]

◎**意義**　嚥下前・嚥下中の声帯レベルの喉頭閉鎖を確実にする．嚥下中の誤嚥を防ぐと同時に，嚥下後の咳嗽や強い呼気にて誤嚥した食塊を喀出する効果がある．

◎**適応**　声門閉鎖の遅延または減弱によって嚥下前・嚥下中誤嚥を呈する患者が対象となる．

◎**方法**　嚥下前に食物を咽頭に輸送する前に喉頭を閉鎖させ，閉鎖を維持させたまま食物を咽頭内に送り込み嚥下をさせる．下記のように教示を与える．多段階にわたるため，はじめは1段階ずつ教示を与えながら練習をする必要がある．徐々に教示の量を減らしていき，患者が自分で実施できるように促していく．

ⅰ）息を止めてください．

ⅱ）そのまま息をこらえてください．

ⅲ）息を止めたまま飲みこんでください．

ⅳ）飲んだらすぐに咳をしてください（強く息を吐く）．

③Super-Supraglottic Swallow（SSGS）[28, 45]

◎**意義**　嚥下前・嚥下中の喉頭前庭部での閉鎖を確実にして気道を保護する．嚥下中の喉頭侵入や誤嚥を防ぐと同時に，嚥下後の咳嗽にて誤嚥した食塊を喀出する効果がある．喉頭前庭閉鎖は，披裂軟骨を喉頭蓋基部に向かって前方に倒すこと，仮声帯を閉鎖することによって得られる．

◎**適応**　喉頭前庭から仮声帯の閉鎖の減弱により嚥下前・嚥下中に喉頭侵入，誤嚥をする患者が対象となる．

◎**方法**　Supraglottic Swallowと類似しているが，

息こらえにおける力みの程度が異なる．嚥下開始前から嚥下時を通して披裂の内転および披裂の喉頭蓋への前傾による喉頭前庭部の意識的な閉鎖が特徴である．

ⅰ）強く息を止めてください．

ⅱ）そのまま力を入れたまま息をこらえてください．

ⅲ）息を止めたまま飲みこんでください．

ⅳ）飲んだらすぐに咳をしてください．

教示のⅱ）で力むことで，披裂軟骨は喉頭蓋基部に向かって前方に倒れる．この運動は獲得が難しいため，「力む」「力み続ける」ことを強調しながら教示を与える．

◎**注意事項** ①SGSと同様に，適切な喉頭閉鎖が得られているかは外側から確認できない．そのため喉頭閉鎖が適切に得られているか否かは内視鏡でフィードバックをすることが推奨される．ST，患者ともに画面をみながら声帯・喉頭前庭閉鎖および閉鎖の維持を確認しつつ，「喉頭閉鎖の成功／失敗，手技の成功／失敗（KR）」のフィードバックと「喉頭閉鎖のタイミングや強さ（KP）」のフィードバックを与える．また喉頭閉鎖に有効な教示方法を検討する．患者によっては息を止める際に声帯閉鎖ではなく，胸郭の動きを止める場合もある．その場合は，息を吐いている最中に中断させる，発声・ハミングを中断させるなどして息を止める感覚をつかんでもらうとよい．②オリジナルの教示は，SGS，SSGSともに深く息を吸ってから息を止めるように教示する．しかし，深く息を吸うと声帯が大きく開大し，その状態からの閉鎖が困難になるため，「息を止める／強く息を止める」から教示をスタートすることが推奨される．

④**努力嚥下**[28]

◎**意義** 舌根部の後方運動を強化，喉頭蓋谷に貯留した食塊の排出を容易にする．咽頭（主に喉頭蓋谷）のクリアランスを強化する効果がある．

◎**適応** 舌根部の後方運動が弱く，喉頭蓋谷に残留を認める患者が対象となる．

◎**方法** 「口と喉のすべての筋肉を使って絞り出

すように飲みましょう」と指示をする．より具体的に「喉に大きな肉の塊があると想像してぐっと力を入れてそれを押し込むように飲みましょう」と教示すると，舌根部を咽頭に対して力を入れること，力を入れたまま強く飲み込むことを意識しやすい．

4）姿勢調整

座位で摂取できることがもっとも望ましいが，誤嚥や咽頭残留を呈する場合は，最適な姿勢を調整して直接訓練を実施する．再評価を適宜実施し，嚥下能力の改善に合わせ段階的に座位へと近づけていく．

◎**目的** 重力を利用または空間を操作して食塊の通過経路と通過速度を変化させ，誤嚥や咽頭残留を軽減させる．

姿勢調整にはリクライニング位，頭部回旋，頭部屈曲・頸部屈曲・複合屈曲，複合姿位がある．

①**リクライニング位（仰臥位）**［図12］

床面に対する体幹の角度をリクライニングさせる，重力を利用した調整である．

◎**効果**

ⅰ）口腔から咽頭は傾斜がつき，食物を咽頭に送りやすくなる．

ⅱ）咽頭から食道は急傾斜が緩やかな傾斜となり，食物の移送がゆっくりになる．

ⅲ）構造の位置関係が変化し，気管が上，食道が下になり，誤嚥が起こりにくい姿位となる．

◎**適応**

ⅰ）口腔期の障害を認め舌による食塊の送り込みが低下している患者が対象となる．

ⅱ）嚥下反射の惹起遅延があり咽頭内の急な食物の移送に対して嚥下が間に合わない患者が対象となる．

実際に脳卒中の嚥下障害患者を対象として，座位，仰臥位60°，仰臥位30°を比較した研究報告で，仰臥位30°でもっとも誤嚥が少なかったという報告があり，有効性が示されている[46]．

333

◎注意事項

ⅰ）一般的に仰臥位のほうが座位より誤嚥が少ないといわれているが，全例にあてはまるとは限らない．口腔期障害でも食塊保持が不良な患者では，液体など物性によっては咽頭へ流れ込む速度が速くなり，逆に誤嚥の危険を高めることもあり，座位のほうが安全な場合もある．臨床的観察やVF検査で嚥下障害の病態を十分に評価したうえで，もっとも安全で効果的なリクライニング角度または座位を選択する．

ⅱ）リクライニングによって，頭頸部や腹部が伸展し，頸部や腹筋群が過緊張になることがある．過緊張になると嚥下運動の阻害となることもあるため，頭部や下肢を枕で支えるなどして，安定した姿勢作りに留意する．

② 頭部回旋 [図13]

頭部を左右いずれかに回旋させて，空間を操作する姿勢調整である．

◎効果　回旋することで回旋側の咽頭腔が狭くなり，反対側の咽頭が広がり，広くなった咽頭側に食塊を送り込みやすくなる．食塊を機能のよい側の咽頭腔に誘導することで，誤嚥や咽頭残留を軽減させる．

◎適応　咽頭，食道入口部の機能に左右差がある患者が対象となる．

◎注意事項

ⅰ）頭部回旋は屈曲／伸展と側屈を伴うことに留意する．伸展していると十分に回旋側の咽頭腔が狭くならないため，「左斜め下／右斜め下を向きましょう」と回旋とともに屈曲位を指示したほうがよい．VF検査やVE検査で咽頭腔の変化，食塊の輸送方向を確認し，もっとも適切な回旋と屈曲程度を確認することが望ましい．

ⅱ）ⅰ）のリクライニングと頭部回旋を併用する時は注意が必要である〔「④複合姿位」（335頁）を参照〕．

③ 頭部屈曲・頸部屈曲・複合屈曲 [図14]

空間を操作する姿勢調整で，誤嚥を軽減させる姿位として提唱され chin down, chin tuck と呼ばれ広く用いられている．これらの名称では，頭部または頸部のどちらを屈曲させるかなど厳密な定義はされておらず，混乱が生じている．形態学的には，頸椎のどこを屈曲させるかによって，頭部屈曲・頸部屈曲・複合屈曲に分類され，それぞれの姿勢で効果が異なり，適応も変わる．

◎効果　頭部屈曲の効果は，頭部を屈曲することで舌根と喉頭蓋が押されて咽頭後壁に近づく．頸部屈曲は前頸部の緊張を緩め，喉頭蓋谷を広げる．

◎適応　頭部屈曲は，舌根後退と咽頭収縮が不十分で喉頭蓋谷に食物が残留し，嚥下後誤嚥がみられる患者が対象となる．

頸部屈曲は，頸部の緊張が高い患者や，嚥下反射前に食物が咽頭へ流入し嚥下前誤嚥がみられる患者が対象となる．

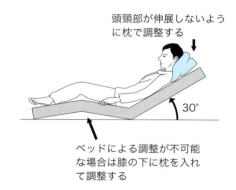

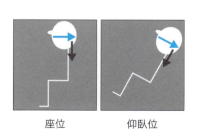

口腔・咽頭の重力の方向が変化する

図12　リクライニング（仰臥位）

④**複合姿位**

　重力も利用し，空間も操作したい場合，リクライニングと頭部回旋を組み合わせる必要がある．その場合，本来は回旋側の反対側に食塊を誘導したいのに，リクライニングによる重力で食塊が回旋側に誘導され，誤嚥のリスクを高めてしまう．こ

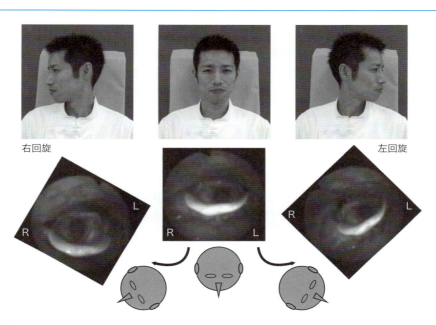

図 13　頭部回旋

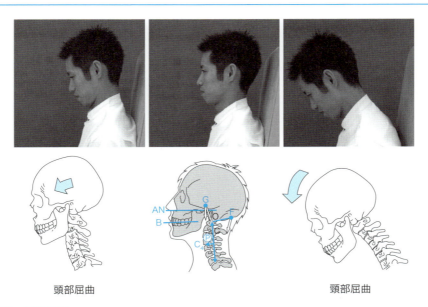

図 14　頭部屈曲・頸部屈曲

れを避けるために，回旋側の反対側が下になるように体幹を回旋させることを検討する必要がある．例えば，リクライニングと頭部右回旋が必要な場合は，リクライニングをして，体幹を左に回旋させる [図15]．

この姿勢をベッド上でとるためには，体幹を安定させるために複数の枕，クッション，タオルが必要となる．姿勢調整に時間がかかるうえに，姿勢が崩れやすく腰や肩の痛み，疲労を招きやすい．また，いつも正確に同じ姿勢を調整することは困難である．この問題を解決するために，簡単に姿勢調整が行えて，VF検査による評価から訓練，実際の食事場面の全場面で用いることができ，全場面において同じ姿勢を調整できる椅子，Swallow Chair®（東名ブレース製）が開発され，臨床場面で有用に用いられている[47][図15]．

5）食形態・量

食物は均一性，変形性，凝集性，付着性の変数で表され，嚥下の難易度が決定される [図16]．変形性とはどの程度簡単に崩せるかという固さの指標，凝集性とはどの程度まとまっているか，付着性とは粘膜への貼りつきやすさを示す [表9]．

(1) 丸飲みできる形態

一口で丸飲みする形態は，変形性，凝集性，付着性が大きく変化しないまま口腔から咽頭・食道へと送り込まれる．これにはゼリーやとろみ水，ペーストなどがあてはまり，難易度が低いため，重度な患者にも用いることができる（嚥下訓練食品：0j～2-1 [表10]）．開始食として，もっとも簡単な食物は，均一で，変形性が高い（柔らかい・簡単に形を変えられる），適切な凝集性がある（食塊のまとまりがよい），付着性が低い（口腔・咽頭粘膜に貼りつかない）もので，ゼリーがあてはまる．ゼラチンゼリーは口腔内，咽頭内で長く停留すると溶けて液状になる．こうなると凝集性がなくなり，誤嚥のリスクが高まるため，嚥下調整食として開発されたゼリー（均質で，付着性・凝集性・固さに配慮したゼリー）を用いる．

(2) 咀嚼を必要とする形態

咀嚼を必要とする形態は，咀嚼や押しつぶしによって変形性，凝集性，付着性を変化させ，安全な形態へと変化させる必要があり，丸飲み形態より難しくなる．粒が入ったミキサー食や全粥から普通食に至るまでを含む（嚥下調整食：2-2～4[表10]）．(1)から(2)への移行は，咀嚼を要するため一気に難しくなるため，早期から咀嚼訓練を考慮に入れ，スムーズな移行を図る必要がある．この形態の中でも簡単な形態とは，咀嚼や押しつ

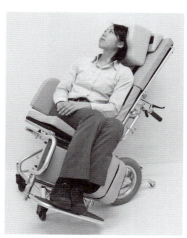

図15　リクライニング・体幹左回旋

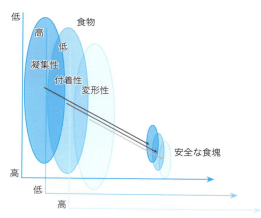

図16　食塊形成

ぶしは要するが，咽頭に送り込まれた時には，ペースト食のようにまとまりがよく（凝集性高い），付着性が低い食物である．実際の食品でこの概念にあてはまるものはあまりなく，訓練用に開発されたものを直接訓練や食事の一部として用いていく[51]．

6）環境設定

食事に集中することは安全な摂取に重要である．特に姿勢の調整や一口量・ペーシングが必要な患者は摂食行為・動作に意識を向ける必要がある．注意がそれて，口腔内に食物を取り込んだまま送り込む，食塊形成を開始しないまま次の一口を取り込む，保持できず食塊が咽頭に流れ込むなどは，誤嚥・窒息のリスクにつながる．注意・集中力の低下のある患者には，ゆっくりと静かに落ち着ける場所を準備する．

（1）環境調整の要点

ⅰ）テレビ・ラジオなどは消し，談笑が聞こえるような場所や，興味を引きつけられるような場所は避ける．病室で行うさいに同室の患者がいる場合は，カーテンを引く．

ⅱ）患者の摂食ペースに合わせ，急がせない．

ⅲ）嚥下に対する指示以外（顎を引いてなど）は，嚥下中に話しかけない．

ⅳ）無理のない姿勢をとり，食事以外のことに気をとられないようにする．

表9　学会分類2013（とろみ）早見表[50]

	段階1 薄いとろみ 【Ⅲ-3項】	段階2 中間のとろみ 【Ⅲ-2項】	段階3 濃いとろみ 【Ⅲ-4項】
英語表記	Mildly thick	Moderately thick	Extremely thick
性状の説明 （飲んだとき）	・「drink」するという表現が適切なとろみの程度 ・口に入れると口腔内に広がる液体の種類・味や温度によっては，とろみが付いていることがあまり気にならない場合もある ・飲み込む際に大きな力を要しない ・ストローで容易に吸うことができる	・明らかにとろみがあることを感じがありかつ，「drink」するという表現が適切なとろみの程度 ・口腔内での動態はゆっくりですぐには広がらない ・舌の上でまとめやすい ・ストローで吸うのは抵抗がある	・明らかにとろみが付いていて，まとまりがよい ・送り込むのに力が必要 ・スプーンで「eat」するという表現が適切なとろみの程度 ・ストローで吸うことは困難
性状の説明 （見たとき）	・スプーンを傾けるとすっと流れ落ちる ・フォークの歯の間から素早く流れ落ちる ・カップを傾け，流れ出た後には，うっすらと跡が残る程度の付着	・スプーンを傾けるととろとろと流れる ・フォークの歯の間からゆっくりと流れ落ちる ・カップを傾け，流れ出た後には，全体にコーティングしたように付着	・スプーンを傾けても，形状がある程度保たれ，流れにくい ・フォークの歯の間から流れ出ない ・カップを傾けても流れ出ない（ゆっくりと塊になって落ちる）
粘度（mPa·s） 【Ⅲ-5項】	50～150	150～300	300～500
LST値（mm） 【Ⅲ-6項】	36～43	32～36	30～32

学会分類2013は，概説・総論，学会分類2013（食事），学会分類2013（とろみ）からなり，それぞれの分類には早見表を作成した．本表は学会分類2013（とろみ）の早見表である．本表を使用するにあたっては必ず「嚥下調整食学会分類2013」の本文を熟読されたい．

なお，本表中の【　】表示は，本文中の該当箇所を指す．

粘度：コーンプレート型回転粘度計を用い，測定温度20℃，ずり速度$50s^{-1}$における1分後の粘度測定結果【Ⅲ-5項】．

LST値：ラインスプレッドテスト用プラスチック測定板を用いて内径30mmの金属製リングに試料を20ml注入し，30秒後にリングを持ち上げ，30秒後に試料の広がり距離を6点測定し，その平均値をLST値とする【Ⅲ-6項】．

注1．LST値と粘度は完全には相関しない．そのため，特に境界値付近においては注意が必要である．

注2．ニュートン流体ではLST値が高く出る傾向があるため注意が必要である．

7）介護者への指導

患者・家族が，摂食嚥下障害がなぜ起こっているか，それに対する対応やリハについて十分理解していないと，リハの効果は十分に得られない．

患者・家族が納得して訓練を受けられるよう，訓練開始時や再評価時には十分に説明・指導をする．また退院が近づいたら，退院後も安全に経口摂取を継続できるよう留意点を指導する．

表10 学会分類2013（食事）早見表[50]

コード【I-8項】		名称	形態	目的・特色	主食の例	必要な咀嚼能力【I-10項】	他の分類との対応【I-7項】
0	j	嚥下訓練食品0j	・均質で，付着性・凝集性・固さに配慮したゼリー離水が少なく，スライス状にすくうことが可能なもの	・重度の症例に対する評価・訓練用 ・少量をすくってそのまま丸飲み可能 ・残留した場合にも吸引が容易 ・蛋白質含有量が少ない		（若干の送り込み能力）	・嚥下食ピラミッドL0 ・えん下困難者用食品許可基準I
	t	嚥下訓練食品0t	・均質で，付着性・凝集性・固さに配慮したとろみ水（原則的には，中間のとろみあるいは濃いとろみ*のどちらかが適している）	・重度の症例に対する評価・訓練用 ・少量ずつ飲むことを想定ゼリー丸飲みで誤嚥したりゼリーが口内で溶けてしまう場合 ・蛋白質含有量が少ない		（若干の送り込み能力）	・嚥下食ピラミッドL3の一部（とろみ水）
1	j	嚥下調整食1j	・均質で，付着性，凝集性，固さ，離水に配慮したゼリー・プリン・ムース状のもの	・口腔外で既に適切な食塊状となっている（少量をすくってそのまま丸飲み可能） ・送り込む際に多少意識して口蓋に舌を押しつける必要がある ・0jに比し表面のざらつきあり	おもゆゼリー，ミキサー粥のゼリーなど	（若干の食塊保持と送り込み能力）	・嚥下食ピラミッドL1・L2 ・えん下困難者用食品許可基準II ・UDF区分4（ゼリー状） （UDF：ユニバーサルデザインフード）
2	1	嚥下調整食2-1	・ピューレ・ペースト・ミキサー食など，均質でなめらかで，べたつかず，まとまりやすいもの ・スプーンですくって食べることが可能なもの	・口腔内の簡単な操作で食塊状となるもの（咽頭では残留，誤嚥をしにくいように配慮したもの）	粒がなく，付着性の低いペースト状のおもゆや粥	（下顎と舌の運動による食塊形成能力および食塊保持能力）	・嚥下食ピラミッドL3 ・えん下困難者用食品許可基準II・III ・UDF区分4
	2	嚥下調整食2-2	・ピューレ・ペースト・ミキサー食などで，べたつかず，まとまりやすいもので不均質なものも含む ・スプーンですくって食べることが可能なもの		やや不均質（粒がある）でもやわらかく，離水もなく付着性も低い粥類	（下顎と舌の運動による食塊形成能力および食塊保持能力）	・嚥下食ピラミッドL3 ・えん下困難者用食品許可基準II・III ・UDF区分4
3		嚥下調整食3	・形はあるが，押しつぶしが容易，食塊形成や移送が容易，咽頭でばらけず嚥下しやすいように配慮されたもの ・多量の離水がない	・舌と口蓋間で押しつぶしが可能なもの ・押しつぶしや送り込みの口腔操作を要し（あるいはそれらの機能を賦活し），かつ誤嚥のリスク軽減に配慮がなされているもの	離水に配慮した粥など	舌と口蓋間の押しつぶし能力以上	・嚥下食ピラミッドL4 ・高齢者ソフト食 ・UDF区分3
4		嚥下調整食4	・固さ・ばらけやすさ・貼りつきやすさなどのないもの ・箸やスプーンで切れる柔らかさ	・誤嚥と窒息のリスクを配慮して素材と調理方法を選んだもの ・歯がなくても対応可能だが，上下の歯槽提間で押しつぶすあるいはすりつぶすことが必要で舌と口蓋間で押しつぶすことは困難	乾飯・全粥　など	上下の歯槽提間の押しつぶし能力以上	・嚥下食ピラミッドL4 ・高齢者ソフト食 ・UDF区分2およびUDF区分1の一部

学会分類2013は，概説・総論，学会分類2013（食事），学会分類2013（とろみ）からなり，それぞれの分類には早見表を作成した．本表は学会分類2013（食事）の早見表である．本表を使用するにあたっては必ず「嚥下調整食学会分類2013」の本文を熟読されたい．なお，本表中の【　】表示は，本文中の該当箇所を指す．

*上記0tの「中間のとろみ・濃いとろみ」については，学会分類2013（とろみ）を参照されたい．

本表に該当する食事において，汁物を含む水分には原則とろみを付ける【I-9項】．

ただし，個別に水分の嚥下評価を行ってとろみ付けが不要と判断された場合には，その原則は解除できる．

他の分類との対応については，学会分類2013との整合性や相互の対応が完全に一致するわけではない【I-7項】.

（1）指導の要点

①訓練導入時・再評価時

　ⅰ）嚥下障害の病態や症状の説明，改善の見通し．再評価時には改善／非改善点．

　ⅱ）ⅰ）に対する対応と訓練内容．

　ⅲ）想定されるリスク．

②退院時

　ⅰ）安全に嚥下できる最適な摂食姿勢と食形態，嚥下手技など．

　ⅱ）病院・施設の食形態に準ずる市販の食形態の紹介．水分にとろみが必要であればとろみのつけ方．

　ⅲ）避けたほうがよい食品．

　ⅳ）介助方法，むせた時の対応．

　ⅴ）肺炎，窒息，低栄養，脱水のリスク．

（2）注意すべき点

　摂食嚥下障害は外部からみえない障害であり，患者自身にも家族にも理解されにくい．画像評価があれば誤嚥や咽頭残留などの所見をみせながら説明する．一度では理解できないことが多いため，繰り返し説明し，重要なポイントについては紙に書いて渡す．

文献

1）総務省統計局：人口推計. http://www.stat.go.jp/data/jinsui/2014np/index.htm（2015 年 6 月現在）.

2）総務省統計局：日本の統計 2014. http://www.stat.go.jp/data/nihon/pdf/nikkatu.pdf（2015 年 6 月現在）.

3）厚生労働省：平成 26 年人口動態統計月報年計〔概数〕の概況. http://www.mhlw.go.jp（2015 年 6 月現在）.

4）Teramoto S, et al：High incidence of aspiration pneumonia in community- and hospital-acquired pneumonia in hospitalized patients：a multicenter, prospective study in Japan. *J Am Geriatr Soc*, **56**：577-579, 2008.

5）Martino R, et al：Dysphagia after stroke：incidence, diagnosis, and pulmonary complications. *Stroke*, **36**：2756-2763, 2005.

6）日本言語聴覚士協会：言語聴覚士とは. https://www.jaslht.or.jp/whatst_n.html（2015 年 6 月現在）.

7）Martin-Harris B：Standarized Training in Swallowing Physiology- Evidence-Based assessment using the modified barium swallowing impairment profile (MBSImP) Approach, Northern Speech Services, 2015.

8）小口和代・他：機能的嚥下障害スクリーニングテスト「反復唾液嚥下テスト」(the Repetitive Saliva Swallowing Test：RSST) の検討 (1) 正常値の検討. リハビリテーショ

ン医学, **37**：375-382, 2000.

9）小口和代・他：機能的嚥下障害スクリーニングテスト「反復唾液嚥下テスト」(the Repetitive Saliva Swallowing Test：RSST) の検討 (2) 妥当性の検討. リハビリテーション医学, **37**：383-388, 2000.

10）才藤栄一：平成 11 年度厚生科学研究費補助金（長寿科学総合研究事業）「摂食・嚥下障害の治療・対応に関する統合的研究」総括研究報告書. 摂食・嚥下障害の治療・対応に関する統合的研究. 平成 11 年度厚生科学研究費補助金研究報告書, 1999.

11）水野雅康, 才藤栄一：単純レントゲン検査による嚥下障害のスクリーニング─造影剤嚥下前・後レントゲン像と videofluorography 所見との比較. リハビリテーション医学, **37**：669-675, 2000.

12）若杉葉子・他：不顕性誤嚥のスクリーニング検査における咳テストの有用性に関する検討. 日摂食嚥下リハ会誌, **12**：109-117, 2008.

13）Tohara H, et al：Three tests for predicting aspiration without videofluorography. *Dysphagia*, **18**：126-134, 2003.

14）高橋浩二：第 3 分野　摂食・嚥下障害の評価（日本摂食嚥下リハビリテーション学会編）, 医歯薬出版, 2010.

15）日本摂食嚥下リハビリテーション学会医療検討委員会：嚥下造影の検査法（詳細版）日本摂食嚥下リハビリテーション学会医療検討委員会 2014 年度版. 日摂食嚥下リハ会誌, **18**：167-186, 2014.

16）日本摂食・嚥下リハビリテーション学会医療検討委員会：嚥下内視鏡検査の手順 2012 改訂. 日摂食嚥下リハ会誌, **16**：302-314, 2012.

17）稲本陽子・他：嚥下 CT─320 列面検出器型 CT を用いた嚥下研究と臨床応用. 臨床放射線, **59**：1732-1742, 2014.

18）原　稔・他：高解像度マノメトリーを用いた健常人の嚥下圧動態の評価. 嚥下医学, **1**：159-168, 2012.

19）武内和弘・他：嚥下障害または構音障害を有する患者における最大舌圧測定の有用性─新たに開発した舌圧測定器を用いて. 日摂食嚥下リハ会誌, **16**：165-174, 2012.

20）小野高裕・他：咀嚼・嚥下における舌圧測定法とその臨床応用. 日摂食嚥下リハ会誌, **10**：207-219, 2006.

21）日本嚥下障害臨床研究会編：嚥下障害の臨床, 第 2 版, 医歯薬出版, 2008.

22）藤田保健衛生大学病院看護部摂食・嚥下障害看護認定看護師：摂食・嚥下障害のケア, メディカ出版, 2010.

23）藤島一郎：脳卒中の摂食・嚥下障害, 第 2 版, 医歯薬出版, 1998, p85.

24）藤島一郎, 藤谷順子：摂食・嚥下障害患者の摂食状況の評価, メヂカルフレンド社, 2006.

25）伊藤元信・笹沼澄子：新編　言語治療マニュアル, 医歯薬出版, 2002.

26）竹井　仁, 根岸　徹：顎関節症の理学療法 (I). 理学療法科学, **15**：23-28, 2000.

27）Shaker R, et al：Augmentation of deglutitive upper esophageal sphincter opening in the elderly by exercise. *Am J Physiol*, **272**：1518-1522, 1997.

28）Logemann JA：Evaluation and treatment of swallowing disorders, 2nd (ed), PRO-ED, 1997.

29）Fujiu M, Logemann JA：Effect of a tongue-holding maneuver on posterior pharyngeal wall movement during deglutition. *Am J Speech-Lang Pathol*, **5**：23-30, 1996.

30）倉智雅子：嚥下訓練の EBM ─ 前舌保持嚥下法の EBM. 言

語聴覚研究，**7**：31-38，2010．

31）高橋圭三・他：表面筋電図の筋電量の解析による健常若年者の舌骨上・下筋群活動に及ぼす前舌保持嚥下法の影響．新潟リハビリテーション大学紀要，**1**：51-60，2012．

32）Sapienza CM，Wheeler K：Respiratory muscle strength training：functional outcomes versus plasticity．*Semin Speech Lang*，**27**：236-244，2006．

33）Sapienza C，et al：Respiratory strength training：concept and intervention outcomes．*Semin Speech Lang*，**32**：21-30，2011．

34）Rosenbek JC，et al：Effects of thermal application on dysphagia after stroke．*J Speech Hear Res*，**34**：1257-1268，1991．

35）Rosenbek JC，et al：Comparing treatment intensities of tactile-thermal application．*Dysphagia*，**13**：1-9，1998．

36）Rosenbek JC，et al：Thermal application reduces the duration of stage transition in dysphagia after stroke．*Dysphagia*，**11**：225-233，1996．

37）Gisela de Lama Lazzra，et al：Impact of Thermal Stimulation on the Triggering of the Swallowing Reflex．*Dysphagia*，**1**：73-77，1986．

38）Nakamura T，Fujishima I：Usefulness of ice massage in triggering the swallow reflex．*J Stroke Cerebrovasc Dis*，**22**：378-382，2013．

39）日本摂食嚥下リハビリテーション学会医療検討委員会：訓練法のまとめ（2014 版）．日摂食嚥下リハ会誌，**18**：55-89，2014．

40）Kojima C，et al：Jaw opening and swallow triggering method for bilateral-brain-damaged patients：K-point stimulation．*Dysphagia*，**17**：273-277，2002．

41）Bartolome G，Neumann S：Swallowing therapy in patients with neurological disorders causing cricopharyngeal dysfunction．*Dysphagia*，**8**：146-149，1993．

42）Kahrilas PJ，et al：Volitional augmentation of upper esophageal sphincter opening during swallowing．*Am J Physiol*，**260**：450-456，1991．

43）Lazarus C，et al：Effects of maneuvers on swallowing function in a dysphagic oral cancer patient．*Head Neck*，**15**：419-424，1993．

44）Neumann S：Swallowing therapy with neurologic patients：results of direct and indirect therapy methods in 66 patients suffering from neurological disorders．*Dysphagia*，**8**：150-153，1993．

45）Ohmae Y，et al：Effects of two breath-holding maneuvers on oropharyngeal swallow．*Ann Otol Rhinol Laryngol*，**105**：123-131，1996．

46）才藤栄一・他：嚥下障害のリハビリテーションにおける videofluorography の応用．リハビリテーション医学，**23**：121-124，1986．

47）Inamoto Y，et al：Effectiveness and applicability of a specialized evaluation exercise-chair in posture adjustment for swallowing．*Jpn J Compr Rehabil Sci*，**5**：33-39，2014．

48）聖隷嚥下チーム：嚥下障害ポケットマニュアル，第 3 版，医歯薬出版，2011．

49）渡邉光子・他：嚥下スクリーニング質問紙 EAT-10　暫定版の有用性の検討．日摂食嚥下リハ会誌，**18**：30-36，2014．

50）日本摂食・嚥下リハビリテーション学会医療検討委員会：日本摂食・嚥下リハビリテーション学会嚥下調整食分類 2013．日摂食嚥下リハ会誌，**17**：255-267，2013．

51）Nakagawa K，et al：Efficacy of a novel training food based on the process model of feeding for mastication and swallowing-A preliminary study in elderly individuals living at a residential facility-．*Jpn J Compr Rehabil Sci*，**5**：72-78，2014．

（稲本陽子）

索引

あ

あいさつ	24
アクセント法	280
あくび・ため息法	250, 277
朝ごはん	23
アテトーゼ型	101
アブミ骨筋反射検査	144, 145
誤りなし学習	219
アルツハイマー病	227
アルファベット	47
アンダーシューティング	247
安定性	241

い

閾値上聴力検査	152
異常構音	81
胃食道逆流症	276, 296
一過性閾値上昇	151
一貫性	81, 83, 86
一定の順番	304
意図伝達段階	8
意味記憶	205
意味性認知症	237
因果関係	108
インクルージョン	179
咽喉頭酸逆流症	276
咽（喉）頭破擦音	82
咽（喉）頭破裂音	82, 96
咽（喉）頭摩擦音	82, 97
インサーションゲイン	166
インサイチュゲイン	166
インテーク評価	102
インテーク面接	182, 242
咽頭残留	318, 319
咽頭発声	284
インリアル・アプローチ	9, 18, 69

う

ウィスコンシンカードソーティング テスト	211
埋め込み型骨導補聴システム	171
運動学習	251
運動機能訓練	249
運動機能補助器具の装用	252
運動障害	241
運動障害性構音障害	241
運動性発話障害	259

運動の速度	241
運動範囲	251

え

エピソード記憶	205
エレクトロパラトグラフィー	97
遠隔記憶	205
嚥下 CT	320
嚥下圧	321
嚥下機能獲得期	297, 305
嚥下手技	331
嚥下造影検査	117, 302, 318
嚥下動作の誘発訓練	310
嚥下内視鏡検査	117, 302, 319
嚥下反射	116, 303
遠城寺式乳幼児分析的発達検査法	10

お

オープンイヤゲイン	166
オーラルコントロール	119
押しつぶし機能獲得期	298, 306
音の誤り方，起こり方の一貫性	259
音の産生訓練	87
音位転換	81
音韻意識	2, 47
音韻記憶	65
音韻処理	46
音韻的短期記憶	65
音韻認識検査	84
音響分析	273
音声外科	274, 275
音声検査	269
音声障害	265
音声治療	266, 274
音節構造の誤り	81
音節の脱落	81
音節分解・抽出・同定訓練	89
音節分解・抽出・同定検査	85
音読	243

か

絵画語い発達検査	14, 65, 154
開咬	292
介護者	238
介護保険	225
咳嗽訓練	328
咳嗽反射	116
改訂 長谷川式簡易知能評価スケール	229
改訂版エリクソン・コミュニケーション態度尺度	128

改訂水飲みテスト	315
外的弁別	84
回転咀嚼	302
回避	123
外部観察評価	296, 300
会話	42
会話の原則	19
会話明瞭度検査	244
過開口	296
下顎下降訓練	326
化学療法	255
核黄疸	101
核語彙	20
学習言語	157
学習障害	3, 45
「書く」側面の検査	186
拡大・代替コミュニケーション	40, 199, 253
学童期の発達課題	157
獲得性吃音	122
獲得性心因性吃音	122
獲得性神経原性吃音	122
学齢版　言語・コミュニケーション発達スケール	14
仮声帯発声	266
家族	238
家族支援	35
課題設定型アプローチ	24
活動制限	181, 246
蝸電図検査	144, 145
可動域	324
仮名文字	47
過敏	294
過敏性	116
咬み合わせ	292
ガムラビング	310
感音難聴	172
感覚過敏	295
間隔伸張法	219
環境設定	337
環境調整	238
環境調整型アプローチ	18
環境調整法	133
環境面への働きかけ	17
漢字	47
間接訓練	307, 324
間接喉頭鏡	268

き

キーワード法	21, 54, 191
キーワードを利用する方法	88
気管カニューレ	286

気管食道瘻発声	285
気管切開	286
気管切開チューブ	286
聞き手効果段階	8
「聞く」側面の検査	183
器質性構音障害	91
気息性嗄声	270
気息性発声	278
基礎訓練	307
吃音	121
吃音緩和法	134
吃音検査法	125
吃音中核症状	121
吃様症状	122
機能回復訓練の根拠	188
機能再編成法	191
機能障害	181, 246
機能性構音障害	75
キャリーオーバー	86
ギャンブリング課題	212
吸引法	284
吸気発声法	279
吸啜嚥下反射	116
吸啜反射	297
頰訓練	309, 326
凝集性	336
協調性	324
共同注意	6, 29, 109
共鳴強調訓練	281
共鳴・声の異常の評価	93
拒食	296
巨舌症	92, 100
筋緊張	241, 251
近時記憶	205
筋刺激訓練法	308
筋ジストロフィー	291
緊張性咬反射	116
筋力	241, 251
筋力増強	324

く

空気力学的検査	271
具象性の高い写真などの使用	111
グッドイナフ人物画知能検査	11, 153
工夫	123
クラタリング	124
クレーン現象	6
クロス型	161
訓練プログラムの立案（考え方）	86

け

経管依存	296
経口摂取準備期	297, 305
形態素	63
痙直型	101
系統的構音訓練	86
軽度認知障害	230
頸部可動域訓練	325
頸部屈曲	334
頸部ストレッチ	325
頸部聴診	318
頸部の回旋	299
痙攣性発声障害	124
血管性認知症	234
言語・コミュニケーション発達スケール	13
言語習得後の失聴	155
言語習得前の失聴	154
言語心理学的技法	9, 19
言語性学習障害	68
言語発達検査	103
言語発達遅滞	1
顕在記憶	205
現実見当識訓練	237
原発性進行性失語	234

こ

語彙訓練	194
語彙の加速度的増加	2
語彙の問題と対策	158
構音位置づけ法	88
構音運動のプログラミング	259
構音器官の形態と機能検査	75, 81, 83
高音急墜型難聴	172
構音訓練	86
構音訓練の適応	85
構音検査	106, 243
構音操作の誤り	81
構音の誤り	76
構音の評価	75, 93
構音の問題	64
口蓋	292
口蓋化構音	82, 89
口外法	309
口蓋裂	91
硬起声発声	279
公共職業安定所	224
口腔運動のコントロール	118
口腔構音	247, 251
口腔唖語	284

高次脳機能障害	203
口唇訓練	308
口唇閉鎖	326
硬性側視鏡	268
構造化	37
喉頭クリアランス機能	288
喉頭雑音成分	273
行動・心理的症候	227
喉頭ストロボスコピー	269
行動的方法	250
喉頭マッサージ	278
喉頭麻痺	266
高度感音難聴	172
口内法	310
構文訓練	196
後迷路性難聴	153
咬耗	292
声の衛生指導	276
声の高さ	271
声の強さ	271
声の配置法	279
声のゆらぎ	273
誤嚥	295, 318
誤嚥性肺炎	313
コース立方体組み合わせテスト	154, 216
ゴールマネジメント訓練	223
語音聴力検査	147, 151
語音弁別訓練	89
語音弁別検査	84, 148, 150
語音弁別スコア	149
語音了解閾値検査	147, 150
語音了解度検査	150, 151
呼気圧	272
呼吸訓練	328
呼吸・発声	247, 249
国際疾病分類第 10 版	45
国際生活機能分類	181, 246
国リハ式＜ S-S 法＞言語発達遅滞検査	12, 65
語構成訓練	195
心の理論	33
心の理論の障害	27
五十音表	248
個人差	304
誤信念課題	33
個体と環境の相互作用	304
骨導インプラントシステム	171
骨導聴力活用型インプラント	171
ことばのテストえほん	14
ことばの発達の行動観察記録表（試案）	10

343

語の音の配列の誤り …… 81
コミック会話 …… 43
コミュニケーション …… 29，228
コミュニケーション機能 …… 38
コミュニケーション支援 …… 35
コミュニケーション態度自己評価
　質問紙 …… 128
コミュニケーション態度テスト …… 128
コミュニケーションブック …… 111
コミュニケーション分析 …… 19
コミュニケーションへのアプローチ
　…… 246
語用面の障害 …… 28
混合難聴 …… 171

さ

最大出力制限 …… 163
最長呼気持続時間 …… 272
最長発声持続時間 …… 272
最適な時期 …… 304
最適な発話方法の再学習 …… 247
座位保持装置 …… 108
サウンズ・アンド・シンボルズ …… 111
ささやき声検査 …… 149
嗄声 …… 265
雑音抑制処理 …… 164
「サリーとアン」の課題 …… 33
参加制約 …… 181，246
三項関係 …… 29，109
三項関係への援助 …… 110
残存聴力活用型人工内耳 …… 171

し

指圧法 …… 276，280
子音注入法 …… 284
耳音響放射検査 …… 141
視覚イメージ法 …… 219
歯科補綴装置 …… 95，257
自記オージオメトリー …… 150
持久力 …… 324
耳型採取 …… 162
刺激法 …… 188
刺激法の治療原則 …… 188，189
試験的音声治療 …… 268，274
自己教示法 …… 222
自己肯定感 …… 35
自己弁別 …… 84
自己モニター訓練 …… 88
歯周病 …… 292
自食準備期 …… 299，306
姿勢 …… 249
姿勢コントロール …… 102，107

姿勢調整 …… 333
自然で無意識な発話への遡及的
　アプローチ …… 136
舌捻転訓練 …… 327
視知覚障害 …… 102
実行機能障害 …… 28
失語症 …… 181
失語症鑑別診断検査 …… 182
失語症語彙検査 …… 186
失調型 …… 101
質問―応答関係検査 …… 14
実用コミュニケーション中心の治療法
　…… 197
実用コミュニケーション能力検査
　…… 187，233
指導 …… 338
自動聴性脳幹反応 …… 141
指導場面での指導 …… 21
歯肉マッサージ …… 310
自発話 …… 243
自閉症児の社会的能力とコミュニケー
　ション能力の評価 …… 32
自閉症診断観察検査日本語版 …… 30
自閉症診断面接 改訂版 …… 30
自閉症スペクトラム障害 …… 27
自閉症スペクトラムの移行アセスメン
　トプロフィール …… 31
社会性 …… 35
社会的コミュニケーション …… 41
社会的相互作用 …… 1
シャキア …… 327
写真帳 …… 111
遮断除去法 …… 190
シャント発声 …… 285
重症度 …… 323
重症度プロフィール …… 127
重度失語症検査 …… 187，233
就労移行支援 …… 224
就労継続支援 …… 224
手指の機能 …… 299
受動的な訓練 …… 307
純音聴力検査 …… 147
準備的構え …… 134
障害者就業・生活支援センター …… 224
障害者職業能力開発校 …… 224
障害者総合支援法 …… 225
障害者手帳 …… 224
障害受容 …… 179
小学生の読み書きスクリーニング検査
　…… 49
条件詮索反応検査 …… 145，146
症候性吃音 …… 122

症状対処的音声治療 …… 276
象徴機能 …… 2
情緒性反応 …… 123
小児自閉症評定尺度 …… 30
情報収集 …… 75
情報提供 …… 39
省略 …… 76，81，259
除外診断基準 …… 64
初回面接 …… 182
初期社会性発達支援プログラム …… 41
食環境指導 …… 305
食具・食器食べ機能獲得期
　…… 300，306
食形態 …… 336
食事介助法 …… 307
食道発声 …… 283
食内容指導 …… 305
食物テスト …… 316
食物の形状 …… 117
人工呼吸器 …… 287
人工中耳 …… 171
人工聴覚器 …… 171
人工内耳 …… 171，172
人工内耳の構造 …… 173
新生児聴覚スクリーニング
　…… 139，140
身体障害者障害程度等級表 …… 165
進展段階 …… 130
新版 構音検査 …… 65，75
新版 構文検査―小児版― …… 15，66
新版 失語症構文検査 …… 187
新版 K式発達検査 …… 10，65
シンボル …… 111
シンボルから文字の導入へ …… 113
心理教育プロフィール3訂版 …… 31
心理的支援 …… 199

す

随意運動発達検査 …… 75，82
随意吃 …… 134
遂行機能障害症候群の行動評価
　日本語版 …… 212
スイッチ，機器の導入 …… 110
随伴症状 …… 121，123
水分摂取 …… 298
数研式　全国標準読書力診断検査
　…… 154
スクリーニング検査 …… 182，315
スケジュール …… 37
ストループテスト …… 210
ストレンジストーリー …… 34
ストロー …… 306

スパイロメトリー ……… 272
スパウト ……… 306
スピーチエイド ……… 95
スピーチオージオグラム ……… 149
スプーン咬み ……… 296
すりつぶし機能獲得期 ……… 298, 306

せ

生活環境面への取り組み ……… 22
生活・社会面の支援 ……… 201
声区の変換点 ……… 271
声質 ……… 247
正常範囲の非流暢性 ……… 121
成人期以降の失聴 ……… 155
精神疾患の診断・統計マニュアル
　第5版 ……… 46
精神物理学的・行動学的マッピング
　……… 174
声帯結節 ……… 265
声帯溝症 ……… 266
精度 ……… 241
青年期の支援のポイント ……… 159
青年期の発達課題 ……… 159
精密聴力検査 ……… 142
声門下圧 ……… 271, 272
声門抵抗 ……… 271
声門破裂音 ……… 82, 89, 96
声門閉鎖訓練 ……… 329
声門閉鎖不全 ……… 266
生理的声域 ……… 271
声量 ……… 247
咳テスト ……… 316
舌圧 ……… 321
舌訓練 ……… 309, 310, 326
舌根後退訓練 ……… 327
舌小帯短縮症 ……… 82, 92, 97
摂食嚥下 ……… 102
摂食嚥下訓練 ……… 306
摂食嚥下障害 ……… 115, 291, 313
摂食・嚥下能力グレード ……… 324
摂食機能訓練 ……… 305
接触拒否 ……… 295
摂食拒否 ……… 296
舌接触補助床 ……… 252, 257
舌尖挙上訓練 ……… 327
舌突出 ……… 295
舌背挙上訓練 ……… 327
セルフヘルプ・グループ ……… 135
前言語期 ……… 1, 102, 108
潜在記憶 ……… 205
前刺激 ……… 190
漸次接近法 ……… 88

染色体異常 ……… 291
前舌保持嚥下訓練 ……… 328
選択反応 ……… 110
先天性鼻咽腔閉鎖不全症 ……… 91
前頭側頭型認知症 ……… 234
前頭側頭葉変性症 ……… 227
選別聴力検査 ……… 152

そ

挿入利得 ……… 166
装用指導 ……… 169
装用利得 ……… 166
ソーシャルスキルトレーニング ……… 223
ソーシャルストーリー ……… 38
側音化構音 ……… 81, 82, 89
即時記憶 ……… 205
即時性反響言語 ……… 28
促通法 ……… 276
咀嚼訓練 ……… 310
粗糙性嗄声 ……… 270
その他の非流暢性 ……… 121
ソフトブローイング ……… 94

た

ターミナル期 ……… 259
対照的ドリル練習 ……… 248
対象物に対しての活動 ……… 108
対人関係 ……… 28
対人コミュニケーション行動観察
　フォーマット ……… 31
対人的な活動 ……… 109
タイムプレッシャーマネージメント
　……… 221
対連合学習 ……… 52
ダウン症 ……… 295
他覚的聴力検査 ……… 142
他覚的マッピング ……… 174
多感覚 ……… 54
他者認知 ……… 36
他者弁別 ……… 84
脱感作 ……… 307
田中ビネー知能検査Ⅴ ……… 11, 65
多嚢胞性脳軟化症 ……… 101
単音節明瞭度検査 ……… 244
短期記憶 ……… 205
単語逆唱 ……… 50
単語の情報処理モデル ……… 192, 193
単語明瞭度検査 ……… 244

ち

地域障害者職業センター ……… 224
地域連携 ……… 35

チームアプローチ ……… 307, 313
置換 ……… 76, 81, 259
知的障害 ……… 3
中枢性統合 ……… 27
中枢性統合の弱さ ……… 27
注入法 ……… 284
チューブ発声法 ……… 279
聴覚 ……… 139
聴覚印象評価 ……… 243, 269
聴覚学習 ……… 170
聴覚検査 ……… 139, 140, 228
聴覚刺激法 ……… 88
聴覚障害 ……… 3
聴覚障害児者の各発達期の課題 ……… 156
聴覚障害児者のコミュニケーション
　方法 ……… 156
聴覚障害と9歳の壁 ……… 157
聴覚障害特別支援学校 ……… 155
聴覚心理的評価 ……… 269
長期記憶 ……… 205
聴性行動反応検査 ……… 145
聴性定常反応検査 ……… 143
聴性脳幹インプラント ……… 171
聴性脳幹反応検査 ……… 142
聴性反射検査 ……… 141
聴力障害 ……… 102
直接訓練 ……… 306, 330
直接行動観察 ……… 28
直接的指導 ……… 17

て

低緊張型 ……… 101
ディコーディング ……… 48
低酸素性虚血性脳症 ……… 101
低出生体重児 ……… 7
訂正方略 ……… 167
ティンパノメトリー ……… 144
データログ機能 ……… 164
適応機能 ……… 4
適切な時期 ……… 304
手づかみ食べ ……… 306
手づかみ食べ機能獲得期 ……… 299, 306
手続き記憶 ……… 205
手と口の協調運動 ……… 299
デブロッキング法 ……… 190
伝音難聴 ……… 171
てんかん ……… 296
電気喉頭 ……… 282
電気式人工喉頭 ……… 282
電気声門図 ……… 269
電子スコープ ……… 268
伝達意図 ……… 38

345

展望記憶 ……………………… 205

と

頭位変換法 ……………………… 280
同化 ……………………………… 81
統合的アプローチ ……………… 134
動作模倣の開始 ………………… 110
同時提示法 ……………………… 21
導入段階 ………………………… 111
頭部回旋 ………………………… 334
頭部挙上訓練 …………………… 327
頭部屈曲 ………………………… 334
特異的言語発達障害 ………… 3. 63
特異的発達障害診断・治療のための
　実践ガイドライン …………… 49
特別支援教育 …………………… 45
読解 ……………………………… 48
取消法 …………………………… 134
努力嚥下 ………………………… 333
努力性嗄声 ……………………… 270
トリル …………………………… 279
トレイルメーキングテスト …… 210
鈍麻 ……………………………… 294

な

内緒話法 ………………………… 278
内的弁別 ………………………… 84
内発的 …………………………… 304
難易度 …………………………… 330
軟起声発声 ……………………… 278
軟口蓋挙上装置 … 95. 252. 257
難聴幼児通園施設 ……………… 155

に

日常的な場面におけるコミュニケー
　ション行動の評価 …………… 33
日常場面での指導 ……………… 21
日常場面への般化 ……………… 88
日本語マッカーサー乳幼児言語発達
　質問紙 …………………… 14. 65
日本聴覚障害学生高等教育支援
　ネットワーク ………………… 159
日本版ウエクスラー記憶検査 … 207
日本版ミラー幼児発達スクリーニング
　検査 …………………………… 11
日本版リバーミード行動記憶検査
　……………………………… 207
日本版レーヴン色彩マトリックス検査
　…………………………… 11. 216
乳児嚥下 …………… 297. 302. 303
乳児の聴覚発達チェックリスト
　…………………………… 147. 148

乳児用オージオメータ ………… 142
乳幼児期の支援のポイント …… 157
乳幼児期の発達課題 …………… 157
乳幼児コミュニケーション発達質問紙
　……………………………… 149
乳幼児精神発達診断法（津守式）
　……………………………… 10
乳幼児聴力検査 ………………… 144
乳幼児のコミュニケーション発達
　アセスメント ……………… 12. 65
乳幼児母子保健事業 …………… 23
入力支援装置 …………………… 114
認知・言語機能の訓練 ………… 235
認知行動療法 ………… 135. 224
認知症 …………………………… 227
認知症コミュニケーションスクリーニ
　ング検査 ……………………… 232
認知神経心理学的アプローチ … 192
認知発達 ………………………… 1

ね

年表方式のメンタルリハーサル法
　……………………………… 136

の

脳炎 ……………………………… 291
脳外傷 …………………………… 291
脳室周囲白質軟化症 …………… 101
脳性麻痺 …… 3. 101. 291. 295
ノートテイク …………………… 159
喉のアイスマッサージ ………… 331
ノンリニア増幅 ………………… 163

は

ハードブローイング …………… 94
ハウリング抑制処理 …………… 164
箱型 ……………………………… 161
破折 ……………………………… 292
発音定位法 ……………………… 262
発音派生法 ……………………… 262
発語器官失行症検査 …………… 261
発語失行 ………………………… 259
発語失行症検査 ………………… 260
発語失行の訓練 ………… 199. 262
発声機能拡張訓練 ……………… 280
発声機能検査装置 ……………… 271
発声訓練 ………………………… 330
発声時呼気流率 ………… 272. 273
発声障害 ………………………… 265
発声発語器官の形態・機能の検査
　……………………………… 245
発声発語器官の検査 …………… 261

発達 ……………………………… 303
発達途上の構音の誤り ………… 81
発達の原則 ……………………… 303
発達の最近接領域 ……………… 17
発達療法 ………………………… 311
発話時の姿勢・呼吸 …………… 247
発話速度の調節法 ……………… 247
発話特徴 ………………………… 106
発話特徴抽出検査 ……… 244. 270
発話の検査 ……………………… 243
発話へのアプローチ …………… 246
発話明瞭度 ……………………… 256
鼻呼吸 …………………………… 308
「話す」側面の検査 …………… 184
歯の摩耗 ………………………… 292
ハミング ………………………… 279
早起き早寝 ……………………… 23
パラトグラフィ ………………… 81
バルブつき PLP ……………… 95
ハローワーク …………………… 224
範囲 ……………………………… 241
般化 ……………………………… 87
バンゲード法 …………………… 308
ハンドリング …………… 6. 107
反応閾値 ………………………… 168
反復唾液嚥下テスト …………… 315

ひ

ピープショウテスト …………… 146
鼻咽腔構音 …………… 81. 82. 89
鼻咽腔閉鎖 ……………………… 250
鼻咽腔閉鎖機能の判定 ………… 94
鼻咽腔閉鎖機能の評価 ………… 93
鼻咽腔閉鎖機能不全 …………… 91
引抜法 …………………………… 134
被刺激性 …… 76. 81. 83. 86. 243
歪み ………………… 76. 81. 259
歪成分耳音響放射検査 … 141. 143
比喩・皮肉文テスト …………… 33
標準意欲評価法 ………………… 215
標準失語症検査 ………………… 182
標準失語症検査補助テスト …… 186
標準注意検査法 ………………… 209
標準抽象語理解力検査 …… 53. 65
病的音声 ………………………… 265
非流暢性 ………………………… 121

ふ

ファイバースコープ …………… 268
ファンクショナルゲイン ……… 166
笛式人工喉頭 …………………… 283
付加 ……………………………… 81

複合屈曲 — 334
複合姿位 — 335
復唱 — 243
「復唱」の側面の検査 — 184
不正咬合 — 92
付着性 — 336
プッシング法 — 247, 279
プリズム順応 — 222
プリング法 — 247
フレージング法 — 248
ブローイング — 250, 251
ブローイング検査 — 94
プログラム学習法 — 192
プロソディ — 248
プロソディ障害 — 259
文章了解度検査 — 245
文と会話段階 — 8
文法形態素 — 63
文脈 — 33
文理解の問題と対策 — 158

へ

平均基本周波数 — 273
ペーシングボード — 248
変形性 — 336
ベントン視覚記銘検査 — 206
便秘 — 296

ほ

放射線療法 — 255
ボキャブラリー・スパート — 2
ポケット型 — 161
補充現象 — 152
捕食機能獲得期 — 297
補聴援助システム — 162
補聴器適合検査 — 166
哺乳期 — 297
哺乳機能 — 297
哺乳反射 — 297
掘り下げ検査 — 183
ホワイトアウト — 320

ま

マカトン法 — 20, 69
マッピング — 174
マッピング障害 — 196
マルチセンサリー — 54
マルチチャンネル信号処理 — 164
丸呑み — 296
マンチング — 298, 302

み

味覚刺激法 — 310
未熟構音 — 81
密閉型擬似耳 — 166
耳あな型 — 161
耳かけ型 — 161
三宅式記銘力検査 — 205

む

無喉頭音声 — 281
無作為化比較試験 — 217
むせ — 295
無線通信機能 — 164
無力性嗄声 — 270

め

命題伝達段階 — 8
明瞭度検査 — 244
眼鏡型 — 161
メタ言語の能力 — 3
メモリーブック — 235
メンタルリハーサル — 136
メンデルゾーン手技 — 332

も

モーラ — 48
モーラ削除 — 50
モーラ指折り法 — 248
目標設定 — 311
文字・音変換 — 48
文字学習，コミュニケーション機能の拡充 — 113
物の永続性 — 108
模倣 — 88
問題解決訓練 — 222

や

やりとり — 43

ゆ

遊戯聴力検査 — 146
誘発耳音響放射検査 — 141, 143

よ

要求 — 39
幼児音 — 81
予行性 — 304
読み上げソフト — 60
読みきかせ — 24
「読む」側面の検査 — 185

より抽象度の高いシンボルの使用 — 111

ら

ラウドネスチャート — 176
裸耳利得 — 166, 169
落下防止バンド — 168

り

リー・シルバーマン音声治療 — 247
リクライニング位 — 333
リズミック・キューイング法 — 248
リッカム・プログラム — 131
リニア増幅 — 163
流暢性形成法 — 132
両耳加重現象 — 173
両耳分離現象 — 173
両耳融合現象 — 173
両側基底核・視床病変 — 101
両側人工内耳 — 173
臨床的重症度分類 — 323

れ

冷圧刺激法 — 330
レビー小体型認知症 — 234

ろ

老研版 失語症鑑別診断検査 — 183
瘻孔閉鎖床 — 95

わ

ワーキングメモリ — 65
ワーク・システム — 37
話声位 — 271

数

$2cm^3$ カプラ — 166
8段階統合刺激法 — 263
「9歳の壁」の克服 — 159
100音節の発話明瞭度 — 256

A

AABR — 141
AAC — 111, 199
ABR — 142
ABS — 215
AD — 227
ADI-R — 30
ADOS-2 — 30
apraxia of speech — 259
APT — 221
APT II — 221

ASC 12
ASSR 143
Auditory Neuropathy 153
Augmentative and Alternative
　Communication 199
AVLT 205

B

BADS 212
BAHA 171
Barthel Index 216
BIT 行動性無視検査日本版 ... 211
BOA 145
BPSD 227

C

CADL .... 187，233
CALMS モデル 124
cancellation 134
CARS 30
CAS 215
CAT .... 128，210
CBT 224
CI 171
CIQ 216
Communication ADL Test ... 187
COR .... 145，146
CSSB 82
CSTD 232

D

D.D.2000 183
DAM .... 11，153
decision making 211
Deep Test 183
DENVER Ⅱ　デンバー発達判定法
　................. 11
DLB 234
DN-CAS 50
DN-CAS 認知評価システム ... 12
DPOAE .... 141，143
DSM-5 .... 4，27，46
DSM-Ⅳ-TR 4
dysarthria .... 241，259

E

EAS 171
EBM 217
ECochG 144
EPG 97
Errorless Learning 219

F

FAB 213
FAM 216
FIM 216
Food Test 316
FOSCOM 31
Frontal Assessment Battery . 213
FT 316
FTD 234
FTLD 227

G

Galveston Orientation and Amnesia
　Test 204
GCS 204
Glasgow Coma Scale 204
GMT 223
GOAT 204
GRBAS 尺度 270

H

HDS-R 229
HIE 101
Hotz 床 95
hypoxic-ischemic encephalopathy
　................. 101

I

ICD-10 45
ICF .... 181，246
ICT 60
IGT 212
INREAL .... 18，69
International Classification of
　Functioning, Disability and Health
　................. 181
ITPA 言語学習能力診断検査
　.............. 14，66

J

J.COSS 日本語理解テスト ... 14，65
Japan Coma Scale 204
JCDIs 14
JCS 204
JMAP 11

K

K-ABC .... 48，49
KABC-Ⅱ ...... 48，49，65，66
KABC-Ⅱ心理・教育アセスメント
　バッテリー 12

Kayser-Gutzmann 法 276
KIDS 乳幼児発達スケール ... 10
K-point 刺激 331

L

Language-based Learning Disabilities
　................. 68
late talker 63
LCSA .... 14，49，65，66
LC スケール .... 13，65
LD 45
Learning Disabilities 45
LLD 68
LSAS-J 130
LSVT 247
LT 63
Luria 191

M

mapping 174
MAPT 221
MCI 230
Mini-Mental State Examination . 229
MMSE 229
MNREAD-Jk 228
MoCA-J 231
Modified Water Swallow Test . 315
motor speech disorders ... 259
MPT 272
MSST 33
MWST 315

N

NAM プレート 95

O

OAE 141
OASES 129
Overall Assessment of Speaker's
　Experience of Stuttering . 129

P

PACE 197
PACE の 4 原則 197
PACE の評価 198
Palatal Augmentation Prosthesis
　.............. 252，257
Palatal Lift Prosthesis . 252，257
PAP .... 252，257
PCRS 215
PECS 40
PEP-3 31

348

periventricular leukomalacia ······ 101	SISI 検査 ·········· 152	TTAP ·········· 31
PHQ-9 ·········· 130	SLI ·········· 63	TTS ·········· 330
PLP ·········· 252. 257	SLTA ·········· 182	

V

POMS ·········· 215	SLTA-ST ·········· 186	VaD ·········· 234
post-traumatic amnesia ·········· 204	Sophia Analysis of Language in	VAT ·········· 199
PPA ·········· 234	Aphasia ·········· 186	VE 検査 ·········· 117. 302. 319
PQRST 法 ·········· 219	SOUL ·········· 19	VF 検査 ·········· 117. 302. 318
preparatory set ·········· 134	S-PA ·········· 205	VHI ·········· 267
Promoting Aphasics Communicative	Specific Language Impairment ······ 63	Visual Action Therapy ·········· 199
Effectiveness ·········· 197	SPTA ·········· 215	VOCA ·········· 112
PST ·········· 222	SR ·········· 144	Voice Handicap Index ·········· 267
PTA ·········· 204	SSGS ·········· 332	Voice Output Communication Aids
pull-out ·········· 134	SST ·········· 223	·········· 112
PVL ·········· 101	STA ·········· 187	Voice-Related Quality of Life ······ 267
PVT-R ·········· 14. 53. 65. 154	Standard Language Test of Aphasia	VPTA ·········· 215
	·········· 182	V-RQOL ·········· 267

R

	STC ·········· 15	

W

RASS ·········· 136	STO ·········· 223	
RBMT ·········· 207	STRAW ·········· 49	WAB 失語症検査（日本語版） 183
RCPM ·········· 11. 216	Super-Supraglottic Swallow ······ 332	WAIS-Ⅲ ·········· 215
RCT ·········· 217	Supraglottic Swallow ·········· 332	WCST ·········· 211
Readiness ·········· 304	Syntax Processing Test of Aphasia-	Weigl ·········· 190
Repetitive Saliva Swallowing Test	Revised ·········· 187	WISC-Ⅲ ·········· 48
·········· 315		WISC-Ⅳ ·········· 48. 66

T

Rey 複雑図形検査 ·········· 206		WISC-Ⅳ知能検査 ·········· 12. 154
RO 法 ·········· 237	TBI-31 ·········· 215	WMS-R ·········· 207
RSST ·········· 315	TEACCH 自閉症プログラム ······ 37	WPPSI 知能診断検査 ·········· 11. 154
	TEOAE ·········· 141. 143	

S

	Test of Lexical Processing in Aphasia	**X**

S-24 ·········· 128	·········· 186	X 線被曝 ·········· 302
SALA ·········· 186	Thermal Tactile Stimulation ······ 330	

Y

SALA 失語症検査 ·········· 186	TLPA ·········· 186	
Schuell ·········· 188	TMT ·········· 210	Yes-No 反応 ·········· 110
SD ·········· 237	Tongue Hold Swallow ·········· 328	
SGS ·········· 332	TOOTS ·········· 223	
Shaker Exercise ·········· 327	TPM ·········· 221	

【編者略歴】

伊藤元信（いとう もとのぶ）

1975 年　パデュー大学言語病理学科博士課程修了，
　　　　　言語病理学博士号（Ph. D）取得
1995 年　国際医療福祉大学言語聴覚障害学科教授・副学科長
1999 年　同学科学科長
2003 年　同大学言語聴覚学科（名称変更）教授・学科長
2004 年　学校法人国際医療福祉大学常務理事
2010 〜 2014 年
　　　　　国立大学法人宇都宮大学監事（非常勤）
2017 年〜国際医療福祉大学名誉教授

吉畑博代（よしはた ひろよ）

1985 年　国立身体障害者リハビリテーションセンター学院卒業
2000 年　広島県立保健福祉大学保健福祉学部コミュニケーション障害学科講師
2001 年　広島大学博士（心理学）取得
2007 年　県立広島大学保健福祉学部コミュニケーション障害学科
　　　　　同大学総合研究科保健福祉学専攻教授
2013 年　上智大学大学院外国語学研究科教授
2016 年　上智大学大学院言語科学研究科（名称変更）教授

言語治療ハンドブック　　　　　　　　　　　ISBN978-4-263-21744-3

2017 年 3 月15日　　第 1 版第 1 刷発行
2019 年 1 月10日　　第 1 版第 2 刷発行

編　者　伊　藤　元　信
　　　　吉　畑　博　代
発行者　白　石　泰　夫
発行所　医歯薬出版株式会社

〒113-8612　東京都文京区本駒込 1-7-10
TEL．（03）5395-7628（編集）・7616（販売）
FAX．（03）5395-7609（編集）・8563（販売）
https://www.ishiyaku.co.jp/
郵便振替番号 00190-5-13816

乱丁，落丁の際はお取り替えいたします　　　　印刷・木元省美堂／製本・皆川製本所
Ⓒ Ishiyaku Publishers, Inc., 2017. Printed in Japan

本書の複製権・翻訳権・翻案権・上映権・譲渡権・貸与権・公衆送信権（送信可能化
権を含む）・口述権は，医歯薬出版㈱が保有します．
本書を無断で複製する行為（コピー，スキャン，デジタルデータ化など）は，「私的
使用のための複製」などの著作権法上の限られた例外を除き禁じられています．また
私的使用に該当する場合であっても，請負業者等の第三者に依頼し上記の行為を行う
ことは違法となります．

JCOPY ＜出版者著作権管理機構 委託出版物＞
本書をコピーやスキャン等により複製される場合は，そのつど事前に出版者著作権
管理機構（電話 03-5244-5088，FAX 03-5244-5089，e-mail：info@jcopy.or.jp）の許
諾を得てください．